实用儿科
疾病治疗与急救处理

SHIYONG ERKE
JIBING ZHILIAO YU JIJIU CHULI

主编　张建春　陈　娟　谢凤霞　田　静　宋宪良

上海科学技术文献出版社
Shanghai Scientific and Technological Literature Press

图书在版编目（CIP）数据

实用儿科疾病治疗与急救处理 / 张建春等主编 .-- 上海：上海科学技术文献出版社,2022

ISBN 978-7-5439-8638-1

Ⅰ.①实… Ⅱ.①张… Ⅲ.①小儿疾病－诊疗②小儿疾病－急性病－急救 Ⅳ.① R72

中国版本图书馆CIP数据核字（2022）第151735号

组稿编辑：张　树
责任编辑：王　珺
封面设计：宗　宁

实用儿科疾病治疗与急救处理
SHIYONG ERKE JIBING ZHILIAO YU JIJIU CHULI

主　　编：张建春　陈　娟　谢凤霞　田　静　宋宪良
出版发行：上海科学技术文献出版社
地　　址：上海市长乐路746号
邮政编码：200040
经　　销：全国新华书店
印　　刷：山东麦德森文化传媒有限公司
开　　本：787mm×1092mm 1/16
印　　张：19
字　　数：486 千字
版　　次：2023年1月第1版　2023年1月第1次印刷
书　　号：ISBN 978-7-5439-8638-1
定　　价：128.00 元

主　编

张建春　陈　娟　谢凤霞

田　静　宋宪良

副主编

王胜义　宋　红　刘选成

彭经纬　翟小颖　蒋英杰

编　委（按姓氏笔画排序）

王胜义（遵义市第五人民医院）

田　静（桓台县荆家镇卫生院）

刘选成（青岛市妇女儿童医院）

宋　红（青岛市黄岛区中心医院）

宋宪良（成武县人民医院）

张建春（济南市第五人民医院）

陈　娟（枣庄市妇幼保健院）

彭经纬（三峡大学附属仁和医院/三峡大学第二临床医学院）

蒋英杰（溧阳市人民医院）

谢凤霞（山东省临清市人民医院）

翟小颖（河北省儿童医院）

前言

FOREWORD

现代生命科学的快速发展使越来越多的新理论和新技术应用于儿科临床，卫生事业的改革也缩短了儿科医师与社会的距离，疾病、患者和社会对儿科医师的要求越来越高。儿科医师不但要有医学知识，还要有社会学知识；不但要有临床医学方面的知识，还要了解基础医学和预防医学方面的知识；不但要有系统疾病的知识，还要有心理疾病的知识。当然，优秀的儿科医师既要了解儿科学的经典，也要了解儿科学的进展。因此，儿科医师必须不断学习以更新知识。目前，临床常用的儿科学参考书虽然越来越多，网络资源也很丰富，但是缺乏比较详尽的、针对儿科疾病规范化诊疗措施的介绍。此外，一些急救新技术在临床上应用的具体介绍也略显不足。而对于刚刚接触临床的医学生和住院医师来说，掌握常见疾病的规范化诊疗措施和急救原则十分重要。为此，我们组织专家、学者编写了本书。

本书是参考国内外教科书、权威专业机构的诊疗指南与较为成熟的诊疗建议编撰而成的。首先简要介绍了儿童生长发育的特点和不同阶段儿童的生长发育情况；然后针对基层儿科医师在临床工作中经常遇到的问题，全面系统地阐述了儿科临床常见病和多发病的规范化诊疗措施；最后重点介绍了儿科常见危重症的急救处理。本书具有以下特点。①先进性：本书介绍的都是近年来儿科常见病规范化诊疗方面的新进展。②科学性：本书介绍的治疗方法都是经过临床实践验证确有疗效的治疗方法。③实用性：本书在病因、发病机制等方面的叙述上力求简洁，而诊断要点和治疗方法的阐述上则求新、求全，并注重治疗效果的评价。④实践性：本书的编者大多数是近年来活跃在儿科学界的中青年工作者，书中融入了他们丰富的临床实践经验。

本书紧密结合临床实践，内容丰富新颖，是一部适合各级医院儿科临床工作者的参考用书。由于编写时间仓促，书中失误和不足之处在所难免，望读者朋友批评指正。

《实用儿科疾病治疗与急救处理》编委会
2022年4月

目录
CONTENTS

第一章

绪论

第一节　儿科学的范围和任务

儿科学是研究小儿生长发育规律及其影响因素、小儿疾病的诊治与预防以及小儿疾病的康复方法，尽可能使患儿恢复健康的学科。

一、小儿年龄分期

小儿从受精卵开始到生长发育停止可分为 7 个时期。

（一）胎儿期

受精后前 8 周称为胚胎期，此期各系统的器官发育非常迅速，各重要器官的发育已见雏形，以心脏发育为例，受精后 2 周心脏即开始形成，4 周时开始有血液循环，8 周时心脏四腔结构就已经形成。此时胚胎平均重 9 g，长 5 cm。如果此阶段受到外界任何干扰，容易引发严重畸形甚至死亡并流产。至第 8 周末胎儿已经基本成形。

从受精后第 9 周开始到出生这个阶段为胎儿期，该阶段各器官进一步增大并逐渐发育成熟。按惯用的计算方法，胎儿期是从母亲末次月经第一天算起到出生共 40 孕周，但严格意义上胎儿的整个发育过程应该从受精开始计算到出生，为 38 周。

临床上将整个妊娠过程分为 3 个时期：①妊娠早期：妊娠后 12 周内，胎儿及其各个脏器均已初步发育成形，此期最易受到干扰而形成各种先天性畸形，导致胎儿发育异常的因素包括基因和染色体异常（包括突变）及妊娠时的各种感染等。②妊娠中期：妊娠 13～28 周，各器官迅速生长，但器官的成熟过程有所不同，如发育到 20 周原始肺泡才开始形成，肺表面活性物质开始生成，此前娩出胎儿将不能成活；妊娠 28 周后，肺泡结构及功能已比较成熟，娩出的婴儿经过精心护理可以存活。③妊娠后期：妊娠 29～40 周，以肌肉及脂肪迅速生长为主，胎儿体重增加迅速。妊娠中-后期导致胎儿发育异常的因素主要是缺氧（胎盘、脐带的异常）、感染、免疫性溶血及妊娠期的营养障碍等。

整个妊娠过程的保健应该包括：孕前咨询，妊娠母体感染的预防（尤其是弓形虫、巨细胞病毒、风疹病毒及梅毒感染），妊娠母体营养的合理指导，定期产前检查、高危妊娠的监测与早期处理，孕期合理的用药及某些遗传性疾病的早期筛查。

(二)新生儿期

自胎儿娩出、脐带结扎开始至28天为新生儿期,此期实际包含在婴儿期内,也可称为新生婴儿。新生儿期是婴儿最脆弱的时期,在这个时期中,婴儿需要完成宫外生存所需的许多重大的生理调整,不仅发病率高,死亡率也高,占婴儿死亡率的1/3~1/2,尤其在新生儿出生后24小时内死亡率最高,多与窒息、早产、先天畸形或分娩时的不良影响有关。母婴保健法规定出生后应进行苯丙酮尿症、先天性甲状腺功能减退症及先天性听力障碍等疾病的筛查,做到早发现、早治疗。

围生期目前国际上有4种定义,我国一般定义为从妊娠第28周到出生后第7天。此期包括了妊娠后期、分娩过程和新生儿早期3个阶段,是小儿经历巨大变化,生命易受到威胁的重要时期。围生期死亡率是衡量一个国家和地区的卫生水平,产科和新生儿科质量的重要指标。围生期主要死亡原因是宫内发育不良、呼吸窘迫综合征、窒息、产伤等。围生期医学是介于儿科学和妇产科学之间的边缘学科,需要产科医师和儿科医师共同合作处理好此期所发生的各种问题。

(三)婴儿期

从出生后到满1周岁之前称为婴儿期,此期是生长发育极其旺盛的阶段,对热量及蛋白质的需求量大,但由于此时期消化功能尚处于发育不够完善阶段,易发生消化紊乱及营养障碍而导致贫血、佝偻病、营养不良和腹泻等疾病。由于来自母体的免疫抗体逐渐消失而自身免疫系统尚未成熟,产生抗体能力有限,对疾病的抵御能力较差,容易罹患感染性疾病。婴儿期死亡的主要原因除了宫内发育不良、窒息及产伤外,还有先天性畸形、婴儿猝死综合征、肺炎和消化道疾病等。

婴儿死亡率是指每1 000个活产婴儿中从出生到1岁之间的死亡率,是考察一个国家和地区医疗卫生状况的重要指标之一。

(四)幼儿期

从1周岁后到3周岁之前为幼儿期。此期生长发育速度较婴儿期有所放缓,而智能发育迅速。此期小儿已能独立行走,活动范围明显扩大,能用语言表达自己的想法与要求,好奇心强而认识危险的能力不足,容易引起意外伤害及罹患传染性和感染性疾病。

(五)学龄前期

3岁后到入小学(6~7岁)前为学龄前期。此期体格生长减慢,语言及思维发展迅速,好奇多问,求知欲强,模仿性强。

此时期应该合理营养,防止意外伤害发生。同时需针对年龄的特点,正确对待第一阶段的心理违拗期,加强教养,培养良好的卫生、学习、劳动、生活的习惯。

(六)学龄期

从入小学(6~7岁)到青春期(女12岁、男13岁)开始之前为学龄期。此期身高及体重稳定增长,除生殖系统外,其他系统的发育均接近成人,认知能力加强,社会心理进一步发育,是接受各方面教育的重要时期,应该进行德、智、体、美、劳教育。

(七)青春期

女孩从11~12岁开始到17~18岁,男孩从13~14岁开始到18~20岁为青春期。个体差异较大,此期的特点主要是生殖系统的发育,女孩出现月经,男孩有遗精现象。在性激素的作用下,体格发育出现第二次高峰,体重、身高明显增长直到身高停止增长,青春期末生殖系统发育成熟,第二性征出现。此阶段儿童身心发育逐渐趋向成熟,将出现第二次的心理违拗期。

二、儿科学的范围和任务

随着现代医学的发展，儿科学研究的范围逐渐扩大及深入，儿科学研究对象延伸为自受精卵到 18 岁的青春期儿童。儿科学在儿科专科医院中也不断细分，目前儿科的专业化发展具有几种分化方式，如针对儿童疾病的不同系统和器官，分化为心血管、血液肿瘤、神经、肾脏、内分泌和遗传代谢、呼吸、新生儿、消化、感染、急救、新生儿及儿童保健等学科；针对儿童不同年龄阶段，开创了围生期儿科学及青春期医学；同时，儿科学与其他学科交叉又派生出许多亚专业，如发育行为儿科学、儿童心理学、环境儿科学、儿童康复学、预防儿科学、灾害儿科学及儿童教育学等学科。

小儿外科学中的细化专业除了普通外科、新生儿外科，还有骨科、心胸外科、泌尿外科、肿瘤外科、急症外科、神经外科和整形外科等。因小儿处于迅速发展变化的年龄段，现代小儿外科学已把胎儿外科和青春期的各种外科疾病也列入其中，这是因为青春期在很多情况下不同于成年人，特别是从社会医学角度出发，有其显著的特点。小儿外科疾病主要归纳为先天性畸形、实体肿瘤、炎症和创伤四大类。

儿科学的主要任务是不断探索有关基础理论和总结临床实践经验，提高对发育中小儿各系统疾病的防治质量及对精神或情感疾病进行预防、诊断及治疗，保障和促进儿童获得生理、心理和社会能力的健康和全面发展。

（田　静）

第二节　儿科学的特点

儿童不是成人的缩影，小儿与成人的差异不仅仅是体格上的大小。儿科学与其他临床学科相比有其不同特点，基本特点表现在三方面：①小儿有别于成人的最大特点是具有成长性，儿童从出生到发育成熟的过程，是一种连续的但也是具有明显阶段性的成长过程，在这个过程中，小儿的全身各系统、器官及组织不仅在体积、重量上不断增大，更重要的是在此过程中其功能的不断发育成熟。处于不断生长发育过程中的儿童，不仅个体间存在差异，还有明显的年龄差异，因此在评价健康状态和诊断疾病时不能用单一标准。②对疾病造成损伤的恢复能力较强，常常在生长发育的过程中对比较严重的损伤实现自然改善或修复，因此，只要度过危重期，常可满意恢复，适宜的康复治疗常有事半功倍的效果。③儿童是脆弱人群，身心较成人容易受到各种不良因素的伤害，而且一旦造成伤害，可以影响一生。因此，预防为主在儿科学中占有更加重要的地位。另外，小儿在各个发育阶段中，不但在解剖、生理、免疫、病理等方面具有其特点，而且在疾病的发病、病因及表现等方面均有明显的差异。更重要的是在身心保健方面的重点各个时期均有所不同。而且年龄越小，与成人的差别越大。下面从基础和临床 2 个方面具体说明儿科学的主要特点。

一、基础医学方面

（一）解剖

随着体格生长发育的进展，身体各部位逐渐长大，头、躯干和四肢的比例发生改变，内脏的位置也随年龄增长而不同，如肝脏右下缘位置在 3 岁前可在右肋缘下 2 cm 内，3 岁后逐渐上移，6～7 岁后在正常情况下右肋缘下不应触及。同样，由于小儿心脏呈横位，心胸比例较大，与成人明显不同。在体格检查时必须熟悉各年龄儿童的体格生长发育规律，才能正确判断和处理临床问题。

(二)功能

各系统器官的功能也随年龄增长逐渐发育成熟，不同年龄儿童的生理、生化正常值各自不同，如心率、呼吸频率、血压、血清和其他体液的生化检验值等。此外，某年龄阶段的功能不成熟常是疾病发生的内在因素，如婴幼儿的代谢旺盛，营养的需求量相对较高，但此时期胃肠的消化吸收功能尚不完善，因此易发生消化不良。掌握各年龄儿童的功能变化特点是儿科临床工作的基本要求。

(三)病理

对同一致病因素，儿童与成人的病理反应和过程会有相当大的差异，即或是不同年龄的儿童之间也会出现这种差异，如由肺炎球菌所致的肺内感染，婴儿常表现为支气管肺炎，而成人和年长儿则可引起大叶性肺炎病变。

(四)免疫

小年龄儿童的非特异性免疫、体液免疫和细胞免疫功能都不成熟，因此抗感染免疫能力比成人和年长儿低下，如婴幼儿时期分泌型免疫球蛋白 A(sIgA)和免疫球蛋白 G(IgG)水平均较低，容易招致呼吸道和消化道感染。因此，适当的预防措施对小年龄儿童特别重要。

(五)心理和行为

儿童时期是心理、行为形成的基础阶段，可塑性非常强。及时发现小儿的天赋气质特点，并通过训练予以调适；根据不同年龄儿童的心理特点，提供合适的环境和条件，给予耐心的引导和正确的教养，可以培养儿童良好的个性和行为习惯。

二、临床疾病方面

(一)疾病种类

儿童中疾病发生的种类与成人有非常大的差别，小儿先天性畸形较多见，易感染，易发生肝脾大，气道容易梗阻。但婴儿期鼻窦炎少见。心血管疾病在儿童中主要以先天性心脏病为主，而成人则以冠状动脉心脏病为多；儿童白血病中以急性淋巴细胞性白血病占多数，而成人则以粒细胞性白血病居多。此外，不同年龄儿童中的疾病种类也有差异，如新生儿疾病常与先天遗传和围生期因素有关，婴幼儿疾病中以感染性疾病占多数等。

(二)临床表现

儿科患儿在临床表现方面的特殊性主要集中在小年龄儿童，年幼体弱儿对疾病的反应差，往往表现为体温不升、不哭、纳呆、表情淡漠，且无明显定位症状和体征；婴幼儿易患急性感染性疾病，由于免疫功能不完善，感染容易扩散甚至发展成败血症，病情发展快，来势凶险。

(三)诊断

儿童对病情的表述常有困难且不准确，但仍应认真听取和分析，同时必须详细倾听家长陈述病史。全面准确的体格检查对于儿科的临床诊断非常重要，有时甚至是关键性的。不同年龄儿童的检验正常值也常不相同。

(四)治疗

小儿的药物剂量必须按体重或体表面积仔细计算,并且要重视适当的液体出入量和液体疗法。

(五)预后

儿童疾病往往来势凶猛,但是如能及时处理,度过危重期后,恢复也较快,且较少转成慢性或留下后遗症,这常是儿科医师的慰藉。因此,临床的早期诊断和治疗显得特别重要,适时正确的处理不仅有助于患儿的转危为安,也有益于病情的转化与预后。

(六)预防

已有不少严重威胁人类健康的急性传染病可以通过预防接种得以避免,此项工作基本上是在儿童时期进行,是儿科工作的重要方面。目前许多成人疾病或老年性疾病的儿童期预防已经受到重视,如动脉粥样硬化引起的冠状动脉心脏病、高血压和糖尿病等都与儿童时期的饮食有关;成人的心理问题也与儿童时期的环境条件和心理卫生有关。

由于儿科的鲜明特点,要求儿科专业医师在疾病的诊治过程中更应充分重视小儿的特点。

小儿是社会中最为弱势的群体,而儿童的健康对一个家庭乃至社会产生重大的影响,小儿从出生至青少年阶段的生长发育过程中,来自社会、家庭、环境的不利因素时刻会影响其身心健康。因此,在关注儿童健康、诊治儿童疾病的同时,儿科医师必须关注社会、家庭及环境等因素。儿科专业医师在儿童疾病的诊治过程中必须具备3种品质:第一是能够用最新的、有事实根据的知识和信息开展对儿童疾病的诊治,能够通过已经积累的临床经验及文献检索获得信息,分析患儿发病的病理生理机制并形成对所诊治患儿的个体化认识;第二是要有较强的沟通和动手能力,如能够针对儿童的特点进行有效的病史采集,施行正确的体格检查,规范地进行常规操作及对危重患儿进行准确的判断及急救的能力等;第三是具有无私奉献的精神,本着一切为了患儿及其家庭的利益着想,最大限度地发挥自己的专业知识和技能,在诊治过程中敏感地体察患儿及家长的心情,给予同情和关爱。

(田　静)

第三节　我国儿科学的发展和展望

早在2400年前,中国古代的大医家扁鹊即为"小儿医"。至唐朝,已在太医署正规培养5年制少小科专科医师。19世纪西方儿科学进入我国,至20世纪40年代我国儿科临床医疗初具规模。1943年,随着诸福棠教授主编的《实用儿科学》问世,标志着我国现代儿科学正式建立。

1949年以后,党和政府在城乡各地建立和完善了儿科的医疗机构及儿童保健机构,对于保障我国儿童的健康和提高儿童的生命质量起到了至关重要的作用。儿童的生长发育监测、先天性遗传性疾病的筛查、疫苗接种等得以落实,儿童中常见病、多发病能够得到及时的诊治。

改革开放以来,我国儿科事业在全国近7万多名儿科医务工作者的无私奉献下取得了快速的发展,2005年婴儿死亡率小于19.0‰,5岁以下儿童死亡率小于22.5‰,已经处于发展中国家的前列,我国的新生儿遗传代谢疾病的筛查项目、全国儿童国家免疫接种项目等均已处于发展中国家的领先地位。

近年来，我国儿童健康状况继续得到明显改善，主要健康指标总体位居发展中国家前列。《2013 中国卫生统计年鉴》资料显示全国新生儿死亡率、婴儿死亡率及 5 岁以下儿童死亡率从 2010 年的 8.3‰、13.1‰和 16.4‰，分别下降到 2012 年的 6.9‰、10.3‰和 13.2‰。

但是，由于社会环境等各种原因，少数曾经绝迹的传染病仍然有死灰复燃的迹象。儿童健康水平仍存在明显的城乡差异，农村 5 岁以下儿童死亡率是城市的 2.7 倍。因此，如何做好农村地区儿童的医疗保健工作，提高基层的儿科医师队伍的质量至关重要。早产及低出生体重、肺炎、出生窒息、先天性心脏病仍是 5 岁以下儿童的主要死因。前者可以通过妇幼保健体系的不断完善和新生儿急救技术的不断发展得到有效的控制，而先天性畸形是摆在儿科医师面前的重要研究课题，我国每年新出生新生儿约 2 000 万，出生数月或几年后发现其中有 80 万～120 万的先天畸形，主要为唇裂、神经管缺陷、多指(趾)、心血管畸形、脑积水等，对小儿的健康造成很大的威胁。

小儿外科是儿科医学多学科领域内的一个重要组成部分，也是不断发展的临床专业。近年来，国内外小儿外科也有了巨大的进展，主要表现在新生儿外科的产前诊断及外科早期干预方面。如胎儿外科，1981 年 Harrison 首次报道 1 例后尿道瓣膜行宫内膀胱造口术后，现已在先天性膈疝、双胎输血综合征等畸形取得肯定效果。产时外科技术已在国内数个中心成功开展。伴随着肿瘤多中心研究的广泛开展，小儿实体瘤诊治效果显著提升。

小儿微创外科技术已在国内外普及，自新生儿期甚至胎儿期(胎儿镜)到其他各年龄段，不但有腹腔镜、胸腔镜手术，还开展了肾盂镜、关节镜、脑室镜等微创腔镜手术。诊治疾病范围也逐步扩大，如新生儿食管闭锁、高位肛门闭锁症、脊柱侧弯、脑积水、脑室-腹腔引流术及肿瘤外科等。

儿童移植外科主要是大器官移植，如肾移植、肝移植、小肠移植等。1963 年，美国 Starz 首次进行小儿肝移植获得成功，现已作为肝脏终末期病变的有效治疗手段。小儿肝移植已在国内多个医疗单位展开，亲体肝移植逐渐占主要供肝来源，减少了排斥反应，成功率大大提高。儿科的几个肝移植大中心均已完成 100 例以上肝移植。

在新的历史时期，儿童健康面临新的挑战，突出表现在环境因素、社会因素、人们的行为和生活方式构成对儿童生长发育的影响。尽管我国儿童目前的主要健康问题从总体上还集中在感染性和营养性疾病等常见病、多发病方面，但发病率和严重性大大降低；并且在某些发达地区，严重的营养不良和急性传染病已经少见。这些疾病谱的变化昭示我国儿科学的任务不仅要着重降低发病率和死亡率，更应该着眼于促进儿童的体格生长、心理健康、智能发育和社会适应能力得到全面均衡的发展。

目前，我国 18 岁以下的儿童近 4 亿人，如何保障如此大群体的健康事关祖国和民族的未来，世界卫生组织、联合国健康儿童基金会在向全球发出的“新千年发展目标”中提出了到 2015 年将 5 岁以下儿童死亡率降低 2/3 的要求，原卫生部《中国妇女儿童发展纲要(2011－2020 年)》要求到 2020 年，全国婴儿和 5 岁以下儿童死亡率分别下降到 10‰和 13‰。实现这些目标将是21 世纪儿童健康策略在儿童生存、保护和发展三大目标及健康保护和健康促进两大任务的综合体现，需要大批的儿科专业医师无私的付出才有可能得以实现。因此，儿科医师在 21 世纪面临的最大挑战或工作的重点是控制感染性疾病、关注孩子心理行为健康、对意外伤害进行有效的预防、防治先天性畸形、重大公共事件中儿童健康保护，也要关注成人疾病的儿童期预防。

在未来，儿科医学的模式必将向生物-社会-医学的模式转变，循证医学将会得到更加重视，转化医学将成为儿科诊治必然的创新动力。分子生物学的进展将为临床诊断和治疗开辟一条新的道路；重大疾病基因组学、蛋白质组学和表观遗传学的研究将在遗传性、代谢性等疾病的防治方面产生重大突破；医学信息学的进展不仅会在医学影像学方面引起革命性的飞跃，而且可能在更广泛的领域产生深远的影响，比如对基因疫苗的构造分析和修饰等。

同时，应进一步加强卫生服务体系建设，加强儿童医疗卫生服务网络建设，增加儿童医院数量，加强儿童卫生人才队伍建设，提高服务能力。保障儿童健康干预（服务）策略除了儿童保健服务、儿童医疗服务、儿童康复服务等以儿童为中心的干预外，还要发展集体儿童的健康和卫生管理等以机构为中心的干预、以社区为中心的干预以及以父母为中心的干预，将育儿知识普及到父母，并变成父母的行动。所以，儿科医师不单单担任儿科疾病的治疗的角色，还将走出医院，进入社会，在社区儿童疾病预防和儿童教育学研究方面实现儿科医师的社会角色，从而实现对儿童健康的承诺。

（翟小颖）

第二章

生长发育

第一节　儿童生长发育的特点

一、体格生长特点

(一)生长是一个连续过程

生长是一个连续过程,但并不匀速,各年龄的生长速率各不相同,年龄越小,生长速率越快。在整个生长期有2个生长高峰,一是婴儿期,到第一年末体重增加到出生体重的3倍,身长则增加到1.5倍。以后体格生长趋于平稳,到青春期开始时又出现第二次生长高峰。

(二)身体各系统和各部分生长不平衡

身体各系统的生长发育先后和快慢各不相同。神经系统发育较早,生长速度快,大脑在出生时约重390 g,1岁时已达900 g,8岁时已接近成人重量;淋巴系统的发育则先快后回缩;生殖系统发育最晚;皮下脂肪在年幼时发育较快;肌肉组织到学龄期才发育加速。身体各部分的生长也各不相同,在整个生长期头部增长了1倍、躯干增长了2倍、上肢增长了3倍、下肢则增长了4倍。从一个头大、四肢相对短小的新生儿体型转变为下肢修长、头部较小的成人体形。

(三)体格生长有个体差异

小儿的体格生长受到遗传和环境的复杂交互影响,有明显的个体差异。婴儿和儿童的生长一般都保持在1个或2个生长通道内,这种规律受到基因的强烈控制。根据父母的生长模式和身材可预测子女生长突发开始的时间、青春期持续时间长短和最终身材。体格生长的个体差异一般随年龄增长而越来越明显,因此,系统连续的观察比一次性测量更能反映小儿生长的真实情况。在评价小儿体格生长时也必须考虑遗传的作用,避免作出错误的判断。

二、发育特点

儿童的生长发育除了具备体格生长的3个特点之外,还具有下述3个特点。

(一)发育是成熟的过程

儿童在生长的同时,也在不断发育,随着神经系统的成长和功能分化,儿童的行为也逐渐发生改变。Gesell是这个观点的代表,提出儿童发育的方向是相互交织的,发育的不同方面并非是匀称的,有的方面可能快一些,有的方面可能慢一些,但发育的次序有一定的模式,前一个阶段是下一阶段的基石;而且在发育的整个过程中,有自我调节的作用。

Gesell 认为,发育的基本成分是行为的改变,主张在严格控制的环境下观察儿童,或通过标准化的测试检查儿童。Gesell 本人对儿童进行了大量可靠的观察,这些观察结果已作为其后儿童发育量表的项目。如今,许多发育测试,特别是婴儿的发育测试都基于 Gesell 过去的观察,例如 Brazelton 婴儿评价量表就有许多这样的早期观察内容。

儿童发育受遗传的影响,有着个体特定的速度。对父母来说,良好的环境和照顾使儿童充分发展其潜力。而一些特殊的测试可使得专业人员知道儿童的发育是否按照期望的进程,或与预示的发育进程有多少差距(数周、数月或数年)。

(二)发育是学习的过程

20 世纪中期,美国心理学家 Watson 和 Skinner 及其学生提出了一个观点,认为个体的行为和思维受环境的影响,环境塑造了每个儿童的特征和个性。在发育中所出现的变化主要反映在儿童对情境的应答,而奖赏和惩罚在保持良好的行为、消除不良的行为中起着重要的作用。这有助于我们理解儿童行为的差异。因此,环境与儿童的发育有着密切的关系。

(三)发育是认知变化的过程

以 Piaget 为代表的认知理论在 20 世纪 50 年代盛行起来。儿童认知发育从手和眼的感觉运动到具体运算,最终达到逻辑运算这样一个过程。在认知发展的每一个阶段,儿童都是将外部世界和自我进行新的组建。皮亚杰的发育理论的核心成分是图式,儿童凭借这个整合的原理接受外界的信息,进行加工。因此,发育意味着儿童"图式"的范围扩大、精细化和智力的成长。儿童认知变化的机制中,皮亚杰提出了适应性的、两个相似的生物属性,即同化和顺应。儿童在同化和顺应的过程中较好地适应周围的环境。

继皮亚杰之后,于 20 世纪后期,儿童思维引起人们的极大关注,把它比作信息译解、储存、组织和再现的一个系统,犹如一台计算机的运作,同时,也更多地注意儿童发育中记忆、语言和解决问题的能力。在 20 世纪 80 年代,维果茨基(Vygotsky)理论强调了社会环境下儿童的兴趣和独立性,指出成人和儿童之间的交流使得儿童认知改变,并把这种交流称为"接近发育区",即在成人良好的引导下,使儿童发育趋向越来越高的水平。

(蒋英杰)

第二节 新生儿的生长发育

新生儿是胎儿的延续,是儿科医师的重点研究对象。根据世界卫生组织的建议和我国有关新生儿会议的规定,新生儿期的标准为自出生脐带结扎开始到生后 28 天内。

一、新生儿分类

根据新生儿的成熟度和胎龄及出生体重的关系,新生儿分类如下。

(一)按胎龄分类

胎龄自母亲末次月经第 1 天算起,到分娩为止,一般为 40 周。胎龄满 37 周(259 天)到不满

42周(293天)出生者称足月新生儿,亦称成熟儿,其出生体重绝大多数大于2 500 g。胎龄未满37周者,不论体重超过或不足2 500 g,均称早产儿,亦称未成熟儿。满42周或以上出生者,不论体重多少,均称过期产儿。

(二)按出生体重分类

不论胎龄如何,凡出生体重(生后1小时内测量)在2 500 g以下者,均称低出生体重儿。凡出生体重低于1 500 g者称极低出生体重儿,出生体重小于该胎龄正常体重第10百分位数者,称小于胎龄儿(SGA)。出生体重在同龄体重第10百分位至第90百分位之间者称适于胎龄儿(AGA)。出生体重在第90百分位以上者称大于胎龄儿(LGA)。这种分类法将新生儿体重与胎龄联合反映出来,提示了其内在的含义。

二、新生儿的体格生长

新生儿的生长主要反映在体格方面,其衡量指标包括体重、身长、头围、胸围等指标。在一个相当大的人群中测量这些指标,所得数值从最低到最高是连续性的,呈中间多、两头少的常态分布。

(一)体重

体重是机体各部重量的总和,这是体格生长的重要指标之一。我国城市婴儿出生体重男婴为(3.32±0.39)kg,女婴为(3.21±0.36)kg。世界卫生组织(WHO)的参考值,男、女婴分别为3.3 kg和3.2 kg。

出生后体重曲线本应是胎儿曲线的延续,但因初生数天内,新生儿摄入不足,胎粪及水分等的丢失,致使体重有下降趋势,大都在出生后3～4天降至最低点,可达出生体重的6%～9%,此称为“生理性体重下降”。然而,需要注意的是,一旦新生儿体重丢失超过出生体重的10%,或10天仍未恢复至出生时的体重,则应考虑为病理性或喂养不足所致。应仔细询问病史和体格检查,以便及时纠正。一般来说,在7～10天,新生儿恢复到出生时体重,早产儿体重恢复较迟。以后新生儿体重就不断增加,年龄越小,体重增长越快,新生儿每天体重的增加为25～30 g,但也有增加更快的报道,如男孩每天可增加40 g,女孩增加33 g。

新生儿称体重要求用婴儿磅秤或特别的杠杆秤。最大载量为10 kg。称体重时应卧位,迅速调整游锤至杠杆正中水平,所示读数记录以千克(kg)为单位,至小数点后两位。

(二)身长

身长代表着头、脊柱、下肢长度的总和。身长在出生时平均约50 cm。我国新生儿出生身长男婴为(50.4±1.8)cm,女婴为(49.7±1.7)cm。新生儿测量身长用标准的量床或携带式量板,读刻度,记录到0.1 cm。

1.坐高

坐高是由头顶到坐骨结节的长度。测量时取仰卧位,测量从头顶至臀部的距离,读刻度至0.1 cm。新生儿坐高约占身长的66%。

2.上部量和下部量

人体的全部长度以耻骨联合上缘为界可分为上、下两部分,上部分即从头顶至耻骨联合上缘的长度,称为上部量;下部分即从耻骨联合上缘至足底的长度,为下部量。上部量主要表示脊柱的生长,下部量代表下肢长骨的生长。两者长度随年龄而变化。出生时上部量约为身长的60%(30 cm),下部量为40%(19.5 cm),身长的中点位于脐上,外表显示下肢短。出生时,上、下部量的比例男婴为1.64,女婴为1.62。

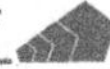

（三）头围

头围是指眉弓上方最突出处经枕后结节绕头一周的长度。新生儿头围平均为 34 cm，测量头围可知颅骨及脑的生长发育情况，读数至 0.1 cm。

前囟及骨缝的变化也是颅骨生长的指标。前囟由两额骨与两顶骨相交接的骨缝的构成，出生时斜径约 2.5 cm。如有先天性佝偻病，前囟可增大，前面的骨缝可延至额部。后囟由两顶骨与两枕骨的骨缝构成，呈三角形，在出生时或出生后 2～3 个月闭合。如果出生时摸不到前囟，要区别是否为颅骨畸形。前囟饱满见于颅内压增加，囟门凹陷见于严重脱水及营养不良。

（四）胸围

胸围是指胸前乳头下缘向后绕经后背的两肩胛骨下角下缘，取平静呼气、吸气时的中间读数至 0.1 cm。新生儿出生时胸廓呈圆筒状，胸围较头围小 1～2 cm。

三、新生儿的神经心理发育

儿童发育的基础与神经系统，尤其是脑的发育有密切的关系。新生儿脑重约 390 g，占出生体重的 8%，为成人脑重的 1/3。大脑皮质细胞的分化从胎儿第 5 个月开始，出生时已具备了成人脑所具备的沟和回，但脑沟比成人的浅。在组织学上也具备了大脑皮质层的 6 层基本结构。新生儿大脑的皮质下中枢，如苍白球、纹状体系统发育较成熟，而皮质的发育尚未成熟，所以新生儿出现肌张力增高及不自主的动作，兴奋及抑制过程容易扩散。随着大脑皮质的发育，对皮质下起的抑制作用也逐渐明显。

（一）感知觉的发育

1.视感知

(1)眼的生长发育：正常足月新生儿出生时眼的大小为成人的 3/4，在生后第 1 年内，发育最快，以后发育速度降低。一般来说，在出生时眼的前部结构相对较大，而较后部结构发育慢。这种发育特征使小儿眼球形状处在不断变化之中，最后眼球近似球形。新生儿角膜相对较大，角膜弯曲度随年龄的增加而趋于平坦，因此眼的屈光度也在不断变化之中。正常角膜无色透明，未成熟儿可呈暂时性的乳白色迷雾状。新生儿前房较浅，并有角形结构，这对正常眼内压的维持是重要的。新生儿瞳孔小，扩张往往困难，眼底色泽较成人的浅，脉络膜血管高度清晰可见，黄斑特别是中央凹的光反射界限不够清楚。不易进行眼底镜检查。

(2)视感知的发育：新生儿大部分时间闭着眼睛，但正常新生儿对灯光的变化有反应。有瞳孔对光反应，但感觉敏锐度较差，出生后1 天的视力为 20/150。由于眼肌调节不良，对远处的物体视物不清，仅能在 20 cm 的距离处视物最清晰。视物最早的刺激是母亲的脸，特别是在哺乳时，在安静觉醒时，能注视人脸。出生 2 周时对存在的物体比较感兴趣，生后 4～6 周可在水平方向用目光慢慢地跟随移动的物体。新生儿喜欢轮廓鲜明和深浅颜色对比强烈的图形，可能这种图形对视网膜刺激更大。因此，黑白相间的棋盘比一块单纯白布更能吸引新生儿的注意力。新生儿不但能看，而且能记住所看的东西，如床头挂一个玩具，开始时看的时间长，以后看的时间逐渐缩短，这一现象称为“习惯化形成”的能力。

总之，新生儿有活跃的视觉能力。尽管他们的聚集和视觉敏感度较差，但他们能自然地看周围世界的形状和追随物体，并有视觉记忆力。

2.听感知发育

很多研究证明胎儿在宫内即有听力，已能区别声音的强弱、声调的高低、熟悉或不熟悉的声音，甚至已能辨别声音来源的方向。

新生儿从一出生即有声音的定向力，在新生儿觉醒状态，头向前方，在距小儿耳旁 10～15 cm发出柔和的格格声和铃声，新生儿会眨眼或转动头向声音发出的方向。实际上，新生儿的听感知比视感知发育得更好，研究显示新生儿对音调、声响甚至节奏均有反应，并且对人的说话比起外界的声音更易有应答。他们也对高调的声音敏感。有研究表明，新生儿能辨别母亲和陌生人的声音。但辨别父亲和别人的声音要晚些，这是因为父亲的声音频率较低的缘故。此外，有节律的声音似乎对新生儿具有抚慰的作用。

3.皮肤感觉的发育

触觉器官最大，全身皮肤都有灵敏的触觉，出生后的新生儿身体喜欢紧贴着温暖的环境，因此在怀抱新生儿时，他们会紧贴在怀抱者的怀里。当他们哭闹时，成人通过触觉刺激，将手放在新生儿的腹部，并按住他们两个手臂，就能使他们安静下来。新生儿的触觉有高度的灵敏性，尤其是在眼、前额、口周、手掌、足底等部位，而大腿、前臂、躯干却比较迟钝，这可以解释新生儿吸吮手指的现象。躯干的有些反射出现与触觉的敏感性有关。新生儿的温度觉也比较敏锐，如能区分牛奶温度太高或太低。对冷的刺激比热的刺激更能引起明显的反应。新生儿痛觉不甚敏感，尤其在躯干、眼、腋下部位的痛刺激出现泛化现象。

4.嗅觉和味觉的发育

新生儿在出生时嗅觉中枢及末梢已发育成熟。哺乳时，当闻到乳汁的香味时就会积极地寻找乳头，而当闻到不愉快的气味时则转过头去。有研究表明，生后 7 天的新生儿已能辨别母乳和其他的人乳的气味。

新生儿有良好的味觉，从出生后就能精细地辨别溶液的味道。生后仅 1 天的新生儿对于浓度不同的糖水吸吮的强度和量是不同的。他们喜欢较甜的糖水，吸吮浓度较高的糖水比浓度较低的糖水量多，吸吮力强。对于咸的、酸的或苦的液体有不愉快的表情。

(二)睡眠-觉醒周期

新生儿一昼夜睡眠时间为 16～17 小时。其睡眠生理与年长儿不同，每天的快速眼动睡眠为 8～9 小时。入睡的模式是从觉醒至快速眼动睡眠，新生儿的快速眼动睡眠周期短，50～60 分钟出现 1 次快速眼动，而成人则为 90～100 分钟。此外，新生儿上半夜的快速眼动与下半夜的一样多。在非快速眼动睡眠中，按睡眠程度分为浅睡眠期、轻度睡眠期、中度睡眠期、深度睡眠期，对新生儿来说，界限不清。

新生儿在睡眠-觉醒结构的变化上无明显的昼夜节律，通常睡眠3～4 小时，醒 1～2 小时，以后由于受外界环境的影响及生理、心理功能的逐步发育成熟，这些短的睡眠逐渐连成一体，成为夜间睡眠。出生 2 周的新生儿可不间断地睡眠 4 小时，5 个月达 7 小时。

新生儿的觉醒和睡眠按不同程度分为 6 种表现状态，即两种睡眠状态，安静睡眠(深睡眠)和活动睡眠(浅睡眠)；三种觉醒状态，安静觉醒、活动觉醒和哭；另一种是介于睡眠和觉醒之间的过渡形式，即瞌睡状态。

1.安静觉醒状态

新生儿在这种状态下很机敏，喜欢看东西，特别是圆形和色彩鲜艳的东西，如红球或颜色鲜艳、对比明显的条纹图片。还喜欢注视父母的脸，专心地听他们说话。这种安静觉醒的时间很短，刚生下的新生儿约有 40 分钟的安静觉醒时间。出生后第 1 周内约占 1 天时间的 10%。

2.活动觉醒状态

吃奶前或烦躁时，活动增加，眼和脸部活动也增加，并发出声音。有时运动很剧烈，甚至出现自发的惊跳。有时运动呈阵发性，伴有特殊的节律。他的手臂、腿、全身和脸部每1～2分钟出现1次节律的活动。在这种状态下，如新生儿受到不愉快的刺激，则可使其活动增强或惊跳。这种状态也是新生儿和父母之间交往和联系的时机。

3.哭的状态

新生儿哭时四肢有力地活动，眼可张开或紧闭，脸颊有时变得很红。哭是新生儿表示意愿的一种方式，如饿了、尿布湿了或身体不适时哭，求助于父母能满足他们的要求。还有一种是没有任何原因的哭闹，一般在睡前哭一阵就睡着了。也可在刚醒时，哭一会儿进入安静觉醒状态。

4.瞌睡状态

通常发生在刚醒后或入睡前。眼半睁半闭，眼睑出现闪动，前眼球可能向上滚动。有时微笑、皱眉或噘嘴唇，目光呆滞，反应迟钝。对声音或图形表现茫然。常伴有轻度惊跳，这是觉醒和睡眠之间的过渡阶段，持续时间较短。

5.活动睡眠状态

新生儿在活动睡眠时，眼睛通常是闭合的，但偶然短暂地睁一下，眼睑有时颤动，经常可见到眼球在眼睑下快速运动。在这种状态下，小儿呼吸不规则，比安静睡眠时稍快。手臂、腿和整个身体偶尔有些活动，脸上常显出可笑的表情如做出怪相、微笑和皱眉。有时出现吸吮动作或咀嚼状态。在睡醒前新生儿通常是处于活动睡眠状态。新生儿活动睡眠和安静睡眠时间各占一半，从安静睡眠到活动睡眠作为一个睡眠周期，一般持续0.5～1小时。所以，新生儿每天有18～20个睡眠周期。

（三）运动发育

实际上，运动从胎内就开始，而且有规律地进行。生后，新生儿的生活规律：1个月之内90%的时间睡眠，觉醒时间总共2～3小时，以每30～60分钟循环1次。

新生儿除了前述的视觉和听觉定向各能力外，能在帮助下竖起头，还有反射性的运动能力，如身体站立，在牵拉新生儿时，新生儿会像拉单杠似的腾空而起。在给新生儿进行视知觉或行为检查时，如果新生儿处于良好的安静觉醒状态下，当你发出轻柔语声时，新生儿会对你的说话感兴趣，向你凝视，面露笑容，嘴唇嗫嚅犹如与你说话一样，表现十分轻松、惬意。而此时，向新生儿做连续的张嘴动作，张嘴幅度自小而大，新生儿会模仿而张开嘴。新生儿由于自主肌张力的存在，靠自身颈屈肌和颈伸肌的主动收缩，在帮助下可将头竖立。例如，我们用双手在新生儿两乳间连线水平固定其身体，自仰卧位慢慢将新生儿扶起，在刚扶起时，新生儿头向后垂；当将躯体与床位成垂直时，因颈屈肌的主动收缩头，会竖立。头竖立是新生儿主动肌张力测定的一个较好的指标，正常新生儿均能把头竖立1～2秒甚至几十秒。主动肌张力的另一个运动是牵拉反射，即当你取得新生儿的握持反射后，在新生儿紧紧握住你的手指时的刹那立即将双手举起，新生儿靠上肢肌肉的主动收缩会使自己的躯体腾空而起。

（四）智能发育

儿童智能发育的研究，以皮亚杰的《认知发展论》最富影响力。他把智能发育分为4个期，即：感觉-运动期（0～2岁）、运筹前期（2～7岁）、具体运筹期（7～12岁）和形式运筹期（12岁到成人）。在感觉-运动期中，又分为6个小阶段，0～1个月为第一阶段，即反射阶段。在这阶段中，儿童接受各种感觉刺激，并作出反射性应答，如吸吮、抓握等，在逐渐修正反射的过程中进入第二阶段。此时以触觉为主导接触外界，会短暂地追视物体，这一阶段亦称习惯动作阶段（1～4.5 个月）。第三阶段（4.5～9 个月）称为有目的动作逐步形成阶段，此期儿童的活动不再囿于主体自身，出现了为了达到某一目的而行使的动作，智慧动作开始萌芽。第四阶段（9～11、12 个月）称为手段与目的分化并协调阶段，真正的智慧动作出现，一些动作格式被当作目的，而另一些动作格式则被当作手段使用。到了第五阶段（11、12 个月～18 个月），儿童在偶然发现某个感兴趣的结果时，并不只是单单重复以往的动作，而是在重复中作出一些改变，通过尝试错误，第一次有目的地通过调节来解决新问题。第六阶段（18 个月～2 岁）是感知动作结束、运筹前期开始的时期，其显著特征是儿童除了用身体和外部动作来寻找新方法外，开始在头脑里用内化了的动作模仿外界事物来解决问题。新生儿处于感觉-运动期的第一阶段，即反射阶段。

（刘选成）

第三节　婴儿的生长发育

一、婴儿的体格生长

从出生至不满 1 岁为婴儿期，婴儿期的体格生长极快，为人生的第一个生长高峰期。

（一）体重和身长

体重在 3～4 个月达到出生体重的 2 倍，在 12 个月时达到出生体重的 3 倍。1 岁以内小儿的体重可用以下公式推算。

3～12 个月：体重(kg)＝[年龄(月)＋9]/2。

1～6 岁：体重(kg)＝年龄(岁)×2＋8。

7～12 岁：体重(kg)＝年龄(岁)×3＋2。

身长在第一年增加 25 cm，达到出生身长的 1.5 倍。

我国婴儿身长的增长速率和国外报道的数值很接近，体重的增值在 0～3 个月比国外报道高（0.9 kg），6～9 个月及 9～12 个月的体重增值则分别低于国外报道（0.45 kg 和 0.36 kg）。

婴儿在出生时的体重、身长主要受母亲宫内环境的影响，出生后小儿的身材受遗传的影响逐渐移动到和父母相关的生长轨道上，如出生体重较大，而父母身材矮小的孩子，在出生后生长逐渐减慢，移动到生长标准较低百分位数线上。同样，出生体重低，而有高大父母的孩子，在出生后生长逐渐加重，移动到生长标准较高的百分位数线上；此种变化一般都发生在婴儿期，尤其是出生后的 6～12 个月之间。

（二）头围和胸围

头围的生长在婴儿期也极快，尤其在前半年，头围增长 8 cm，后半年增加 4 cm，在婴儿 12 个月时头围达到 46 cm。胸围在出生时比头围小 1～2 cm，在 1 岁时胸围和头围相等，此后胸围大于头围，如头、胸围交叉延迟，提示胸廓的发育落后或营养状况不良。

（三）骨骼生长

颅骨发育较面部早，前囟在出生后前 2～3 个月可随头围的迅速增大略有增大，以后则逐渐骨化缩小，在 9 个月至 1 岁半之间闭合，后囟一般在 6～8 周关闭，骨缝在 3～4 个月闭合。脊柱的增长快于四肢，新生儿期脊柱呈较轻微的后凸，3个月当孩子会抬头时出现颈椎前凸。6个月左右能独坐时出现胸椎后凹。在1岁左右开始行走时出现腰椎前凸。因此在婴儿期末脊柱的3个弯曲已形成。

正常小儿的骨化中心随年龄增长按一定时间和顺序先后出现。婴儿在生后4～6个月时出现头骨和钩骨2个骨化中心，桡骨远端的成骨中心于6～12个月出现。6～8岁前腕部骨化中心数约为年龄(岁)+1。

(四)乳牙的生长

乳牙一般在出生后4～10个月萌出，通常以下颌中央切牙首先萌出，但乳牙萌出的时间和次序受遗传的影响较大，个体差异明显。乳牙萌出的数目为月龄减去4～6，因此在1岁时可有乳牙6～8个。乳牙如果在13个月时还没有萌出，应考虑出牙延迟，常见的原因是甲状腺功能低下、甲状旁腺功能低下、家族因素和(最常见的)特发性的。

(五)脂肪组织的发育

脂肪组织的发育表现在脂肪细胞数目的增加和细胞体积的增大，在胎儿中期起脂肪细胞数目开始较快增加，到1岁末达到最高峰，出生时脂肪组织占体重的16%，到1岁末达到22%，以后逐渐下降。

二、婴儿的神经心理发育

(一)感知觉发育

1.视感知

眼的生长发育在生后第1年内最快。婴儿时巩膜较薄，半透明状，为淡蓝色。出生1个月的婴儿出现头眼协调，眼在水平位置上可随移动物体转动90°；3个月时头眼协调好，眼的调节范围扩大，能看见8 mm大小的物体；6个月时目光跟随水平或垂直方向移动的物体转动180°，并能改变体位以协调视觉；9个月时能较长时间地看300～350 cm内的人物活动，12个月时对展示的图片有兴趣。

2.听感知

婴儿时期，听感知在不断地精细化。2个月时能辨别不同人说话的声音及同一人不同情绪的语调；3个月时在听到声音后，把头转向声源；4个月时不但头转向声源，而且眼睛也朝着发声方向看；6个月时喜欢玩具发出的声音，对母亲的语音有反应，能模仿声音；8个月时能把头转向一侧上方或下方发出的声音，能区别语音的意义；9～12个月时能听懂几个字，如自己的名字或物品名称等。

3.嗅觉和味觉

3～4个月的婴儿能区别愉快和不愉快的气味。7～8个月开始分辨出芳香的刺激，这样灵敏的嗅觉可保护婴儿免受有害物质的伤害。在味觉方面，婴儿的发育也比较好，4～5个月时对食物的任何改变都会出现非常敏锐的反应，因此，在添加辅食时，要保持相对的一致性，不要每天改变辅食品种，以致婴儿因害怕而拒食。

(二)运动发育

1.大运动

包括头部控制、床上活动、坐的活动、站立与步行四部分。

(1)头部控制：出生1个月的婴儿，因受觅食反射和不对称颈紧张反射的影响，头部只能向两边转动。2 个月时，俯卧位时，婴儿开始用前臂支撑，把头抬高离床水平面 45°。从仰卧位拉起婴儿坐起时，其头部往后仰。3 个月时，婴儿头部控制能力开始成熟，仰卧时能转动头部，寻找声源。4 个月时，头部控制渐趋成熟，抬头稳，并与身体成一直线，坐位时能稳定地平视和灵活地向两边转动，观察四周。

(2)床上活动：这是指在床上婴儿运用四肢及身体的活动。转动身体位置包括转身、俯卧撑起、枢轴旋转、匍匐爬行。转动姿势包括由卧位至坐位，由坐位至四点跪(跪在地上，以双手和双膝为支点，腰部挺直，头部抬高与身体成 90°)。

(3)坐的活动：即身体挺直，髋关节弯曲，臀部受力支撑身体的姿势，其发育涉及婴儿用双手支撑的能力、躯干控制和保持正确的坐姿。

4 个月的婴儿能保持头部挺立，尝试伸直腰部，6 个月时能靠双手支撑，稳坐片刻；7 个月时可以举起双手做一些活动，如伸手向前取物，也开始发展向前伸手保护性反应。8～9 个月时能坐稳，自由地运用双手，并向不同方向伸展，当身体向侧面倾斜失去平衡时，手会向旁伸出，保护自己不倒下。9～12 个月在坐位时能自由伸直和弯曲双脚，灵活地转成侧坐、盘膝坐或伸直腿坐等位置。

(4)站立与步行：婴儿 5 个月被扶抱站立时已能用双脚受力，支撑部分身体的重量，背部及腹部肌肉的发育使他能保持直立姿势。6～9 个月时，双脚能支撑大部分的身体重量。9～10 个月时，尝试用手扶着家具站起来，但只能维持短时间。10 个月之后，渐渐学会扶持家具横向行走。

2.细运动

细运动又称为小肌肉控制，是指有效地和准确地协调或调节手眼运用的能力。手部功能的发育分为以下 4 个方向：①婴儿从整个手掌触弄或抓握物品到使用手指的指尖做精细灵活的物品摆弄。②手指运用从尺侧小指的部位逐渐转移到近桡侧拇指的部位。③拇指从最初藏在握拳的手掌中逐渐伸展出来，最后，拇指可微微弯曲配合其他手指的活动。④手腕从下垂逐渐挺起至水平位，然后可向上挺起到 45°的位置活动。

婴儿细动作的发育进程如下：1～3 个月时看眼前或手中的物体。在 3 个月时，手经常呈张开姿势，但不能随意放下手中的玩具。3～4 个月时婴儿在胸前玩弄并观看两手，看见物体时全身乱动，试图抓住，但判断不准，手常常伸过了物体。4～5 个月时能缓慢地将手伸向物体，主动握物，有时能将物体放入口中。6～7 个月时能独自摇摆或玩弄小物体，握物时用手掌部位，并将物体从一手转移到另一手。8 个月时用拇指、示指或中指抓握物体。9～10 个月时用拇指、食指取物。10 个月时能将手中的物体放掉。1 岁时从盛器中拿取和放进玩具，双手同时拿着 2 件物品，并会互相敲打。

(三)语言发育

婴儿时期是早期语言的发展阶段，这阶段的婴儿只对语言的整体行为有所理解，如面部表情、手势、动作、环境等，而且婴儿的口语能力也是整体性的，依靠语调和非口语行为如指物进行表达。精确的语言理解则开始于出生 10 个月后，而表达能力一般较理解能力迟 3～4 个月出现。因此，在婴儿时期的语言发育包括语言前技能、语言理解和语言表达 3 个方面。

1.语言前技能

语言前技能是学习说话的基础，也是日后与他人说话时所必备的技能。这项技能包括对声音的反应和辨别、模仿能力，发声能力，注意、轮流和等待，概念建立，以及对说话声调、节奏、情境的理解和正确的反应。其发育进程如下。

0～2 个月：发出与生理需求有关的声音，如哭、打呵欠、咳嗽等，辨别人声。

2～3 个月：发出与生理需求无关的声音，如咕咕声、高兴的声音，辨别成人说话的语调。

3～4 个月：无意中能发出一些语音，先是元音（如 a、o、e），然后有辅音（如 n、g）。

4～8 个月：对成人的逗乐声有愉快的反应，能发出一些重复的音节如 da-da，也可以重复自己能发出的声音或能做的动作。

8～10 个月：开始有物体永恒的概念，能寻找消失在眼前的物品。能模仿动作，也能以相似的声音模仿他人的发声，自己会喃喃自语并且有一些声调。这时期的婴儿在环境提示下（如手势、声调等）开始明白成人的说话，而且能留意他人所做、所说，而后轮到他自己做和说。

1 岁：可以模仿新的语音，开始说第一个词汇。

2.语言理解

语言理解是指婴儿凭着经验和对事物的印象，将语言符号（口语、手语、姿势）与物品或活动联系的能力。婴儿时期，到 6～10 个月，才能理解词汇，这时候开始对熟悉的人的称呼（如爸爸、妈妈等）有理解，听到时会做出反应。当婴儿在玩玩具或看电视时，成人叫他的名字，他会停止活动或看电视，转过头来望着成人。在游戏中当成人要求他“给妈妈”，他会把物品交给妈妈。对“不”的指示有应答，如婴儿拿起地上的脏东西放入口中时，成人说“不可以”，他会立即放下。

3.语言表达

婴儿时期的语言表达十分有限，9 个月至1 岁时能使用一些十分简单的早期词汇，例如看见狗说“汪汪”，通常是单音节或双音节，而词汇的内容是婴儿经常接触的人、事、物，这个时期词汇的数量非常有限。

（四）社会交往发育

儿童社会发育的第一步是对成人态度和反应的认识。婴儿已能够分辨人的声音和容貌，对他人的高兴或发怒表现出适当的反应。6 个月的婴儿开始对熟悉的人产生依恋，这是一种兼有爱慕与依赖的心理倾向，最初依恋的多为母亲，以后逐渐扩展到父亲和其他家人。婴儿随着认识能力的增加，会对陌生人产生焦虑和害怕情绪。至 1 岁左右，与人相处的兴趣增加，喜欢模仿他人的简单动作和游戏活动。

出生至 6 个月婴儿的社会交往发育如下：当成人对其生理需求如饥饿时喂奶做出反应时，会立即停止哭叫。当不安或哭泣时，成人与他说话或抱起他，他会安静下来。当环境中出现声音或视觉的刺激时，他会对此加以注意，感兴趣，甚至微笑。

婴儿时期有以下一些基本的情绪反应。

1.欢愉

初生至 1～2 个月的婴儿，身体感到舒适，生理需求得到满足的情况下会展现开心的样子。3 个月左右，开始对照顾者的笑容和亲切的声音做出微笑的反应。1 岁的婴儿已能在玩物品和探索环境中获得快乐。

2.依恋

6～7 个月的婴儿，开始与特定的成人（即照顾者）建立依恋的关系。只要照顾者出现，婴儿显得很兴奋和感到安全。若见不到这个人，婴儿便会不安。

3.焦虑

7～8 个月的婴儿看到陌生人的出现或趋前，会保持戒备和不安，尤其当陌生人主动的接触他时，他更会害怕得大哭起来。此外，另一种相关的焦虑是分离焦虑，由于婴儿需要强烈依附照顾者，又对陌生人感到非常害怕，故7～8个月的婴儿在看到照顾者离开时会大哭大叫。

(五)智能发育

根据皮亚杰智能发育分期，婴儿仍在感觉-运动期，继新生儿第1阶段即反射阶段之后，依次经历下述3个小阶段。

1～4个月：是最初习惯形成阶段，此阶段的婴儿，听觉和视觉开始合作，如听到声音会转头注视发声来源，眼睛也开始注视移动的东西，喜欢反复做一种偶然做出的动作，该动作出于内部的动机，与外界无关，故该阶段又称最初的循环反应。

4～8个月：是重复和有意向的适应行为阶段，此阶段的婴儿能分辨自己身体以外的事物，在爬行中会伸手抓东西，能注视有明显图样和颜色、会活动的物品，这种及物的重复动作称为二级循环反应。

8～12个月：是方法的初步联系运用阶段，此阶段的婴儿知道不在眼前的东西并非消失。客体永存观念开始形成，也开始知道因果关系，如看见母亲倒水入盆就等待洗澡，喜欢反复扔东西让成人拾起。

(陈　娟)

第四节　幼儿的生长发育

一、幼儿的体格生长

幼儿期的年龄范围为1岁至不满3岁(1～2岁组)。体格生长较婴儿期有所减慢，家长会发现小儿的食欲缺乏。体重在1～2岁期间增加3 kg，到2岁时达到出生体重的4倍(12 kg)，身长增长10～12 cm，达85～87 cm，约为成人身长的一半。头围增加2 cm，为48 cm。2岁后体重和身长的增长趋于稳定，直到青春前期的突发生长开始。此段时间的体重、身高可按公式计算：体重(kg)=年龄×2+8 kg；身长(cm)=年龄×7+75 cm(2～6岁)。乳牙一般在2～2岁半出齐，共20个。

由于运动的增加，消耗了“婴儿期的脂肪”和加剧的腰椎前凸使腹部突出，小儿的体型由肥胖的婴儿型逐渐转变成腹部凸出、头略大的独立行走的孩子。

二、幼儿的神经心理发育

(一)感知觉发育

在视感知方面，12～18个月的幼儿能区别各种形状，对展示的图片有兴趣。至18～24个月时两眼调节作用好，视力为0.5。2岁后的幼儿，两眼辐辏调节较好，能够注视小物体及图画达50秒钟，并能区别垂直线与水平线，目光跟随落地物体而转移。在听感知方面，18个月的幼儿开始粗略地区别响度不同的声音如犬吠与汽车喇叭声，至2岁时，对声音的区别更为精细，这是语言发展的基本条件之一。

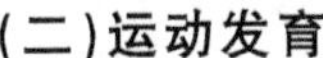

(二)运动发育

1.大运动

在步行方面,13 个月至 1 岁半的幼儿开始独立步行,由于这个阶段的幼儿平衡能力尚未完全成熟,步行时双手会紧张地向两旁张开,并且很容易跌倒。大约到 15 个月后,幼儿能稳妥地转换身体姿势,因此他不仅能站稳,蹲下拾物品并站起身,而且能比较安全地四处行走,跌倒的机会也在减少。

平衡是指在活动中维持身体重心控制的能力,它是用来适应环境的改变。1 岁的幼儿在基本站立平衡技能上是使用身躯摆动和踏步维持前后左右的平衡,2 岁幼儿在双足合拢站立平衡时,往往是一足在前,一足在后,躯干挺直,不左右摇摆,而在单足站立平衡时,需用手轻扶墙壁或家具,提起一脚,用单脚站立。

技能是指通过身体不同部分的协调,组织成有意向性及目的性的整体动作,例如踢球、向前跑、上下楼梯等。在踢球技能上,1 岁半的幼儿能踢静止中的皮球。在跑步技能上,2 岁幼儿在扶持双手下,可快速地向前踏步,而且能控制方向,避过障碍物,快步地向目标方向跑过去。在上下楼梯技能上,幼儿通常先掌握上楼梯的技能,后掌握下楼梯的技能。2 岁幼儿在单手被成人扶持的情况下,两步一级上下楼梯,并能上下矮凳,此时能坐在三轮车上,把双脚放在三轮车脚踏上,在成人推动下,双脚能保持在脚踏板上。在抛球技能上,2 岁幼儿站立时,弯腰向前,双手将有弹性的球放在胸前掷出。在攀爬技能上,1 岁半幼儿会协调上下肢体,爬上及滑落高至胸部的凳子、床等家具。

2.细运动

幼儿的细运动主要通过一系列的手部活动反映出来,在日常生活中可以从幼儿对玩具的操作、插棍游戏、拼图板、搭积木、穿珠子、用笔等游戏活动中进行观察。

在玩具操作上,1～2 岁的幼儿能连续把 6 件小玩具放进一个盛器内,并懂得把玩具的盛器倒转后取得玩具。这个年龄的幼儿懂得物品的敲击,例如,一手拿着摇鼓,另一手敲打,使它发声;还会玩泥胶,印手指模及手掌模。玩琴时,一手按着琴身,另一手用手指或手掌按琴键。2～3 岁的幼儿会玩“过家家”,例如,用小匙盛水,用小壶把沙或水倒出来,会用玩具槌子敲打小木桩,拧开瓶盖等。

柱棍游戏是幼儿喜欢的活动,随着幼儿肩和腕部稳定性的增加,手腕和手指可以较稳固地抓握和摆放柱棍,1～2 岁的幼儿用拇指、食指、中指或拇指、食指抓握较小的插棍及珠粒,2～3 岁的幼儿能插放小珠子于小孔板上,这样促进了幼儿的视感知和眼手协调能力。

拼图板分为形状和以实物照片作图案的组合板块。1～2 岁幼儿能把图板块放入较大面积的形状相似的盛器内,把圆形和四方形形状板块放入相同形状的板孔内。2～3 岁的幼儿可把三角形形状板块放入相同形状的板孔内,还会把简单图形如苹果、香蕉、橘子等放入图形板内。

搭积木反映幼儿手指灵活性、协调性,同时也是视觉认知、记忆的活动,幼儿在搭积木中表达自己的意向,满足好奇心和获得成就感。1～1 岁半的幼儿叠 2～3 块大小相同的方形积木,1 岁半～2 岁的幼儿会在平面上把 3 块积木排列起来,叠 4～6 块大小相同的方形积木。2～2 岁半的幼儿用 4 块同样大小的方形积木模仿“小火车”的排列方式,会叠高 7～8 块方形积木,并开始用两种形状的积木进行组合。

穿珠子既利于小肌肉运动和视觉记忆、空间概念的发展,也为生活技能的培养打基础。1～1 岁半的幼儿能准确地用指尖拿起、放下小珠子。1 岁半～2 岁的幼儿会用拇指、示指拿着绳子,穿起一颗直径为 2.5 cm 的大珠子，2～3 岁时可以用绳子穿 3 颗这样大小的珠子。

捏笔和用笔是一项重要的精细运动，也是学习所必须具备的技能。1～1 岁半的幼儿用掌心握粗的蜡笔，用肩和肘的活动控制笔，幼儿表现为前臂在中线位置上，手腕略微弯曲，手指成拳头状握笔，模仿成人在纸上涂画或自发地在纸上乱涂。1 岁半～2 岁幼儿会一手按着纸张，另一只手握笔，模仿画直线、水平线和圆圈。2～3 岁的幼儿已会用手指执笔，以前臂及手腕活动控制笔，模仿画“十”、正方形等形状，还能在空格内涂色。

文具使用方面，如剪刀、翻书、折线等在幼儿也逐渐在发展。1～2 岁的幼儿在用剪刀时，能把手指插入剪刀的握孔内，但用拇指的控制不佳，所以剪刀的开合幅度不大，不能真正剪纸。2～3 岁的幼儿可将剪刀张开较大幅度，也可以比较顺利地合起剪刀，但只能做一次开合动作，尝试剪断 1 cm 左右宽的纸条。在其他学习文具使用上，1～1 岁半的幼儿会用手掌或手指取出书包内的书本或笔盒，从笔盒内用手指取出笔、橡皮、尺子等，会翻书。用拇指、食指、中指拿着书的内页，一页一页地翻开。还会粗略地模仿把纸张对边折叠。2～3 岁的幼儿可以撕开有针孔虚线的纸张。

(三)日常生活技能发育

在进食技能上，1～1 岁半的幼儿能闭住嘴唇，固定吸管啜饮，能将匙中的食物送进口中，会吃香蕉、面包、瓜果和肉类。1 岁半～2 岁的幼儿自己拿着杯子，在喝水时下唇紧贴杯子边，舌头保持在口中，颌部只有轻微动作，因此喝水时不会弄洒在外面。这个年龄的幼儿会用手指或拇指、食指、中指 3 个手指握匙自行舀饭，会剥去一些包装简单的糖纸。能咀嚼软的固体食物，进食时用门牙或磨牙咬食物，颌部上、下、左、右回旋转动咀嚼食物。2～3 岁的幼儿会双手捧碗，能自己揭开水壶盖，双唇紧贴吸管饮水，还会用筷子扒食物送入口中。所吃的食物质地已比较硬，会吃菜茎、鸡肉等。

在如厕技能上，1 岁半～2 岁的幼儿，尿道与直肠的神经及肌肉发育较健全，可以感到有便意，排尿及排便的时间开始有规律。同时随着语言能力的发展，幼儿能表示尿湿及用表情、声音、语言来表达便意。2 岁以后，大多数幼儿已有坐厕的习惯，并会自己拉上裤子，男孩懂得站着小便。

在穿衣技能上，2 岁的幼儿能拉脱袜子和手套，会脱掉短裤和长裤，也能在鞋子或鞋扣已解开的情况下用手推鞋跟将鞋子脱掉。3 岁的幼儿能穿袜子，能穿上已解松的鞋子、解开鞋带、穿上短裤和长裤，脱下外套和衬衫，解开和扣上大的纽扣，能戴上帽子。

在梳洗技能上，2 岁幼儿会粗略地用毛巾抹手，2～3 岁的会用牙刷粗略地刷牙，粗略地用毛巾抹脸，会自己开、关水龙头，粗略地互搓双手做洗手动作。

在家务方面，1～2 岁的幼儿能将垃圾放进垃圾桶内，模仿成人做简单家务如用扫帚扫地，用布擦地和桌子。2～3 岁幼儿会把玩具放回玩具箱里，将鞋子放在鞋架上等一些简单地收拾和整理活动。当家里电话铃响时，幼儿会拿起听筒，但不能回答和交谈。这个年龄的幼儿还会自己搬椅子攀高，自行开关电灯。

(四)社会交往发育

1.人际关系

1～1 岁半的幼儿会在成人的要求下，把物品给予他人。在吃食物时，有时会递给成人吃一口，然后马上放回自己口中，过一会儿，再递给成人，表示主动与成人在游戏形式下分享。这时的幼儿在意愿表示方面，反映在对熟悉的成人有亲热，如拥抱、亲吻等，特别是对父母亲。在成人提示下会做基本的社交动作，如飞吻、再见等。还有，在与他人相互交往中，能遵从成人简单的提示。

1 岁半至 2 岁的幼儿在相互交往能力上有进一步的发展。在亲戚家或同伴的游戏中，年龄相仿的幼儿同在一个地方玩耍，各自玩手上的玩具，互不干扰，有时会观察一下别人。在成人的提示下，用动作去安慰“受伤”或不高兴的同伴，如伸手拍拍或亲吻同伴。对别人的情绪有回答，例如，看见成人高兴，尽管不明白原因，但会跟成人一起笑，甚至笑得更厉害；当发现成人忧愁时，幼儿会注视成人的脸，静静坐在一旁不作声；当成人发怒时，幼儿会停止活动，远离成人，甚至大哭。

2 岁至 2 岁半的幼儿在成人的口头指示下，懂得轮流的规则。例如在公园里，看见其他幼儿在玩秋千，他吵着也要玩，成人教他排队等候，幼儿会乖乖地在旁轮候。此外，在成人提示下，幼儿知道不拿别人的物品。当一群幼儿在一起做手工或画图时，在成人提示下，幼儿会一起共用文具，如蜡笔或胶水等。

2 岁半至 3 岁的幼儿在群体中会观察和模仿对方，虽然这个年龄的幼儿大部分时间自言自语，或自娱自乐，但偶尔会与同伴交换玩具，有一两句对话。当看到其他幼儿跌倒，会帮助扶起他或告诉成人，见到其他同伴不开心，会递给他玩具或坐在他身边不作声。

2.游戏技能

1 岁至 1 岁半的幼儿能根据玩具的特性来玩，如弹玩具琴、按电话铃、拍打小鼓或拉小车，自己独自玩约 10 分钟的时间。当听到音乐时，会摆动小身体，学作跳舞的样子；会推小车子在家中到处走动；能按两种玩具的特性而组合起来玩，如把茶壶水倒入茶杯，把积木放在盒里，把娃娃放在小推车上，此时的幼儿很好动，喜欢在沙发上蹦跳，又爱到处爬高。

1 岁半至 2 岁的幼儿还是独自玩耍，但能与成人玩简单的轮流游戏，如与成人推球玩。自己还随意握着笔在墙上、桌上或纸上画线画圈。会模仿成人扫地、抹桌子或丢垃圾。会把玩具、杂物放在手推车上，到处推动。还有一些想象，把布娃娃放在身上，说是带娃娃去街上，并与娃娃对话。

2 岁至 2 岁半的幼儿将一件物品想象为其他物品，例如，把小椅子比作车、木棒当作枪。这时的幼儿还会用衣物把自己扮演成妈妈、警察或其他角色。在玩水、泥、黏土游戏中，用揉、拍打等动作。

2 岁半至 3 岁的幼儿会用剪刀做小手工，骑着三轮车到处走，扮演父母、家人、老师、医师、司机等多种角色。

3.自我概念

这是儿童对自己的一种主观看法。自我概念有两大基本成分：一是自我认识，包括身体形象如五官的认识；自我意识如知道自己的名字、性别和喜好；自主行为如表达自己的意愿做选择和决定。二是自我评价，即衡量自己是个什么样的人。

1～2 岁的幼儿已能对自己的名字做出适当的反应，理解一些身体部位的名称，如手、鼻子、头、耳朵等。1 岁多的幼儿能认识镜子中或照片中的自己，也能分辨几样属于自己的物品，如鞋子、小被子、小杯子等。1 岁半以后，幼儿走得较好，又有了语言的发展，对环境中的事物会支配，自我意识也增强。

2～3 岁的幼儿，自我意识更加强烈，最突出的表现是意识到自己能拥有的东西，当别人侵占或拿他的东西时，幼儿会大声说“我的”。这时期的幼儿最爱自我做主，经常把“不”字挂在口，爱唱“反调”，这表示幼儿在寻求独立。而且常常给自己正面的评价。

4.社会适应

幼儿在自我概念建立的基础上，逐渐与身边的人有良好的关系，喜欢与人建立感情，并能了解行为上简单的因果关系，具备模仿学习的能力。

1 岁半至 2 岁的幼儿初步建立自我照顾的能力，例如进食、排泄的训练，这是幼儿最好的学习自我控制的体验，在这些体验中，如他能与成人合作，会享受到成功的骄傲；反之，他又会因失败而感到沮丧。

2～3 岁的幼儿在饮食起居上已建立了规则和程序，如知道进食或上厕所的地方。会有一定的礼仪行为，如主动与熟悉的成人打招呼或告别，接受他人的物品时，在成人提示下，会说“谢谢”。会警觉危险的活动，例如在街上行走时拉紧成人的手；看到车子走近时，会马上停步。对成人提出的警告能做短暂的自我控制。

(五)情绪发育

随着年龄的增长，此时的幼儿渐渐变为主动的幼儿，但由于能力的发展还没有完全成熟，因此在成长中尝到很多挫败，于是在基本的情绪反应中产生沮丧和愤怒。2 岁的幼儿常把沮丧的感觉和愤怒的感觉混在一起，然后不能自我控制地发泄出来，经常表现为发脾气和攻击人。很多时候，这种发脾气的目的是为了得到别人的注意和重新对环境的控制。另外，2 岁左右的幼儿不再只是流于高兴、伤心、愤怒的感觉，他开始在意其他人的反应和判断，这种警觉使幼儿出现自觉和自省的情绪，如洋洋得意、内疚、羞愧和自豪等感觉。

(六)语言发育

1.语言前技能

在注意力方面，12～14 个月的幼儿能专注于自己选择的玩具进行玩乐，但不能接受成人的介入，当成人在此时说把玩具给我时，幼儿不予理睬。2～3 岁幼儿在成人帮助下，能从注意一件事转向对他说话的成人，然后再继续原来的活动。

在概念建立方面，1 岁半的幼儿能在任何地方寻找他想玩的玩具，直到发现为止。

2.语言理解

对单词的理解方面，1～1 岁半的幼儿明白物品的名称，1 岁半至 2 岁的幼儿能明白身体部位的名称，当成人问他时，他会做出应答，或指点相应的部位，或有动作的表示。1 岁半至3 岁的幼儿能听懂不同动作的词语。在短语与短句的理解方面，1 岁半至 2 岁的幼儿能明白名词和动词组成的短句如“妈妈吃”，介词如“里”或“外”，形容词如“干净”“脏”“冷”和“热”。2 岁至 2 岁半的幼儿能明白主语＋谓语＋宾语的短句，如“苹果在冰箱里”，介词如上面和下面。2～3 岁的幼儿懂得所属代词“你的”“我的”所组成的句子，知道“大”“小”。

在问句的理解方向，2 岁到 2 岁半的幼儿懂得简单的问句如“你要喝水吗?”2 岁半的幼儿懂得询问物品的用途，如“笔是干什么用的?”当成人用问句问他时，幼儿也能说出一些简单物品的用途。2 岁半到 3 岁的幼儿在与成人一起看书时，成人问他图片的内容时，他能够回答，也能够回答一些动作的内容，当成人问“这是哪里?”一类的问句时，幼儿能指出所在方向或地方。

3.语言表达

1～3 岁的幼儿语言表达的发展是比较快的。1 岁半的幼儿已掌握 50～100 个词语，这些词语包括物体名称、物体运动状态、数量、事物性质、空间关系和否定状态(不、不要)等。15～20 个月的幼儿在表达上属单词句阶段，它只是一个单词，但没有语法，而且与特定情境相联系，如最初说“妈妈”可能表达各种请求，而不是单纯地称呼妈妈。

20个月左右的幼儿进入“双词句”阶段，即把两个词放在一起表达意思，如“宝宝饼、不洗、踢球”等，这时的词汇量增长较快，而双词句已具备主语、谓语和宾语的成分，2～3岁的幼儿开始用简单句，逐渐掌握语法，这个时期的幼儿已基本上掌握了母语语法规则，不仅会用完整的句型，而且学会使用一些介词、感叹词和强调语气的句子，句子的结构变得灵活了，这标志着幼儿运用语言组织和表达他们的思维。

(七)智能发育

幼儿期仍是皮亚杰认知发育的第一期，即感觉-运动期，经历了其中最后的2个阶段，通过积极的尝试和内心活动创造新的方法，此为儿童思维的萌芽期。小儿主要通过感觉运动图式和外界取得平衡，处理主客体的关系。12～18个月的小儿喜欢反复试验不同的动作模式并探索其结果，1岁以后的小儿尝试用不同的力量和不同的方式扔东西，物体永存观念进一步巩固和发展。18～24个月是小儿从感觉-运动性行为向智能活动过渡的时期。由于语言的发展，小儿出现与感觉刺激无关的思想。

在物体概念方面，1岁半～2岁幼儿可在脑海中呈现物品的意象，正是由于这个能力，他们开始可以找回藏起来的物品，同时，这一能力又是学习语言的基础。在因果关系方面，幼儿通过动作或活动知道物品之间的作用，如开关按钮的结果，同时，也渐渐明白“规矩”，即什么行为可做，会被称赞，什么行为不可做，会被责备。

在形状概念方面，幼儿主要通过触摸和操作，粗略地认识一些与“球”相似的图形物体。

在数学概念方面，幼儿有了接触数字的体验，例如儿歌、手指游戏，大约2岁时，幼儿会数1～3，这时对数字的学习基本上是背诵式记忆。

(陈　娟)

第五节　学龄前儿童的生长发育

一、学龄前儿童的体格生长

学龄前期是指3～6岁(3～5岁组)的年龄范围。这个时期的体格生长稳步增长，但较以前慢，身高的增长相对大于体重的增长，故小儿似较前消瘦。这一时期每年体重平均增长2 kg，此时期的体重计算仍应用前述的公式，即：体重(kg)＝年龄(岁)×2＋8。例如，3岁小儿的体重在14 kg左右。而此期每年身高平均增长7 cm，其计算也应用幼儿时的公式，即：身高(cm)＝年龄(岁)×7＋75 cm。例如，3岁小儿的身高在96 cm左右，到4岁时，小儿的身高为出生时的2倍。

因身高较体重增长为快的特点，以及运动量的增加，学龄前儿童原来凸出的腹部逐渐扁平起来，脂肪组织也逐渐下降，在5岁时仅占全身体重的12%～15%(出生时为16%，2～12个月为22%)，此后保持这个比例，一直到青春前期。肌肉组织随年龄的增长，占体重的百分比逐渐增高，大的肌肉和手部的细小肌肉都在生长之中，但以前者为快，因此，学龄前儿童的大运动能力(如踢、跳、掷)的发育较明显。学龄前期的腕部骨化中心继续按一定的时间和顺序出现。这个时期出现的腕部骨化中心主要为月骨、大多角骨、小多角骨和舟骨。

大脑的生长发育在这个时期仍较迅速。大脑的重量达到成人的90%，神经纤维分支加多、加长，这有利于神经元联系的形成。神经纤维髓鞘的这个时期逐步形成，4岁时已完成神经纤维的髓鞘化。

二、学龄前儿童的神经心理发育

(一)感知觉发育

随着眼肌控制调节功能的发育，学龄前儿童多数能辨别颜色、亮度及轮廓。但是在图画的整体视感知上仍不完善，当给予一张拼图或图画时，学龄前有儿童仅能感知这张拼图或图画的组成部分，而看不到其整体性。这个时期的儿童视力约0.7(snellen表)。

听觉的发育渐趋完善，3岁时，小儿能区别更精细的声音如"e"和"er"，4岁时，听觉已较为成熟，会区别"f"与"th"等。

(二)运动发育

1.大运动

这一时期的小儿，大运动发育主要表现在平衡能力和运动技能两个方面。

平衡能力方面，3岁的小儿会双脚合拢站立5秒，身体挺直不左右摇摆，也会单脚自行站立1秒；4岁的小儿踮起脚尖，用前脚掌站立5秒；5岁的小儿无须扶持，用单脚站立5秒钟。此外，学前儿童能在20 cm宽的平衡木稳步向前走，也可站在该平衡木上转身180°。在地面上，双脚可沿着一条直线步行。4～5岁的小儿用双手扶栏杆，使双脚跨过15～20 cm高的障碍物，可以在凹凸不平的草地、沙地和石子路上行走，会上下斜坡，也会跨过10 cm宽的间隙。

在技能方面，3～5岁的小儿已能逐渐掌握更复杂的活动技能，以应付环境中不断变化的要求和挑战。这些技能主要有以下几个方面。①协调身体各部分动作的能力：这一能力反映在跳跃和踢球等活动上。例如，小儿刚学习跳跃时，双手垂在身体两旁或紧张地缩起，然后发展到以双手配合跳跃；同样，最初踢球时，小儿只能站在原地踢，后来能配合跑步的动作，追截滚动的球。②控制动作力度的能力：这一阶段的儿童肌肉日益强壮，不但肌肉力度增加，而且在不断地练习和尝试下，在抛接球、踢球、骑自行车等活动中，渐渐掌握运用适合的力度。③控制动作方向的能力：在上述踢球、抛掷、骑自行车的活动中，小儿能准确地控制方向，达到该活动的目的。④控制动作时间的能力：小儿在掌握活动中某些技能的同时，其反应便越来越敏捷，例如，在最初学习跳跃时，小儿需全神贯注1～2秒才能完成，在练习后跳跃动作逐渐熟练起来，可以连续不断地跳。⑤对环境因素的估计及调节能力：小儿在运用某一运动技能的同时，必须估计外在的环境，随时做出调节的反应，例如，在上下楼梯时，楼梯梯级的高度是不尽相同的，而小儿能够自行调节抬高下肢的高度。又如在接球时，球可以从不同的方向传过来，小儿既要注意到这个环境的变化，而且要在相当有限的时间调节自己的应答，只有达到这两个能力的协调，才可以说小儿在该运动中完全掌握了技能。学龄前期小儿的大运动技能从骑三轮车、携带物品、推拉物件、抛接球和攀爬的活动中进行观察和评价。

2.细运动

这个年龄阶段的小儿在细运动的发育方面表现出动作更协调，小肌肉的控制更熟练。

玩具操作上，物品的握、放动作更协调，例如，3～4岁的小儿能把小毛巾挂在小钩上，4～5岁的小儿双手配合，用绳子穿入小孔，另一手拉出绳头，会扣合皮带扣、鞋扣。敲击动作更有方向，3～4岁的小儿能正确的敲击小槌，4～6岁的小儿会按照简单节拍敲打三角铃、琴之类的乐器。

在按的动作上，3～4 岁的小儿会使用塑料的刀切泥塑，在泥塑上戳小孔，4～6 岁的小儿会用夹子夹起海绵、棉花类物品，还会打开夹子。在旋拧动作上，3～4 岁的小儿能给玩具上弦，用拇指、食指玩泥塑把笔插入笔套，4～6 岁的小儿会绕线或绳子，玩开锁玩具，按不同图案把小珠钉插入孔板。

拼图、搭积木、穿珠子的游戏能力较幼儿有进一步的发展。3～4 岁的小儿拼 3～8 块连扣式拼图板，搭起 9～10 块方形积木，穿起直径较大的珠子；4～5 岁的小儿可拼 8～20 块连扣式拼图板，会用积木搭综合性的模型，用绳子穿洞洞板，将鞋带穿过鞋带孔等。

用笔、剪刀和其他文具上，学龄前儿童具备一定的能力。3～4 岁的小儿用拇指、示指、中指握笔，开始能固定手腕，控制笔的活动。能临摹“十”和四方形；剪断约 5 cm 宽的纸张，沿着规定的粗线范围(约 1.3 cm 宽)剪纸；会打开铅笔盒；使用橡皮而不擦破纸张，会把图形粘贴在对应的图案上。4～5 岁的小儿可用笔把虚线连接起来成为图形；熟练地拿剪刀剪纸，沿正方形、三角形或圆形剪出相应的图形；会把纸沿边或对角折叠，会用笔刀削铅笔，用一手按住尺子、一手握笔沿尺子画横线或直线。

(三)日常生活技能发育

进食技能方面，3～4 岁的小儿用匙喝汤不弄洒，能将饮料从小水壶中倒出来，会自己喝纸盒装的饮料(把吸管插好)，能剥香蕉或柑橘的外皮，打开或合上食物盒；4～5 岁的小儿能用筷子夹菜，会拧开或拉开瓶盖喝饮料，可进食硬而韧的固体食物，如猪排、牛肉干、鸡腿等。

如厕技能方面，3～4 岁的儿童白天一般不遗尿，会使用成人的厕所，便后能用厕纸清洁(女孩)和洗手；4～5 岁的儿童在用厕所后会拉动冲水闸，能分辨男、女厕所符号。

穿衣技能方面，3～4 岁的小儿能正确穿上有跟的袜子，能解开和扣合鞋子上的黏合扣或鞋扣，拉上或拉下裤子上的拉链，穿上外套和衬衫，戴上简单的手套，扣上纽扣，解开皮带等；4～5 岁的小儿能辨认袜子和鞋子的左右，认出裤子的前后，解开和扣合小的纽扣，能穿、脱 T 恤，能把围巾围在脖子上，戴上有手指的手套，扣上和解开皮带扣等。

梳洗技能方面，3～4 岁的小儿会用肥皂洗手，懂得用清水漱口；4～5 岁的小儿用小毛巾擦脸，自己会拧干毛巾，会自己刷牙漱口。

居家技能方面，3～4 岁的小儿会把毛巾等物品挂在指定的钩子上，喝水后，将水壶盖盖好，能扭动不同类型的门闸；4～5 岁的小儿会协助父母在餐前摆好碗筷，餐后收拾餐具，用布抹桌子，有意识地使用电视机、风扇和冰箱等。

(四)社会交往发育

人际关系方面，3 岁到 3 岁半的小儿在一群熟悉的朋友中，会特别喜欢与其中几位儿童玩，对熟悉的成人会有合适的社交回应，例如当叔叔摸着小儿的头，小儿会对叔叔微笑，在与同伴的接触中，会主动与他人说话；3 岁半到 4 岁的小儿发现同伴哭或受罚时，会用言语或行动安慰同伴，在无成人监督下，与 2～3 个儿童一起玩耍；4～5 岁半的小儿能主动与同伴分享玩具或私人物品，有一个特别要好的朋友，爱和熟悉的人说话，会从成人的眼神和表情中知道喜怒哀乐，从成人对自己的行为中知道同意或不同意，看见成人拿着许多东西时，会帮忙拿一两件；4 岁半到5 岁的小儿学会主动轮流和分享，如排队等候，与同伴合用文具等，还与同伴玩集体的游戏，在陌生地方，只有在成人许可下才拿取物品，在群众活动时会服从大伙儿的意愿。

在游戏技能方面，3 岁到 3 岁半的小儿往往 1～2 个在一起玩耍，交流或交换玩物，在游戏中有3～4 个合理的想象情节，能参加由成人带领的简单的群众游戏；3 岁半～4 岁的小儿可以利用现有的物件如积木、小盒子等去制作房子、桥、车子等，在想象性游戏中对不同角色安排对话(小儿代替不同的角色说话)；4 岁到 4 岁半的小儿会与一位伙伴合作游戏，如合拼一张图或共同铲沙砌堡垒，会主动向成人描述正在进行的想象性游戏，会在成人带领下的集体游戏中遵守规则，会画食物、车子、房子等看到或想象中的简单物品；4 岁半到 5 岁的小儿与同伴彼此商量和分配角色，能与3～4 位同伴一起玩合作性游戏或活动，画自己喜欢和熟悉的人物，扮演一些故事或节目中的想象性人物。

自我概念方面，3～4 岁的小儿能分辨自己的性别，说出自己的岁数，对别人的评价非常敏感，热情地参与游戏，能说出身体的主要部位，如口、眼、手、脚；4～5 岁的小儿会画人，喜欢与同伴比较，在乎竞赛中的胜负，会清楚说出自己的生日、家庭成员等。

社会适应方面，3～4 岁的小儿在成人提示下在公共场合下不到处乱跑，不随便拿东西，对婴幼儿有爱护的表现，在群体活动中会自己遵守规则，如排队洗手、玩滑梯、挂毛巾、放回进食后的餐具等，听成人的指示做简单事情或游戏、静心听故事，并会照顾自己的清洁，如：看到自己的手脏了，自己去洗手；衣服弄湿了，要求妈妈帮助更换。4～5 岁的小儿在没有成人照管下，也能在指定范围内活动，遵从购物的规则，如不随便拿、玩物品，取物知道要付钱，在进食时懂得规则，不乱跑，不用手抓，知道不同职业人的作用，留意自己的穿戴，当要求别人帮忙时，会礼貌用语。

(五)情绪发育

学龄前儿童能够有正确的情绪表达，并且正确地认识自己和别人的情绪，3～4 岁的小儿快乐时会微笑，也会说“很开心”；生气时会不作声或大声说“我不喜欢”；伤心时会流泪，依傍在父母身旁；惊吓时会躲在照顾者的身后，或说“怕怕，走”。4～5 岁的小儿会用适当的语言或动作表示自己的意愿，对遇到厌烦的事，会说“我不想做”“妈妈，我们什么时候离开?”或坐在一旁不参与，或独自走开，当小儿认识情绪后，逐渐要学习如何处理情绪，在成人的行为矫正下，小儿懂得控制自己的情绪，从哭闹中恢复平静。

(六)语言发育

1.语言理解

3～4 岁的小儿能明白介词“前或后”“旁边”，明白不同颜色的名称和高、矮、长、短，懂得比较的词语如“最大”“最小”等，还知道 3 个或 3 个以上的词语组成的句子，例如，当成人与小儿游戏时，成人说：“娃娃吃苹果。”小儿会将玩具苹果送到娃娃的嘴边。这个年龄的小儿能理解主语＋谓语＋宾语或状语的句子，表示时态的句子。还能理解表示活动正在进行的词汇或活动即将发生的词语。此外，3～4 岁的小儿能明白疑问句中的“谁的?”“为什么?”“怎样?”以及较为复杂的问句。5 岁的小儿理解含有时间的词语如“昨天”“上星期”“明年”及其他的时间问候词语，而且理解了有条件的复合句。

2.语言表达

这个年龄的小儿，构音能力渐趋成熟，至 5 岁时已能正确发出大部分辅音，只有 z、s、c 和翘舌音 zh、ch、sh 尚可有偏差。不仅如此，随着以不同类别词汇的掌握，表达日渐清楚，聆听者较容易明白儿童的意思，减少了猜测和解释，仔细观察不难发现儿童说话的内容日见丰富，逐渐有了抽象词汇的句子，能看图说小故事，语言成为小儿传情达意的工具。

3～4 岁的小儿说话句子逐渐延长，在情境下自发地用语言叙述所见所闻，5 岁的儿童会根据物品的用途下定义，在叙述图画中的内容或一件事情时，有一定的顺序性和连贯性，句子完整，而且会有声有色，注重了表情和语调。因此这一时期的小儿语言发展较迅速。

(七)智能发育

学龄前期儿童喜欢探索身体部分和外界的物体,汲取丰富的信息,作为思维的基本素材。由于反复的匹配、分析、比较、分类等过程,小儿逐渐获得不同事物的名称和性质,建立概念,懂得物品与背景的关系,如所占空间位置、物品与另外一些物品间的因果关系,并能运用大小、长短、多少的概念,通过排列、比较、数数等形式,进行简单的运算,促使其更主动地适应环境。

按照皮亚杰的儿童认知发育理论,学龄前期是儿童表象和形象思维阶段。在前一阶段基础上,各种感觉运动图式开始内化,成为表象或形象图式,特别是由于语言的迅速发育,促使小儿日益频繁地用表象符号来代替外界事物,重视外部活动,这就是表象性思维。小儿凭借这种表象思维从事各种想象性活动或游戏、模仿过去曾经历的事情及绘画等。由于表象和语言的发展、运动能力的增强,大大扩展了小儿空间和时间的范围,他可以理解童话故事中关于过去的事和远在别处的事。

在物品概念方面,2～3 岁的小儿可从照片、图画中辨认常见的人或物,3～4 岁的小儿可以根据物体表面的相同点,建立肤浅的概念,4 岁以后的小儿较深入地了解人或物的基本特性及彼此间的联系,例如能回答男孩和女孩相同和不相同的地方,可说出与医师有关的工具。

在空间概念方面,2 岁的小儿知道自己睡在哪里,坐在哪个位置;2 岁半小儿知道路途,如从哪条路走到附近的公园,发现物品的部分与整体的关系,如将洋娃娃的头安放在正确的位置、应用平面空间的认知进行涂色和模仿画线条。

在因果关系方面,3 岁以后的小儿渐渐增加提问和回答问题的能力,常常在"为什么?"的问答中体现了小儿的好奇性;4 岁以后的小儿喜欢谈论事情的因与果,甚至会假设或预测将会发生的事,但这时的推理能力很有限,有时以自己的需要解释各种外在事件,如"我希望天好,我们可以去动物园玩了"。

在颜色概念方面,3～4 岁的小儿已能掌握大部分颜色的名称,也能回答"苹果是什么颜色的?"或"什么水果是红色的?"这样的一些问题;开始明白颜色细微的变化,如深浅色。4～5 岁的小儿对颜色的识别能力已很好,能认识 10 余种颜色,对 2～3 种颜色混合特别感兴趣,如红＋黄＝橙、红＋蓝＝紫;还能理解色泽的明暗,学习颜色的搭配和运用。

在形状概念方面,3～4 岁的儿童熟悉圆形、三角形、正方形和长方形图形,也能辨识其他 2～3 个形状如半月形、椭圆形、星形等,说出它们的名称。4 岁的小儿对形状产生好奇,会将不常见的形状对照自己熟悉的物品,如指出"田"中有 4 个正方形,又会用手势或绘画方式表达自己对形状的了解。5 岁的小儿对形状的改变和组成感兴趣,会拼图或将七巧板活动,这是视觉认知和空间组织能力渐趋成熟的阶段。

数学概念方面,3～4 岁的小儿指着物品数数,他们已能正确地数 3～4 件物品,问"多少个?"时,他们一般从头开始再数 1 次,约4 岁的小儿在重复数数后能报出物品的总数,5 岁的小儿能正确数数1～20。在次序排列上,4～5 岁的小儿可以指出排列的位置,如"第一""第二""起初""后来""最后"等,5 岁时能将 5 个或以上的物品按大小次序排列起来。运算上,到 4 岁左右,一般小儿可用自己的手指进行 5 以下的两数相加,他们以一手的手指代表其中 1 个相加的数目,以另一手的手指代表另一个数目,将两者放在一起,然后数所有手指,得出总数。此外,小儿会利用记忆很快得出答案,如 1＋1、2＋2 等。

(张建春)

第六节　学龄期儿童的生长发育

一、学龄期儿童的体格生长

学龄期的年龄范围为 6～12 岁，小儿仍稳定地持续生长，每年平均体重增长 2 kg，身高增长 5～7 cm。此时期的体重计算公式：7～12 岁儿童的体重(kg)＝年龄(岁)×3＋2。身高的计算公式：7～10 岁儿童的身高(cm)＝年龄(岁)×6＋80。在 6～7 岁，脊柱的 3 个弯曲已为韧带所固定。髓鞘的形成在 4 岁已完成，头围在整个学龄期仅增加2～3 cm，反映此阶段大脑的生长已减慢，面中部和下部的生长逐渐出现。在六龄齿萌出后，开始按照乳牙萌出的次序换牙，每年约更换 4 颗乳牙，代之以恒牙。

学龄期是肥胖的好发时期，尤其在不好运动的孩子中更为多见，在此期应预防肥胖的发生，可预防成人期发生心血管疾病、糖尿病等危险。

二、学龄期儿童的神经心理发育

(一)运动发育

学龄儿童的奔、跑、跳、扔等动作较幼儿园时更为容易，此时的儿童发展了多种运动技能。刚入学的 6 岁儿童正在学习掌握跳跃的技能，但扔、接、踢等动作比较好，入学 1 年后，这些运动技能都进一步精确。到了学龄中期时，儿童奔跑的速度、跳远的能力进一步增加，扔东西的准确性和距离较前提高，平衡能力有了改善，这些技能的发展体现了儿童成熟和锻炼的结果。

这一时期男女儿童的运动技能发展有差异，男孩在奔跑、扔的速度上有优势，而女孩在需要花费时间、但有节律的运动及单足跳跃方面较好。尽管这个时期的男孩较女孩强壮，但女孩显示出较灵活的肌肉运动。在平衡能力方面，显然男孩和女孩均发展得较好，但7～9 岁的女孩，其平衡能力比同龄男孩更好。这种性别差异还与训练和兴趣有关，男孩对体格运动较感兴趣，喜欢大肌肉的运动，如扔、跑等。如果在这个时期鼓励女孩参与较多的运动，则她们的运动技能会有很明显的改善，并且与男孩的差距会缩小。在 11～12 岁时，运动技能上的性别差异变得小了起来。

(二)智力发育

学龄期儿童处于皮亚杰认知发育的第三阶段，即具体运筹期。这个时期有 2 个特点：一是儿童仍需具体的物体学习，或看见，或能够想象这些物体；二是儿童能发展内化的逆向方法处理问题，例如“＋A”是“－A”的逆向或否定。

在这个时期，儿童的“自我为中心”逐渐减少，他们理解其他人的不同观点，开始知道同一事物其他人会有不同的看法。在社会交往中，儿童能与他人分享和证实自己的观点，较全面地了解他人，同时也开始以简单的方式了解别人对自己的想法，能够较敏感地体会他人的情绪，想象各种情境下他人的感觉，而且在语言交流上也体现了较少的自我中心，使用较多的礼貌用语。

在学龄中期，儿童有了逆向的运算能力，例如，他明白可以用黏土把圆球搓成长棍后，也可以逆转搓成圆球。他们不只是单一地思考问题，而是从多维的角度理解物体发生改变的本质，反映了儿童从一个概念的各种具体变化中抓住实质的东西，达到了守恒性。学龄儿童出现数字、物质、重量和体积的守恒，他们并不因为距离的远近、形状或位置的改变而产生错觉，6～7岁的儿童知道数的守恒、7～8岁的儿童知道物体实质的守恒、9～10岁的儿童知道重量的守恒，而11～12岁的儿童则有了体积的守恒。

学龄儿童的分类能力有很大的改善，并且对一件事物可从不同的特性进行分类。这个时期的儿童能从不同角度判断问题，有了逻辑思维，在学习上，应用逻辑思维解题，得出正确的、数量化的答案。

(三)心理发育

1.记忆

学龄期儿童是在小学学习，学习的成功需要良好的记忆。记忆包含回忆和认知，要有一定的策略。学龄中期的儿童，记忆开始增强，5～10岁儿童的短时记忆逐步改善，例如，5岁儿童能在单个呈现一系列数字后，记住4～5个数字，10岁儿童能记住6～7个数字。儿童在保持回忆和认知方面也很好。至学龄中期，儿童开始使用语言进行记忆。儿童逐渐使用更多的策略加强记忆，例如用记笔记、集中注意力、背诵等方法，体现了更多的计划性和灵活性。

学龄儿童在记忆中了解自己的记忆过程，并能觉察自己的认知过程。首先，他们对各种指令有了一定的敏感性，其次，懂得自己所具备的记忆能力，不会过高地估计自己，而9～10岁的儿童在记忆中会应用分类技术，11岁的儿童甚至应用更多的策略加强记忆，总之，随着儿童的成熟，他们清楚地知道在特定情况下使用更为有效的记忆方式。

2.注意

学龄儿童的注意有了很明显的改善，6～13岁的儿童表现了选择性地专注于某一活动，并且在从事一项活动中，体现智能方面的努力，因此，所完成的任务有较高水平的目的性。一年级儿童的注意仅表现在听教师讲课，不东张西望，而高年级儿童能在阅读中知道重点。这一时期的儿童还逐渐开动脑筋，在学习新知识时能联系以往所学过或经历的，以加深对信息的处理，而且注意能维持适当的时间。随着注意的发展，它对儿童学习有着非常重要的影响。

3.知觉及认识环境

学龄儿童不断增加对环境的认识，能察觉自己在日常生活中有关的事物，这是因为他们有了自己身体的知觉、空间关系的判断和时间关系的意识。儿童在日常活动和学习过程中增强了这3种能力。学龄儿童对身体多部位的解剖很感兴趣，能够熟练地运用肢体做多种活动，对身体的需求有适当的应答，并对自己的外貌有自我欣赏。

学龄儿童的身体位置觉和大运动功能均发育较好，这使他们能够在体格活动中获得运用肢体的感觉，从而更乐意参与体育活动、艺术、书画或手工艺活动。7岁儿童的左右辨认已很好，不但能区分自身的左右，而且能区分他人的左右，这意味着儿童从自身的知觉过渡至外界的环境。

学龄儿童的空间知觉包括视觉、触觉、本体觉和运动觉也在日益增强。他们能在环境中觉察较复杂、较仔细的形状，在知觉测试中能模仿各种图形，至12岁，他们能在三维空间感知复杂的图形，这一能力的发展有助于儿童学习阅读和书写。

学龄儿童时间知觉的发展有助于一系列信息的理解和储存，例如，词的排列组成句子，回忆词语拼音中字母的顺序，完成解题的步骤等。时间和顺序知觉使儿童产生组织能力。

(四)学习技能发育

学习技能主要包括3项，即：读、写、算。在阅读方面，这是一个非常复杂的过程。首先儿童在150～300毫秒的时间内，眼睛要接受一定量的信息，然后移动位置，而视觉所感受到的字母或词语已是记忆储存的信息，在这个基础上产生对词语和短语的理解。因此阅读是一个高级的认知技能，它涉及知觉、注意、记忆和思维。儿童在适当的时候学会阅读对学习的成功与否至关重要。一年级期末的阅读失败与以后学习差有关；6 年级期末的阅读水平能预示高中的学习成绩。研究表明儿童从一年级至三年级，阅读不断在改善，如果用阅读测验对 9 岁儿童进行评价，发现其阅读分数较一年级增加 4%。

在书写方面，它无疑是学习的一项基本技能。在低年级儿童中，书写技能显示某些改善，但是在高年级中，书写仍然会有严重的问题。初入学儿童，书写从数学、字母及词语开始，更多地侧重于手眼协调功能，因此，强调儿童书写时的姿势，如坐、握笔及笔画的临摹或抄写；年长儿童则强调书写的意义，它所反映的是思维的不同侧面，例如，写一个故事与写一封信不同，它有各自的目的，这时的书写受其内容、时间、理解、语法等的约束，对于学龄儿童来说，书写是学习必备的一项技能，也是在学习过程中所获得的。

在算术方面，数量概念是学龄儿童学习的内容，他们要学会加、减、乘、除的运算。儿童在初学算术时，运用的是计算，其中虽然涉及背诵（如背乘法口诀表），但更重要的是强调儿童的思维和解题的方法。因此，初学算术的儿童应凭借实物懂得算术过程，当他们理解后才会逐渐减少对实物的依赖，不再用手指或实物计算。另外，思维、探索和理解在计算中是很重要的。从皮亚杰对算术概念发育的观点来看，它以儿童的守恒、分类、可逆及序列等知识为基础。例如，儿童知道 3＋5＝8，他便也知道逆向性，即 8－5＝3。当他懂得加法的逆向性后，他才能更好地掌握算术的推理。而序列如第一、第二、第三也是很重要的，皮亚杰认为对数字的理解，加减乘除的运算一般是在 7 岁后，为了掌握这些运算，先要看数字序列（1、2、3、4）和顺序（第一、第二、第三、第四）的概念，然后通过积极的学习经验，使儿童掌握算术技能。

（五）个性发育

学龄儿童在学业上面临很大的挑战，当学习获得成功，他们会产生勤奋的感觉，体验努力学习的结果，但当他们失败时，他们往往自卑起来，认为自己无能，不能与同伴相比。学龄儿童有强烈的攀比性，在环境中如果有不适当的攀比，儿童很易放弃努力，产生不良的心理感觉或行为问题。

这个时期的儿童从他人处获得较多的反馈，更积极地评价自己的体验，进一步产生了自我的概念，他们赋予自我以不同的价值，心理学家称此为自尊心。儿童的自我概念决定了其对环境的理解和在环境中的行为表现与态度；而且，自我的不同方面又是彼此影响的，例如，儿童在体格上的自卑感使自己拒绝参与群体的体育活动，这使得他与同伴们的交往更疏远，而运动技能也更落后，由此进入恶性循环。另外，不良的自我概念还会使儿童对外界的信息产生误解，影响自我实现。

大约 8 岁的儿童，开始将自我从生理的概念转向心理的概念。这时候，由于儿童从情绪上把自己与外界区分开来，因此，性格发育处于一个突出自己的中心阶段，他们常把自己与他人比较，这也是自我概念的一个体现。7～14 岁的儿童常常与他人比兴趣、爱好、信念、态度、价值等。

（六）社会交往发育

学龄期儿童在社会交往方面，与同伴在一起的时间较前增多。2 岁儿童的社会交往中，与同伴交往仅占 10%，11 岁儿童可增加到 50%，他们主要是与同年龄的儿童交往。同伴交往使儿童更好地理解社会，学习自我控制。社会交往能力较好的儿童往往给他人好的社会应答，为人热情，容易接受他人，帮助他人，并会与他人分享。学龄初期儿童（一年级儿童）往往以分享和帮助他人与同伴建立友谊，2 年级儿童懂得朋友与熟人之间的差别，友谊关系渐趋稳定，随着儿童的成熟，他们将交朋友看作为能分享好时光、帮助解决问题的途径，并赋予友谊更深层的意义。

（七）道德的发育

学龄期儿童所面临的另一个挑战是不同情境下的行为规范。这个时期的儿童出现了不顾自己的困难或危险，帮助他人或弱者的美德，而且出现这种良好行为的频度比学龄前期儿童要多，因为此时的儿童能更多地了解到成人对他们的期望及应采取的行为。这个时期的儿童也出现了自我控制，表现为延迟快乐的能力，即抵制即刻的需求，如饥饿时的进食，成功后的表扬，喜欢一样物品等。儿童在成熟过程中，逐渐学会了忍耐。然而，道德发育不仅仅取决于儿童本人，更重要的还取决于环境与教育，因为这个年龄的儿童容易将父母、教师和亲近的人作为模仿的榜样。因此，在重视儿童学习的同时，素质教育与良好的社会风范能培养学龄期儿童建立规范的行为。

（八）性别角色发育

学龄儿童，无论是男孩或女孩，均对自己的性别有一个很好的认识，他们接受环境的影响，认为男孩是强壮、有进攻性和独立的；女孩是情绪化、温柔的。这种想法往往在小学 2 年级的学生中便已经产生。在整个小学阶段，儿童关于“男性性格”和“女性性格”的认识不断发展，到 11 岁左右基本接近成人水平。此外，小学生常常以同性交往为主。

（张建春）

第七节 青春期儿童的生长发育

青春期开始于生长突增，终止于骨骺完全愈合、躯体停止生长、性发育成熟。在这个时期，生长突增，性腺、生殖器官及第二性征迅速发育，内分泌及心理发生明显的变化，它是人体生长发育的最后阶段。

一、青春期的体格生长

青春期在女孩从 11～12 岁开始，到 17～18 岁结束，男孩从13～14 岁开始，到 18～20 岁结束，一般男性比女性晚 2 年。由于受到遗传和环境的影响，青春期开始的年龄、持续时间和变化的前后顺序有很大的个体差异，可相差 2～4 年。

（一）体格生长

青春早期出现身高的突增，突增的幅度女孩为每年增加 8～10 cm，整个青春期可增加 25 cm，男孩每年增加 9～12 cm，整个青春期可增加 28 cm。男孩的身高突增比女孩晚 2 年，骨骼停止时间亦晚 2 年，且突增的幅度较大，因此在青春期结束时男性的平均身高比女性高10 cm。生长加速从远端开始，最早是手和足增大，随后是臂和腿增长，最后才是躯干。这一现象被称作青春期生长的向心性。四肢长度增长快于躯干，使坐高与身高之比缩小，当长骨的生长速度减慢时脊柱的生长相对较快，使坐高与身高的比例达到成人正常比例。

体重的变化规律与身高相似，但生长突增不如身高显著，增长持续的时间较长，在青春期后仍可继续增长。青春期男、女儿童的各种身体成分总量都在增加，但各种成分的比例有所不同，男性的瘦体重增加迅速，尤其是骨骼肌的增加明显。而女性的体脂量在整个青春期持续增长，尤以青春后期更为明显。各种围长和宽度如胸围、大腿围、小腿围、臀围、骨盆宽都有增长，但有性别差异，男孩的肩宽、胸围增幅大，女孩则骨盆宽增加明显，最终形成男性身材高大、肌肉发达、上体宽的体格特征，而女性显示身材较矮、体脂丰满、下体宽的体型。

(二)骨骼发育

青春期各骨化中心相继钙化，并与骨干的骨骺端愈合。长骨骨干与骨骺约 15、16 岁(女性)、17、18 岁(男性)愈合，椎骨体与骨骺到 20 岁以后才能完全愈合。判断骨骼发育程度可应用骨骼年龄(骨龄)。测定骨龄的理想部位为手腕部，通过骨骼 X 线摄片观察儿童手腕部骨骼钙化程度，并与骨龄标准比较，从而确定儿童的骨龄，反映儿童体格生长情况。

(三)性发育

性发育包括两个方面:性器官和性功能的发育及第二性征的发育。

1.性器官和性功能

卵巢一般在 8～10 岁开始发育增快，重量增加，外形由纺锤形变为扁圆形，功能也逐渐完善，出现周期性排卵和分泌雌激素，月经初潮是女性青春期发育过程中的重要标志和评定指标。睾丸增大是男性青春期发育的第一个信号，睾丸开始增大的年龄最早为 9.5 岁，阴茎增大迟于睾丸增大的半年至 1 年后，睾丸的作用是产生精子和分泌雄激素，男性遗精的年龄平均为 15～16 岁。

2.第二性征

乳房在 8～13 岁开始发育，阴毛在乳房开始发育后的 6 个月到 1 年出现，腋毛则在阴毛出现后的半年至 1 年后出现。身高生长突增的开始是青春期最早的征象，多数女孩乳房增大和身高突增同时出现。男性的第二性征表现在阴毛、腋毛、胡须、变声、喉结等方面。阴毛出现的年龄个体差异很大，在阴毛出现后1～2 年出现腋毛，在腋毛出现后 1 年才出现胡须。喉结从 12 岁开始出现，13 岁开始声音变粗，18 岁时喉结发育和变声完成。

(四)功能发育

青春期的功能发育常用心功能、肺功能、肌肉力量及运动能力来反映。

1.心肺功能

肺活量及最大氧耗量随年龄而增长，但女性的增长量低于男性。

(1)肺活量:男性在青春期可增长 2 000～3 000 mL，年增长 200～500 mL，女性只增长 1 000～2 000 mL，年增长 100～300 mL，而且随着年龄增长(约 14 岁)，肺活量的性别差异更大。

(2)心率:随年龄增长而下降，故出现负增长。自 7～18 岁，约下降 10 次/分。女性心率略高于男性，高 1.5～2.5 次/分;而在呼吸频率上，男性和女性大致相同。

(3)血压:在青春期也有性别的差异。在青春期前女性的血压(收缩压和舒张压)高于男性;而当男性青春期来到时，男性的血压高于女性。

2.肌肉力量

青春期时男性的握力(表示手及臂部肌肉力量)可增长 25～35 kg，女性增长 15～20 kg，年增长值男性 4～10 kg，女性 2～5 kg，男性握力始终高于女性，随年龄增长，这种性别差异增大。背肌力量有相同的趋势。

3.运动能力

青春期的运动能力有较明显的增强，肌肉活动中所表现出一定的力量、速度、灵敏及柔韧性。例如，反映力量的指标为引体向上;反映耐力的为中、长距离跑;爆发力的指标为立定跳远;速度的指标为短距离跑。一般在速度和力量的发展方面，男性优于女性，女性在这一时期因心理因素及社会环境因素的影响，身体素质可出现停滞或下降的现象。

二、青春期的神经心理发育

青少年是介于儿童和成人之间的一个独特的时期，其在认知、情感、道德、社会适应能力等方面均发生明显的变化，近年来，随着青春医学的发展，这一领域已日渐引起儿科医师更多的关注。

(一)智力发育

青春期进入了皮亚杰认知发展的最后阶段，即形式运筹期，其认知的成熟水平从简单到复杂，从具体到抽象，具有一定的灵活性，有了复杂的推理等思维方式。因此，这一时期的智力发育是十分快的，也是其学习、理解和感知外部世界的大好时期。

在形式运筹期中，其认知有以下的特征。

1.组合性逻辑

学龄期儿童对问题的解答缺乏灵活性，青少年则不同，一个特定的问题可以有多种解答方法。如果问他们为什么某事会发生，他们会给予各种可解的答案，这一点也反映了青少年能将实际的事物与可能的假设区分开来。

2.区分真实和假设

青少年会提出假设、论证假设，他们往往以语言的形式反映出来，在论证时，其内容未必是实际生活中存在的。这一能力也影响他们的行为表现，父母对他们不切实际的各种建议常感到难以接受。对青少年来说，懂得把能够做的事和可能做的事区分开来时，他们开始做更多的思考，他们提出许多“为什么”的问题往往是假设性的，而且他们能够有其他各种建议，因为缺乏实际生活经验，所以其回答问题的能力受到限制。

3.使用抽象概念

青少年产生并使用抽象概念，他们能解释抽象概念，这是他们发展内化的智力活动机制，学习和掌握原则。此时他们会谈论理想和价值，自由、自主和公正，根据这些原则，他们开始形成自己的价值观。这一能力同样也应用在数学学习中，在这一时期，随着年龄的增长，抽象推理能力也在不断地增强。

4.假设-演绎性推理

这是一种形成假设的能力，并由此产生一定的逻辑性演绎。在学习科学中，这类推理必须具备。

青少年正是由于具备上述4项认知能力，才使他们具备较高水平的解题能力，能够接受并提出各种假设，评价假设，而且思维更灵活，并且在学习和生活中应用和发挥出这些能力。

(二)性格发育

青少年逐渐发展自我的同一性。由于社会的发展，如今的青少年较以前有更多的选择性和自立性，因此自我同一性的形成较困难。青少年经常思索“我是谁”“我是一个什么样的人”等问题，这说明同一性的人格化是青少年成长的主题。所谓自我同一性是指他们把需求、理想、情感、能力、目标、价值等特质整合成一种人格框架，形成相对稳定的人格。同一性的内容包括积极的因素和消极的因素。具有自我同一性的青少年，如能得到成人的肯定，他们的理想和愿望的实现将比较顺利，其能力随目标逐渐得到发展，逐步走向独立处世，在这过程中，他们增加乐观和自信，有理智和热情，善于进取，敢于冒险，虽然他们经常遇到困难，但能积极应对，解决问题，并从挫折中成熟起来。相反，不能建立起统一的自我同一性的青少年，容易发生“角色混乱”，他们在

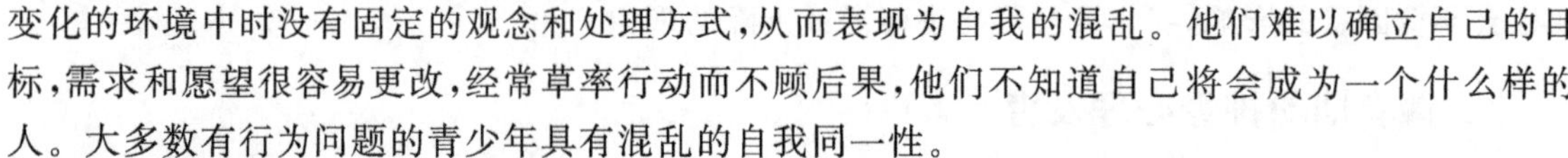

变化的环境中时没有固定的观念和处理方式，从而表现为自我的混乱。他们难以确立自己的目标，需求和愿望很容易更改，经常草率行动而不顾后果，他们不知道自己将会成为一个什么样的人。大多数有行为问题的青少年具有混乱的自我同一性。

(三)社会性发育

1.自我意识

自我意识是社会性发展的核心，青少年对自我的理解处于社会性联系阶段。他们主要根据自己在人际关系中的地位和角色理解自我，对自我主体性的理解很强调他人对自己的帮助，认为自己的成长是在与他人相互作用的过程中实现的。自我概念在青年中、后期形成稳定的自我信念和自我调控系统。

2.交友

青少年从成年人的权威中独立出来，他们与同龄人的交往越来越密切，交友常不局限于自己所处的班级或学校，他们注重与伙伴之间的友情，而暂时减少了对学习的兴趣，但这只是一过性的。这个时期的交友可以是知心朋友、亲密朋友、好友、相识合作伙伴、非合作伙伴、旁观者。青少年对朋友的选择往往根据兴趣爱好、性格、年龄等因素。在交友过程中，起初他们希望在比较多的朋友中学习和生活，并为有很多朋友感到自豪，产生自信，以后他们发现减少朋友人数，和密友保持关系更有意义。青少年交往的形式：①同伴，即两个相互信赖的朋友。②派别，即 3 个以上的少数人组成的排他性集团。③群体，即由 20 人左右构成的。无论哪一种形式，必然是志趣相投，有特定的行动准则的。

3.行为表现

青少年不见了幼稚式的行为，也见不到儿童期的顺从，代之以对自己所从属的社会价值体系的反抗。他们开始强烈地意识到自己的存在，开始脱离幼时的朋友，变得以自我为中心。这时，由于个人的欲望与实际能力有很大距离，他们容易形成与自卑感相结合的反抗。到青春中期，他们的自我意识更加强烈，对待事物更感情化和主观化，他们不太愿意与父母和教师进行心理交流，追求与同伴的交往。到青春后期时，由于认识到自己对社会的作用，自尊心增强了，也变得现实了。他们能观察他人，从内心分析他人。不仅如此，他们显示出对社会的关心，对科学和艺术更加充满了理想。

(四)情绪发育

在度过了比较平衡的儿童期后，由于内分泌腺活动的急剧变化，青少年的情绪反应强度大，时而狂喜，时而愤怒，也时而极度悲伤或恐惧，情绪来得骤然，去得也迅速。其特征如下。

1.强烈、粗暴与温和、细腻共存

青少年的情绪有时很强烈，这给他人带来了不安和忧虑，但是，如果细心观察，就会发现青少年内心是十分温和细腻的，他们并不像年幼儿童那样毫无意义地发怒、吵闹，而是基于细腻的正当性之上的发泄。

2.情绪极不稳定，是变动性的

青少年的情绪常常从一个极端向另一个极端激烈地变动着，而且这种变化并不像儿童时代那样简单地变动，往往采取一种根底很深、时间很长的形式，有时会发展成为自我封闭，与家人都不沟通的状况。

3.出现内向和外现共存

青少年身上孩子般的坦率减少了，把爱郁积在心中，所以情绪的表现方式是夸张和造作的，

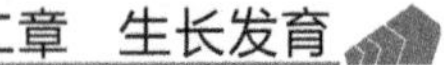

如同表演似的，这是一种内心和外表的分裂，也是他们精神生活的重要特征。

4.情绪的内容广泛

青少年的情绪有时以感觉为主，有时又以理性为主，这反映了儿童期未成熟的心理和成人期成熟的心理并存的现象。

青春期的主要情绪为友情、恐惧和愤怒。在爱情方面，青少年不再把与父母的关系作为中心，对象集中在自己选择的特定人物上，开始追求称心如意的朋友，一般称此为友情。但这时的友情是在把一个理想化的形象投射给同伴，有时这个朋友会发展成密友，但这个关系往往因为一点小事而破裂，因而常出现密友也屡次变更的矛盾现象。

在恐惧方面，青少年害怕的对象变为人与人的关系，这种主观上与自我有关的个人的害怕表现在怕被别人厌恶、怕不被人爱、怕学业失败等，都是关系到自我的；也有物质的害怕，如怕以往经历过的危险情景，怕狗、蛇等动物或暴风雨等；还有社会关系的，如社会事件，困惑，和胜过自己的人交流等。

在愤怒方面，青少年在自我实现受到阻碍时会引起愤怒，例如自己的主张被拒绝采纳，自己想从事的活动未得到允许等。此时愤怒表现的方式与过去有所不同，即直接的行动减少了，而变成间接的言辞上的辱骂和讽刺。还有一个明显的特征是当自己的要求因本身的原因而未能如愿或受到挫折时，愤怒就转向自己。

（五）性心理发育

随着性发育的到来，青少年的性意识逐渐觉醒。少年们开始意识到两性的差别，对异性好奇，渐渐发展到一种朦胧地对异性的好感、向往和接近，青年们表现为敏锐地注意怀有好感的异性的言行举止，用爱美、出风头、冒险行为招引异性对自己的注意，这种性意识的发展是青少年正常的心理发育。

青少年对自身的性发育也有强烈的神秘感、好奇感。他们渴望了解性知识，但又羞于向成人询问，不敢堂而皇之地阅读生理卫生教科书中有关性发育的章节，往往是同伴之间相互传播和讨论，目前学校已普遍开展了性教育，这可使青少年懂得性道德，激发他们的生活情趣，正确对待自身变化，做好心理调控，使他们顺利度过青春期。

青春期还涉及一些特殊的卫生教育，例如，教育男孩正确看待遗精现象，帮助女性掌握经期卫生。此外，教育青少年如何正确对待和处理自慰行为（即手淫）非常重要，因为这在青少年中较为普遍，是伴随性发育而产生的。对此现象，应避免夸大其对健康的危害，减轻青少年的恐惧、追悔和自责的心理压力。

（宋　红）

第三章 神经系统疾病

第一节 概 述

一、小儿神经系统解剖生理特点

在小儿生长发育过程中，神经系统发育最早，而且速度亦快。胎儿的中枢神经系统由胚胎时期的神经管形成，周围神经系统的发育有不同的来源，但主要来自神经嵴。小儿的脑实质生长较快，新生儿脑的平均重量约为370 g，相当于体重的1/8～1/9，6个月时即达700 g左右，1岁时约达900 g，成人脑重约为1 500 g，相当于体重的1/35～1/40。新生儿大脑已有主要的脑沟和脑回，但较成人的浅；皮质较薄，细胞分化不成熟，树突少，3岁时细胞分化基本成熟，8岁时已接近成人。胎儿10～18周是神经元进行增殖的旺盛时期，增殖的神经细胞分别移行到大脑皮质、基底神经节和小脑。出生时大脑皮质已具有6层结构，皮质各层细胞的发育遵循着一个由内向外的规律，即最早迁移并成熟的神经细胞位于最深部，最晚迁移并成熟的则居于最浅层。如果致病因素影响了神经细胞的增殖、移行、凋亡等过程，就会导致脑发育畸形。小儿出生后，大脑皮质的神经细胞数目不再增加，以后的变化主要是神经细胞体积的增大、树突的增多、髓鞘的形成和功能的日趋成熟。

神经传导系统的发育是从胎儿第7个月开始的，神经纤维逐渐从白质深入到皮质，但到出生时数目还很少，出生后则迅速增加。至婴幼儿时期，神经纤维外层髓鞘的形成还不完善。髓鞘的形成时间在神经系统各部位也不相同，脊髓神经是在胎儿4个月时开始的，3岁时完成髓鞘化；锥体束在胎儿5～6个月开始至生后2岁完成；皮质的髓鞘化最晚。故婴幼儿时期，外界刺激引起的神经冲动传入大脑时，速度慢，易于泛化，且不易在大脑皮质内形成明显的兴奋灶。

新生儿的皮质下中枢如丘脑、苍白球在功能上已较成熟，但大脑皮质及新纹状体发育尚未成熟，故出生时的活动主要由皮质下中枢调节，以后脑实质逐渐增长成熟，转变为主要由大脑皮质调节。脑干在出生时已发育较好，呼吸、循环、吞咽等维持生命的中枢功能已发育成熟。脊髓在出生时已具备功能，重2～6 g，2岁时构造已接近成人。脊髓下端在新生儿期位于第二腰椎下缘，4岁时上移至第一腰椎，故进行腰椎穿刺选择穿刺部位时要注意年龄特点。小脑在胎儿期发育较差，出生后6个月达发育高峰，出生后1年小脑外颗粒层的细胞仍在继续增殖，出生后15个月，小脑大小已接近成人。

小儿大脑富含蛋白质，而类脂质、磷脂和脑苷脂的含量较少。蛋白质占婴儿脑组织的46%，成人为27%；类脂质在婴儿为33%，成人为66.5%。小儿的脑正处于生长发育时期，故对营养成分和氧的需要量较大，在基础状态下，小儿脑的耗氧量为全身耗氧量的50%，而成人仅为20%。

正常小儿生后即有觅食反射、吸吮反射、吞咽反射、拥抱反射和握持反射，其中有些无条件反射如觅食反射、吸吮反射、拥抱反射、握持反射等应随年龄增长而消失，否则将影响动作发育。小儿3～4个月内Kernig征阳性，2岁以内Babinski征阳性均可为正常生理现象。

二、小儿神经系统查体方法

小儿神经系统检查的主要内容与成人大致相同，但由于小儿神经系统正处于生长发育阶段，不同年龄的正常标准不一样，检查方法也有其特点，而且小儿有时难以合作，检查顺序也应灵活掌握。

(一)一般检查

1.意识和精神状态

需根据患儿对外界的反应状况来判断其是否有意识障碍。意识障碍的轻重程度可分为嗜睡、意识模糊、昏迷(浅昏迷和深昏迷)等。精神状态要注意有无烦躁不安、激惹、谵妄、迟钝、抑郁、幻觉及定向障碍等。

2.皮肤

许多先天性神经系统疾病常合并有皮肤异常，如斯特奇-韦伯综合征(Sturge-Weber综合征)，在一侧面部三叉神经分布区可见红色血管瘤；结节性硬化症可见到躯干或四肢皮肤的色素脱失斑，幼儿期后常出现面部血管纤维瘤；神经纤维瘤病可见浅棕色的皮肤咖啡牛奶斑。

3.头颅

首先要观察头颅的外形及大小。狭而长的"舟状头"见于矢状缝早闭；宽而短的扁平头见于冠状缝早闭；各颅缝均早闭则形成塔头畸形。小儿出生时头围约34 cm，出生后前半年内每月约增加1.5 cm，后半年每月约增加0.5 cm，1岁时头围约46 cm，2岁时48 cm，5岁时50 cm，15岁时接近成人头围，为54～58 cm。还要注意头皮静脉是否怒张，头部有无肿物及瘢痕。头颅触诊要注意前囟门的大小和紧张度、颅缝的状况等。囟门过小或早闭见于小头畸形；囟门过大或迟闭见于佝偻病、脑积水等；前囟饱满或隆起提示颅内压增高，前囟凹陷见于脱水等。出生后6个月不容易再摸到颅缝，颅内压增高可使颅缝裂开，叩诊时可呈"破壶音"(Macewen征阳性)。颅骨透照试验适用于婴幼儿，当硬膜下积液时，透光范围增大；如有脑穿通畸形或重度脑积水，照射一侧时对侧也透光。

4.五官

许多神经系统疾病可合并五官的发育畸形，如小眼球、白内障见于先天性风疹或弓形体感染，眼距宽可见于21-三体综合征、克汀病，耳大可见于脆性X染色体综合征，舌大而厚见于克汀病、黏多糖病等。

5.脊柱

应注意有无畸形、异常弯曲、强直，有无叩击痛，有无脊柱裂、脊膜膨出、藏毛窦等。

(二)颅神经检查

1.嗅神经

检查时利用牙膏、香精等气味,通过患儿表情观察有无反应,不可用刺激三叉神经的物品,如氨水、高浓度乙醇、胡椒、樟脑等。

2.视神经

主要检查视觉、视力、视野和眼底。正常儿出生后即有视觉,检查小婴儿的视觉可用移动的光或色泽鲜艳的物品。年长儿可用视力表检查视力,年幼儿的视力可用图画视力表或小的实物放在不同的距离进行检查。检查视野年长儿可用视野计,年幼儿童可用对面检查法,5～6个月的婴儿,可用两个颜色、大小相同的物品,从小儿背后缓缓地移动到小儿视野内,左右移动的方向和速度要尽量一致,若小儿视野正常就会先朝一个物体看去,面露笑容,然后再去看另一个,同时用手去抓。如果多次试验小儿只看一侧物体,可能对侧视野缺损。眼底检查对于神经系统疾病的诊断也有重要意义,注意视盘、视神经及视网膜有无异常。检查眼底时应注意小儿特点,正常婴儿视盘由于小血管发育不完善,颜色稍苍白,不可误认为视神经萎缩。

3.动眼神经、滑车神经、外展神经

这三对颅神经支配眼球的运动及瞳孔反射,检查时应使小儿头不转动,眼球随医师的手指或玩具向上、下、左、右注视,观察有无运动受限,注意眼球位置,有无斜视、复视、眼震、眼睑下垂等。检查瞳孔时应注意其大小、形状、是否对称及对光反应等。

4.三叉神经

运动纤维支配咀嚼肌,当瘫痪时,做咀嚼运动时扪不到咀嚼肌收缩;三叉神经运动纤维受刺激时,咀嚼肌强直,出现牙关紧闭。三叉神经感觉纤维支配面部感觉,可用大头针和细棉条分别测试面部两侧的痛、触觉,并做上下、内外的比较。角膜反射检查可了解三叉神经感觉支是否受损。

5.面神经

观察鼻唇沟深浅及面部表情,注意皱眉、闭眼、露齿、微笑、哭闹时左右是否对称。周围性面神经麻痹时,患侧上、下部面肌全部瘫痪,该侧眼睑不能闭合、鼻唇沟变浅、口角㖞斜等。中枢性面神经麻痹时,只表现为病变对侧下部面肌麻痹,如口角㖞斜、鼻唇沟变浅,而眼裂大小无改变。

6.听神经

检查听力可观察患儿对声音、语言和耳语的反应,较大儿童可用音叉鉴别是传导性耳聋还是神经性耳聋。检查前庭功能,可做旋转试验或冷水试验。年长儿可用转椅,婴幼儿可持其腋下平举旋转;冷水试验是在外耳道注冷水2～4 mL。正常儿做上述试验时可引发眼震,前庭神经或脑干病变时,不能引起眼震,前庭器官或前庭神经兴奋性增强时,眼震持续时间延长。

7.舌咽神经和迷走神经

这两对神经损害时表现为吞咽困难、声音嘶哑,检查时可发现咽后壁感觉减退或消失。一侧舌咽、迷走神经麻痹时可见该侧软腭腭弓较低,悬雍垂偏向健侧,发"阿"音时,病侧软腭不能上提或运动减弱。在急性延髓病变导致舌咽、迷走及舌下神经麻痹时,咽反射消失,并可有呼吸及循环功能障碍,称为延髓性麻痹。当病变在大脑或脑干上段时,如果双侧锥体束受累,也有吞咽、软腭及舌的运动障碍,但咽反射不消失,下颌反射亢进,此时称为假性延髓性麻痹。两者在临床上应注意鉴别。

8.副神经

主要支配斜方肌和胸锁乳突肌，可通过耸肩、转头检查其功能。

9.舌下神经

应注意观察舌静止时的位置，有无萎缩、肌束震颤，伸舌是否居中等。舌下神经麻痹时，伸舌偏向麻痹侧，如果是周围性舌下神经麻痹，常伴舌肌萎缩和肌束震颤。

(三)运动功能检查

1.肌容积

应注意有无肌萎缩或肥大，萎缩多见于下运动神经元损伤，腓肠肌假性肥大多见于Duchenne型肌营养不良。

2.肌张力

可用手触摸肌肉以判断在静止状态时肌肉的紧张度，或在肢体放松的情况下做被动的伸屈、旋前旋后、内收外展等运动以感受其阻力。小婴儿肌张力可通过内收肌角、腘窝角、跟耳试验、足背屈角、围巾征等观察。

3.肌力

令患儿对抗阻力向各个可能的方向运动，从四肢远端向近端逐一检查各关节，两侧对比，注意各部位肌力。肌力大致可分为6级。0级：完全瘫痪，即令患儿用力时，肌肉无收缩；1级：可见到或触到肌肉收缩，但未见肢体移动；2级：有主动运动，但不能抵抗地心引力；3级：有主动运动，且能对抗地心引力，但不能对抗人为阻力；4级：能对抗地心引力及人为阻力，但力量稍弱；5级：正常。

4.共济运动

首先观察小儿持物、玩耍、行走时动作是否协调，然后可做如下检查。

(1)鼻-指-鼻试验：小儿与检查者对坐，令其用食指端触自己的鼻尖，然后指检查者的食指，再指自己的鼻尖，反复进行，观察有无震颤，动作是否准确。

(2)指鼻试验：先让小儿伸直前臂，再令其用食指端触自己的鼻尖，反复进行，两侧比较，睁眼、闭眼皆试。

(3)跟-膝-胫试验：小儿仰卧，抬高一腿，将足跟准确地落在对侧膝盖上，然后沿胫骨向下移动，观察动作是否准确。

(4)Romberg征：嘱小儿双足并拢站立，双手向前平伸，注意睁眼闭眼时站立是否平稳，如摇摆跌倒则为阳性。

5.姿势和步态

观察卧、坐、立、走的姿势是否正常。检查步态时要注意有无摇晃、不稳或蹒跚步态，痉挛性步态，剪刀式步态，肌病步态等。

6.不自主运动

观察有无不自主运动，如舞蹈样运动、手足徐动、扭转痉挛、抽动等。

(四)感觉功能检查

检查各种不同的感觉，并注意两侧对比。较大儿童尽可能地取得患儿合作，婴幼儿则难于准确判断，可根据患儿对刺激的反应估计。

1.浅感觉

(1)痛觉检查：用针尖轻刺皮肤，让患儿回答有无痛感或根据患儿表情判断。

(2)触觉检查:用细棉条轻拭皮肤。

(3)温度觉:可用装有冷水或热水的试管测试。

2.深感觉

(1)位置觉:移动患儿的指或趾关节,让其回答是否移动及移动的方向。

(2)震动觉:将音叉柄放在骨突起部,测试有无震动感。

3.皮质(综合)感觉

令患儿闭目,用手辨别物体的大小、形状、轻重等。

(五)神经反射

正常小儿的生理反射有两类,一是终生存在的反射(浅反射及腱反射),另一类为小儿时期暂时存在的反射。小儿浅反射、深反射及病理反射的检查方法基本同成人。现将婴儿特有的反射简介如下。

1.觅食反射

轻触小婴儿口角或面颊部,小儿将头转向刺激侧,唇撅起。正常小儿生后即有,4～7个月消失。

2.吸吮反射

用干净的橡皮奶头或小指尖放入小儿口内,引起小儿口唇及舌的吸吮动作。此反射生后即有,4～7个月消失。

3.握持反射

用手指从尺侧进入小儿手心,小儿手指屈曲握住检查者的手指。此反射生后即有,2～3个月后消失。

4.拥抱反射

小儿仰卧,检查者拉小儿双手使肩部略微离开检查台面(头部并未离开台面)时,突然将手抽出,小儿表现为上肢先伸直、外展;再屈曲内收,呈拥抱状,有时伴啼哭。正常新生儿出生后即有,4～5个月后消失。

5.颈肢反射

又称颈强直反射。小儿仰卧位,将其头转向一侧90°,表现为与颜面同侧的上下肢伸直,对侧上下肢屈曲。此反射生后即存在,3～4个月消失。

6.交叉伸展反射

小儿仰卧位,检查者握住小儿一侧膝部使其下肢伸直,按压或敲打该侧足底,可见到另一侧下肢屈曲、内收,然后伸直,检查时应注意两侧动作是否对称。新生儿期有此反射,2个月后减弱,6个月后仍存在应视为异常。

7.降落伞反射

托住小儿胸腹部呈俯卧悬空位,将小儿突然向前下方冲一下,此时小儿上肢立即伸开,稍外展,手指张开,好像阻止下跌的动作。此反射生后6～9个月出现,终身存在。

(六)脑膜刺激征

1.颈强直

病儿仰卧,检查者一手托住病儿枕部,向前屈曲颈部,正常时无抵抗感,阳性时颈部屈曲受阻,下颌不能抵胸部。

2.克尼格征

病儿仰卧，将一侧下肢的髋关节及膝关节均屈曲成直角，然后抬高其小腿，正常膝关节伸展角大于 135°，如有抵抗不能上举时为阳性。

3.布鲁辛斯基征

病儿仰卧，检查者以手托起枕部，将头前屈，此时若膝关节有屈曲动作则为阳性。

三、小儿神经系统辅助检查

小儿神经系统的辅助检查内容很多，如脑电图、肌电图、脑干诱发电位、颅脑超声、X 线平片、CT、MRI、核素扫描、脑脊液检查等，这里仅简单介绍几种。

（一）脑脊液检查

通过腰椎穿刺取得脑脊液标本进行常规检查、细胞学、病原学、酶学、免疫球蛋白、乳酸盐、C 反应蛋白检查等，对神经系统疾病特别是神经系统感染有重要诊断和鉴别诊断意义。

（二）脑电图

小儿脑电图正常与异常的标准，与成人相比都有较大差异，且描记的技术要求要高。脑电图检查对许多功能性疾病和器质性疾病都有一定的诊断价值，特别是对癫痫的诊断和分型意义更大。常见的痫性放电波包括棘波、尖波、棘慢综合波、尖慢综合波、多棘慢综合波、阵发性或暴发性慢节律等。脑电图检查技术包括常规脑电图、动态脑电图和录像脑电监测（Video-EEG）等。动态脑电图可以连续记录24 小时以上，增加阳性率；同时根据病儿家属记录的发作情况和时间，可以找出临床发作与脑电图的关系，以利诊断。Video-EEG 不仅可监测到脑电图，而且还可同时看到患儿的发作情况，从而可为排除非癫痫性发作，确定癫痫的诊断及类型，提供准确而可靠的依据。

（三）肌电图及脑干诱发电位

1.肌电图

肌电图（EMG）可以帮助判断被测肌肉有无损害和损害性质（神经源性或肌源性）。神经传导速度（NCV）可了解被测周围神经有无损害、损害性质（髓鞘或轴索损害）和严重程度。

2.诱发电位

分别经听觉、视觉和躯体感觉通路，刺激中枢神经诱发相应传导通路的反应电位。

（1）脑干听觉诱发电位（BAEP）：以耳机声刺激诱发。因不受镇静剂、睡眠和意识障碍等因素的影响，可用于包括新生儿在内任何不合作儿童的听力筛查，以及昏迷患儿脑干功能评价。

（2）视觉诱发电位（VEP）：以图像视觉刺激诱发称图形视觉诱发电位（PVEP），可分别检出单眼视网膜、视神经、视交叉、视交叉后和枕叶视皮质间视通路各段的损害。婴儿不能专心注视图像，可改用闪光刺激诱发，称闪光视诱发电位（FVEP），但特异性较差。

（3）体感诱发电位（SEP）：以脉冲电流刺激肢体混合神经，沿体表记录感觉传入通路反应电位。脊神经根、脊髓和脑内病变者可出现异常。

（四）CT 检查

在 CT 的整个检查过程中，患儿必须保持不动，否则会产生运动伪影，或根本无法检查，因此检查不合作的婴幼儿应于检查前给予适量镇静药物。在增强扫描时，应在检查前一天做碘过敏试验，或用非离子型碘水造影剂，以防各种不良反应。CT 可以显示不同层面脑组织、脑室、脑池等结构的形态、广泛用于小儿神经系统疾病的诊断，但对脑组织的分辨率不如 MRI 高，且对颅后窝、脊髓等部位疾病的诊断还有不足之处。CT在小儿神经系统疾病的主要适应证是:①先天性脑发育异常:如无脑畸形、脑穿通畸形、脑裂畸形、脑回发育不全、胼胝体发育不全、Dandy-Walker综合征、结节性硬化等。②先天性或后天性、交通性或阻塞性脑积水。③颅内感染:能及时发现颅内感染引起的低密度、脑软化、脑萎缩、硬膜下积液、脑积水等。④缺氧缺血性脑病。⑤脑血管病:如脑梗死、颅内出血等。⑥颅内占位性病变:如颅内肿瘤、脓肿、脑囊虫病等。⑦颅脑外伤。⑧脑变性疾病。⑨其他:如各种原因引起的颅内钙化、脱髓鞘、脑组织坏死等。尽管CT检查现仍广泛应用,但对患儿的放射损害不可忽视,因此在有条件的医院,尽量选用磁共振检查。

(五)磁共振检查

磁共振成像是根据物理学中磁共振现象的原理而发展起来的一种新的检查方法。其优点是分辨率高、无放射线、不被骨质所阻挡,对颅后窝病变、中线结构病变、脊髓病变等都能显示清晰,能够清楚的分辨灰质、白质。不足之处是成像速度慢,易漏诊脑内钙化灶等。MRI能显示大多数病变及其组织学特征,但仍有部分病变互相重叠或不能确定,需做增强扫描。此外,颅内磁共振血管造影(MRA)对血管病变有较大的诊断价值。

(六)数字减影血管造影

这是通过计算机程序把血管造影片上的骨与软组织影消除,仅突出血管的一种新的摄影技术。主要用于脑血管疾病(如脑动脉炎、脑梗死、脑血管畸形等)的诊断,也可用于颅内占位性疾病的诊断。

(七)放射性核素发射体层成像

这是在核医学的示踪技术和计算机断层基础上发展起来的医学检查手段。ECT根据探测放射性示踪剂所用的种类,又分为单光子发射体层成像(single photon emission computed tomography,SPECT)与正电子发射体层成像(positron emission tomography,PET)两种。SPECT扫描主要是通过测定放射性示踪剂的吸收或滞留,定量或半定量评价大脑血流改变及代谢状况的一种放射成像方法。PET扫描主要通过测定能发射正电子的示踪剂在组织内的分布情况,用来定量测定局部脑葡萄糖代谢、局部脑氧代谢和局部脑血流。两者在癫痫病灶的定位诊断中有重要意义,而且对小儿神经系统其他疾病的诊断和病理生理研究也有重要价值。

(八)其他检查

超声波检查有助于新生儿颅内疾病的诊断,如颅内出血、侧脑室扩大、硬膜下血肿等;其优点是没有放射线,复查方便。

(谢凤霞)

第二节　急性细菌性脑膜炎

急性细菌性脑膜炎又称化脓性脑膜炎,是由各种化脓性细菌引起的脑膜炎症,部分患者病变累及脑实质。本病是小儿,尤其是婴幼儿时期常见的中枢神经系统感染性疾病。临床上以急性发热、惊厥、意识障碍、颅内压增高和脑膜刺激征及脑脊液脓性改变为特征。随着脑膜炎球菌及流感嗜血杆菌疫苗、肺炎球菌疫苗的接种和对本病诊断治疗水平不断提高,本病发病率和病死率明显下降。

一、病因与发病机制

许多化脓性细菌都能引起本病，但 2/3 以上的患儿是由脑膜炎球菌、肺炎链球菌和流感嗜血杆菌引起的。新生儿、2 个月以下婴幼儿及原发性或继发性免疫缺陷病患者，易发生肠道革兰氏阴性杆菌和金黄色葡萄球菌脑膜炎，前者以大肠埃希菌最多见，其次如变形杆菌、铜绿假单胞菌或产气杆菌等。与国外不同，我国较少发生 B 组 β 溶血性链球菌颅内感染。由脑膜炎球菌引起的脑膜炎呈流行性。

致病菌可通过多种途径侵入脑膜：①血源感染：最常见的途径是通过血流，即菌血症抵达脑膜微血管。当小儿免疫防御功能降低时，细菌通过血-脑屏障到达脑膜。致病菌大多由上呼吸道入侵血流，新生儿的皮肤、胃肠道黏膜或脐部也常是感染的侵入门户。②邻近组织器官感染：如中耳炎、乳突炎等扩散波及脑膜。③与颅腔存在直接通道：如颅骨骨折、神经外科手术、皮肤窦道或脑脊膜膨出，细菌可因此直接进入蛛网膜下隙。

二、病理生理

在细菌毒素和多种炎症相关细胞因子作用下，形成以软脑膜、蛛网膜和表层脑组织为主的炎症反应，表现为广泛性血管充血、大量中性粒细胞浸润和纤维蛋白渗出，伴有弥漫性血管源性和细胞毒性脑水肿。在早期或轻型病例，炎症渗出物主要在大脑顶部表面，逐渐蔓延至大脑基底部和脊髓表面。严重者可有血管壁坏死和灶性出血，或发生闭塞性小血管炎而致灶性脑梗死。感染进一步扩大，可累及脑室系统和脑实质，形成脑室管膜炎、脑膜脑炎；炎性渗出物可造成马氏孔、路氏孔或大脑导水管阻塞，引起阻塞性脑积水；蛛网膜颗粒因炎症阻塞或粘连而影响脑脊液回吸收，可形成交通性脑积水。炎症损伤可引起脑水肿、颅内压增高，血管炎性渗出、血管闭塞，可进一步引起脑神经受损，如视神经、听神经、面神经、动眼神经等，出现失明、耳聋、面瘫、复视等。部分病例可有抗利尿激素异常分泌，或并发脑脓肿、硬膜下积液，严重时发生脑疝。

三、临床表现

90％的化脓性脑膜炎患儿为 5 岁以下儿童，1 岁以下是患病高峰年龄，流感嗜血杆菌引起的化脓性脑膜炎多集中在 2 个月至 2 岁的儿童。一年四季均有化脓性脑膜炎发生，但肺炎链球菌以冬、春季多见，而脑膜炎球菌和流感嗜血杆菌引起的化脓性脑膜炎分别以春、秋季发病多。本病大多急性起病，部分患儿病前有数天上呼吸道、胃肠道、泌尿道或皮肤感染病史。脑膜炎球菌和流感嗜血杆菌引起的细菌性脑膜炎有时伴有关节痛。

典型临床表现可简单概括为三方面：①感染中毒及急性脑功能障碍症状：包括发热、烦躁不安和进行性加重的意识障碍。随病情加重，患儿逐渐从精神委靡、嗜睡、昏睡、昏迷到深度昏迷。约 30％的患儿有反复的全身或局限性惊厥发作。脑膜炎球菌感染常有瘀点、瘀斑和休克。②颅内压增高表现：包括头痛、呕吐，婴儿则有前囟饱满与张力增高、头围增大等。合并脑疝时，则有呼吸不规则、突然意识障碍加重及瞳孔不等大等体征。③脑膜刺激征：以颈项强直最常见，其他如 Kernig 征和 Brudzinski 征阳性。

年龄小于 3 个月的婴幼儿和新生儿细菌性脑膜炎表现多不典型，主要差异在：①体温可高可低或不发热，甚至体温不升；②颅内压增高表现可不明显，幼婴不会诉头痛，可能仅有吐奶、尖叫

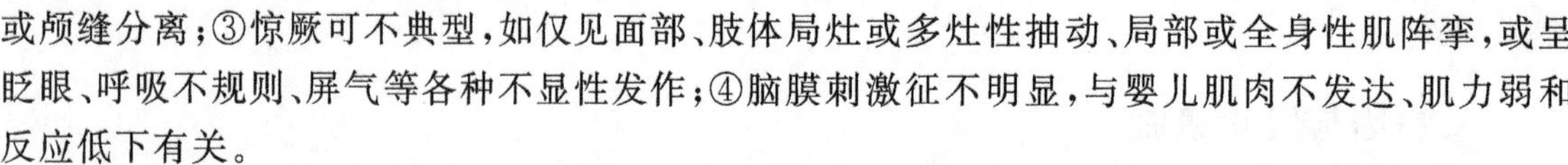

或颅缝分离；③惊厥可不典型，如仅见面部、肢体局灶或多灶性抽动、局部或全身性肌阵挛，或呈眨眼、呼吸不规则、屏气等各种不显性发作；④脑膜刺激征不明显，与婴儿肌肉不发达、肌力弱和反应低下有关。

四、辅助检查

(一)脑脊液检查

脑脊液检查是确诊本病的重要依据，参见表 3-1。典型病例表现为压力增高，外观混浊似米汤样。白细胞总数显著增多，≥1 000×10^6/L，但有 20%的病例可能在 250×10^6/L 以下，分类以中性粒细胞为主。糖含量常明显降低，蛋白显著增高。

表 3-1　颅内常见感染性疾病的脑脊液改变特点

	压力(kPa)	外观	潘氏试验	白细胞(×10^6/L)	蛋白(g/L)	糖(mmol/L)	氯化物(mmol/L)	查找病原
正常	0.69～1.96	清亮透明	—	0～10	0.2～0.4	2.8～4.5	117～127	
化脓性脑膜炎	不同程度增高	米汤样混浊	+～+++	数百至数千，多核细胞为主	明显增高	明显降低	多数降低	涂片或培养可发现致病菌
结核性脑膜炎	增高	微浊，毛玻璃样	+～+++	数十至数百，淋巴细胞为主	增高	降低	降低	涂片或培养可发现抗酸杆菌
病毒性脑膜脑炎	正常或轻度增高	清亮	-～+	正常至数百，淋巴细胞为主	正常或轻度增高	正常	正常	特异性抗体阳性，病毒分离可阳性
隐球菌性脑膜炎	增高或明显增高	微浊	+～+++	数十至数百，淋巴细胞为主	增高	降低	多数降低	涂片墨汁染色可发现隐球菌

注：正常新生儿脑脊液压力 0.29～0.78 kPa，蛋白质 0.2～1.2 g/L；婴儿脑脊液细胞数(0～20)×10^6/L，糖 3.9～5.0 mmol/L

确认致病菌对明确诊断和指导治疗均有重要意义，涂片革兰氏染色检查致病菌简便易行，检出阳性率甚至较细菌培养高。在提高培养阳性率方面应注意：尽可能在抗生素使用之前采集脑脊液标本；留取的脑脊液标本应尽快送检；同时进行脑脊液需氧菌和厌氧菌的培养。细菌培养阳性者应做药物敏感试验。以乳胶颗粒凝集试验为基础的多种免疫学方法可检测出脑脊液中致病菌的特异性抗原，对涂片和培养未能检测到致病菌的患者诊断有参考价值。

(二)其他

1.血培养

对所有疑似细菌性脑膜炎的病例均应做血培养，以帮助寻找致病菌。

2.皮肤瘀点、瘀斑涂片

是发现脑膜炎双球菌重要而简便的方法。

3.外周血常规

白细胞总数大多明显增高，以中性粒细胞为主。但在感染严重或不规则治疗者，有可能出现白细胞总数减少。

4.血清降钙素原

血清降钙素原可能是鉴别无菌性脑膜炎和细菌性脑膜炎特异和敏感的检测指标之一，血清降钙素原超过 0.5 ng/mL 提示细菌感染。

5.神经影像学

头颅 MRI 较 CT 更能清晰地反映脑实质病变，在病程中重复检查能发现并发症并指导干预措施的实施。增强扫描虽不是常规检查，但能显示脑膜强化等炎症改变。

五、并发症和后遗症

(一)硬脑膜下积液

30%～60%的化脓性脑膜炎并发硬脑膜下积液，若加上无症状者，其发生率可高达 80%。本症主要发生在 1 岁以下婴儿。凡经细菌性脑膜炎有效治疗 48～72 小时后脑脊液有好转，但体温不退或体温下降后再升高；或一般症状好转后又出现意识障碍、惊厥、前囟隆起或颅压增高等症状，首先应怀疑本症的可能性。头颅透光检查和 CT 扫描可协助诊断，但最后确诊仍有赖硬膜下穿刺放出积液，同时也达到治疗目的。积液应送常规和细菌学检查，与硬膜下积脓鉴别。正常婴儿硬脑膜下积液量不超过 2mL，蛋白定量小于 0.4 g/L。

发生硬脑膜下积液的机制尚不完全明确，推测原因：①脑膜炎症时，血管通透性增加，血浆成分渗出，进入硬膜下腔；②脑膜及脑的表层小静脉，尤其穿过硬膜下腔的桥静脉发生炎性栓塞，导致渗出和出血，局部渗透压增高，水分进入硬膜下腔形成硬膜下积液。

(二)脑室管膜炎

主要发生在治疗被延误的婴儿。患儿在有效抗生素治疗下发热不退、惊厥、意识障碍不改善、进行性加重的颈项强直甚至角弓反张，脑脊液持续异常且 CT 显示脑室扩大时，需考虑本症，确诊依赖侧脑室穿刺，取脑室内脑脊液显示异常。治疗大多困难，病死率和致残率高。

(三)抗利尿激素异常分泌综合征

炎症刺激神经垂体导致抗利尿激素过量分泌，引起低钠血症和血浆低渗透压，可能加剧脑水肿，致惊厥和意识障碍加重，或低钠血症直接引起惊厥发作。

(四)脑积水

分为阻塞性和交通性脑积水。发生脑积水后，患儿出现烦躁不安、嗜睡、呕吐、惊厥发作，头颅进行性增大，颅缝分离，前囟扩大饱满、头颅破壶音和头皮静脉扩张。至疾病晚期，持续的颅内高压使大脑皮质退行性萎缩，患儿出现进行性智力减退和其他神经功能倒退。

(五)各种神经功能障碍

由于炎症波及耳蜗迷路，10%～30%的患儿并发神经性耳聋。其他如智力低下、脑性瘫痪、癫痫、视力障碍和行为异常等。下丘脑和垂体病变可继发中枢性尿崩症。

六、诊断与鉴别诊断

(一)诊断

早期诊断是保证患儿获得早期治疗的前提。凡急性发热起病，并伴有头痛呕吐、反复惊厥、意识障碍或颅内压增高表现的婴幼儿，均应注意本病的可能性，应进一步依靠脑脊液检查确立诊断。然而，对有明显颅压增高者，应先适当降低颅内压后再行腰椎穿刺，以防腰椎穿刺后发生脑疝。

婴幼儿患者和经不规则治疗者临床表现常不典型，后者的脑脊液改变也可不明显，病原学检查往往阴性，诊断时应仔细询问病史和详细进行体格检查，结合脑脊液中病原的特异性免疫学检查及治疗后病情转变，综合分析后确立诊断。

（二）鉴别诊断

除化脓性细菌外，结核分枝杆菌、病毒、真菌等都可引起脑膜炎，并出现与细菌性脑膜炎相似的临床表现而需注意鉴别。脑脊液检查，尤其是病原学检查是鉴别诊断的关键，参见表 3-1。

1.结核性脑膜炎

需与不规则治疗的细菌性脑膜炎鉴别。结核性脑膜炎呈亚急性起病，不规则发热 1～2 周后才出现脑膜刺激征、惊厥或意识障碍等表现，或于昏迷前先有脑神经或肢体麻痹。有结核接触史、PPD 阳性或肺部等其他部位结核病灶者支持结核性脑膜炎的诊断。脑脊液外观呈毛玻璃样，白细胞数多低于 $500\times10^6/L$，分类以淋巴细胞为主，蛋白明显增高，糖、氯化物明显降低，薄膜涂片抗酸染色和结核分枝杆菌培养可帮助确立诊断。

2.病毒性脑膜炎

临床表现与细菌性脑膜炎相似，感染、中毒及神经系统症状均较细菌性脑膜炎轻，病程自限，大多数不超过 2 周。脑脊液较清亮，白细胞数为零至数百$\times10^6/L$，分类以淋巴细胞为主，糖含量正常，蛋白轻度增高。脑脊液中特异性抗体和病毒分离有助诊断。

3.隐球菌性脑膜炎

临床和脑脊液改变与结核性脑膜炎相似，但病情进展可能更缓慢，头痛等颅压增高表现更持续和严重。诊断有赖于脑脊液涂片墨汁染色和培养找到致病真菌。

此外，还需注意与脑脓肿、热性惊厥、颅内出血、肿瘤性脑膜炎鉴别。复发的细菌性脑膜炎应注意与 Mollaret 脑膜炎鉴别。

七、治疗

（一）抗生素治疗

1.用药原则

细菌性脑膜炎预后严重，应力求用药 24 小时内杀灭脑脊液中的致病菌，故应选择对病原菌敏感且能较高浓度透过血-脑屏障的药物。急性期要静脉用药，做到用药早、剂量足和疗程长。

2.病原菌明确前的抗生素选择

包括诊断初步确立但致病菌尚未明确或院外不规范治疗者。应选用对肺炎链球菌、脑膜炎球菌和流感嗜血杆菌三种常见致病菌皆有效的抗生素。目前主要选择能快速在患者脑脊液中达到有效灭菌浓度的第三代头孢菌素，包括头孢噻肟 200 mg/(kg·d)，或头孢曲松 100 mg/(kg·d)，疗效不理想时可联合使用万古霉素 60 mg/(kg·d)。对 β 内酰胺类药物过敏的患儿可改用氯霉素 100 mg/(kg·d)。

3.病原菌明确后的抗生素选择

(1)肺炎链球菌：由于目前半数以上的肺炎球菌对青霉素耐药，故应继续按上述病原菌未明确方案选药。仅当药物敏感试验提示致病菌对青霉素敏感，可改用青霉素 20 万～60 万 U/(kg·d)。

(2)脑膜炎球菌：与肺炎链球菌不同，目前该菌大多数对青霉素依然敏感，故首先选用，剂量同前。少数耐青霉素者需选用上述第三代头孢菌素。

(3)流感嗜血杆菌：对敏感菌株可换用氨苄西林 200 mg/(kg·d)。耐药者使用上述第三代头孢菌素联合美罗培南 120 mg/(kg·d)，或选用氯霉素。

(4)其他：致病菌为金黄色葡萄球菌者应参照药物敏感试验选用萘夫西林 200 mg/(kg·d)、万古霉素或利福平 10～20 mg/(kg·d)等。革兰氏阴性杆菌者除上述第三代头孢菌素外，可加用氨苄西林或美罗培南。

4.抗生素疗程

对肺炎链球菌和流感嗜血杆菌脑膜炎，其抗生素疗程应是静脉滴注有效抗生素 10～14 天，脑膜炎球菌者 7 天，金黄色葡萄球菌和革兰氏阴性杆菌脑膜炎者应 21 天以上。若有并发症或经过不规则治疗的患者，还应适当延长疗程。停药指征：临床症状消失，体温正常至少 1 周，脑脊液常规生化检查 2 次正常，细菌培养阴性。

(二)肾上腺皮质激素的应用

细菌释放大量内毒素，可能促进细胞因子介导的炎症反应，加重脑水肿和中性粒细胞浸润，使病情加重。抗生素迅速杀死致病菌后，内毒素释放尤为严重，此时使用肾上腺皮质激素不仅可抑制多种炎症因子的产生，还可降低血管通透性，减轻脑水肿和颅内高压。常用地塞米松 0.6 mg/(kg·d)，分 4 次静脉注射。一般连续用 2～3 天，过长使用并无益处。皮质激素有稳定血-脑屏障的作用，因而减少了脑脊液中抗生素的浓度，必须强调在首剂抗生素应用之前或同时使用地塞米松。新生儿细菌性脑膜炎不推荐应用皮质激素。

(三)并发症的治疗

1.硬膜下积液

少量积液无须处理。如积液量较大引起颅压增高时，应行硬膜下穿刺放出积液，放液量每次、每侧不超过 15 mL。有的患儿需反复多次穿刺，大多数患儿积液逐渐减少而治愈。个别迁延不愈者需外科手术引流。

2.脑室管膜炎

进行侧脑室穿刺引流以缓解症状。同时，针对病原菌结合用药安全性，选择合适的抗生素脑室内注入。

3.脑积水

主要依赖手术治疗，包括正中孔粘连松解、导水管扩张和脑脊液分流术。

(四)对症和支持治疗

(1)急性期严密监测生命体征，定期观察患儿意识、瞳孔和呼吸节律改变，并及时处理颅内高压(应用甘露醇 0.25～1 g/kg 和地塞米松)，预防脑疝发生。

(2)及时控制惊厥发作，并防止再发。

(3)监测并维持体内水、电解质、血浆渗透压和酸碱平衡。对有抗利尿激素异常分泌综合征表现者，积极控制脑膜炎的同时，适当限制液体入量，对低钠血症症状严重者酌情补充钠盐。

八、预后

合理的抗生素治疗和支持治疗降低了本病的死亡率，本病婴幼儿死亡率为 10%。死亡率与病原菌(肺炎球菌脑膜炎死亡率最高)、患儿年龄(<6 个月)、脑脊液中细菌量、治疗前惊厥持续时间(>4 天)相关。10%～20%的幸存者遗留各种神经系统严重后遗症，常见的神经系统后遗症包括听力丧失、智力倒退、反复惊厥、语言能力延迟、视力障碍、行为异常。

(谢凤霞)

第三节　急性病毒性脑炎

病毒性脑炎是指病毒直接侵犯中枢神经系统引起的脑实质的炎症。由于病原体致病性能和宿主反应过程的差异，形成不同类型的表现。若病变主要累及脑膜，临床表现为病毒性脑膜炎；若病变主要影响大脑实质，则以病毒性脑炎为临床特征。由于解剖上两者相邻近，若脑膜和脑实质同时受累，称为病毒性脑膜脑炎。临床表现也以急性发热、惊厥、意识障碍、颅内压增高为特征，部分患者脑膜刺激征阳性。大多数患者病程呈自限性。

一、病因与发病机制

临床工作中，目前仅能在 1/4～1/3 的中枢神经病毒感染病例中确定其致病病毒。其中 80％为肠道病毒，其次为虫媒病毒、腺病毒、单纯疱疹病毒、腮腺炎病毒和其他病毒等。虽然目前在多数患者尚难确定其病原体，但从其临床和实验室资料，均能支持急性颅内病毒感染的诊断。

病毒经肠道(如肠道病毒)或呼吸道(如腺病毒和出疹性病毒)进入淋巴系统繁殖，然后经血流(虫媒病毒直接进入血流)感染颅外某些脏器，此时患者可有发热等全身症状。若病毒在定居脏器内进一步繁殖，即可能入侵脑或脑膜组织，出现中枢神经症状。因此，颅内急性病毒感染的病理改变主要是大量病毒对脑组织的直接入侵和破坏，若宿主对病毒抗原发生强烈的免疫反应，将进一步导致脱髓鞘、血管与血管周围脑组织的损害。狂犬病毒、单纯疱疹病毒、脊髓灰质炎病毒也可经神经途径侵入中枢神经系统。

二、病理

脑膜和(或)脑实质广泛性充血、水肿，伴淋巴细胞和浆细胞浸润。可见炎症细胞在小血管周围呈袖套样分布，血管周围组织神经细胞变性、坏死和髓鞘崩解。病理改变大多弥漫分布，但也可在某些脑叶突出，呈相对局限倾向。单纯疱疹病毒常引起颞叶为主的脑部病变。

有的脑炎患者见到明显脱髓鞘病理表现，但相关神经元和轴突却相对完好。此种改变是由于病毒感染激发的机体免疫应答，产生“感染后”或“过敏性”脑炎。

三、临床表现

病情轻重差异很大，取决于脑膜或脑实质受累的相对程度。一般说来，病毒性脑炎的临床经过较病毒性脑膜炎严重，重症脑炎更易发生急性期死亡或后遗症。

(一)病毒性脑膜脑炎

急性起病，一般先有上呼吸道感染或前驱传染性疾病。主要表现为发热、恶心、呕吐、软弱、嗜睡。年长儿会诉头痛，婴儿则表现为烦躁不安，易激惹。一般很少有严重意识障碍和惊厥。可有颈项强直等脑膜刺激征，但无局限性神经系统体征。病程大多在 1～2 周内。

(二)病毒性脑炎

起病急，但其临床表现因脑实质部位的病理改变、范围和严重程度而有所不同。主要表现包括意识障碍、颅内压增高、惊厥、精神情绪异常、肢体运动障碍等。

(1)大多数患儿因弥漫性大脑病变而主要表现为发热、反复惊厥发作、不同程度的意识障碍和颅内压增高症状。惊厥大多呈全身性,但也可有局灶性发作,严重者呈惊厥持续状态。患儿可有嗜睡、昏睡、昏迷、深度昏迷,甚至去皮质状态等不同程度的意识改变。若出现呼吸节律不规则或瞳孔不等大,要考虑颅内高压并发脑疝的可能性。部分患儿伴偏瘫或肢体瘫痪。

(2)有的患儿病变主要累及额叶皮质运动区,临床则以反复惊厥发作为主要表现,伴或不伴发热。多数为全身性或局灶性强直-阵挛或阵挛性发作,少数表现为肌阵挛或强直性发作,皆可出现癫痫持续状态。

(3)若脑部病变主要累及额叶底部、颞叶边缘系统,患者主要表现为精神情绪异常,如躁狂、幻觉、失语,以及定向力、计算力与记忆力障碍。伴发热或无热。多种病毒可引起此类表现,但由单纯疱疹病毒引起者最严重,该病毒脑炎的神经细胞内易见含病毒抗原颗粒的包涵体,此时被称为急性包涵体脑炎,常合并惊厥与昏迷,病死率高。

其他还有以偏瘫、单瘫、四肢瘫或各种不自主运动为主要表现者。不少患者可能同时兼有上述多种类型的表现。当病变累及锥体束时出现阳性病理征。

全身症状可为病原学诊断提供线索,如手、足、口特异分布的皮疹提示肠病毒感染,肝、脾及淋巴结肿大提示 EB 病毒、巨细胞感染,西尼罗河病毒感染则可能表现为腹泻和躯干皮肤红斑。

四、辅助检查

(一)脑电图

以弥漫性或局限性异常慢波背景活动为特征,少数伴有棘波、棘-慢复合波。慢波背景活动只能提示异常脑功能,不能证实病毒感染性质。某些患者脑电图也可正常。

(二)脑脊液检查

外观清亮,压力正常或增加。白细胞数正常或轻度增多,分类计数早期可为中性粒细胞为主,之后逐渐转为淋巴细胞为主,蛋白质大多正常或轻度增高,糖含量正常。涂片和培养无细菌发现。

(三)病毒学检查

部分患儿脑脊液病毒培养及特异性抗体检测阳性。恢复期血清特异性抗体滴度高于急性期4倍以上有诊断价值。可通过 PCR 检测脑脊液病毒 DNA 或 RNA,帮助明确病原。

(四)神经影像学检查

磁共振成像在显示病变方面比 CT 更有优势。可发现弥漫性脑水肿,皮质、基底节、脑桥、小脑的局灶性异常。病变部位 T_2 信号延长,弥散加权时可显示高信号的水分子弥散受限等改变。

五、诊断和鉴别诊断

大多数病毒性脑炎的诊断有赖于排除颅内其他非病毒性感染、瑞氏综合征等急性脑部疾病后确立。少数患者若明确并发于某种病毒性传染病或脑脊液检查证实特异性病毒抗体阳性,可支持颅内病毒性感染的诊断。临床上应注意和下列疾病进行鉴别:

(一)颅内其他病原感染

主要根据脑脊液外观、常规、生化和病原学检查,与细菌性、结核性、隐球菌性脑膜炎鉴别。此外,合并硬膜下积液者支持婴儿细菌性脑膜炎。发现颅外结核病灶和皮肤 PPD 阳性有助于结核性脑膜炎的诊断。

(二)瑞氏综合征

因急性脑病表现和脑脊液无明显异常使两病易混淆,但依据瑞氏综合征无黄疸而肝功能明显异常、起病后3~5天病情不再进展、有的患者血糖降低等特点,可与病毒性脑炎鉴别。

(三)其他

可以借助头颅磁共振检查、脑脊液检查、血液免疫学检查等,与急性播散性脑脊髓炎、脑血管病变、脑肿瘤、线粒体脑病、全身性疾病脑内表现(如系统性红斑狼疮)鉴别。

六、治疗

本病无特异性治疗。但由于病程呈自限性,急性期正确的支持与对症治疗是保证病情顺利恢复、降低病死率和致残率的关键。主要治疗原则包括:

(1)维持水、电解质平衡与合理营养供给:对营养状况不良者给予静脉营养或清蛋白。

(2)控制脑水肿和颅内高压,可酌情采用以下方法:①严格限制液体入量;②过度通气,将$PaCO_2$控制于20~25 kPa;③静脉注射脱水剂,如甘露醇、呋塞米等。

(3)控制惊厥发作:可给予止惊剂,如地西泮、苯巴比妥、左乙拉西坦等。如止惊剂治疗无效,可在控制性机械通气下给予肌肉松弛剂。

(4)呼吸道和心血管功能的监护与支持。

(5)抗病毒药物:阿昔洛韦是治疗单纯疱疹病毒、水痘-带状疱疹病毒的首选药物,每次5~10 mg/kg,每8小时一次;其衍生物更昔洛韦治疗巨细胞病毒有效,每次5 mg/kg,每12小时一次。利巴韦林可能对控制RNA病毒感染有效,10 mg/(kg·d),每天1次。3种药物均需连用10~14天,静脉滴注给药。

七、预后

本病病程大多2~3周。多数患者完全恢复。不良预后与病变严重程度、病毒种类(单纯疱疹病毒感染)、患儿年龄(<2岁幼儿)相关。临床病情重、全脑弥漫性病变者预后差,往往遗留惊厥及智力、运动、心理行为、视力或听力残疾。

(谢凤霞)

第四节 脑性瘫痪

脑性瘫痪是指一组由于胎儿或婴儿期发育中脑的非进行性损伤所造成的运动功能障碍。临床主要表现为运动障碍和姿势异常。脑性瘫痪患者常伴有智力、感觉、行为异常、惊厥等。本病并不少见,在发达国家患病率为1‰~3.6‰,我国为2‰左右。

一、病因

许多围生期危险因素被认为与脑性瘫痪的发生有关,主要包括:①围生期脑损伤:如缺血缺氧性脑病、新生儿脑卒中、产伤、颅内出血;②与早产有关的脑损伤:如脑室周围脑白质软化、脑室内出血;③脑发育异常:如脑发育畸形、遗传性或代谢性脑发育异常;④产后脑损伤:如核黄疸、中枢神经系统感染；⑤产前危险因素，如绒毛膜羊膜炎、胎儿生长受限、毒物接触、先天性 TORCH 感染。这些因素可能共存，并相互作用。人们还发现，虽然近 30 年来产科和新生儿医疗保健有了极大发展，但脑性瘫痪的发病率却未见下降。为此，近年对脑性瘫痪的病因进行了更深入的探讨，目前认为胚胎早期的发育异常，很可能是导致婴儿早产、低出生体重和易有围生期缺氧缺血等事件的重要原因。胚胎早期的发育异常主要来自受孕前后孕妇受环境影响、遗传因素及孕期疾病引起的妊娠早期胎盘绒毛膜羊膜炎等。

二、临床表现

(一)基本表现

脑性瘫痪以出生后非进行性运动发育异常为特征，一般都有以下 4 种表现：

1.运动发育落后和瘫痪肢体主动运动减少

患儿不能完成相同年龄正常小儿应有的运动发育进程，包括抬头、坐、站立、独立行走等大运动及手指的精细动作。

2.肌张力异常

因不同临床类型而异，痉挛型表现为肌张力增高；肌张力低下型则表现为瘫痪肢体松软，但仍可引出腱反射；手足徐动型表现为变异性肌张力不全。

3.姿势异常

受异常肌张力和原始反射延迟消失不同情况的影响，患儿可出现多种肢体异常姿势，并因此影响其正常运动功能的发挥。体格检查中将患儿分别置于俯卧位、仰卧位、直立位及由仰卧牵拉成坐位时，即可发现瘫痪肢体的异常姿势和非正常体位，如持续或不对称性握拳、过度伸展姿势、伸舌障碍、不自主动作等。

4.反射异常

多种原始反射消失延迟。痉挛型脑性瘫痪患儿腱反射活跃，可引出踝阵挛和阳性 Babinski 征。

(二)临床类型

1.按运动障碍的性质分类

(1)痉挛型：最常见，占全部病例的 50%～60%。主要因锥体系受累，表现为上肢肘关节、腕关节屈曲，拇指内收，手紧握呈拳状。下肢内收交叉呈剪刀腿和尖足。

(2)手足徐动型：除手足徐动外，也可表现为扭转痉挛或其他锥体外系受累症状。

(3)肌张力低下型：可能因锥体系和锥体外系同时受累，导致瘫痪肢体松软，但腱反射存在。本型常为脑性瘫痪的暂时阶段，以后大多转为痉挛型或手足徐动型。

(4)强直型：全身肌张力显著增高、僵硬，锥体外系受损症状。

(5)共济失调型：以小脑受损为主，表现为共济失调，如步态不稳、轮替动作失调、指鼻试验障碍等。

(6)混合型：以上某几种类型同时存在。

2.按瘫痪累及部位分类

可分为四肢瘫(四肢和躯干均受累)、双瘫(也是四肢瘫，但双下肢相对较重)、截瘫(双下肢受累，上肢及躯干正常)、偏瘫、三肢瘫和单瘫等。

(三)伴随症状和疾病

作为脑损伤引起的共同表现,约52%的脑性瘫痪患儿可能合并智力低下,45%的患儿伴有癫痫,38%的患儿伴有语言功能障碍,28%的患儿伴有视力障碍,12%的患儿伴有听力障碍。关节脱位则与脑性瘫痪自身的运动功能障碍相关。除上述之外,还可出现学习障碍、注意力缺陷多动表现,还包括吞咽或喂养困难、生长延迟,口腔问题、呼吸道问题和心理行为问题。遗尿、尿失禁亦常见。个别可发生严重的胃食管反流,吸入窒息。

三、诊断

脑性瘫痪有多种类型,使其临床表现复杂化,容易与婴幼儿时期其他神经及肌肉疾病引起的肌无力相混淆。脑性瘫痪的诊断主要依靠病史和体格检查。病史包括产前、产时和出生后的整个过程。详细的神经系统体格检查十分重要,小婴儿更要注意其有无脑性瘫痪的基本表现。诊断步骤包括:①确定病史不提示中枢神经系统进行性或退行性疾病;②确定体格检查没有发现中枢神经系统进行性或退行性疾病的体征;③对脑性瘫痪进行分类,如四肢瘫、偏瘫、双瘫、共济失调;④确定引起运动障碍的病变在脑部,不包括脊髓、外周神经和肌肉;⑤对伴随症状和疾病作出判断,如智力低下、癫痫、视觉和听力障碍、语言发育迟缓、关节脱位、脊柱畸形、吞咽功能紊乱、营养状况差等。为本病的综合治疗创造条件。

1/2～2/3的患儿可有头颅CT、MRI异常(如脑室周围白质软化等),但正常者不能否定本病的诊断。脑电图可能正常,也可表现为异常背景活动,伴有痫性放电波者应注意合并癫痫的可能性。若患儿存在脑发育畸形或合并其他先天性畸形,需做进一步检查除外遗传代谢疾病。

四、治疗

(一)治疗原则

(1)早期发现和早期治疗:婴儿运动系统正处于发育阶段,早期治疗容易取得较好疗效。

(2)促进正常运动发育,抑制异常运动和姿势。

(3)采取综合治疗手段:除针对运动障碍外,应同时控制其癫痫发作,以阻止脑损伤的加重。对同时存在的语言障碍、关节脱位、听力障碍等也需同时治疗。

(4)医师指导和家庭训练相结合,以保证患儿得到持之以恒的正确治疗。

(二)主要治疗措施

1.功能训练

(1)体能运动训练:针对各种运动障碍和异常姿势进行物理学手段治疗,目前常用沃伊塔疗法和神经生物学疗法,国内还采用上田法。

(2)技能训练:重点训练上肢和手的精细运动,提高患儿的独立生活技能。

(3)语言训练:包括听力、发音、语言和咀嚼吞咽功能的协同矫正。

2.矫形器的应用

功能训练中,配合使用一些支具或辅助器械,有帮助矫正异常姿势、抑制异常反射的功效。

3.手术治疗

主要用于痉挛型脑性瘫痪,目的是矫正畸形,恢复或改善肌力与肌张力的平衡。

4.其他

如高压氧、水疗、电疗、针灸推拿等，对功能训练起辅助作用。

5.并发症的治疗

包括喂养困难、癫痫的治疗等。

五、预后

影响脑性瘫痪预后的相关因素包括引起脑性瘫痪的病因、脑性瘫痪类型、运动发育延迟程度、病理反射是否存在，智力、感觉、情绪异常等相关伴随症状的程度等。偏瘫患儿如不伴有其他异常，一般都能获得行走能力，在患侧手辅助下，多数患儿能完成日常活动，智力正常的偏瘫患儿有望独立生活。躯干肌的肌张力明显低下伴有病理反射阳性或持久性强直姿势的患儿则预后不良，多数智力低下。

（谢凤霞）

第五节　癫　　痫

癫痫是一种以具有持久性的产生癫痫发作的倾向为特征的慢性脑部疾病，由此可引起的神经生物学、认知、心理学及社会方面后果。癫痫不是单一的疾病实体，而是一种有着不同病因、癫痫发作表现各异，但以反复癫痫发作为共同特征的慢性脑功能障碍。癫痫发作是指大脑神经元异常过度同步化放电引起的突然的、短暂的症状或体征，因累及的脑功能区不同，临床可有多种发作表现，包括意识、运动、感觉异常，精神及自主神经功能障碍。

癫痫发作和癫痫是两个不同的概念，前者是指发作性皮质功能异常所引起的一组临床症状，而后者是指临床呈长期反复发作的疾病过程。在癫痫这一大组疾病中某些类型可以确定为独立的疾病类型，即癫痫综合征(其在患病年龄、病因、发作表现、脑电图、预后等方面有其各自独特的特点，如 West 综合征、Lennox-Gastaut 综合征)。

癫痫发作可表现为惊厥性发作和非惊厥性发作，前者是指伴有骨骼肌强烈收缩的痫性发作；而后者于发作过程中不伴有骨骼肌收缩，如典型失神、感觉性发作等。

据国内多次大样本调查，我国癫痫的年发病率约为 35/10 万人口，累计患病率为 4‰～7‰。而其中 60％的患者起源于小儿时期。长期、频繁或严重的发作会导致进一步脑损伤，甚至出现持久性神经精神障碍。

一、病因

癫痫根据病因可分为三大类：①特发性癫痫是指脑内未能找到相关的结构和代谢异常，而与遗传因素密切相关的癫痫；②症状性癫痫：指与脑内器质性病变或代谢异常密切关联的癫痫；③隐源性癫痫：虽未能证实有肯定的脑内病变或代谢异常，但很可能为症状性者。

（一）遗传因素

癫痫患儿的家系调查、双生子研究、头颅影像学、脑电图分析等均已证实，遗传因素在癫痫发病中起重要作用，包括单基因遗传、多基因遗传、染色体异常、线粒体脑病等。近年来癫痫基因的研究取得了较大的进展，至少有20余种特发性癫痫或癫痫综合征的致病基因得到了克隆确定，其中大多数为单基因遗传，系病理基因致神经细胞膜的离子通道功能异常，降低了发作阈值而患病。

(二)脑内结构异常

先天或后天性脑损伤可产生异常放电的致痫灶，或降低了痫性发作阈值，如脑发育畸形、染色体病和先天性代谢病引起的脑发育障碍、脑变性和脱髓鞘疾病、宫内感染、肿瘤、颅内感染、中毒、产伤或脑外伤后遗症等。

二、分类

目前仍广泛应用于儿科临床的是国际抗癫痫联盟(ILAE)提出的1981年的癫痫发作分类和1989年的癫痫与癫痫综合征分类。随着对癫痫研究的不断深入，在2001年、2010年ILAE又分别对癫痫发作、癫痫综合征的分类提出了新的建议和补充。

对癫痫发作、癫痫综合征进行正确分类有十分重要的临床意义。因为针对不同的癫痫发作类型、癫痫综合征，通常选用不同的抗癫痫药物；而且对分析病因、估计患儿病情与预后均有重要价值。

三、临床表现

(一)癫痫发作的临床特点

1.部分性发作(局灶性发作)

神经元异常过度放电始于一侧大脑半球的网络内，临床表现仅限于放电对侧的身体或某一部位。

(1)简单部分性发作：发作中无意识和知觉损害。①运动性发作：最常见，表现为一侧躯体某部位，如面、颈或四肢某部分的抽搐；或表现为头、眼持续性同向偏斜的旋转性发作；或呈现为某种特殊的姿势发作；或杰克逊发作，即异常放电沿大脑运动区扩展，其肌肉抽动的扩展方式及顺序与运动皮质支配的区域有关，如发作先从一侧口角开始，依次波及手、臂、躯干、下肢等。有的患儿于发作后出现抽搐肢体短暂性瘫痪，持续数分钟至数小时后消失，称为Todd麻痹。②感觉性发作：包括躯体感觉异常和特殊感觉异常。躯体感觉异常表现为躯体某一部位的针刺感、麻木感或本体和空间知觉异常；特殊感觉性发作包括：视觉性发作，表现为视幻觉，如颜色、闪光、暗点、黑蒙；听觉性发作：表现为声幻觉，如蜂鸣声、敲鼓声或噪声感；嗅觉和味觉发作，多为令人不愉快的味道。③自主神经性发作：极少有单独的自主神经性发作，多为其他发作形式的先兆或伴发症状，如头痛、上腹不适、上升感、呕吐、苍白、潮红、竖毛、肠鸣等。④精神症状性发作：单独出现的很少，多见于复杂部分性发作过程中，表现为恐惧、暴怒、欣快、梦样状态、陌生感、似曾相识感、视物变大或变小、人格解体感等幻觉或错觉。

(2)复杂部分性发作：发作时有意识、知觉损害。发作表现形式可从简单部分性发作发展而来；或一开始即有意识部分丧失伴精神行为异常；或表现为自动症。自动症是指在意识混浊下的不自主动作，其无目的性，不合时宜，事后不能回忆。如吞咽、咀嚼、解衣扣、摸索行为或自言自语等。

(3)局灶性发作继发全面性发作：由简单部分性或复杂部分性发作扩展为全面性发作。

2.全面性发作

神经元异常放电始于双侧半球网络中并迅速扩散，发作时常伴有意识障碍，运动症状呈双侧性。

(1)强直-阵挛发作：发作包括强直期、阵挛期及发作后状态。开始为全身骨骼肌伸肌或屈肌强直性收缩伴意识丧失、呼吸暂停与发绀，即强直期；继之全身反复、短促的猛烈屈曲性抽动，即阵挛期。发作后昏睡，逐渐醒来的过程中可有自动症、头痛、疲乏等发作后状态。发作期 EEG：强直期全导联 10 Hz 以上的快活动，频率渐慢，波幅增高进入阵挛期的棘慢波，继之可出现电压低平及慢波。

(2)强直性发作：发作时全身肌肉强烈收缩伴意识丧失，使患儿固定于某种姿势，如头眼偏斜、双上肢屈曲或伸直、呼吸暂停、角弓反张等，持续 5～20 秒或更长，发作期 EEG 为低波幅 10 Hz以上的快活动或棘波节律。发作间期 EEG 背景活动异常，伴多灶性棘-慢或多棘-慢波发放。

(3)阵挛性发作：仅有肢体、躯干或面部肌肉节律性抽动而无强直成分。发作期 EEG 为 10 Hz或 10 Hz 以上的快活动及慢波，有时为棘-慢波发放。

(4)失神发作。①典型失神发作：发作时突然停止正在进行的活动，意识丧失但不摔倒，两眼凝视，持续数秒钟后意识恢复，发作后不能回忆，过度换气往往可以诱发其发作。发作期 EEG 全导联同步 3 Hz 棘-慢复合波，发作间期背景活动正常。②不典型失神发作：与典型失神发作表现类似，但开始及恢复速度均较典型失神发作慢。发作期 EEG 为 1.5～2.5 Hz 的全导联慢-棘慢复合波，发作间期背景活动异常。多见于伴有广泛性脑损害的患儿。

(5)肌阵挛发作：为突发的全身或部分骨骼肌触电样短暂收缩(0.2 秒)，常表现为突然点头、前倾或后仰，或两臂快速抬起，重者致跌倒，轻者感到患儿“抖”了一下。发作期 EEG 全导联棘-慢或多棘-慢波发放。

(6)失张力发作：全身或躯体某部分的肌肉张力突然短暂性丧失而引起姿势的改变，表现为头下垂、肩或肢体突然下垂、屈髋屈膝或跌倒。EEG 发作期多棘-慢波或低波幅快活动。

(二)常见儿童癫痫综合征

1.儿童失神癫痫

占儿童癫痫的 12%，起病多在 5～7 岁，与遗传有一定关系。发作频繁，每天可十余次至上百次发作，持续 10 秒左右，伴有两半球弥漫对称同步发放 3 Hz 的棘慢波或多棘慢波(图 3-1)。90%的儿童失神常于成年之前消失，可伴其他发作类型。如果失神持续存在，则会出现全面性强直阵挛性发作。

2.伴中央-颞区棘波的儿童良性癫痫

伴中央-颞区棘波的儿童良性癫痫是儿童最常见的一种癫痫综合征，占儿童时期癫痫的 15%～20%。多数认为与遗传相关，呈年龄依赖性。通常 2～14 岁发病。发作与睡眠关系密切，多在入睡后不久和睡醒前呈局灶性发作，大多起始于口面部，如唾液增多、喉头发声、口角抽动、意识清楚，但不能主动发声等，部分患儿因很快继发全面性强直-阵挛发作而意识丧失。发作间期 EEG 背景正常(图 3-2)，在中央区和颞区可见棘波或棘-慢复合波，睡眠期异常波增多，检出阳性率高。本病预后良好，药物易于控制，生长发育不受影响，大多在 12～16 岁前停止发作。但有少数变异型，表现复杂，有认知障碍，对患儿预后有一定的不良影响。

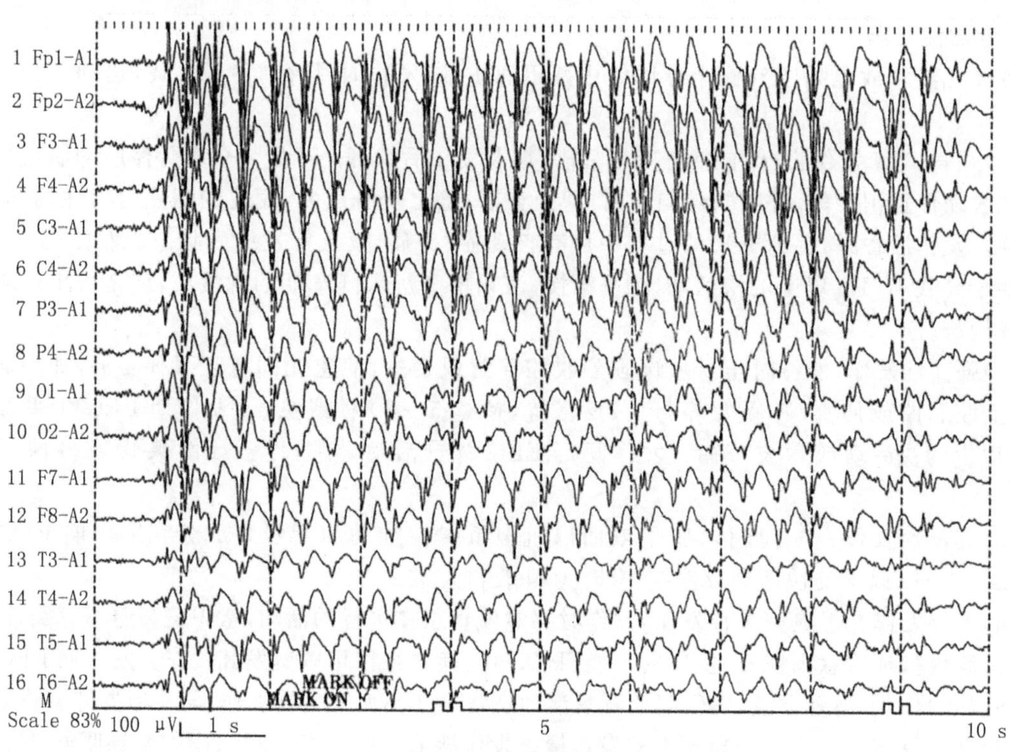

图 3-1 阵发棘慢波

患儿,男,9 岁,儿童失神,脑电图见 3 Hz 棘慢波阵发

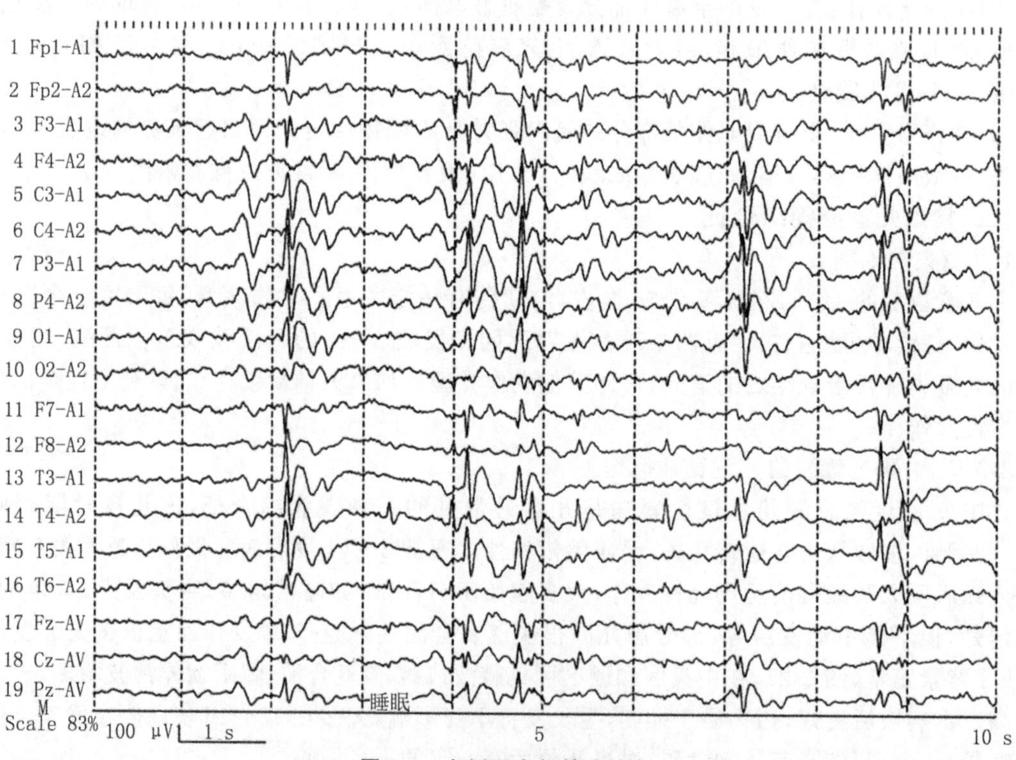

图 3-2 左侧颞中部棘波放电

患儿,女,8 岁,伴中央-颞区棘波的儿童良性癫痫,左侧颞中部见棘波放电

3.婴儿痉挛

婴儿痉挛又称 West 综合征。多在 1 岁内起病，4～8 个月为高峰。主要临床特征为频繁的痉挛发作；特异性高度失律 EEG；精神运动发育迟滞或倒退。痉挛多成串发作，每串连续数次或数十次，可伴有婴儿哭叫，多在思睡期和苏醒期出现。发作形式为屈曲型、伸展型和混合型，以屈曲型和混合型居多。屈曲型痉挛发作时，婴儿前臂前举内收，头和躯干前屈呈点头状。伸展型发作时婴儿头后仰，双臂向后伸展。发作间期 EEG 高度失律对本病诊断有价值(图 3-3)。该病属于难治性癫痫，大多预后不良，惊厥难以控制，可转变为 Lennox-Gastaut 综合征或其他类型发作，80%～90%的患儿遗留智力和运动发育落后。

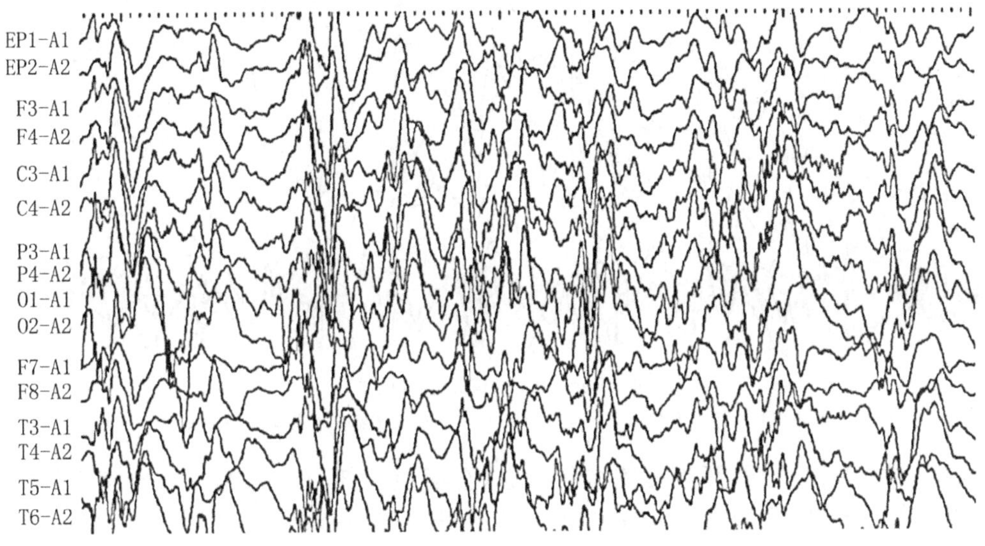

图 3-3 婴儿痉挛 EEG 高峰失律

在不同步、不对称的高波幅慢波背景活动中，混有不规则的多灶性棘波、尖波与多棘波

4.Lennox-Gastaut 综合征

占小儿癫痫的 2%～5%。1～14 岁均可发病，以 3～5 岁多见。约 25%以上有婴儿痉挛病史。临床表现为频繁的、形式多样的癫痫发作，其中以强直性发作最多见，也是最难控制的发作形式，其次为不典型失神、肌阵挛发作、失张力发作，还可有强直-阵挛、局灶性发作等。多数患儿的智力和运动发育倒退。约 60%的患儿发生癫痫持续状态。EEG 主要为 1.5～2.5Hz 慢-棘慢复合波及不同发作形式的 EEG 特征。预后不良，治疗困难，病死率为 4%～7%，是儿童期最常见的难治性癫痫综合征之一(图 3-4)。

(三)癫痫持续状态

癫痫持续状态传统的定义包括一次癫痫发作持续 30 分钟以上或连续发作、发作间歇期意识不能完全恢复者。各种类型的癫痫只要频繁持续发作，均可形成癫痫持续状态。由于惊厥发作持续超过 5～10 分钟，没有适当的止惊治疗很难自行缓解，近来倾向于将癫痫持续状态持续时间的定义缩短至 5 分钟，其目的是强调癫痫持续状态早期处理的重要性。目前基本一致的观点是将癫痫持续状态分为 3 个阶段：第一阶段称为即将或早期癫痫持续状态，定义为一种急性癫痫状态，表现为全面性惊厥性发作持续超过 5 分钟，或者非惊厥性发作或部分性发作持续超过15 分钟，或者 5～30 分钟内 2 次发作间歇期意识未完全恢复者，此期绝大多数发作不能自行缓解，需紧急治疗以阻止其演变成完全的癫痫持续状态；第二阶段称为已建立的(完全)癫痫持续状态，定义为一种急性癫痫状态，表现为发作持续30分钟以上或连续发作，发作间歇期意识不能完全恢复者；第三阶段称为难治性癫痫持续状态，一般指经过一种苯二氮䓬类及一种其他一线药物充分治疗，癫痫持续状态仍无明显改善，发作持续超过30～60分钟者。

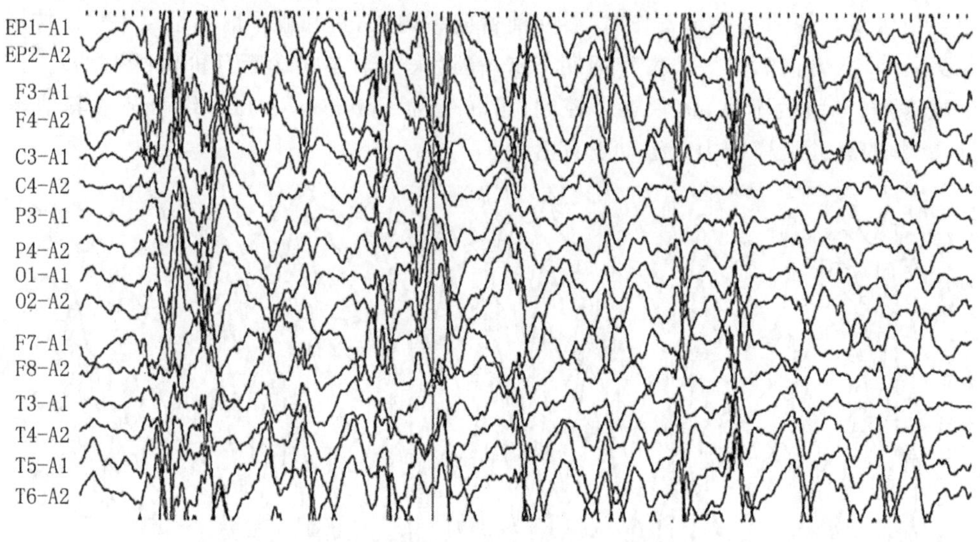

图 3-4　Lennox-Gastaut 综合征 EEG

清醒期异常慢波背景活动，广泛性 1.5～2.5 Hz 高波幅慢-棘慢复合波阵发

癫痫持续状态可分为惊厥性癫痫持续状态(全面性和部分性)、非惊厥性癫痫持续状态(失神性和精神运动性)及癫痫性电持续状态(清醒-睡眠期电持续状态和睡眠期电持续状态)。全面性惊厥性癫痫持续状态是最严重的一种癫痫持续状态，可以是局灶性发作或全面性发作起源。

癫痫持续状态是临床急症之一，严重者还有脑水肿和颅内压增高的表现，需及时处理。如果癫痫持续状态时间过长，可造成不可逆的脑损害甚至死亡。即使积极抢救，病死率仍达3.6%。突然停药、药物中毒、感染或高热等是癫痫持续状态的常见诱因。

四、诊断与鉴别诊断

(一)病史与查体

详细而准确的发作史对诊断特别重要。询问起病年龄、发作起始时的表现、整个发作过程、发作后状态、是否有先兆、持续时间、意识状态、发作次数、有无诱因及与睡眠的关系，还要询问出生史、生长发育史、既往史、家族史。可让患儿家长模仿发作或用家庭摄像机、手机拍摄发作过程。查体应仔细，尤其是头面部、皮肤和神经系统的检查。

(二)脑电图检查

脑电图是诊断癫痫最重要的实验室检查，如果发现棘波、尖波、棘-慢复合波等痫样波发放，不仅对癫痫的确认，而且对临床发作分型和转归分析均有重要价值。但应注意在5%～8%的健康儿童中可以出现脑电图异常，由于没有临床发作，此时不能诊断癫痫，但应密切观察，临床随访。反之，当临床有明确发作史时，发作间期的脑电图正常并不能排除癫痫诊断。可根据需要选择常规脑电图、动态脑电图、录像脑电图检查。

（三）影像学检查

癫痫患者做此项检查的主要目的是寻找病因，尤其是有局灶性症状和体征者，更应进行颅脑影像学检查，包括CT、MRI甚至功能影像学检查。

（四）其他实验室检查

根据需要选做遗传代谢病筛查、染色体检查、基因分析、血生化检查、脑脊液检查等。

（五）癫痫的诊断

分为以下4个步骤：①判断是否为癫痫发作；②若为癫痫，进一步确定其发作类型或其归属的癫痫综合征；③尽可能寻找病因；④应对患儿的全身发育、相关脏器功能及心理发育等进行检查和整体评估。

（六）鉴别诊断

小儿时期存在多种形式的发作性疾病，应注意与癫痫鉴别。

1.晕厥

晕厥是暂时性脑血流灌注不足引起的一过性意识障碍。年长儿多见，常发生在持久站立或从蹲位骤然起立，以及剧痛、劳累、阵发性心律不齐、家族性QT间期延长等情况。晕厥前，患儿常先有眼前发黑、头晕、苍白、出汗、无力等，继而出现短暂意识丧失，偶有肢体强直或抽动，清醒后对意识障碍不能回忆，并有疲乏感。与癫痫不同，晕厥患者意识丧失和倒地均逐渐发生，发作中少有躯体损伤，EEG正常，直立倾斜试验或运动试验呈阳性反应。

2.癔症

癔症可与多种癫痫发作类型混淆。但癔症发作并无真正的意识丧失，发作中缓慢倒下，不会有躯体受伤，无大小便失禁或舌咬伤。抽搐动作杂乱无规律，常有夸张色彩，瞳孔无扩大，深浅反射存在，发作中面色正常，无神经系统阳性体征，无发作后嗜睡。发作期与发作间期EEG正常，暗示治疗有效，与癫痫鉴别不难。

3.睡眠障碍

儿童期常见的睡眠障碍，如夜惊、梦魇、梦游及发作性睡病等均需和癫痫鉴别。本症动态脑电检查发作期和发作间期均无癫痫性放电。

4.偏头痛

典型偏头痛主要表现为视觉先兆、偏侧性头痛、呕吐、腹痛和嗜睡等。儿童以普通型偏头痛多见，无先兆，头痛部位也不固定。患儿常有偏头痛家族史，伴恶心、呕吐等胃肠症状。实际上临床极少有单纯的头痛性或腹痛性癫痫患者，偏头痛绝不会合并惊厥性发作或自动症，EEG中也不会有局灶性痫性波发放。

5.抽动障碍

抽动是指突发性不规则肌群重复而间断的异常收缩。大多原因不明。情绪紧张时可致发作加剧，睡眠时消失。其临床上可表现为仅涉及一组肌肉的短暂抽动，如眨眼、头部抽动或耸肩等，或突然爆发出含糊不清的嗓音，如清喉、吭吭声等，或腹肌抽动、踢腿、跳跃等动作。

抽动障碍需与癫痫肌阵挛发作鉴别。抽动障碍的肌群抽动或伴发声性抽动，能被患者有意识地暂时控制，睡眠中消失，EEG发作期无癫痫样放电。

6.其他

如屏气发作和儿童下肢不宁综合征、维生素D缺乏性手足搐搦等均需与癫痫鉴别。

五、治疗

(一)癫痫治疗的目标

完全控制发作;少或无药物不良反应;尽量提高生活质量。为实现此目标,需要医师、家长、患儿、学校、社会的共同努力,普及癫痫知识,树立抗病信心,提高治疗的依从性。癫痫的治疗为综合性治疗,包括对因治疗、药物治疗、外科治疗等。

(二)病因治疗

如癫痫患儿有明确的可治疗的病因,应积极进行病因治疗,如脑肿瘤、某些可治疗的代谢病。

(三)药物治疗

合理使用抗癫痫药物是治疗癫痫的主要手段。抗癫痫药物的使用原则:

(1)尽早诊断,适时开始治疗。一般首次发作开始用药的指征:①发病年龄小,婴儿期起病,伴神经系统残疾,如脑性瘫痪、精神运动发育迟滞;②患先天遗传代谢病或神经系统退行性病变,如苯丙酮尿症、结节性硬化症等;③首次发作呈癫痫持续状态或成簇发作者;④某些癫痫综合征,如大田原综合征、West 综合征、Lennox-Gastaut 综合征等;⑤有癫痫家族史者;⑥伴头颅影像学CT/MRI 异常,尤其是局灶性异常者;⑦脑电图明显异常者,如背景活动异常、频繁出现癫痫性放电。存在以上一项或多项危险因素的患儿,出现再次发作或反复发作的可能性极大,故应当尽早给予抗癫痫药物治疗。若不存在上述危险因素,首次发作且症状不重,平素健康、查体无异常者,可暂不用药,但要密切观察,一旦再次发作,将应用抗癫痫药物。对于发作频率低、发作间隔在 1 年以上的患儿,也不是必须用药的指征。

(2)根据发作类型癫痫综合征选择合适的抗癫痫药:见表 3-1。

(3)尽可能单药治疗。

(4)用药剂量个体化。

(5)坚持长期规则服药:每天给药次数视药物半衰期而定;发作完全控制 3 年,连续两年脑电图正常、动态脑电图正常方可考虑减量,又经 6~12 个月的逐渐减量才能停药。青春期来临易致癫痫复发或加重,故要避免在这个年龄期减量与停药。

表 3-1 不同年龄期的癫痫综合征及治疗选择

发病年龄	癫痫综合征	抗癫痫药物选择	其他
新生儿期	良性家族性新生儿惊厥(BFNS)	左乙拉西坦、托吡酯、苯巴比妥	—
	早期肌阵挛性脑病(EME)	苯巴比妥、苯二氮䓬类	糖皮质激素
	大田原综合征	糖皮质激素、苯巴比妥、苯二氮䓬类	—
婴儿期	良性婴儿惊厥	丙戊酸、卡马西平、左乙拉西坦	—
	婴儿痉挛	氨己烯酸、苯二氮䓬类、托吡酯、丙戊酸	糖皮质激素、局灶皮质发育不良者病灶切除
	婴儿严重肌阵挛癫痫(Dravet 综合征)	氯巴占、司替戊醇、托吡酯、丙戊酸	不应使用拉莫三嗪、卡马西平、奥卡西平片、苯妥英、氨己烯酸等药物

（续表）

发病年龄	癫痫综合征	抗癫痫药物选择	其他
	早期枕叶综合征/晚期枕叶综合征	卡马西平、奥卡西平、丙戊酸、左乙拉西坦、拉莫三嗪	—
	肌阵挛失张力癫痫（Doose 综合征）	丙戊酸、托吡酯、苯二氮䓬类、拉莫三嗪、左乙拉西坦	—
	伴中央-颞区棘波的儿童良性癫痫（BCECTS）	丙戊酸、卡马西平、左乙拉西坦、拉莫三嗪、奥卡西平	—
儿童期	肌阵挛失神癫痫	丙戊酸、乙琥胺、托吡酯、拉莫三嗪、苯二氮䓬类	—
	Lennox-Gastaut 综合征	丙戊酸、拉莫三嗪、托吡酯、卢非酰胺、非氨酯	胼胝体大部切开术对部分患者的跌倒发作有效
	慢波睡眠持续棘波癫痫（CSWS）	丙戊酸、乙琥胺、拉莫三嗪、苯二氮䓬类	糖皮质激素
	获得性癫痫失语（Landau-Kleffner 综合征）	丙戊酸、乙琥胺、拉莫三嗪、苯二氮䓬类	糖皮质激素，软脑膜下多处横切
儿童期	儿童失神癫痫（CAE）	丙戊酸、乙琥胺、拉莫三嗪	不应使用卡马西平、奥卡西平片、苯妥英、氨己烯酸等药物
少年	少年失神癫痫（JAE）	丙戊酸、乙琥胺、拉莫三嗪、苯二氮䓬类	不应使用卡马西平、奥卡西平片、苯妥英、氨己烯酸等药物
	少年肌阵挛癫痫（JME）	丙戊酸、拉莫三嗪、左乙拉西坦、托吡酯、苯二氮䓬类	不应使用卡马西平、奥卡西平片、苯妥英、氨己烯酸等药物

(6)合理联合治疗：经 2～3 种单药合理治疗无效，尤其是难治性癫痫或多种发作类型的患儿，应考虑作用机制互补的药物联合治疗。

(7)如需替换药物应逐渐过渡：加用的药物和换下的药物需要有 2 周以上的重叠期。

(8)定期监测药物毒副作用：定期监测血、尿常规，肝、肾功能等；病情反复或更换新药时，应监测血药浓度。

抗癫痫药物分为广谱抗癫痫药，如丙戊酸、托吡酯、拉莫三嗪、左乙拉西坦、唑尼沙胺、氯硝西泮等，各种类型发作均可选用，多在全面性发作或分类不明时选用；窄谱抗癫痫药，如卡马西平、奥卡西平、苯妥英钠等，多用于局灶性发作或特发性全面强直-阵挛发作；特殊药物，如促肾上腺皮质释放激素、氨己烯酸等，用于婴儿痉挛或癫痫性脑病。

（四）手术治疗

经合理规范的抗癫痫药物治疗其疗效不佳者，或病因为局灶性病损或发育畸形者，可考虑手术治疗。做好术前评估，选择好手术适应证是决定术后疗效的关键。通过临床表现、视频脑电图监测、神经心理评估、高分辨率 MRI 可以对癫痫起源病灶进行定位。MRI 光谱、EEG 实时功能磁共振显像、发作期和发作间期 SPECT 检查、PET 检查可为手术方案制定提供有利依据。病灶切除术旨在切除癫痫起源病灶，其他手术方式包括非颞叶皮质区病灶切除术、病变半球切除术、胼胝体离断术、软脑膜下皮质横切术及迷走神经刺激术等。

(五)生酮饮食疗法

对一些难治性癫痫有效。

(六)癫痫持续状态的急救处理

(1)尽快控制发作:首选苯二氮䓬类快速止痉药,如地西泮,每次剂量 0.3～0.5 mg/kg,一次总量不超过 10 mg(婴幼儿≤2 mg),静脉推注,速度不超过 1～2 mg/min(新生儿 0.2 mg/min)。大多在 1～2 分钟内止惊。必要时 0.5～1 小时后可重复一次,24 小时内可用 2～4 次。静脉注射困难时用同样剂量经直肠灌入。静脉推注中要密切观察有无呼吸抑制。在不能或者难以马上建立静脉通道的情况下,咪达唑仑肌内注射具有很好的止惊效果,操作简便、快速,特别适合在儿科门诊、急诊及院前急救时作为首选止惊药之一,首剂 0.2～0.3 mg/kg,最大剂量不超过 10 mg。10%水合氯醛灌肠也是目前一种较实用的初始止惊方法,剂量为 0.5 mL/kg(50 mg/kg),最大剂量不超过 6～8 mL。

(2)保持呼吸道通畅,吸氧,必要时人工机械通气。

(3)保护脑和其他重要脏器的功能、防治并发症,主要包括:生命体征监测,监测与纠正血气、血糖、血渗透压及血电解质异常,防治呼吸、循环衰竭或颅内压增高、脑疝。

(4)序贯治疗:当癫痫持续状态控制,停用静脉止惊药物前,加用口服抗癫痫药物以防复发。

(5)积极寻找潜在病因,有针对性地病因治疗。

(谢凤霞)

第六节　热性惊厥

热性惊厥是儿童期最常见的惊厥性疾病,在国际抗癫痫联盟关于癫痫和癫痫综合征分类中属于"与特定情况有关的特殊综合征",在中华医学会儿科分会神经学组召开的第七届全国小儿神经病学术会议经过讨论提出的《关于小儿癫痫及癫痫综合征分类的建议》中,定为"各种诱发因素促发的癫痫及特殊综合征"的一种,由于热性惊厥患儿最终转变为癫痫者很少,因此本病未经长期追踪不能认定为癫痫,而是一种特殊综合征。

过去有关教科书曾称本病为"高热惊厥",并沿用多年,在 1999 年全国第九届小儿神经病学术会议上,代表们的共识是建议将"高热惊厥"改称"热性惊厥"并与国际接轨,全国自然科学名词审定委员会公布的医学名词也已将本病称为"热性惊厥"。

一、定义

引起小儿发热并伴惊厥的原因很多,如何界定作为一种疾病单元的热性惊厥,统一标准十分重要。1980 年美国国家卫生研究院关于热性惊厥共识研讨会提出以下定义:"热性惊厥是指年龄 3 个月至 5 岁发生的惊厥,伴有发热但无颅内感染等特定原因,凡是过去曾发生过无热惊厥者其伴有发热的惊厥应排除在热性惊厥之外。本病应与癫痫相鉴别,后者以反复发作的无热惊厥为特征"。目前国内外文献关于热性惊厥的定义与此相仿,但所定发病年龄段有不同,与发作相关的体温多数界定为 38 ℃,1983 年我国第一届小儿神经病学术会议《关于高热惊厥诊断和治疗

的建议》,所列诊断条件与上述原则相仿,但发病时体温定为 38.5 ℃。

二、临床表现

初次热性惊厥常发生在体温骤然升高的 12 小时以内,一般体温在 38～40 ℃,不典型病例发病时体温低于 38 ℃,发作形式一般呈全面性强直-阵挛发作,个别呈部分性发作或失张力性发作。全面性发作患者常伴短暂意识障碍但很快恢复。临床检查无神经系统感染(脑炎、脑膜炎、脑病)表现,初发年龄最早在出生后 1～2 个月,部分为 5～6 个月,国外文献称,本病绝大多数停止发作年龄为 6 岁,我国终止发作年龄偏大,可到 7～8 岁或更大,期间复发 1～3 次不等,个别可达 7 次或更多。本病的临床经过有多样性,分述如下:

(一)单纯热性惊厥

发病年龄 6 个月至 6 岁,体温骤升时很快出现惊厥,呈全面性强直或强直-阵挛发作,持续时间较短,一般不超过 5～10 分钟,发作前及发作后神经系统检查正常,无惊厥后瘫痪或其他异常,退热 1 周后脑电图检查结果正常,若无高危因素,本病愈后良好。

(二)复杂热性惊厥

发病年龄在 6 个月以下或在 6 岁以上仍发病,起病时体温可不足 38 ℃,发作形式有部分性发作表现,起病 24 小时内可复发 1 次或多次,惊厥时间较长,有的可达 20～30 分钟,发病前可能已有中枢神经系统异常(如:智力低下、脑损伤或脑发育不全等)热退后 1 周脑电图仍有异常。以上特征在一个病例不一定全都具备,其中:①24 小时内多次复发;②发作持续＞15 分钟;③发作形式呈部分性发作者,是主要诊断条件。

(三)热性惊厥的不典型表现

1.热性惊厥致惊厥持续状态

热性惊厥发作持续 30 分钟及以上,或在 30 分钟内反复惊厥期间神志不能恢复者,称为热性惊厥持续状态。有的患儿可在首次发作即持续状态。Nelson 和 Ellenberg 报告,在美国围产儿随访计划的 40 885 名 7 岁儿童中,热性惊厥有 1 706 例,其中惊厥持续超过 30 分钟者 1.4%,超过 1 小时者 0.7%,1/4 患儿的首次发作即为惊厥持续状态。此型患儿的主要发作类型符合复杂部分性发作并泛化为全面性发作。热性惊厥持续状态可能导致脑损伤和后遗症,故应积极防治。应当指出热性惊厥状态者应注意与脑炎或脑膜炎的鉴别,以免误诊。

2.热性惊厥伴发作后短暂肢体瘫痪

热性惊厥发作后出现短暂肢体瘫痪(Todd 麻痹)者并不多见,在 Nelson 和 Ellenberg 报告的 1 760 例中只占 0.4%,多见于复杂热性惊厥,其短暂肢体瘫痪持续时间短则 1～2 分钟,长者数小时,个别可达数天,平均为 1～2 小时,有的只涉及单侧肢体,有时可为双侧肢体,部分可见面瘫。惊厥后瘫痪持续时间长者应考虑有病前未察觉的中枢神经系统结构异常。这类患儿做脑电图检查时,于瘫痪肢体对侧的相应导联可能出现棘-慢波或尖-慢波发放,放射性核素扫描可见大脑相应半球追踪物聚集增多,但 MRI、CT 或 DSA 检查结果可以正常。这类患儿临床上应用注意与脑器质性疾病相鉴别,密切观察病情发展。

3.热性惊厥附加症

这是一个新提出的热性惊厥类型,其诊断标准是:在热性惊厥发展为典型癫痫之前,有 2 次以上的无热惊厥发作,或在 6 岁以后仍有热性惊厥者,称为热性惊厥附加症。

1997 年澳大利亚的 Scheffer 与 Berkovic 首先报道一个由英国移居澳大利亚的家族 8 代

2 000 多名成员，其第 6～8 代 67 名成员中的 25 名患有各种类型的癫痫，其中 9 名(36%)首先表现为热性惊厥，以后出现无热惊厥或在 6 岁后仍有热性惊厥，这部分患者被诊断为热性惊厥附加症，随访至平均 11 岁(范围 6～25 岁)发作停止，其余 16 名表现为热性惊厥附加症伴失神、热性惊厥附加症伴肌阵挛或失张力发作，称之为“伴有热性惊厥附加症的全面癫痫”，我国也已有 4 个家系报道，其 60 名成员中受累者 20 名，有热性惊厥附加症者 7 名。据了解，Scheffer 等最近认为伴有热性惊厥附加症的全面癫痫概念仅适用于群体，而国际抗癫痫联盟官方网站也已将伴有热性惊厥附加症的全面癫痫列为“在演变中的综合征”，是具有相似遗传特性的多种癫痫综合征的总称，不是某一癫痫综合征的诊断用语。目前认为热性惊厥附加症与伴有热性惊厥附加症的全面癫痫是同一基因的不同表现，其基因座位于染色体 19q13.1 或 2q21-q33，该基因与电压依赖性钠通道 β 亚单位异常有关。热性惊厥附加症的概念虽然已被一部分学者接受，但在临床工作中验证者不多，尤其是 6 岁以后仍有热性惊厥作为一个诊断热性惊厥附加症的条件尚有待商榷，我国热性惊厥复发停止的年龄偏大，在左启华等早年报告的 178 例中，病程在 5～8 年者 12 例(占6.8%)，8 年以上者 8 例(4.4%)，两者合计约占 11.2%，而同期 Nelson 和 Ellenberg 报道的 528 例本病患者中，病程达 8 年者只有 10 例(占 2%)。为了初步验证此问题，有学者曾调查自 1997 年 1 月至 2000 年 7 月间住院诊断为热性惊厥的患儿 488 名，其中符合热性惊厥附加症诊断条件者 11 例，占同期热性惊厥患儿总数的 2.25%，经过平均 22 月(范围 9 月～3 年 4 个月)的随访，其中 10 例已在 8 岁时停止发作，1 例在 11 岁时停止发作，精神、神经发育无明显异常，无1 例出现伴有热性惊厥附加症的全面癫痫的癫痫发作类型，初步印象是：该地区热性惊厥起病年龄有的偏大，病程中复发次数较多，最终发作停止年龄偏大，这些患儿是否就是热性惊厥附加症有待进一步研究。

三、病因和发病机制

过去教科书对本病的病因和发病机制叙述较笼统，提出是幼年机体中枢神经发育不成熟，髓鞘形成不完善，兴奋容易扩散，导致惊厥。近 30 多年来全世界学者(其中包括中国学者)对本病的病因和发病机制进行了不懈的研究，积累了大量资料，在一定程度上阐明了本病的病因和发病机制，现分述如下。

(一)遗传因素

1.遗传性

流行病学调查表明，热性惊厥患儿的父、母均有阳性病史者，其子女 55.6%发病；父、母一方有阳性病史者，其子女 21.7%患病；父母双方均无热性惊厥病史者，其子女患病率为 5.5%，接近一般群体发病率，以上只是较保守的估计，有的作者的统计远高于此。目前多数学者的共识是：本病有遗传性，但不是单一原因，具有遗传上异质性，其遗传方式可能是：①常染色体显性遗传，伴不同外显率；②多基因遗传；③多因素性致病，后者指遗传因素和环境因素等的联合作用。

2.分子遗传学研究

近年来，随着基因座神经学的兴起，研究热性惊厥易感基因和基因定位，探讨本病的发病机制已成为本病研究的热点，并已获得明显进展，有关热性惊厥易感基因定位可见表 3-2。

表 3-2　已知的热性惊厥及相关疾病基因座定位和相关基因

疾病	基因在染色体的定位	基因座名称	相关基因	家系来源
热性惊厥	8q13-q21	FEB1	不明	澳大利亚
	19p13.3	FEB2	不明	美国中西部
	2q23-q24	FEB3	不明	美国犹太州
	15q14-q15	FEB4	不明	日本
伴有热性惊厥附加症的全面癫痫	19q13.1		SCNIB	澳大利亚
	2q21-q33		SCNIA	法国
	5q34	GABARG2	(GABA)A 受体 γ-亚单位	法国

表 3-2 资料表明，热性惊厥已有 4 种基因座定位，说明本病的遗传异质性，其中 FEB2 基因定位于 19p13.3，长度约 11.7CM(注：CM＝厘摩，是遗传图距离单位，1CM＝1 000 kb)，该基因的分子生物学特性尚未阐明。关于伴有热性惊厥附加症的全面癫痫，已查明的有 3 种基因，其中两种与电压依赖性钠通道亚单位变异有关，以电压依赖性钠通道 β 亚单位变异为例，是由该基因错义突变导致细胞膜电压依赖性钠通道 β 亚单位上的胱氨酸被色氨酸取代，以致该通道亚单位上的双硫键(—S—S—)消失，通道功能发生障碍，钠离子过多流入神经元细胞内，导致细胞兴奋性增高，易引起惊厥发作，另一种与(GABA)A 受体 γ-亚单位基因突变使(GABA)A 受体跨膜区的甲硫氨酸被丝氨酸取代，导致快速抑制性 GABA 神经元功能障碍。

(二)神经生物化学异常

长期以来人们设想，中枢神经系统内神经介质或具有类似神经介质作用的化学物质作用不平衡，是引起热性惊厥的原因，相关研究已获得较大进展。

1.源于氨基酸类的介质

GABA、谷氨酸、门冬氨酸、$GABA_A$受体、谷氨酸受体(Glu 受体)、N-甲基门冬氨酸受体(NMDA 受体)及 a-氨基-3-羟基-5-甲基异噁唑-4-丙酸受体(AMPA 受体)与中枢神经系内的兴奋和抑制有关。GABA 和 GABA 受体一般起抑制作用，兴奋性氨基酸如门冬氨酸、谷氨酸、AMPA 等是具有神经兴奋性的介质，作用于相关受体起兴奋作用。用微透析方法实验证明，惊厥时脑内谷氨酸、门冬氨酸含量升高，发作停止后 1.5 小时 GABA 含量明显升高。临床上也发现热性惊厥患儿脑脊液内 GABA 含量低于对照组，癫痫患儿脑脊液谷氨酸和门冬氨酸含量高于对照组。以上资料表明，机体脑内 GABA 类介质不足，其受体功能障碍及兴奋性氨基酸含量升高可能是热性惊厥易感的原因之一。

2.肽类介质

(1)精氨酸血管升压素：由 9 个氨基酸组成的精氨酸血管升压素(arginine-vasopressin，AVP)可作用于丘脑和边缘系统，具有体温调节和引发惊厥作用，向实验动物脑室内注射 AVP 可引起受试动物发热和致惊厥阈值升高。若用红外线照射提高动物体温后，其 AVP 含量升高。临床上也观察到热性惊厥患儿脑脊液 AVP 含量比对照组高，可以认为，发热引起的 AVP 升高可能促使热性惊厥的发生。

(2)生长抑素：生长抑素(somatostatin，SST)是由 14 个氨基酸组成的寡肽，存在于大脑边缘系统，具有突触间缓慢信号传导功能，用“点燃”法诱发大鼠听源性惊厥时，其脑内 SST 含量升高，若同时给予 GABA 类抑制性介质，则 SST 含量减少，提示 SST 作为一种突触间缓慢信号传导介质，具有为发生惊厥"作准备"的作用。临床上发现热性惊厥患儿 SST 含量升高，并显著高于对照组，在惊厥发生后 3 小时开始下降，提示 SST 与热性惊厥发病有一定关系。有人提出：GABA 与 SST 可以共存于神经元突触区的囊泡内，呈神经递质共存状态，当 GABA 含量升高时 SST 含量减少，两者呈负相关。因此，突触区囊泡内 SST 增多时可伴发 GABA 减少，使机体有惊厥易感性，在发热等因素触发下，易于发生惊厥。

(3)细胞激肽：由病毒或细菌等外源性致热质作用于免疫细胞使后者产生的一系列细胞激肽如白介素(IL)、转移因子(IFN)、集落刺激因子(CSF)、肿瘤坏死因子(TNF)等，中性粒细胞、单核细胞和巨噬细胞可产生白介素-1(IL-1)、白介素-6(IL-6)、TNF 和 γ-干扰素(IFN-γ)，再在这些细胞激肽作用下形成前列腺素 E(PGE)，刺激体温中枢引起发热，同时 IL-1β 可以抑制大脑皮质和海马神经元内谷氨酰胺合成酶活性，导致 GABA 形成减少，减弱抑制性神经元的作用，导致发热时的惊厥易感性。海马组织存在较多 IL-1 受体，给予实验动物 IL-1β 后，可使受试动物对红藻酸"点燃"性惊厥的敏感性增加。能影响脑组织的细胞激肽种类很多，作用复杂，相关惊厥易感性的研究刚开始，虽有待进一步积累经验，但他们与热性惊厥的关系已初露端倪。

(三)GABA 能神经元功能减低

上文已介绍过 GABA 能神经元抑制功能不足，可能是热性惊厥发生的原因之一，动物实验表明：用热水浴提高大鼠体温后，其枕叶皮质自发放电增加，到达一定阈值后皮质脑电图可见痫样放电，并发生惊厥，其痫样放电源自枕叶皮质第 2～4 层神经元。若预先给予 GABA 受体拮抗剂，受试动物的热性惊厥阈值下降，反之若先给予 GABA 受体增强剂 Muscimol，受试动物热性惊厥阈值提高。大鼠大脑皮质第 2～4 层神经元是谷氨酸受体集中区，其密度高于 GABA 能受体的密度，易在体温升高时出现脑电图上的痫样放电。以上资料表明，热性惊厥的易感性 GABA 能神经元抑制功能不足有关，随着年龄增长，热性惊厥可以自愈，可能与 GABA 能神经元功能发育成熟过程有关。

(四)热性惊厥与病毒感染的关系

1.病毒感染与热性惊厥

引起热性惊厥的感染主要源自呼吸道感染，少数并发与胃肠炎、泌尿系统感染和某些发疹性疾病，涉及多种呼吸道或肠道病毒，在发疹性疾病伴热性惊厥时，曾分离出人类疱疹病毒-6 型(HHV-6)。在少数临床已诊断为热性惊厥的患儿脑脊液中，曾分离出多种病毒，具体参见表 3-3。

表 3-3 临床诊断为热性惊厥患儿脑脊液病毒分离结果[注1]

报告者(年份)	病例数	脑脊液检出病毒例数(%)	病毒名称	其他病原体分离结果	临床对发热原因的诊断
Familusi 等(1972)	105	2(1.9%)	柯萨基病毒 A15 弹状病毒[注2]	—	未明确
5quadrini 等(1980)	66	9(14%)	单纯疱疹病毒 1 型 1 例	—	未明确
			单纯疱疹病毒 2 型 4 例	—	未明确
			单纯疱疹病毒未分型 2 例		未明确
			埃可病毒 1 例	—	未明确
			肠道病毒(未分型) 1 例	—	未明确

（续表）

报告者（年份）	病例数	脑脊液检出病毒例数（%）	病毒名称	其他病原体分离结果	临床对发热原因的诊断
Lewis 等（1979）	73	4（5.4%）	腺病毒　1 型	尿大肠埃希菌培养（+）	中耳炎
			腺病毒 1,3 型 1 例		
			腺病毒 2 型 1 例	脑脊液嗜血流感杆菌（+）	无菌性脑膜炎
			副流感病毒 3 型　1 例	鼻咽部分离鼻病毒（+）	咽炎
Rantala	144	9（6.2%）	腺病毒　3 例	（-）	上呼吸道感染
			副流感病毒 2 型　1 例		
			副流感病毒 3 型　1 例		
			呼吸道合胞病毒　1 例	大便分离到脊髓灰质炎病毒 3 型	发疹性疾病
			乙型流感病毒　1 例		
			埃可病毒 11 型　1 例		上呼吸道感染
			单纯疱疹病毒　1 例		

［注 1］脑脊液常规检查均正常；［注 2］弹状病毒可引起水疱性口腔炎

表 3-3 资料显示：虽然本病患儿脑脊液常规检查正常，仍有 2%～6%的患儿脑脊液内可分离出肠道病毒、呼吸道病毒或单纯疱疹病毒，这些病例若做回顾性诊断应考虑为无菌性脑膜炎，但在入院当时脑脊液常规检查正常，按本病诊断标准似已可“排除中枢神经系统感染”而诊断为热性惊厥。这些事实提示，一小部分本病患儿实际上可能存在中枢神经系病毒感染，而临床上热性惊厥的定义只是对复杂临床表现的一种人为界定，存在一定片面性，另一方面也提示：这些患儿临床上中枢神经系统病变可能并不严重，但却表现惊厥，这种惊厥易感与机体的遗传特性有关。

2.人类疱疹病毒-6 型（HHV-6）

此病毒常导致婴幼儿发疹性疾病（如幼儿急疹），初次感染 HHV-6 时，发生热性惊厥的比例可占总病例数的 1/4～1/3，在未出疹前常诊断为上呼吸道感染合并热性惊厥，脑脊液常规检查正常，但若检测脑脊液 HHV-6 脱氧核糖核酸（HHV-6 DNA），其阳性率可达 24%～90%，因此，这些病例在修正诊断时可诊断为幼儿急疹伴热性惊厥。在一次 HHV-6 感染后，病毒可能在中枢神经系统内长期潜伏，当因其他疾病发热时可再次活化，导致惊厥。有人研究热性惊厥复发患儿的脑脊液，发现 HHV-6 DNA 阳性者很多。以上资料提示，HHV-6 感染与热性惊厥的发病和复发有一定关系。

四、病理

热性惊厥很少有当时死亡者，有关病理解剖的资料很少，热性惊厥持续状态可以引发与癫痫持续状态相类似的脑缺氧缺血性损害，表现为颞叶海马区和海马脚 CA_1 和 CA_3 区细胞群脱失，其次为杏仁核、丘脑、小脑浦肯野细胞和大脑皮质第三层的神经元脱失和胶质细胞增生。当前热性惊厥病理学研究的热点集中于两方面：①热性惊厥能否引起脑结构异常；②海马区神经细胞改变与颞叶癫痫有何因果关系。现分述如下。

（一）热性惊厥能否引起脑结构异常

此问题在人类病理解剖学上无直接记载，早年只限于对癫痫死亡病例的解剖，近 10 年又有对颞叶癫痫手术切除标本的研究，发现部分癫痫病例过去有热性惊厥病史，不少病理资料仅来源于急性动物实验模型。美国Jiang等及我国周国平等分别用45 ℃热水浴诱导生后22日龄大鼠(相当于人类1～2岁儿童)热性惊厥,在惊厥反复10次的动物,CA_1区神经元密度显著减少,腺粒体体积减小,基质浓缩、嵴模糊不清或消失部分出现空泡,高尔基复合体轻至中度肿胀,结论是:频繁发作的热性惊厥可导致发育期大鼠海马神经元损伤。但是,动物实验结果与临床上对热性惊厥预后的流行病学调查结果不相吻合,流调结果显示本病一般不造成明显后遗症。另有动物实验显示,幼年大鼠虽然对惊厥刺激易感,但不造成严重后果,推测与幼年动物在惊厥发生后脑内迅速出现神经元凋亡抑制基因强表达,从而抑制惊厥引起的神经元凋亡过程有关。

(二)癫痫患者海马硬化是否由惊厥引起,尤其是否由热性惊厥引起

早在1880年Sommer复习90例生前有惊厥史的尸体解剖资料,发现其海马区有明显神经元脱失,推测其起因与惊厥有关,其后Bratz和Staude的病理学研究证实,海马病变与颞叶癫痫有关,同时推测此类改变是幼年时惊厥引起的,Margerison和Corsellis进一步指出:惊厥发生于平均年龄6岁时其海马硬化较严重,而平均发生于16岁时其海马硬化程度较轻,以上就是惊厥能引起海马病变,并导致癫痫的观点的起源,学界一直争论至今。但是,上述理论不能被大组流行病学调查和一部分学者所作的幼年动物惊厥脑损伤模型所证实,也即:临床上热性惊厥的预后绝大多数是良好的,幼年动物对惊厥性脑损伤的耐受性远高于成年动物。为了证实惊厥发作与海马硬化的关系,Mathern等分别采用儿童期由海马以外病变引起的癫痫(如婴儿痉挛、癫痫持续状态)和原发于颞叶海马的癫痫患儿手术切除的海马组织进行对比观察,结果可归纳为:①人类海马Ammon角区的锥状神经元数量在出生后是相对稳定的,其齿状丘脑束区颗粒细胞成熟较晚。②由海马以外病变引起的婴幼儿惊厥(如婴儿痉挛缺氧缺血性脑病、惊厥持续状态)只引起Ammon角轻微神经元脱失伴中等程度齿状丘脑束区颗粒细胞脱失,并出现苔藓样芽生。③只有源于海马病变的复杂部分性发作者,其海马区才出现明显的神经元脱失和苔藓样纤维芽生等符合海马硬化的病理改变。④除海马以外的其他致痫灶虽可引起反复惊厥,但并不引起进行性海马硬化改变。

结论是:儿童惊厥可以引起海马区颗粒细胞发育延缓或受损,伴有苔藓样纤维芽生,由此引起的神经回路异常可导致慢性颞叶癫痫发作。但是,儿童期全面性惊厥发作不一定引起海马硬化。

总之,目前倾向于认为,由遗传因素决定的隐匿性海马畸形,可能是热性惊厥患儿继发顽固的颞叶癫痫和海马硬化的原因而不是热性惊厥的结果,若无上述因素,一般热性惊厥是不会引发海马硬化并导致日后癫痫发作,但目前仍有不少动物实验表明热性惊厥可引起海马神经元损伤,争论还将继续。在临床上,由海马硬化导致热性惊厥和日后复杂部分性发作者,其颞叶病变可通过脑电图和影像学检查(MRI和海马容积测定)初步加以显示。

五、脑电生理表现

(一)脑电图检查

已报道的小儿热性惊厥的脑电图异常率为2%～86%,引起如此巨大差异的原因与患儿年龄、描记时机、描记时间长短及判断标准不同有关。一般认为,本病发作1周之内痫波发放的阳性率为1.4%～3%,一般不具备特征性脑电图异常,具体改变有以下几种。

1.背景波异常

本病发作后当时脑电图可见1～2 Hz δ波活动,1～6天后仍有约1/3患儿有类似改变,1周后上述慢波活动明显减少。这种慢波活动在清醒时,尤其在枕部导联表现突出。若有局灶性慢波活动或棘波发放者,则应注意排除脑炎或惊厥性脑损伤的存在。

2.异常波发放

本病在惊厥1～6天内异常波爆发的比例不高，据Frantzen等的报告为1.4%，但麻生等的报告可达7.5%，主要见于复杂性热性惊厥患儿，主要波型为顶/颞区棘-慢波、尖波等。

3.发作间歇期脑电图

主要指发作停止后1个月描记时出现的某些异常：

(1)尖波或棘波发放：Thorn(1982)曾报道本病惊厥停止后1个月的910例患儿，其中77例有异常(占8.5%)，表现为尖波、棘波、多棘波或慢波发放，但若考虑到正常小儿脑电图也有1.9%可出现局限性尖波发放，两者相减，其异常波发放比例将在6%左右。

(2)清醒时顶部为主的4～7 Hz θ波活动：可在约50%的热性惊厥发作间歇期患儿见到，且睁眼时无抑制。

(3)入睡后顶部尖波伴高幅慢波活动：发生率约13.1%，但与日后癫痫发作等无关。

(4)局灶性棘波和中央前回棘波：发生率约4.2%，有此类改变者应重视，因其可能提示日后癫痫发作，包括日后出现伴有中央/颞区放电儿童良性癫痫。此外，顶/枕区也可出现类似的波形。

(5)双侧性同步棘-慢波：常出现于3岁左右小儿，睡眠期增多、过度换气或光刺激可诱发，发放持续长的可达2～3秒，以后转变为高幅慢波，其与本病的预后之间的关系尚不肯定，曾有人来决定长期用药预防者用药效果，减量或停药的指征之一，若棘-慢波消失，可将药物减量。

Rantala等认为，在热性惊厥后1～6天内单纯性热性惊厥与复杂性热性惊厥的脑电图改变是相同的。Mayta等发现，临床表现为复杂性热性惊厥的患儿，若病前中枢神经系统无异常，其脑电图异常率与单纯性热性惊厥相同，异常率很低。美国儿科科学院(AAP)1996年曾提出“发生于健康儿童的首次单纯性热性惊厥，脑电图检查可以不作为常规项目”。应当指出：临床脑电图检查对于有神经系统局部定位体征的热性惊厥患儿具有一定的鉴别诊断价值，尤其是曾有复杂性热性惊厥史后又出现无热(或低热)惊厥及有精神运动发育异常者，脑电图检查对指导临床处理是很有帮助的。

(二)诱发电位检查

已经证明，本病患儿存在大脑抑制机制不足，目前用体感诱发电位检查，发现给予刺激后大脑皮质可出现潜伏期20～100毫秒，振幅>10 μV的巨型体感诱发电位，这种波形在部分伴有中央颞区放电的小儿良性癫痫病例也可出现，因此，推测其起源可能是中央运动前回放电的结果，目前巨型体感诱发电位检查已被认为是小儿发育期大脑兴奋性增强，易发生惊厥的重要临床检查指标。

六、诊断与鉴别诊断

当遇到一名首次惊厥并伴发热的患儿时，应考虑的问题至少有：①是否为中枢神经系统感染？②有无早已存在的中枢神经系统异常，由于发热而触发惊厥？③是否有低钙血症和低血糖症等暂时性代谢紊乱？④是否仅是热性惊厥？

现将有关诊断和鉴别分述如下。

(一)诊断

中华医学会儿科分会小儿神经学组1983年提出的《关于高热惊厥诊断和治疗的建议》，经过20多年的实践，表明仍具有较大参考价值：

1.典型热性惊厥诊断标准

(1)最低标准：①首次发病年龄在4个月至3岁，最后复发年龄不超过7岁(请参阅本章临床表现部分)；②发热在38.5 ℃以上(注：目前国际上多定为38 ℃以上)，先发热后惊厥，惊厥多发于发热起始后12小时以内；③惊厥呈全身性抽搐，伴(短暂)意识丧失，持续数分钟以内，发作后很快清醒；④无中枢神经系统感染及其他脑损伤；⑤可伴有呼吸、消化系统急性感染。

(2)辅助检查：①惊厥发作2周后脑电图正常；②脑脊液常规检查正常。(注：国外学者多数主张首次热性惊厥应作脑脊液检查，但结合我国国情，并非每个病例都做，但在不能排除中枢神经系感染或其他疾病时应及时作此项检查)；③体格和智力发育史正常；④有遗传倾向。

2.不应诊断为热性惊厥的情况

(1)中枢神经系统感染伴惊厥。

(2)中枢神经系统其他疾病(颅脑外伤、颅内出血、占位病变、脑水肿、癫痫发作等)伴发热、惊厥者。

(3)严重的全身性生化代谢紊乱，如缺氧、水电解质紊乱、内分泌紊乱、低血糖、低血钙、低血镁、维生素缺乏(或依赖)症、中毒等伴惊厥者。

(4)有明显的遗传性疾病、出生缺陷或神经皮肤综合征(如结节性硬化等)，先天性代谢异常(如苯丙酮尿症)和神经节苷脂病等伴发的惊厥。

(5)新生儿惊厥。应进一步详查病因。

3.热性惊厥持续状态的诊断标准

(1)符合上述热性惊厥诊断标准[不含(1)第3项]。

(2)惊厥复发或连续发作，持续30分钟以上，在此期间意识不恢复。

注：有持续状态者应特别注意排除中枢神经系统感染，如脑炎等。

(二)鉴别诊断

热性惊厥的诊断，尤其是首次发作，在一定程度上是排除性诊断，临床上在紧急处理时应及时作出鉴别诊断。

1.神经系统疾病

最重要的是与颅内感染相鉴别，婴儿脑膜炎、脑炎或脑病发生惊厥的比例比年长儿高，4岁以下儿童患脑膜炎或脑炎时，发生惊厥者可能高达45%，患儿除了有发热和惊厥外，通常伴一定程度的意识障碍、目光凝视、易激惹、拒乳、呕吐及囟门膨隆等，典型者可有颈抵抗、布鲁津斯基征(+)、克尼格征(+)等脑膜刺激征，惊厥有时呈部分性发作，并可伴肢体运动障碍等，脑脊液常规检查、细菌学检查及病毒抗原或抗体检测有助于诊断。怀疑有脑炎、颅内出血或畸形者应在控制惊厥后作影像学检查(如CT或MRI)查找病灶。

脑病(如瑞氏综合征)、中毒性脑病(如继发于菌痢者)病程中可有发热、呕吐或反复惊厥，前者应及时检查肝功能和血氨，后者应及时作大便检验或其他相关检查。感染后脑炎或急性脱髓鞘性疾病可伴发惊厥，但惊厥后意识障碍较明显，病程较长应作脑脊液检查和影像学检查。

其他疾病如颅内出血癫痫等若就诊时有发热和惊厥，也应作鉴别。

2.传染病或发疹性疾病

急性传染病初期可以有发热，类似上呼吸道感染，若同时有惊厥应注意是否有脑炎或脑膜炎，后者可有意识障碍或反复惊厥，部分幼儿急疹患儿在病程中可有惊厥，若病程后期出现皮疹，或经血清学检查HHV-6感染，可以诊断为幼儿急疹，不宜诊断为“上感合并热性惊厥”。

3.神经系统慢性疾病发热时伴发惊厥

此类疾病众多，主要有神经皮肤综合征(如牛奶咖啡斑、结节硬化等)、脑发育不全、小头畸形、脑血管畸形、神经节苷脂病等，因发热诱发惊厥时，应注意检出原发病，不宜诊断为热性惊厥。

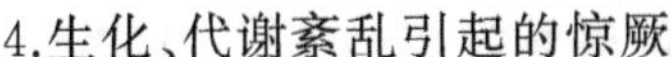

4.生化、代谢紊乱引起的惊厥

有低钙血症、低血糖或低镁血症者常可因发热而诱发惊厥,应予足够重视,对有相应病史(如手足搐搦症、DiGeorge 综合征)或体征的患儿应及时做急症生化分析,作出相应诊断。婴儿腹泻(婴幼儿急性肠胃炎)少数可伴发热和惊厥,同时可能存在低钠血症(少数为高钠血症)。抗利尿激素分泌不适当综合征(SIADH)可继发于感染或脑疾病,若同时有发热和惊厥者,不宜诊断为热性惊厥,以免延误正确诊治。

为了做好鉴别诊断,本病患儿应留院观察治疗,并做必要的检查:

(1)询问病史,包括既往热性惊厥史、亲属热性惊厥史,若有阳性可有助于诊断,但尚不足以排除中枢神经系疾病或其他疾病。

(2)仔细查体,应注意惊厥前后的神志、精神状态,有无脑功能障碍表现,有无脑膜刺激征或神经系统定位体征,以及可能引起发热和惊厥的其他系统疾病。

(3)血常规、尿常规及大便常规检查。

(4)血液生化检查。

(5)脑脊液常规检查:虽不必每人都做例行检查,但若不能排除中枢神经系统感染者必须检查,病情危重时可先经短期临床观察治疗后进行,例如脑膜炎、脑炎或脑病者可能伴有脑水肿和脑肿胀,可先经短期治疗(包括脱水剂的应用)后进行腰椎穿刺,注意避免脑疝发生引起的意外。

(6)脑电图检查:虽然有人主张单纯性热性惊厥患儿可不作为例行检查项目,但对复杂性热性惊厥或怀疑有中枢神经系统疾病者不仅应及时检查,而且应做必要的随访检查。

(7)影像学检查:头颅 CT 或 MRI 检查主要用于检出有无中枢神经系统病灶,可在必要时选用。

七、急诊处理

本病患儿的常规处理包括:①保持呼吸道通畅,反复惊厥发作伴缺氧青紫者应吸入氧气,其他护理原则与一般惊厥发作相同;②立即解除痉挛;③解除高热;④查找并治疗原发病。

(一)止痉药的选用

1.地西泮(安定)

地西泮每次 0.5 mg/kg,静脉缓慢注射,速度为 1 mg/min。此药作用迅速,疗效确切,适用于当时还有惊厥的患儿,缺点是必须开放液体通路,在基层门诊或家庭急救时不易做到;作用持续时间较短,药物原形及代谢产物去甲西泮和氧化安定的排泄半衰期虽为 1~2 天,但其止痉作用半衰期只有 15 分钟,对于发病后 24 小时内复发或多次复发者需重复应用。

有人介绍在门诊或家庭内急救治疗时,可用地西泮注射液每次 0.5~0.7 mg/kg 经直肠导入,可在 5 分钟后起效。

2.苯巴比妥钠(鲁米那钠)

剂量为每次 5~8 mg/kg,肌内注射,仍不失为一种安全有效的治疗方法,尤其适用于来医院时抽搐已停止者,可有预防复发之效。此药作用时间比安定长,并有协同退热药的作用。对于短期已用过安定静脉注射者,一般不宜再用苯巴比妥钠静脉注射,以免抑制呼吸,但肌内注射通常不出现上述不良反应。此药具有镇静、催眠作用,有可能影响对意识状态的观察。

3.劳拉西泮

此药起效快,药效持续时间比安定长,每次剂量为 0.05~0.1 mg/kg,静脉注射速度不超过 1 mg/min。此药血浆蛋白结合率为 85%~93%,清除半衰期为 8~25 小时,分布容积比安定小,血浆浓度较高,静脉注射后2～3分钟即可进入脑组织,作用峰值时间为30分钟。目前,此药在国外已普遍推荐应用,但国内尚未普遍开展。

(二)查找原发病及时控制高热

本病诱因主要是上呼吸道感染也可由其他病毒感染(婴儿应该注意HHV-6感染)、肠胃炎(如轮状病毒肠胃炎)及泌尿系统感染引起,均应作相应治疗,体温过高时可选用退热剂,如乙酰氨基酚或阿司匹林口服,静脉用药可选用赖氨酸阿司匹林,剂量每次10～20 mg/kg,一次最大量不超过0.2 g,可经由静脉滴注给药,此药起效快,不良反应比安痛定或安乃近等少,疗效可靠,必要时可在4小时后重复给药。应当指出:单用退热药治疗本身不可能预防热性惊厥的发生或复发。

八、长期连续用药预防

有关本病的长期连续用药预防存在以下沿革:20世纪60～80年代曾有许多学者提倡用长期连续用药预防,主要用药为苯巴比妥,少数用丙戊酸钠。20世纪90年代以来,由于大组随访资料证明本病的绝大多数呈良性经过,出现癫痫发作或神经精神发育异常的比例极低,反之,长期用苯巴比妥预防可导致一些患儿精神发育或行为异常、困倦、睡眠障碍、攻击行为、多动或注意力不集中等不良反应,提出应严格选择长期用药预防的病例,有的患儿可用间歇性短程用药预防代替连续用药。

(一)长期连续用药预防的指征

各家所用指征(也有称"高危因素"者)略有不同,现列表介绍以供参考(见表3-4)。

表3-4　热性惊厥长期连续用药预防指征

作者(年份)	美国:NIH《热性惊厥共识》1980	中华医学会儿科分会小儿神经学组《关于热性惊厥诊断治疗建议》(1983)	日本:福山幸夫等《热性惊厥座谈会》(1988)	蒋莉、蔡方成(1999)	日本:中泽友幸(2001)
指征	下述3项有任何一项者: ①已有中枢神经系异常者(如脑性瘫痪、小头畸形、精神发育迟滞等) ②惊厥持续＞15分钟,并呈复杂部分性发作者 ③父母或同胞兄弟姐妹有无热惊厥史者	①反复发作,1年内发作5次或以上者 ②发作呈持续状态 ③热性惊厥后转为无热惊厥或癫痫者 ④热性惊厥发作后2周,脑电图有特异性癫痫波形者[注1]	①发病前已有神经系统异常如脑性瘫痪、精神发育迟滞、小头畸形等 ②发作呈15～20分钟长程发作者 ③呈部分性发作或部分性发作伴泛化者 ④父母或同胞有无热惊厥或癫痫者 ⑤初发年龄＜1岁或＞6岁 ⑥24小时内复发2～3次者 ⑦发作前体温不足37.5 ℃者 ⑧单纯性热性惊厥1年反复发作4～5次以上 ⑨脑电图有特异性痫波发放者[注2]	①已有2次或更多次低热(＜38 ℃)发作史者 ②每次发作有15～20分钟的长程发作史或间歇投药无效或有困难者(从发热到发作出现间隔时间太短)[注1]	①发病前已有中枢神经系统异常 ②低热即可引起发作且反复发作者 ③复杂部分性发作形式且呈长程发作者 ④间歇投药预防失败或实施困难 ⑤已查出有热性惊厥有关基因者[注1]

[注1]未指明须有几项才选择长期用药;[注2]长期用药指征为:①～⑨项有任何3项或①～③项中有任何2项者为长期用药指征

表 3-4 资料表明，本病需长期连续用药预防的指征，不同年代和不同地区是有差别的，虽未形成一致意见，但已有“信息性共识”可以参照，也有学者认为应从严掌握，不少病例应先试用间歇用药预防。

(二)药物

1.苯巴比妥

剂量 2～5 mg/(kg・d)，分 1～2 次口服，参考血浓度为 15 μg/mL，连续口服两年。但近年选用者已很少。

2.丙戊酸钠

剂量 20 mg/(kg・d)，分 2～3 次口服，此药有引起肝功能异常或单项转氨酶升高的潜在危险，个别也可引起造血异常，使用时应注意检查，疗程同上，但已不再推荐使用。

凡在投药期间仍有热性惊厥复发者可适当增加用量，若已经转变为癫痫发作，可以更换其他抗癫痫药物。卡马西平、苯妥英钠对预防热性惊厥无效，托吡酯能否用于预防热性惊厥尚未见报道。

九、间歇用药预防

由于长期连续用药预防有一定不良反应，有人提出平时可不服药，一旦发热即用药数天，预防惊厥发作，称为间歇用药预防或安定间歇投药预防。

(一)用药指征

(1)有长程发作(15～20 分钟)史者。

(2)热性惊厥发作≥2 次者。

(3)有表 3-5 所列指征≥2 项者。

(二)药物及用法

1.地西泮(安定)溶液(或栓剂)

经直肠给药，剂量为每次 0.5 mg/kg，一般在体温 37.5 ℃时即应给药，初次给药后若发热持续，可于 8 小时后重复给药。若 24 小时后仍有发热(≥38 ℃)可第三次给药。也可用安定片剂口服，剂量每次 0.3 mg/kg，每隔 8 小时一次，总量约 1 mg/(kg・d)，一般根据热程可用 2～3 天，不良反应有嗜睡、烦躁或共济失调等。如用药方法正确，此法可防止约 2/3 患儿的热性惊厥复发。

2.氯硝西泮(氯硝安定)溶液

剂量为每次 0.05～0.1 mg/kg，经直肠给药。

3.10%水合氯醛液

(1)指征：患儿对安定类过敏，或有重症肌无力、先天性青光眼者可试用此药代替。

(2)用法：3 岁以内的小儿剂量为每次 250 mg，3 岁以上者剂量为每次 500 mg，做保留灌肠。

此药在体内可转化为活性代谢中间产物三氯乙醇，具有抗惊厥作用，该药作用时间比安定类长，并有中枢镇静、催眠作用，用于本病的预防经验尚不充分，应注意临床观察。

(三)效果评价

用安定间歇投药预防已有近 20 年历史，在日本及欧洲应用较早，据丹麦对 3 万名患儿用药经验总结认为有效，且无 1 例死亡，以后又有用双盲法对照的经验总结，认为投药组与对照组并无明显差异，为此，Rantala对有关报道作了荟萃分析，结果认为间歇给药预防是无效的，上述相互矛盾的结果可能由多种因素引起：①家长（或监护人）的依从程度，能否及时用药或重复用药；②剂量及用药方法是否正确（所谓“无效”者有不少是剂量不足）；③病例的选择忽视了个体性，对照组病例属于“轻型”者再发率低，与用药组相比，不能显示显著性差异。

我国屈素清等的临床观察（用安定栓剂直肠给药）、蒋莉和蔡方成用氯硝安定直肠给药的动物止惊实验均提示所用方法对预防惊厥发作是有效的。总之，对间歇直肠给药预防的效果虽有待进一步作前瞻性研究，以便作出客观评价，但有一个问题已明确：应对家长或监护人作详细指导，掌握用药指征、时间、方法、剂量及必要的重复给药等知识，否则将影响预防效果。

十、日常生活指导

（一）预防接种

热性惊厥发病年龄小，在该年龄段又是法定预防接种的年龄段，而预防接种可能引起发热，因此家长或保健人员对是否由此导致热性惊厥甚为关注，预防接种引起发热的比例约为10%，引起惊厥者约为1%，以1～2岁的婴幼儿较多见。

较易引起发热的疫苗有：百白破三联疫苗，腮腺炎、风疹及麻疹疫苗（关于流行性脑膜炎及乙型脑炎疫苗也应注意），随着疫苗质量的改进，其引起发热反应的比例有下降趋势。

目前对有热性惊厥史的小儿是否进行预防接种，尚无具体规定。有下列建议供参考：

(1)权衡接种疫苗的必要性和得失，若因当时该地区有相关疾病流行需接种时，应注意接种引起的不良反应，取得家长（或监护人）的同意，并达成共识。

(2)指导家长如何处理可能发生的不良反应，包括如何使用退热药及抗惊厥药物的间歇短程预防。

(3)较易引起发热的疫苗有：百白破三联疫苗（接种后第1～2天），麻疹疫苗（接种后第7～10天），届时应采取防范措施。

(4)强调个体化：不能一概不接种或强迫必须接种，必要时可推迟1～2年后进行，但应取得家长的谅解，达成共识，并做记录。

(5)注意疫苗使用说明，若指出应禁忌者，不宜应用。

（二）日常用药时应注意的品种

本病患儿因其他疾病而需用药时，应注意该类药物有引起惊厥发作的潜在可能性。

(1)拟交感神经药：主要是用于滴鼻的血管收缩剂，如麻黄素、萘甲唑啉等应慎用。

(2)抗组胺药及相关药物：包括酮替酚、异丙嗪、氯苯那敏等，H_1受体阻滞剂可以通过血-脑屏障，影响大脑组胺能神经元功能，在复方感冒治疗药中使用较普遍，有人注意到本病患儿服用此类复方退热药后，发生惊厥者比不服此类药的对照组多。例如，横山浩之报告22名1～2岁有热性惊厥史的婴幼儿服用含H_1受体阻滞剂的复方退热药后有10例发生惊厥，占45%，而发热后服用不含H_1受体阻滞剂的退热药的对照组44例中有10例发生惊厥，占22%，两组相比有显著差异。Yasuhara曾报道2名婴儿用酮替酚8～10天后出现West综合征（婴儿痉挛）。因此，有热性惊厥病史的小儿退热药宜用单药制剂（如乙酰胺基酚类）。

(3)茶碱和含咖啡因类的药物（如索米痛片、快克等）应慎用。此类药物可能抑制中枢神经系抑制性介质GABA的作用，导致惊厥易感性，有人报道，425例支气管哮喘患儿服用茶碱类进行治疗，其发热时惊厥发生率为14.5%，比普通群体热性惊厥的发病率高。最近研究显示：腺苷也是中枢神经系统中的重要调控物质，对神经元起抑制作用，咖啡因作为腺苷受体拮抗剂可刺激神经元腺苷激酶的过度表达，引起惊厥加重，因此热性惊厥儿童的退热剂中不宜含咖啡因。

(4)其他药物：包括氯丙嗪、氟哌啶醇、大剂量青霉素、亚胺培南类抗生素、三环类抗抑郁剂、利他灵等，均应慎用或不用。

十一、热性惊厥的复发问题

一般认为首次发作后复发者至少有1/3，经过多年经验积累，本病复发的高危因素和年龄上限已较明确。

(一)热性惊厥复发的高危因素

根据Knudsen总结世界有关文献，最近还提出以下复发高危因素：①发病年龄<15个月；②一级亲属有癫痫史；③一级亲属有热性惊厥史；④已有多次发作者；⑤首次发作呈复杂性热性惊厥者。具有以上5个高危因素1～2项者25%～50%复发，具有3个或3个以上高危因素者50%～100%复发，后者可作为间歇用药预防的对象，以减少复发率。

(二)热性惊厥复发的年龄上限

多数学者认为本病的复发绝大多数在6周岁后停止，Nelson和Ellenberg总结20世纪70年代美国全国围产儿随访计划(NCPP)54 000名活产婴，对其中有热性惊厥者随访至7岁，其首次发病后再发的年龄间隔最长为49～84个月(4～7年)，占全部病例的2%。同期间我国左启华等随访178例患儿，病程超过8年者8例，占4.4%。日本学者观察到起病年龄较早者(平均年龄1.79岁±1.28岁)，最终发作年龄为7.6岁±1.5岁，起病年龄偏大者(8.32岁±2.54岁)其最终发作年龄偏大(8.5岁±2.8岁)，两组最终发作年龄有显著差异，认为少数本病患儿最终停止发作年龄为8～10岁。有学者观察的488例患儿在6岁后仍有发作者11例(占2.2%)，其中10例8岁前终止发作，1例在11岁时终止发作，国内报道个别有年龄更大者。应当指出：凡6岁后仍有热性惊厥发作者或其间夹杂有无热惊厥者要注意是否为热性惊厥附加症，并注意是否以后有伴热性惊厥附加症的全面癫痫发作。

十二、热性惊厥与日后癫痫发作

此问题有两方面研究成果：①热性惊厥日后转变为癫痫发作；②癫痫患儿既往史中伴有发热的惊厥发作，现分述如下：

(一)热性惊厥日后发生癫痫

本病日后发展为无热惊厥乃至癫痫的比例不高，一般不超过5%，但由于病例来源、调查方法和发作类型等不同，各家报道的比例有一定差异。

一般认为，热性惊厥日后发生癫痫的高危因素主要是：①发病前已有中枢神经系统发育异常；②表现为复杂性热性惊厥；③有癫痫家族史(其中应注意是否为伴有热性惊厥附加症的全面癫痫$^{+}$)。

(二)癫痫患儿既往的热性惊厥史

Berg等报道在524名1岁以后发生癫痫的患儿中，72例(13.9%)有热性惊厥史，其癫痫病因分类依次为：隐源性、症状性、特发性，但在类型上表现为失神发作者极少见，Camfield报道

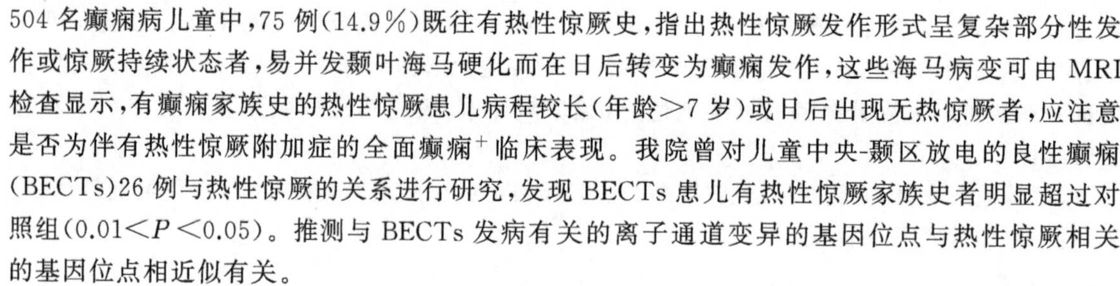

504 名癫痫病儿童中，75 例(14.9%)既往有热性惊厥史，指出热性惊厥发作形式呈复杂部分性发作或惊厥持续状态者，易并发颞叶海马硬化而在日后转变为癫痫发作，这些海马病变可由 MRI 检查显示，有癫痫家族史的热性惊厥患儿病程较长(年龄>7 岁)或日后出现无热惊厥者，应注意是否为伴有热性惊厥附加症的全面癫痫$^{+}$临床表现。我院曾对儿童中央-颞区放电的良性癫痫(BECTs)26 例与热性惊厥的关系进行研究，发现 BECTs 患儿有热性惊厥家族史者明显超过对照组($0.01<P<0.05$)。推测与 BECTs 发病有关的离子通道变异的基因位点与热性惊厥相关的基因位点相近似有关。

十三、热性惊厥的远期预后

经过近 30 年的反复研究，可以基本肯定热性惊厥的绝大多数表现为一种良性自限性疾病，作为一个整体其发生癫痫的比例不超过 5%，但有高危因素者可能还要高些。人们十分关注本病的惊厥是否造成其他远期后果，包括智力、行为、学习能力和学业成绩进步等，初步结论仍是乐观的，经研究表明：本病患儿在随访中的智力、心理、行为、学习能力、学业进步与正常对照组儿童相比无明显差异。Verity 等对全英国 1970 年 4 月某州出生的小儿 14 676 名进行前瞻性研究(即 CHES 研究)，到他们 10 岁时累计有 381 名发生过热性惊厥(有 17 名在起病前已查出有神经系统异常者排除在外)，其中 287 名为单纯性热性惊厥，94 名为复杂性热性惊厥，与无热惊厥史的对照组相比较，其智力发育、行为和学业进步与无病者并无差异。同样早在 20 世纪 50 至 60 年代美国全国围产儿随访计划(即 NCPP)对 54 000 名出生婴儿随访至 7 岁，取 431 名有热惊厥的儿童与家庭情况相匹配的对照儿童进行前瞻性观察，发现两组在智力发育和学业进步方面无统计学差异。

我国刘智胜、林庆对 1984－1987 年在北京大学第一医院因首次热性惊厥发作住院的 106 名儿童(失访者已除外)做 5～8.5 年的远期随访，发现 5.7%转变为癫痫，有 3 例(2.8%)留有智力低下，其中发作次数多，惊厥持续时间长的易影响智力和社会适应能力。对这三名有智力缺陷的儿童做进一步分析发现：1 例发病前已有神经精神发育异常，1 例虽仅发作过 1 次，但其父母均为文盲，对患儿缺少关心和教育，另 1 例复发 7 次，每次均超过 10 分钟，考虑可能为惊厥性脑损伤所致，作者们认为，热性惊厥本身对患儿智力发育的影响较小。最近，上海学者追访 101 名热性惊厥患儿的转归，其中 2 例转为无热惊厥(1.98%)，1 例有智力低下(原有脑萎缩)，也证实热性惊厥本身对患儿智力发育影响较小。

总之，热性惊厥是一种与特定情况(发热)有关的发作性疾病，在小儿的发病率为 2%～5%，多数表现为单纯性热性惊厥，少数表现为复杂性热性惊厥或热性惊厥附加症。作为一种疾病单元，本病有一定自限性，预后良好，对具有复发高危因素者宜选用间歇用药预防，目前已不推荐长期连续用药预防。本病转变为无热惊厥或癫痫者约 5%，病前已有中枢神经系统异常，发作呈持续状态或部分性发作形式者日后发生癫痫的比例增多。本病(尤其是单纯性热性惊厥者)一般不影响日后的智力、心理、社会适应能力、学习能力和学业进步，但在日常生活中(如预防接种和用药)仍应注意区别对待。

(谢凤霞)

第七节　吉兰-巴雷综合征

吉兰-巴雷综合征又称急性炎症性脱髓鞘性多神经根神经病，是免疫介导的脊髓神经根和周围神经炎症性脱髓鞘性疾病。该病以肢体对称性弛缓性瘫痪为主要临床特征。病程呈自限性，大多在数周内完全恢复，但严重者急性期可死于呼吸肌麻痹。

一、病因与发病机制

吉兰-巴雷综合征的病因虽不完全明了，但近年的相关研究取得了很大进展，多数学者强调本病是一种与感染相关的自身免疫性疾病。多种因素均能诱发本病，但以空肠弯曲菌等前驱感染为主要诱因。

（一）感染因素

约 2/3 的吉兰-巴雷综合征患者在病前 6 周内有明确前驱感染史。病原体主要包括：

1.空肠弯曲菌

空肠弯曲菌是吉兰-巴雷综合征最主要的前驱感染病原体，在我国和日本，42%～76%的吉兰-巴雷综合征患者的血清中有该菌特异性抗体滴度增高或有病前该菌腹泻史。其中以 Penner 血清型 O：19 和 O：4 与本病发病关系最密切。已证实它们的菌体脂多糖涎酸等终端结构与周围神经表位的多种神经节苷脂如 GM_1、GM_{1b}、GD_{1a}、GQ_{1b}等存在类似分子结构，从而发生交叉免疫反应。感染该菌后，血清中同时被激发抗 GM_1、GM_{1b}和抗 GD_{1a}、GQ_{1b}等抗神经节苷脂自身抗体，导致周围神经免疫性损伤。

2.巨细胞病毒

巨细胞病毒是占前驱感染第二位的病原体，欧洲和北美地区多见，患者抗该病毒特异性抗体和抗周围神经 GM_2抗体同时增高，致病机制也认为与两者的某些抗原结构相互模拟有关。

3.其他病原体

主要包括 EB 病毒、带状疱疹病毒、HIV 和其他病毒、肺炎支原体感染等，致病机制与巨细胞病毒相似。

（二）疫苗接种

仅少数吉兰-巴雷综合征的发病与某种疫苗注射有关，主要是狂犬病病毒疫苗，其他可能有麻疹疫苗、破伤风类毒素和脊髓灰质炎口服疫苗。

（三）免疫遗传因素

人群中虽经历相同病原体的前驱感染，但仅有少数人发生吉兰-巴雷综合征，从而推测存在遗传背景的易感个体，如特异的 HLA 表型携带者受到外来刺激（如感染）后引起的异常免疫反应，破坏神经原纤维，导致本病的发生。

二、病理分类和特征

周围神经束通常由数十根或数百根神经原纤维组成，其中大多数为有髓鞘原纤维（图 3-5）。原纤维中心是脊髓前角细胞运动神经元伸向远端的轴突，轴突外周紧裹由施万细胞膜同心圆似的围绕轴突旋转而形成的髓鞘。沿原纤维长轴，髓鞘被许多 Ranvier 结分割成长短相同的节段。相邻两个 Ranvier 结间的原纤维称结间段，每一结间段实际由一个施万细胞的细胞膜紧裹。

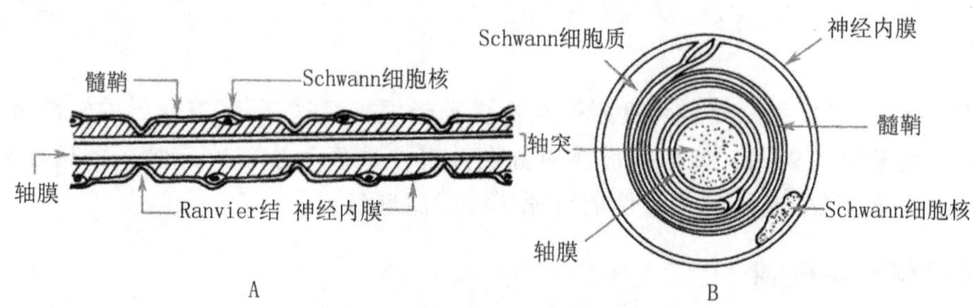

图 3-5　周围神经原纤维示意图

A.原纤维纵切面；B.原纤维横切面

由于前驱感染病原体种类的差异和宿主免疫遗传因素的影响，吉兰-巴雷综合征患者的周围神经主要表现为髓鞘脱失、轴索变性，或两者皆有。主要损伤周围神经的运动纤维或同时损伤运动纤维和感觉纤维，从而形成不同特征的临床和病理类型。目前主要分为以下 4 种类型：

（一）急性炎症性脱髓鞘性多神经病（AIDP）

在 T 细胞、补体和抗髓鞘抗体作用下，周围神经运动和感觉原纤维同时受累，呈现多灶节段性髓鞘脱失，伴显著巨噬细胞和淋巴细胞浸润，轴索相对完整。

（二）急性运动轴索型神经病（AMAN）

结合免疫复合物（补体和特异性抗体）的巨噬细胞经 Ranvier 结侵入运动神经原纤维的髓鞘和轴突间隙，共同对轴膜发起免疫性攻击，引起运动神经轴突 Wallerian 样变性。病程初期髓鞘相对完整无损。

（三）急性运动感觉轴索型神经病（AMSAN）

也是以轴突 Wallerian 样变性为主，但同时波及运动和感觉神经元纤维，病情大多严重，恢复缓慢。

（四）Miller-Fisher 综合征（MFS）

为吉兰-巴雷综合征的特殊亚型，目前尚缺少足够尸解病理资料。临床主要表现为眼部肌肉麻痹和共济失调，腱反射减弱，无肢体瘫痪。患者血清抗 GQ_{1b} 抗体增高，而支配眼肌的运动神经末梢、本体感觉通路和小脑神经元均富含此种神经节苷脂。

三、临床表现

任何年龄均可患病，但以学龄前和学龄期儿童居多。我国患儿常以空肠弯曲菌为前驱感染，故农村较城市多见，且夏、秋季发病增多。病前可有腹泻或呼吸道感染史。

（一）运动障碍

运动障碍是本病的主要临床表现，呈急性或亚急性起病，四肢尤其下肢弛缓性瘫痪是本病的基本特征。两侧基本对称，以肢体近端或远端为主，或近端、远端同时受累。瘫痪可能在数天或数周内由下肢向上发展，但绝大多数进行性加重不超过 3～4 周。进展迅速者也可在起病 24 小时或稍长时间内出现严重肢体瘫痪和（或）呼吸肌麻痹，后者引起呼吸急促、声音低微和发绀。

部分患者伴有对称或不对称脑神经麻痹，以核下性面瘫最常见，其次为展神经。当波及两侧第Ⅸ、Ⅹ、Ⅻ对脑神经时，患者呛咳、声音低哑、吞咽困难，口腔唾液积聚，很易引起吸入性肺炎并加重呼吸困难，危及生命。个别病例出现由上向下发展的瘫痪。

（二）感觉障碍

感觉障碍症状相对轻微，很少有感觉缺失者，主要表现为神经根痛和皮肤感觉过敏。由于惧怕牵拉神经根加重疼痛，可有颈项强直，Kernig 征阳性。神经根痛和感觉过敏大多在数天内消失。

（三）自主神经功能障碍

症状较轻微，主要表现为多汗、便秘、不超过 12～24 小时的一过性尿潴留、血压轻度增高或心律失常等。

四、实验室检查

（一）脑脊液检查

80%～90%的吉兰-巴雷综合征患者脑脊液中蛋白增高，但白细胞计数和其他均正常，即脑脊液蛋白-细胞分离现象，是本病特征。然而，这种蛋白-细胞分离现象一般要到起病后第 2 周才出现。

（二）神经传导功能测试

以髓鞘脱失为病理改变者，如 AIDP 患者，主要呈现运动和感觉神经传导速度减慢、远端潜伏期延长和反应电位时程增宽，波幅减低不明显。以轴索变性为主要病变者，如 AMAN 患者，主要呈现运动神经反应电位波幅显著减低，而 AMSAN 同时有运动和感觉神经电位波幅减低，传导速度基本正常。

（三）脊髓磁共振

可能有助于对神经电生理检查未发现病变的患者建立诊断，典型患者脊髓 MRI 可显示神经根强化。

五、诊断与鉴别诊断

（一）诊断

根据 2010 年 8 月我国学者提出的中国吉兰-巴雷综合征诊治指南，AIDP 诊断标准：①常有前驱感染史，急性或亚急性起病，进行性加重，多在 2 周左右达高峰；②对称性肢体无力，重症者可有呼吸肌无力，四肢腱反射减弱或消失；③可伴轻度感觉异常和自主神经功能障碍；④脑脊液呈现蛋白-细胞分离现象；⑤电生理检查：运动神经传导潜伏期延长，运动神经传导速度减慢，F 波异常，传导阻滞，异常波形离散等；⑥病程呈自限性。AMAN 和 AMSAN 诊断标准：临床表现与 AIDP 类似，通过肌电图检查结果区分。

（二）鉴别诊断

本病要注意和其他急性弛缓性瘫痪疾病鉴别，主要有以下几种。

1.肠道病毒引起的急性弛缓性瘫痪

我国已基本消灭了脊髓灰质炎野生型病毒株，但仍有柯萨奇病毒、埃可病毒等其他肠道病毒引起的急性弛缓性瘫痪。根据其肢体瘫痪不对称，脑脊液中可有白细胞增多、周围神经传导速度正常、急性期粪便病毒分离阳性，容易与吉兰-巴雷综合征鉴别。

2.急性横贯性脊髓炎

在锥体束休克期表现为四肢弛缓性瘫痪，需与吉兰-巴雷综合征鉴别，但急性横贯性脊髓炎有尿潴留等持续括约肌功能障碍和感觉平面障碍，而且急性期周围神经传导功能正常。

3.其他

包括双侧性脑卒中、急性小脑性共济失调、后颅窝肿瘤、脊髓压迫症、脊髓前角动脉综合征、中毒性或药物性周围神经病、肉毒中毒、重症肌无力、肌炎和多发性肌炎、代谢性肌病、周期性瘫痪等。

六、治疗

(一)护理和对症支持治疗

本病虽缺少特效治疗，但病程呈自限性，大多可望完全恢复，积极的支持治疗和护理措施是顺利康复的关键。对瘫痪正在继续进展的患儿，原则上都应住院观察。①保持呼吸道通畅，勤翻身，防止坠积性肺炎和压疮；②吞咽困难者要鼻饲，以防吸入性肺炎；③保证足量的水分、热量和电解质供应；④补充B族维生素、ATP、辅酶A、胞磷胆碱及神经生长因子等，以促进神经修复；⑤尽早对瘫痪肌群进行康复训练，防止肌肉萎缩，促进恢复。

(二)呼吸肌麻痹的抢救

呼吸肌麻痹是本病死亡的主要原因。对出现呼吸衰竭，或因咳嗽无力及第Ⅸ、Ⅹ、Ⅻ对脑神经麻痹致咽喉分泌物积聚者，应及时进行气管切开或插管，必要时使用机械通气以保证有效的通气和换气。

(三)免疫调节治疗

静脉注射大剂量免疫球蛋白可能具有结合自身抗体、吸收补体、下调B细胞介入的抗体合成、阻断活化的受体、增强抑制性T细胞活性、干扰淋巴细胞增殖和细胞因子合成等多重免疫调节作用。剂量为400 mg/(kg·d)，连用5天。也可按2 g/kg，一次负荷剂量静脉滴注。其总疗效与血浆交换治疗相当。

目前多数专家认为肾上腺皮质激素对本病治疗无效。

七、预后

本病病程呈自限性。肌肉瘫痪停止进展后数周内，大多数患儿肌力逐渐恢复，3～6个月内完全恢复。但有10%～20%的患儿遗留不同程度的肌无力，1.7%～5%死于急性期呼吸肌麻痹。病变累及脑神经、需要气管插管、肢体瘫痪严重者往往提示将留有后遗症。

(宋宪良)

第八节　肌营养不良症

肌营养不良症是一组遗传性肌肉变性疾病。临床特点为进行性加重的对称性肌无力、肌萎缩，最终完全丧失运动功能。根据遗传方式、发病年龄、肌无力分布、病程及预后可分为抗肌萎缩蛋白相关性肌营养不良(既往称为假肥大型肌营养不良)、Emery-Dreifuss肌营养不良、面肩肱型肌营养不良、肢带型肌营养不良、眼咽型肌营养不良、远端型肌营养不良、强直型肌营养不良及先天性肌营养不良。

抗肌萎缩蛋白相关性肌营养不良是肌营养不良症中最常见,也是小儿时期最常见、最严重的一型,无种族或地域差异。本节主要介绍 Duchenne 和 Becker 肌营养不良。Duchenne 和 Becker 肌营养不良(Duchenne/Becker muscular dystrophy,DMD/BMD)代表假肥大型肌营养不良的两种不同类型,主要发生在学龄前和学龄期,其临床表现相似。DMD 发病率为 1/3 500 活产男婴,BMD 仅为其 1/10。

一、病因和发病机制

Duchenne 和 Becker 肌营养不良是由于染色体 Xp21.2 上编码抗肌萎缩蛋白的基因突变所致,属 X 连锁隐性遗传性疾病,一般是男性患病,女性携带突变基因。然而,实际上仅 2/3 的患者的病变基因来自母亲,另 1/3 的患者是自身抗肌萎缩蛋白基因的突变,此类患儿的母亲不携带该突变基因,与患儿的发病无关。

抗肌萎缩蛋白位于肌细胞膜脂质层中,对稳定细胞膜,防止细胞坏死、自溶起重要作用。定量分析表明,DMD 患者肌细胞内抗肌萎缩蛋白几乎完全缺失,故临床症状严重;而抗肌萎缩蛋白数量减少或分子结构异常则导致 BMD,后者预后相对良好,病程进展相对缓慢。由于该蛋白也部分地存在于心肌、脑细胞和周围神经结构中,故部分患者可合并心肌病变、智力低下或周围神经传导功能障碍。

二、病理

显微镜下见肌纤维轻重不等的广泛变性坏死,间有深染的新生肌纤维;内有纤维组织增生或脂肪充填,并见针对坏死肌纤维的反应性灶性单核细胞浸润。

三、临床表现

男孩患病,但个别女孩除携带突变基因外,由于另一 X 染色体功能失活也可发病。本病主要表现如下。

(一)进行性肌无力和运动功能倒退

患儿出生时或婴儿早期运动发育基本正常,少数有轻度运动发育延迟,或独立行走后步态不稳,易跌倒。DMD 一般 3 岁后症状开始明显,骨盆带肌无力日益严重,行走摇摆如鸭步态,跌倒更频繁,不能上楼和跳跃。肩带和全身肌力随之进行性减退,大多数 10 岁后丧失独立行走能力,20 岁前大多出现咽喉肌肉和呼吸肌无力,声音低微,吞咽和呼吸困难,很易发生吸入性肺炎等继发感染死亡。BMD 症状较轻,可能存活至 40 岁后。

(二)Gowers 征

由于骨盆带肌早期无力,一般在 3 岁后患儿即不能从仰卧位直接站起,必须先翻身成俯卧位,然后两脚分开,双手支撑于地面,继而一只手支撑到同侧小腿,并与另一手交替移位支撑于膝部和大腿上,使躯干从深鞠躬位逐渐竖直,最后呈腰部前凸的站立姿势。

(三)假性肌肥大和广泛肌萎缩

早期即有骨盆带和大腿部肌肉进行性萎缩,但腓肠肌因脂肪和胶原组织增生而假性肥大,与其他部位肌萎缩对比鲜明。当肩带肌肉萎缩后,举臂时肩胛骨内侧远离胸壁,形成"翼状肩胛”,自腋下抬举患儿躯体时,患儿两臂向上,有从检查者手中滑脱之势,称为“游离肩”。脊柱肌肉萎缩可导致脊柱弯曲畸形。疾病后期发生肌肉挛缩,引起膝关节、腕关节或上臂屈曲畸形。

(四)其他

多数患儿有心肌病,甚至发生心力衰竭,其严重度与骨骼肌无力并不一致,心搏骤停造成猝死更多见于 BMD 患者。几乎所有患儿均有不同程度的智力损害,IQ 平均为 83,与肌无力严重度也不平行。BMD 患者容易发生恶性高热,在全身麻醉时需予以重视。

四、实验室检查

(一)血清肌酸激酶(CK)

显著增高,可高出正常值数十甚至数百倍,这在其他肌病均很少见。其增高在症状出现以前就已存在。当疾病晚期,几乎所有肌纤维已经变性时,血清肌酸激酶含量反可下降。肌酸激酶水平与疾病严重程度无关,不作为判断治疗效果的标志。

(二)肌电图

呈典型肌病表现,周围神经传导速度正常。

(三)肌肉活体组织检查

见病理描述。免疫组织化学染色可发现抗肌萎缩蛋白缺失。

(四)遗传学诊断

活体肌肉组织抗肌萎缩蛋白免疫染色检查确定诊断的患者,需做遗传学检查证实抗肌萎缩蛋白基因突变和缺失。通过多重 PCR 方法,对 19 个外显子筛查可以发现 98%的缺失;通过错配接合蛋白质截短测试法、单一引物核酸扩增技术/内部引物测序、变性高效液相色谱法,则可以发现更多抗肌萎缩蛋白基因的小突变。

(五)心电图、超声心动图

可用来评估心脏受累情况。

五、诊断和鉴别诊断

(一)诊断

血清肌酸激酶显著增高是诊断本病的重要依据,再结合男性患病、腓肠肌假性肥大等典型临床表现,可建立临床诊断。通过肌肉活体组织检查和遗传学检查可确定诊断。

(二)鉴别诊断

1.与其他神经疾病鉴别

(1)脊髓性肌萎缩:本病是由于 5q11-13 位点上运动神经元存活基因缺失而引起脊髓前角细胞变性。临床表现为进行性骨骼肌萎缩和肌无力。婴儿型患者生后即发病,不存在鉴别诊断的问题。但少年型脊髓性肌萎缩常在 2～7 岁发病,最初仅表现为下肢近端肌无力,进展缓慢,需与本病鉴别。根据脊髓性肌萎缩患者血清肌酸激酶不增高,肌电图有大量失神经电位,两者鉴别并不困难。

(2)肌张力低下型脑性瘫痪:根据婴儿期即有肌无力症状,血清肌酸激酶不增高,无假性肌肥大,可与进行性肌营养不良鉴别。

2.与其他类型肌营养不良鉴别

其他类型肌营养不良也具有进行性肌萎缩和肌力减退这一基本临床特征，需注意与本病鉴别。

(1)Emery-Dreifuss 肌营养不良：X 连锁隐性遗传，病变基因位于 Xq28，可在儿童期发病。但该病罕见，进展缓慢，肩胛肌和心肌受累明显，但面肌运动正常，智能正常，无假性肥大，血清肌酸激酶仅轻度增加。

(2)面肩肱型肌营养不良：常染色体显性遗传，故男女均受累。起病较晚，多在青少年期。面部肌肉最先受累，呈特征性肌病面容，以后逐渐波及肩胛带。由于 DMD、BMD 几乎都从下肢起病，并有假性肥大，因而容易区别。

(3)肢带型肌营养不良：常染色体隐性或显性遗传。主要影响骨盆带和肩带肌群，也可有远端肌萎缩和假性肥大。但起病晚，多在青少年期或成年期起病，男女均受累，很少有心肌、面部肌肉和智力受损。

六、治疗

迄今尚无特效治疗，但积极的对症和支持治疗措施，并配合针灸、按摩、理疗，有助于提高患儿的生活质量与延长生命，包括鼓励并坚持主动和被动运动，以延缓肌肉挛缩。对逐渐丧失站立或行走能力者，使用支具以帮助运动和锻炼，并防止脊柱弯曲和肌肉挛缩。保证钙和蛋白质等营养的摄入，应注意饮食结构合理。定期进行肺功能检查，积极防治致命性呼吸道感染。诊断初期应做心电图和心脏超声检查，以后每两年复查，10 岁以后每年复查 1 次，以及时发现心肌病和传导系统病变。避免应用抗胆碱能药和神经节阻断药。

目前，最有效的药物是泼尼松。泼尼松的作用机制尚未完全阐明，可能为减少细胞毒性T 细胞生成、抗炎作用、调节基因翻译、增加层粘连细胞表达和肌膜修复、控制细胞钙内流。很多证据认为诊断一旦明确就应开始泼尼松治疗。泼尼松剂量为 0.75 mg/(kg·d)，效果与剂量相关，最低有效剂量为 0.3 mg/(kg·d)。一般用药 10 天后见肌力进步，用药后 3 个月达峰，剂量维持在 0.5～0.6 mg/(kg·d)，能保持肌力改善，步行能力可持续至 13～19 岁，脊柱侧弯和关节挛缩发生率低，保持良好的呼吸肌功能。需要注意长期使用肾上腺皮质激素的副反应。

针对抗肌萎缩蛋白基因突变的基因修复治疗正在研究中。通过腺病毒载体，输入功能性微小抗肌萎缩蛋白基因以替代缺失的抗肌萎缩蛋白和干细胞移植临床前研究正在进行中。

做好遗传咨询，通过家系调查、CK 测定、DNA 分析、对已怀孕的基因携带者进行胎儿产前诊断，以正确开展生育指导。

七、预后

Duchenne 型肌营养不良是最严重也是预后极差的一种类型。自然病程多数于 12 岁左右即发展为不同程度的残疾，很少能存活到 20 岁以上。Becker 型肌营养不良起病较晚，病程进展慢，寿命较 Duchenne 型患者长，绝大多数能活到 30 岁以上。

(宋宪良)

第九节 重症肌无力

重症肌无力是免疫介导的神经肌肉接头处化学-电冲动转递障碍的慢性疾病。临床以骨骼肌运动中极易疲劳并导致肌无力，休息或用胆碱酯酶抑制剂后症状减轻为特征。

一、病因和发病机制

正常神经肌肉接头由突触前膜(即运动神经末梢突入肌纤维的部分)、突触间隙和突触后膜(即肌肉终板膜的接头皱褶)三部分组成。神经冲动电位促使突触前膜向突触间隙释放含有化学递质乙酰胆碱(ACh)的囊泡，在间隙中囊泡释出大量 ACh，与近 10 万个突触后膜上的乙酰胆碱受体(ACh-R)结合，引起终板膜上 Na^+ 通道开放，大量 Na^+ 进入细胞内，K^+ 排出细胞外，而使突触后膜除极，产生肌肉终板动作电位，在数毫秒内完成神经肌肉接头处冲动由神经电位-化学递质-肌肉电位的复杂转递过程，引起肌肉收缩。

重症肌无力患者体液中存在抗 ACh-R 抗体，与 ACh 共同争夺 ACh-R 结合部位。同时，又在 C_3 和细胞因子参与下直接破坏 ACh-R 和突触后膜，使 ACh-R 数目减少，突触间隙增宽。虽然突触前膜释放 ACh 囊泡和 ACh 的量依然正常，但因受 ACh-R 抗体与受体结合的竞争，以及后膜上受体数目的减少，致 ACh 在重复冲动中与受体结合的概率越来越少，很快被突触间隙和终板膜上胆碱酯酶水解成乙酰与胆碱而灭活，或在增宽的间隙中弥散性流失，临床出现肌肉病态性易疲劳现象。抗胆碱酯酶可抑制 ACh 的降解，增加其与受体结合的机会，从而增强终板电位，使肌力改善。

二、临床表现

(一)儿童期重症肌无力

大多在婴幼儿期发病，最年幼者 6 个月，2～3 岁是发病高峰，女孩多见。临床主要表现 3 种类型。

1.眼肌型

最多见。单纯眼外肌受累，多数见一侧或双侧眼睑下垂，早晨症状轻，起床后逐渐加重。反复用力做睁闭眼动作也使症状更明显。部分患儿同时有其他眼外肌，如眼球外展、内收或上、下运动障碍，引起复视或斜视等。瞳孔对光反射正常。

2.脑干型

主要表现为第Ⅸ、Ⅹ、Ⅻ对脑神经所支配的咽喉肌群受累。突出症状是吞咽或构音困难、声音嘶哑等。

3.全身型

主要表现为运动后四肢肌肉疲劳无力，严重者卧床难起，呼吸肌无力时危及生命。

少数患儿兼有上述 2～3 种类型，或由 1 种类型逐渐发展为混合型。病程经过缓慢，其间可交替地完全缓解或复发，呼吸道感染常使病情加重。但与成人不同，小儿重症肌无力很少与胸腺瘤并存。本病可伴发其他疾病，免疫性疾病，如类风湿关节炎、甲状腺功能亢进；非免疫性疾病，

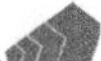

如癫痫、肿瘤。约2%的患儿有家族史，提示这些患儿的发病与遗传因素有关。

（二）新生儿期重症肌无力

病因特殊，包括两种类型。

1.新生儿暂时性重症肌无力

女性重症肌无力患者妊娠后娩出的新生儿中，约1/7因体内遗留来自母亲的抗ACh-R抗体，可能出现全身肌肉无力，严重者需要机械呼吸或鼻饲。因很少表现眼肌症状而易被误诊。数天或数周后，婴儿体内的抗ACh-R抗体消失，肌力即可恢复正常，以后并不存在发生重症肌无力的特别危险性。

2.先天性重症肌无力

本组疾病非自身免疫病，为一组遗传性ACh-R离子通道病，与母亲是否有重症肌无力无关，患儿出生后全身肌无力和眼外肌受累，症状持续，不会自然缓解，胆碱酯酶抑制剂和血浆交换治疗均无效。

三、诊断与鉴别诊断

（一）诊断

1.肌无力表现

眼外肌无力和（或）全身无力，有“晨轻暮重”的特点，同时辅以以下检查确诊：

2.疲劳试验

检查时，嘱眼肌型患者反复睁、闭眼或持续注视前方，可见眼睑肌下垂加重。

3.药物诊断性试验

当临床表现支持本病时，依酚氯铵或新斯的明药物试验有助诊断确立。前者是胆碱酯酶的短效抑制剂，由于顾忌心律失常不良反应一般不用于婴儿。儿童每次0.2 mg/kg（最大不超过10 mg），静脉注射或肌内注射，用药后1分钟内即可见肌力明显改善，2～5分钟后作用消失。

新斯的明则很少有心律失常不良反应，剂量每次0.04 mg/kg，皮下或肌内注射，最大不超过1 mg，最大作用在用药后15～40分钟。婴儿反应阴性者4小时后可加量为0.08 mg/kg。为避免新斯的明引起的面色苍白、腹痛、腹泻、心率减慢、气管分泌物增多等毒蕈碱样不良反应，注射该药前可先肌内注射阿托品0.01 mg/kg。

4.肌电图检查

对能充分合作完成肌电图检查的儿童，可进行神经重复刺激检查，表现为低频重复电刺激中反应电位波幅的快速降低，对本病诊断较有特异性。本病周围神经传导速度多正常。

5.血清抗ACh-R抗体检查

阳性有诊断价值，但阳性率因检测方法不同而有差异。婴幼儿阳性率低，以后随年龄增加而增高。眼肌型（约40%）又较全身型（70%）低。抗体滴度与疾病严重性无关，对治疗方法的选择也无提示。

6.胸部CT检查

胸片可能遗漏25%的胸腺肿瘤，胸部CT或MRI可明显提高胸腺肿瘤的检出率。

（二）鉴别诊断

眼肌型及脑干型需与线粒体脑肌病及脑干病变（炎症、肿瘤）相鉴别。前者需做肌活检，后者头颅影像学检查是重要的诊断依据。全身型需与吉兰-巴雷综合征及其亚型Fisher综合征鉴别。

吉兰-巴雷综合征具有急性弛缓性对称性肢体麻痹的特点，但眼外肌受累很少见，脑脊液检查多有蛋白-细胞分离现象，肌电图示神经源性受损。Fisher 综合征诊断主要依据眼外肌麻痹、共济失调及腱反射消失等特点。此外，本病尚需与少见病鉴别，如急性多发性肌炎、肉毒杆菌食物中毒、周期性瘫痪等。

四、治疗

重症肌无力为慢性病程，其间可有症状的缓解和复发。眼肌型起病 2 年后仍无其他肌群受累者，日后将很少发展为其他型。多数患儿经数月或数年可望自然缓解，但有的持续到成年，因此，对有症状者应长期服药治疗，以免肌肉失用性萎缩和肌无力症状进一步加重。

(一)胆碱酯酶抑制剂

胆碱酯酶抑制剂是多数患者的主要治疗药物。首选药物为溴吡斯的明，口服量：新生儿每次 5 mg，婴幼儿每次 10～15 mg，年长儿每次 20～30 mg，最大量每次不超过 60 mg，每天 3～4 次。根据症状控制情况和是否有腹痛、黏膜分泌物增多、瞳孔缩小等毒蕈碱样不良反应发生，可适当增减每次剂量与间隔时间。

(二)糖皮质激素

基于自身免疫性疾病的发病机制，各种类型的重症肌无力均可使用糖皮质激素。泼尼松作用的确切机制尚未阐明，但已发现其能降低抗体滴度，且与症状改善相关。长期规则应用可明显降低复发率，减少全身型肌无力的发生。首选药物为泼尼松，1～2 mg/(kg·d)，症状完全缓解后再维持 4～8 周，然后逐渐减量达到能够控制症状的最小剂量，每天或隔天清晨顿服，总疗程 2 年。对于口服激素效果不佳患者，可大剂量甲泼尼龙冲击治疗，20 mg/kg，3 天为 1 个疗程，停 4 天，反复 2～3 个疗程。要注意部分患者在糖皮质激素治疗最初 1～2 周可能有一过性肌无力加重，最初使用时最好能短期住院观察，同时要注意皮质激素长期使用的副反应。皮质激素应用的反指征是糖尿病、结核、免疫缺陷等。

(三)胸腺切除术

对于药物难控制的病例可考虑胸腺切除术。血清抗 ACh-R 抗体滴度增高和病程不足 2 年者常有更好的疗效。

(四)大剂量静脉注射丙种球蛋白和血浆交换疗法

部分患者有效，且一次治疗维持时间短暂，需重复用药以巩固疗效，故主要试用于难治性重症肌无力，或重症肌无力危象的抢救、胸腺切除术前。丙种球蛋白剂量按 400 mg/(kg·d)，连用 5 天。循环中抗 ACh-R 抗体滴度增高者可能疗效更佳。血浆交换治疗多用于难治性重症肌无力和肌无力危象。

(五)其他免疫抑制剂

对于糖皮质激素治疗无效的患儿可选用硫唑嘌呤、环磷酰胺或利妥昔单抗等药物。

(六)肌无力危象的识别与抢救

治疗过程中患儿可发生两种肌无力危象。

1.肌无力危象

因治疗延误或措施不当致重症肌无力本身病情加重，可因呼吸肌无力而呼吸衰竭。注射新斯的明可使症状迅速改善。

2.胆碱能危象

由胆碱酯酶抑制剂过量引起,除明显肌无力外,尚有面色苍白、腹泻、呕吐、高血压、心动过缓、瞳孔缩小及黏膜分泌物增多等严重毒蕈碱样症状。

可采用依酚氯铵 1 mg 肌内注射鉴别 2 种肌无力危象,胆碱能危象者出现症状短暂加重,应立即予阿托品静脉注射以拮抗乙酰胆碱的作用。重症肌无力危象者则会因用药而减轻。

(七)禁用药物

氨基糖苷类及大环内酯类抗生素、普鲁卡因胺等麻醉药品、普萘洛尔、奎宁、β 受体阻滞剂、青霉胺等药物有加重神经肌肉接头转递障碍的作用,甚至引起呼吸肌麻痹,应禁用。

五、预后

部分患儿在数月或数年后自发缓解,部分患儿进入成年后仍未缓解。免疫抑制剂应用、胸腺切除、本病伴随的甲状腺功能减退的治疗有助于本病的治愈。

(宋宪良)

第四章 呼吸系统疾病

第一节 概　述

小儿呼吸系统通常以环状软骨下端为界划分为上、下呼吸道。上呼吸道包括鼻、鼻窦、咽、咽鼓管、会厌及喉；下呼吸道包括气管、支气管、毛细支气管、呼吸性毛细支气管、肺泡管及肺泡。其解剖、生理及免疫学特点与呼吸系统疾病的发生密切相关。

一、解剖特点

（一）上呼吸道

婴幼儿后鼻道狭窄，缺少鼻毛，鼻黏膜柔嫩，血管组织丰富。感染后易发生充血肿胀，使鼻道更加狭窄而出现鼻塞。年长儿常可累及鼻窦，以上颌窦及筛窦感染多见。小儿鼻泪管短，开口接近于内眦部，瓣膜发育不全，咽鼓管较宽、直、短，呈水平位，故鼻咽部炎症易侵入眼结膜和中耳。鼻咽部淋巴组织丰富，包括咽扁桃体及腭扁桃体，以腭扁桃体为最大。咽扁桃体在 6 个月前发育，以后逐渐萎缩。腭扁桃体至 1 岁末逐渐增大，4～10 岁时发育达高峰，14～15 岁时又逐渐退化，故扁桃体炎常见于学龄儿童，婴儿则少见。小儿的喉腔呈漏斗状，软骨柔软，黏膜柔嫩而富有血管及淋巴组织，轻微的炎症即可引起喉头狭窄，出现呼吸困难。

（二）下呼吸道

气管呈树枝状分布，右侧支气管短粗，左侧支气管从气管的侧方分出，故支气管异物多见于右侧。婴幼儿的气管和支气管腔较成人狭窄，软骨柔软，黏膜血管丰富，黏液腺分泌不足，黏膜纤毛运动差，不能很好地将微生物和黏液清除，故易引起感染，感染后又可因黏膜肿胀和分泌物阻塞而发生呼吸道狭窄及阻塞。

小儿肺弹力组织发育较差，血管丰富，毛细血管和淋巴组织间隙较成人的宽，间质发育旺盛，肺泡数量较少，故整个肺脏含血量相对较多而含气量较少，故感染时易致黏液阻塞，引起间质性炎症，并易引起肺不张、肺气肿及肺的后下方坠积性瘀血等。肺泡表面活性物质是一种磷脂蛋白复合物，位于肺泡及呼吸道内壁，具有调整肺泡表面张力大小与稳定肺泡内压力的作用，在呼气期（肺泡缩小）能防止肺泡萎陷，在吸气期（肺泡扩张）能防止肺泡过度膨胀。小儿患病毒性肺炎时，可使肺泡表面活性物质减少，易出现肺不张。

(三)纵隔与胸廓

小儿纵隔相对较大，周围组织松软，故在胸腔积液或气胸时易致纵隔移位。婴幼儿胸廓较短，肋骨呈水平方向，膈肌位置较高，胸腔小而肺脏相对较大，故在吸气时肺的扩张受到限制，不能充分进行气体交换，易因缺氧及二氧化碳潴留而出现青紫。

二、生理特点

(一)呼吸频率与节律

小儿肺脏容量按体表面积计算约为成人的 1/6，而新陈代谢旺盛，需氧量接近成人，为满足机体代谢的需要，只能以增加呼吸频率来进行代偿；加之受小儿胸廓解剖特点的限制，故年龄越小，呼吸频率越快。同时情绪波动、哭闹、活动、发热、贫血、呼吸系统和循环系统疾病等均可导致呼吸增快。婴幼儿由于呼吸中枢发育尚未完善，呼吸调节功能差，容易出现呼吸节律不整，可有间歇、暂停等现象，以早产儿或新生儿更为明显。

(二)呼吸类型

婴幼儿呼吸肌发育不全，呼吸时，肺主要向膈肌方向移动，呈腹式呼吸。此后随小儿站立行走，膈肌与腹腔器官下移，呼吸肌也随年龄增长而渐发育，开始出现胸腹式呼吸，7 岁以后以此种呼吸为主。

(三)呼吸功能的特点

1.肺活量

指一次深吸气后的最大呼气量。它受到呼吸肌强弱、肺组织和胸廓弹性及气道通畅程度的影响，同时也和年龄、性别、身材等因素有关。在安静时，年长儿仅用肺活量的 12.5%来呼吸，而婴儿则需用 30%左右。

2.潮气量

指安静呼吸时每次吸入或呼出的气量。年龄越小，潮气量越少；小儿肺容量小，安静呼吸时其潮气量仅为成人的 1/2。

3.每分通气量

指潮气量与呼吸频率的乘积。正常婴幼儿由于呼吸频率较快，虽然潮气量小，每分通气量如按体表面积计算与成人相接近。

4.气体弥散量

小儿肺脏小，气体弥散量也小，但以单位肺容积计算则与成人近似。

5.气道阻力

气道阻力的大小取决于管腔大小与气体流速等。小儿由于气管管径细小，气道阻力大于成人；婴幼儿肺炎时，气道管腔黏膜肿胀、分泌物增加、支气管痉挛等易使管腔更为狭窄，气道阻力增大。

总之，小儿各项呼吸功能还不完善，呼吸的储备能力均较低，较易发生气喘和呼吸衰竭。

三、呼吸道免疫特点

呼吸道的防御机制始于鼻。鼻毛能阻挡外来的较大异物。鼻黏膜富有血管，产生的湿化作用也可使吸水性颗粒增大，以利吞噬细胞吞噬，而婴儿不仅缺乏鼻毛，鼻道黏膜下层的血管又较丰富，易充血、肿胀而阻塞鼻道。气管黏膜上皮细胞均有纤毛突起，纤毛一致不断地向后摆动，将含有病原体等异物的黏液痰排出呼吸道，而婴幼儿此种防御机制发育不够成熟。婴幼儿时期肺泡巨噬细胞功能不足，辅助性 T 细胞功能暂时低下，使分泌型 IgA、IgG 含量低微，故易患呼吸道感染。因此小儿呼吸道的非特异性及特异性免疫功能均较差。

四、常用检查方法

(一)体格检查

1.望诊

(1)呼吸频率改变：呼吸频率增快是呼吸困难的第一征象，年龄越小表现越明显；呼吸频率减慢和节律不规则是呼吸系统出现的危险征象。

(2)发绀：肢端发绀为末梢性发绀；舌、黏膜的发绀为中心性发绀。中心性发绀较末梢性发绀出现的晚，但更有临床意义。

(3)吸气时胸廓凹陷：婴幼儿上呼吸道梗阻或严重肺实变时，胸骨上、下，锁骨上窝及肋间隙软组织凹陷，称三凹征。

2.肺部听诊

(1)哮鸣音：常于呼气相明显，提示细小支气管梗阻。

(2)喘鸣音：吸气性喘鸣是指吸气时出现喘鸣音同时伴吸气延长，是上呼吸道梗阻的表现；呼气性喘鸣是指呼气时出现喘鸣音同时伴呼气延长，是下呼吸道梗阻的表现，

(3)湿啰音：不固定的中、粗湿啰音常来自小支气管的分泌物；吸气相，特别在深吸气末听到固定不变的细湿啰音，提示肺泡内存有分泌物，常见于肺炎。

(二)血气分析

由于婴儿对肺活量、每分通气量等常规检查不合作，故目前多采用测定血液气体分析来检测婴幼儿的呼吸功能。小儿血液气体分析正常值见表 4-1。

表 4-1　小儿动脉血液气体分析正常值

项目	新生儿	2 岁以下	2 岁以上
pH	7.35～7.45	7.35～7.45	7.35～7.45
PaO_2(kPa)	8～12	10.6～13.3	10.6～13.3
$PaCO_2$(kPa)	4.00～4.67	4.00～4.67	4.67～6.00
SaO_2(%)	90～97	95～97	96～98
HCO_3^-(mmol)	20～22	20～22	22～24
BE(mmol)	−6～+2	−6～+2	−4～+2

五、小儿呼吸系统的解剖生理特点与中医“肺常不足”的相关性

肺主气，司呼吸，主宣发肃降，开窍于鼻，外合皮毛。肺为娇脏，小儿肺脏尤娇，从小儿呼吸系统解剖生理特点与免疫功能来看，小儿呼吸道短而且比较狭窄，黏膜薄嫩富于血管和淋巴管，支气管黏膜纤毛运动较差，肺内含血量多，含气量少；免疫功能尚未发育完善至成人水平，尤其呼吸道分泌型 IgA 少，若调护失宜或感受外邪，导致肺失宣肃，容易发生感冒、咳嗽、肺炎喘嗽、哮喘等肺系病证。

（张建春）

第二节 支气管哮喘

支气管哮喘是一种以嗜酸性粒细胞、肥大细胞、T 细胞等多种炎性细胞参与的气道慢性炎症性疾病，患者气道具有对各种激发因子刺激的高反应性。临床以反复发作性喘息、呼吸困难、胸闷或咳嗽为特点。常在夜间和(或)清晨发作或加剧，多数患者可自行缓解或治疗后缓解。

一、病因

(一)遗传因素

遗传过敏体质(特异反应性体质)对本病的形成关系很大，多数患儿有婴儿湿疹、过敏性鼻炎和(或)食物(药物)过敏史。本病多数属于多基因遗传病，遗传度为 70%～80%，家族成员中气道的高反应性普遍存在，双亲均有遗传基因者哮喘的患病率明显增高。国内报道约 20%的哮喘患儿家族中有哮喘患者。

(二)环境因素

1.感染

最常见的是呼吸道感染。其中主要是病毒感染，如呼吸道合胞病毒、腺病毒、副流感病毒等，此外，支原体、衣原体及细菌感染都可引起。

2.吸入变应原

如灰尘、花粉、尘螨、烟雾、真菌、宠物、蟑螂等。

3.食入变应原

主要是摄入异类蛋白质如牛奶、鸡蛋、鱼、虾等。

4.气候变化

气温突然下降或气压降低，刺激呼吸道，可激发哮喘。

5.运动

运动性哮喘多见于学龄儿童，运动后突然发病，持续时间较短。病因尚未完全明了。

6.情绪因素

情绪过于激动，如大笑、大哭引起深吸气，过度吸入冷而干燥的空气可激发哮喘。另外，情绪紧张时也可通过神经因素激发哮喘。

7.药物

如阿司匹林可诱发儿童哮喘。

二、发病机制

20 世纪 70 年代和 80 年代初的"痉挛学说"，认为支气管平滑肌痉挛导致气道狭窄是引起哮喘的唯一原因，因而治疗的宗旨是解除支气管痉挛。20 世纪 80 年代和 90 年代初的"炎症学说"，认为哮喘发作的重要机制是炎性细胞浸润，炎性介质引起黏膜水肿，腺体分泌亢进，气道阻塞。因此，在治疗时除强调解除支气管平滑肌痉挛外，还要针对气道的变应性炎症，应用抗炎药物。这是对发病机制认识的一个重大进展。变应原进入机体可引发 2 种类型的哮喘反应。

(一)速发型哮喘反应

进入机体的抗原与肥大细胞膜上的特异性 IgE 抗体结合,而后激活肥大细胞内的一系列酶促反应,释放多种介质,引起支气管平滑肌痉挛而发病。患儿接触抗原后 10 分钟内产生反应,10～30分钟达高峰,1～3 小时变应原被机体清除,自行缓解,往往表现为突发突止。

(二)迟发型哮喘反应

变应原进入机体后引起变应性炎症,嗜酸粒细胞、中性粒细胞、巨噬细胞等浸润,炎性介质释放,一方面使支气管黏膜上皮细胞受损、脱落,神经末梢暴露,另一方面使肺部的微血管通透性增加、黏液分泌增加,阻塞气道,使呼吸道狭窄,导致哮喘发作。患儿在接触抗原后一般 3 小时发病,数小时达高峰。24 小时后变应原才能被清除。

此外,无论轻症患者或是急性发作的患者,其气道反应性均高,都可有炎症存在,而且这种炎症在急性发作期和无症状的缓解期均存在。

三、临床表现

起病可急可缓。婴幼儿常有 1～2 天的上呼吸道感染表现,年长儿起病较急。发作时患儿主要表现为严重的呼气性呼吸困难,严重时端坐呼吸,患儿焦躁不安,大汗淋漓,可出现发绀。肺部检查可有肺气肿的体征:两肺满布哮鸣音(有时不用听诊器即可听到),呼吸音减低。部分患儿可闻及不同程度的湿啰音,且多在发作好转时出现。

根据年龄及临床特点分为婴幼儿哮喘、儿童哮喘和咳嗽变异性哮喘。

哮喘持续发作超过 24 小时,经合理使用拟交感神经药物和茶碱类药物,呼吸困难不能缓解者,称之为哮喘持续状态。但需要指出,小儿的哮喘持续状态不应过分强调时间的限制,而应以临床症状持续严重为主要依据。

四、辅助检查

(一)血常规

白细胞大多正常,若合并细菌感染可增高,嗜酸性粒细胞增高。

(二)血气分析

一般为轻度低氧血症,严重患者伴有二氧化碳潴留。

(三)肺功能检查

呼气峰流速减低是指肺在最大充满状态下,用力呼气时所产生的最大流速;1 秒最大呼气量降低。

(四)变应原测定

可作为发作诱因的参考。

(五)X 线检查

在发作期间可见肺气肿及肺纹理增重。

五、诊断

支气管哮喘可通过详细询问病史做出诊断。不同类型的哮喘诊断条件如下。

(一)婴幼儿哮喘

(1)年龄小于 3 岁,喘憋发作不低于 3 次。

(2)发作时双肺闻及以呼气相为主的哮鸣音,呼气相延长。

(3)具有特异性体质,如湿疹、过敏性鼻炎等。

(4)父母有哮喘病等过敏史。

(5)除外其他疾病引起的哮喘。

符合1、2、5条即可诊断哮喘;如喘息发作2次,并具有2、5条诊断可疑哮喘或喘息性支气管炎;若同时有3和(或)4条者,给予哮喘诊断性治疗。

(二)儿童哮喘

(1)年龄不低于3岁,喘息反复发作。

(2)发作时双肺闻及以呼气相为主的哮鸣音,呼气相延长。

(3)支气管舒张剂有明显疗效。

(4)除外其他可致喘息、胸闷和咳嗽的疾病。

疑似病例可选用1‰肾上腺素皮下注射,0.01 mL/kg,最大量不超过每次0.3 mL,或用沙丁胺醇雾化吸入,15分钟后观察,若肺部哮鸣音明显减少,或FEV上升不低于15%,即为支气管舒张试验阳性,可诊断支气管哮喘。

(三)咳嗽变异性哮喘

各年龄均可发病。①咳嗽持续或反复发作超过1个月,特点为夜间(或清晨)发作性的咳嗽,痰量少,运动后加重,临床无感染征象,或经较长时间的抗生素治疗无效。②支气管扩张剂可使咳嗽发作缓解(基本诊断条件)。③有个人或家族过敏史,变应原皮试可阳性(辅助诊断条件)。④气道呈高反应性,支气管舒张试验阳性(辅助诊断条件)。⑤除外其他原因引起的慢性咳嗽。

六、鉴别诊断

(一)毛细支气管炎

此病多见于1岁以内的婴儿,病原体为呼吸道合胞病毒或副流感病毒,也有呼吸困难和喘鸣,但其呼吸困难发生较慢,对支气管扩张剂反应差。

(二)支气管淋巴结核

可引起顽固性咳嗽和哮喘样发作,但阵发性发作的特点不明显,结核菌素试验阳性,X线检查有助于诊断。

(三)支气管异物

患儿会出现哮喘样呼吸困难,但患儿有异物吸入或呛咳史,肺部X线检查有助于诊断,纤维支气管镜检可确诊。

七、治疗

(一)治疗原则

坚持长期、持续、规范、个体化的治疗原则。

1.发作期

快速缓解症状、抗炎、平喘。

2.持续期

长期控制症状、抗炎、降低气道高反应性、避免触发因素、自我保健。

(二)发作期治疗

1.一般治疗

注意休息,去除可能的诱因及致敏物。保持室内环境清洁,适宜的空气湿度和温度,良好的通风换气和日照。

2.平喘治疗

(1)肾上腺素能 β_2 受体激动剂:松弛气道平滑肌,扩张支气管,稳定肥大细胞膜,增加气道的黏液纤毛清除力,改善呼吸肌的收缩力。①沙丁胺醇(舒喘灵,喘乐宁):气雾剂每揿 100 μg。每次1～2 揿,每天 3～4 次。0.5%水溶液每次 0.01～0.03 mL/kg,最大量 1 mL,用2～3 mL生理盐水稀释后雾化吸入,重症患儿每 4～6 小时一次。片剂每次 0.1～0.15 mg/kg,每天 2～3 次;或小于 5 岁儿童每次0.5～1 mg,5～14 岁儿童每次 2 mg,每天 3 次。②特布他林每片 2.5 mg,1～2 岁儿童每次 1/4～1/3 片,3～5 岁儿童每次 1/3～2/3 片,6～14 岁儿童每次 2/3～1 片,每天 3 次。③其他 β_2 受体激动剂,如丙卡特罗等。

(2)茶碱类:氨茶碱口服每次 3～5 mg/kg,每 6～8 小时一次,严重者可静脉给药,应用时间长者,应监测血药浓度。

(3)抗胆碱类药:可抑制支气管平滑肌的 M 样受体,引起支气管扩张,也能抑制迷走神经反射所致的支气管平滑肌收缩。以 β_2 受体阻滞剂更为有效。可用异丙托溴铵(爱喘乐),对心血管系统作用弱,用药后峰值出现在 30～60 分钟,其作用部位以大中气道为主,而 β_2 受体激动剂主要作用于小气道,故两种药物有协同作用。气雾剂每揿20 μg,每次 1～2 揿,每天 3～4 次。

3.肾上腺皮质激素的应用

肾上腺皮质激素可以抑制特应性炎症反应,减低毛细血管通透性,减少渗出及黏膜水肿,降低气道的高反应性,故在哮喘治疗中的地位受到高度重视。除在严重发作或持续状态时可予短期静脉应用地塞米松或氢化可的松外,多主张吸入治疗。常用的吸入制剂:①丙酸培氯松气雾剂:每揿 200 μg。②丙酸氟替卡松气雾剂:每揿 125 μg。以上药物根据病情每天1～3次,每次1～2 揿。现认为200～400 μg/d是很安全的剂量,重度年长儿可达到600～800 μg/d,病情一旦控制,可逐渐减少剂量,疗程要长。

4.抗过敏治疗

(1)色甘酸钠:能稳定肥大细胞膜,抑制释放炎性介质,阻止迟发性变态反应,抑制气道高反应性。气雾剂每揿 2 mg,每次 2 揿,每天 3～4 次。

(2)酮替芬:为碱性抗过敏药,抑制炎性介质释放和拮抗介质,改善β受体功能。对儿童哮喘疗效较成人好,对已发作的哮喘无即刻止喘作用。每片 1 mg。小儿每次 0.25～0.5 mg,1～5 岁儿童 0.5 mg,5～7 岁儿童0.5～1 mg,7 岁以上儿童 1 mg,每天 2 次。

5.哮喘持续状态的治疗

哮喘持续状态是支气管哮喘的危症,需要积极抢救治疗,否则会因呼吸衰竭导致死亡。

(1)一般治疗:保证液体入量。因机体脱水时呼吸道分泌物黏稠,阻塞呼吸道使病情加重。一般补1/4～1/5张液即可,补液的量根据病情决定,一般 24 小时液体需要量为 1 000～1 200 mL/m²。如有代谢性酸中毒,应及时纠正,注意保持电解质平衡。如患儿烦躁不安,可适当应用镇静剂,但应避免使用抑制呼吸的镇静剂(如吗啡、哌替啶)。如合并细菌感染,应用抗生素。

(2)吸氧:保证组织细胞不发生严重缺氧。

(3)迅速解除支气管平滑肌痉挛:静脉应用氨茶碱、甲基泼尼松龙,超声雾化吸入布地奈德及特布他林。若经上述治疗仍无效,可用异丙肾上腺素静脉滴注,剂量为0.5 mg加入10%葡萄糖100 mL中(5 μg/mL),开始以每分钟0.1 μg/kg缓慢静脉滴注,在心电图及血气监测下,每15～20分钟增加0.1 μg/kg,直到氧分压及通气功能改善,或达6 μg/(kg·min),症状减轻后,逐渐减量维持用药24小时。如用药过程中心率达到或超过200次/分或有心律失常应停药。

(4)机械通气:严重患者应用呼吸机辅助呼吸。

(三)缓解期治疗及预防

(1)增强抵抗力,预防呼吸道感染,可减少哮喘发病的机会。

(2)避免接触变应原。

(3)根据不同情况选用适当的免疫疗法,如转移因子、胸腺素、脱敏疗法、气管炎菌苗、死卡介苗。

(4)可用丙酸培氯松吸入,每天不超过400 μg,长期吸入,疗程达1年以上;酮替芬用量同前所述,疗程3个月;色甘酸钠长期吸入。

总之,哮喘是一种慢性疾病,仅在发作期治疗是不够的,需进行长期的管理,提高对疾病的认识,配合防治、控制哮喘发作、维持长期稳定,提高患者生活质量,这是一个非常复杂的系统工程。

(张建春)

第三节 急性感染性喉炎

急性感染性喉炎是喉黏膜急性弥漫性炎症。临床上以犬吠样咳嗽、声嘶、喉鸣、吸气性呼吸困难为特征。可发生于任何季节,以冬春季为多。多见于5岁以下,尤其是婴幼儿,新生儿罕见。

一、病因

引起上感的病毒、细菌均可引起急性喉炎。常见的病毒为副流感病毒、流感病毒和腺病毒,常见的细菌为金黄色葡萄球菌、链球菌和肺炎链球菌。患麻疹、百日咳、猩红热、流感、白喉等急性传染病时,也容易并发急性喉炎。由于小儿喉腔狭窄,喉软骨柔软,黏膜下淋巴组织丰富,组织疏松,炎症时易水肿、充血,发生喉梗阻。所以,小儿急性喉炎的病情比成人严重。

二、临床表现

起病急、症状重。患儿可有发热、头痛等上感的全身症状,但多不突出。主要表现有声嘶、咳嗽、喉鸣、吸气性呼吸困难,其特征是犬吠样咳嗽,呈"空、空"的咳声。喉镜检查可见喉黏膜充血,肿胀,尤以声门下区红肿明显,喉腔狭窄,喉黏膜表面可有脓性或黏液性分泌物附着。一般白天症状较轻,夜间入睡后由于喉部肌肉松弛,分泌物阻塞,症状加重,可出现吸气性喉鸣和吸气性呼吸困难、憋气,甚至出现喉梗阻,严重者可窒息死亡。

临床上,喉梗阻按吸气性呼吸困难的轻重分为4度。①Ⅰ度:安静时无症状,仅活动后吸气性喉鸣、呼吸困难,肺呼吸音清晰,心率无改变。②Ⅱ度:安静时也有吸气性喉鸣和呼吸困难,轻度三凹征。不影响睡眠和进食,肺部听诊可闻及喉传导音或病理性呼吸音,心率增快。无明显缺氧的表现。③Ⅲ度:除上述呼吸梗阻症状进一步加重外,患儿因缺氧而出现烦躁不安,口唇、指趾发绀,头面出汗、惊恐面容。听诊呼吸音明显减低,心音低钝,心率快。④Ⅳ度:患儿渐显衰竭、昏睡状态,由于呼吸无力,三凹征可不明显,面色苍白或发灰,肺部听诊呼吸音几乎消失,仅有气管传导音,心音低钝,心律不齐,如不及时抢救可因严重缺氧和心力衰竭而死亡。

三、诊断和鉴别诊断

根据急起的犬吠样咳嗽、声嘶、吸气性喉鸣和吸气性呼吸困难、昼轻夜重等症状可做出诊断。但需和急性喉痉挛、白喉、呼吸道异物等其他原因引起的喉梗阻鉴别。

四、治疗

(一)保持呼吸道通畅

清除口咽部分泌物,防止缺氧,必要时,可用1%麻黄素和肾上腺皮质激素超声雾化吸入,有利于黏膜水肿消退。

(二)积极控制感染

由于病情进展快,难以判断感染是病毒还是细菌引起的,因此,宜选用足量抗生素治疗。常用者为青霉素类、头孢菌素类及大环内酯类。

(三)肾上腺皮质激素

因其非特异性的抗炎、抗过敏作用,能较快减轻喉头水肿,缓解喉梗阻。应与抗生素同时应用。常用泼尼松每天1～2 mg/kg,分次口服。严重者可用地塞米松或氢化可的松注射。激素应用时间不宜过长,一般2～3天即可。

(四)对症治疗

缺氧者给予氧气吸入;烦躁不安者可应用镇静剂,异丙嗪有镇静和减轻喉头水肿的作用,而氯丙嗪可使喉头肌肉松弛,加重呼吸困难不宜使用;痰多者可止咳祛痰,严重时直接喉镜吸痰。

(五)气管切开

经上述处理,病情不见缓解,缺氧进一步加重,或Ⅲ度以上的喉梗阻,应及时气管切开,以挽救生命。

(张建春)

第四节　急性上呼吸道感染

急性上呼吸道感染简称上感,俗称"感冒",是小儿最常见的疾病,是由各种病原体引起的上呼吸道炎症,主要侵犯鼻、咽、扁桃体及喉部。一年四季均可发病。若炎症局限在某一组织,即按该部炎症命名,如急性鼻炎、急性咽炎、急性扁桃体炎、急性喉炎等。急性上呼吸道感染主要用于上呼吸道局部感染定位不确切者。

一、病因

各种病毒和细菌均可引起,以病毒感染为主,可占原发性上呼吸道感染的90%以上,主要有

鼻病毒、呼吸道合胞病毒、流感病毒、副流感病毒、腺病毒、单纯疱疹病毒、柯萨奇病毒、埃可病毒、冠状病毒、EB病毒等。少数可由细菌引起。由于病毒感染，上呼吸道黏膜失去抵抗力而继发细菌感染，最常见致病菌为A组溶血性链球菌、肺炎链球菌、流感嗜血杆菌、葡萄球菌等。近年来肺炎支原体亦不少见。

婴幼儿时期由于上呼吸道的解剖生理特点及免疫特点易患本病。营养障碍性疾病，如维生素D缺乏性佝偻病、锌或铁缺乏症，以及护理不当、过度疲劳、气候改变、不良环境因素等，给病毒、细菌的入侵造成了有利条件，则易致反复上呼吸道感染或使病程迁延。

二、临床表现

本病多发于冬春季节，潜伏期1～3天，起病多较急。由于年龄大小、体质强弱及病变部位的不同，病情的缓急、轻重程度也不同。年长儿症状较轻，而婴幼儿症状较重。

(一)一般类型上感

1.症状

(1)局部症状：流清鼻涕、鼻塞、打喷嚏，也可有流泪、微咳或咽部不适。患儿多于3～4天内不治自愈。

(2)全身症状：发热、烦躁不安、头痛、全身不适、乏力等。部分患儿有食欲缺乏、呕吐、腹泻、腹痛等消化系统的症状。有些患儿病初可出现脐部附近阵发性疼痛，多为暂时性，无压痛。可能是发热引起反射性肠痉挛或蛔虫骚动所致。如腹痛持续存在，多为并发急性肠系膜淋巴结炎应注意与急腹症鉴别。

婴幼儿起病急，全身症状为主，局部症状较轻。多有发热，有时体温可达39～40 ℃，热程2～3天至1周，起病1～2天由于突发高热可引起惊厥，但很少连续多次，退热后，惊厥及其他神经症状消失，一般情况良好。

年长儿以局部症状为主，全身症状较轻，无热或轻度发热，自诉头痛、全身不适、乏力。极轻者仅鼻塞、流稀涕、喷嚏、微咳、咽部不适等，多于3～4天内自愈。

2.体征

检查可见咽部充血，咽后壁滤泡肿大，如感染蔓延至鼻咽部邻近器官，可见相应的体征，如扁桃体充血肿大，可有脓性分泌物，下颌淋巴结肿大，压痛。肺部听诊多数正常，少数呼吸音粗糙或闻及痰鸣音。肠病毒感染者可见不同形态的皮疹。

(二)两种特殊类型上感

1.疱疹性咽峡炎

由柯萨奇A组病毒引起，多发于夏秋季节，可散发或流行。临床表现为骤起高热，咽痛，流涎，有时呕吐、腹痛等。体格检查可见咽部充血，在咽腭弓、腭垂、软腭或扁桃体上可见数个至十数个2～4 mm大小灰白色的疱疹，周围有红晕，1～2天后疱疹破溃形成小溃疡。病程1周左右。

2.咽眼结合膜热

由腺病毒3、7型引起，多发生于春夏季，可在集体儿童机构中流行。以发热、咽炎和结膜炎为特征。临床表现为多呈高热、咽痛、眼部刺痛、结膜炎，有时伴有消化系统的症状。查体可见咽部充血、有白色点块状分泌物，周边无红晕，易于剥离，一侧或两侧滤泡性眼结膜炎，颈部、耳后淋巴结肿大。病程1～2周。

三、并发症

婴幼儿上呼吸道感染波及邻近器官，引起中耳炎、鼻窦炎、咽后壁脓肿、颈部淋巴结炎；或炎症向下蔓延，引起气管炎、支气管炎、肺炎等。年长儿患A组溶血性链球菌性咽峡炎可引起急性肾小球肾炎、风湿热等。

四、实验室检查

病毒感染者血白细胞计数在正常范围内或偏低，中性粒细胞减少，淋巴细胞计数相对增高。病毒分离、血清反应、免疫荧光、酶联免疫等方法，有利于病毒病原体的早期诊断。细菌感染者血白细胞可增高，中性粒细胞增高，在使用抗菌药物前进行咽拭子培养可发现致病菌。链球菌引起者可于感染2～3周后血中ASO滴度增高。

五、诊断和鉴别诊断

根据临床表现不难诊断，但应与以下疾病相鉴别。

(一)流行性感冒

因流感病毒、副流感病毒所致，有明显的流行病史。局部症状轻，全身症状重，常有发热、头痛、咽痛、四肢肌肉酸痛等，病程较长。

(二)急性传染病早期

上呼吸道感染常为急性传染病的前驱症状，如麻疹、流行性脑脊髓膜炎、脊髓灰质炎、猩红热、百日咳、伤寒等，应结合流行病史、临床表现及实验室资料等综合分析，并观察病情演变加以鉴别。

(三)急性阑尾炎

上呼吸道感染同时伴有腹痛应与急性阑尾炎鉴别，本病腹痛常先于发热，腹痛部位以右下腹为主，呈持续性，有肌紧张和固定压痛点，白细胞及中性粒细胞增高。

六、治疗

(一)一般治疗

(1)注意适当休息，多饮水，发热期间宜给流质或易消化食物。

(2)保持室内空气新鲜及适当的温度、湿度。

(3)加强护理，注意呼吸道隔离，预防并发症。

(二)抗感染治疗

1.抗病毒药物应用

病毒感染时不宜滥用抗生素。常用抗病毒药物：

(1)利巴韦林(病毒唑)：具有广谱抗病毒作用，10～15 mg/(kg·d)，口服或静脉滴注，或2 mg含服，每2小时1次，6次/天，疗程为3～5天。

(2)潘生丁(双嘧达莫)：有抑制RNA病毒及某些DNA病毒的作用，3～5 mg/(kg·d)，疗程为3天。

(3)双黄连针剂：60 mg/(kg·d)，加入5%或10%的葡萄糖液中静脉滴注，采用其口服液治疗也可取得良好的效果。

局部可用1%的利巴韦林滴鼻液，4次/天；病毒性结膜炎可用0.1%的阿昔洛韦滴眼，每1～2小时1次。

2.抗生素类药物

如果细菌性上呼吸道感染、病情较重、有继发细菌感染，或有并发症者可选用抗生素治疗，常用者有青霉素、复方新诺明和大环内酯类抗生素，疗程3～5天。如证实为溶血性链球菌感染或既往有风湿热、肾炎病史者，青霉素疗程应为10～14天。

(三)对症治疗

(1)退热：高热应积极采取降温措施，通常可用物理降温如冷敷、冷生理盐水灌肠、温湿敷或35%～50%的酒精(乙醇)溶液擦浴等方法，或给予阿司匹林、对乙酰氨基酚、布洛芬制剂口服或20%的安乃近肌内注射或滴鼻、小儿退热栓(吲哚美辛栓)肛门塞入，均可取得较好的降温效果。非超高热最好不用糖皮质激素类药物治疗。

(2)高热惊厥者可给予镇静、止惊等处理。

(3)咽痛者可含服咽喉片。

(4)鼻塞者可在进食前或睡前用0.5%的麻黄素液滴鼻。用药前应先清除鼻腔分泌物，每次每侧鼻孔滴入1～2滴，可减轻鼻黏膜充血肿胀，使呼吸道通畅，便于呼吸和吮乳。

(四)中医疗法

常用中成药如银翘散、板蓝根冲剂、感冒退热冲剂、小柴胡冲剂、藿香正气散等。上呼吸道感染在中医称“伤风感冒”，根据临床辨证分为风寒感冒和风热感冒，分别选用辛温解表方剂和宜辛凉解表方剂，疗效可靠。

七、预防

(1)加强锻炼，以增强机体抵抗力和防止病原体入侵。

(2)提倡母乳喂养，经常到户外活动，多晒阳光，防治营养不良及佝偻病。

(3)患者应尽量不与健康小儿接触，在呼吸道发病率高的季节，避免去人多拥挤的公共场所。

(4)避免发病诱因，注意卫生，保持居室空气新鲜，在气候变化时注意增减衣服，避免交叉感染。

(5)对反复呼吸道感染的小儿可用左旋咪唑每天2.5 mg/kg，每周服2天，3个月1个疗程。或用转移因子，每周注射1次，每次4 U，连用3～4个月。中药黄芪每天6～9 g，连服2～3个月，对减少复发次数也有一定效果。

(张建春)

第五节 急性支气管炎

急性支气管炎为儿科常见病，常继发于上呼吸道感染之后，也为肺炎的早期表现。气管常同时受累，故诊断应为急性气管、支气管炎。是某些急性传染病如麻疹、百日咳、白喉等的常见并发症。

一、病因

病原体多为病毒、细菌，临床多见为细菌和病毒混合感染。凡能引起上呼吸道感染的病原体均可引起支气管炎。

二、临床表现

起病可急可缓。发病早期常有上呼吸道症状，最常见的症状是发热、咳嗽。体温多波动在38.5 ℃左右，可持续3～5天。咳嗽初为干咳，以后随分泌物增多而出现咳痰，初期为白色黏痰，随着病情进展渐转成脓痰。婴幼儿晨起时或兴奋时咳嗽加剧，偶有百日咳样阵发性咳嗽。全身症状表现为精神不振，食欲低下，呼吸急促、呕吐、腹泻等，年长儿全身症状较轻，但可有头痛、乏力、咽部不适、胸痛等。体征可有咽部充血，肺部听诊早期为呼吸音粗糙，随病情进展可闻及散在干啰音或粗湿啰音，但啰音的部位多不固定，随着咳嗽及体位改变啰音可减少或消失。

婴幼儿时期有一种特殊类型的支气管炎，称为哮喘性支气管炎，是指婴幼儿时期有哮喘表现的支气管炎。多发生在2岁以下，体质虚胖、有湿疹或过敏史的小儿。患儿除有急性支气管炎临床表现外，往往伴有哮喘症状及体征，如呼气性呼吸困难，三凹征阳性，口唇发绀，双肺可闻哮鸣音及少量湿性啰音，以哮鸣音为主，肺部叩诊呈鼓音。本病有反复发作倾向，每次发作症状、体征类同，但一般随年龄增长而发作减少，仅有少数至年长后发展为支气管哮喘。

三、辅助检查

胸片显示正常，或者肺纹理增强，肺门阴影增深。病毒感染者周围血白细胞总数正常或偏低，细菌感染或混合感染者周围血白细胞总数及中性粒细胞均可增高。

四、诊断与鉴别诊断

根据临床症状与体征主要为发热、咳嗽及肺部不固定粗的干、湿啰音，诊断不难。婴幼儿急性支气管炎病情较重时与肺炎早期不易鉴别，应按肺炎处理。哮喘性支气管炎应与支气管哮喘鉴别，后者多见于年长儿，起病急骤，反复发作，用皮质激素等气雾剂可迅速缓解或用肾上腺素皮下注射有效。

五、治疗

（一）一般治疗

同上呼吸道感染，需经常改变体位，使呼吸道分泌物易于排出。

（二）控制感染

对考虑为细菌感染或混合感染者可使用抗生素，首选青霉素类抗生素，如青霉素、氨苄西林、阿莫西林，病原菌明确为百日咳杆菌或肺炎支原体、衣原体者选用大环内酯类，如红霉素、罗红霉素、阿奇霉素等。

（三）对症治疗

对频繁干咳者可给镇咳药，而呼吸道分泌物多者一般尽量不用镇咳剂或镇静剂，以免抑制咳嗽反射，影响黏痰的咳出。常用止咳祛痰药有复方甘草合剂、急支糖浆、川贝枇杷露。对痰液黏稠者可行超产雾化吸入（含α-糜蛋白酶、庆大霉素、利巴韦林、肾上腺皮质激素等），亦可用10%

氯化铵，每次 0.1～0.2 mL/kg口服。对哮喘性支气管炎，可口服氨茶碱，每次 2～4 mg/kg，每 6 小时一次，伴有烦躁不安者可与异丙嗪合用，每次 1 mg/kg，每 6 小时一次；哮喘严重者可口服泼尼松或用氢化可的松（或地塞米松）加入 10%葡萄糖溶液中静脉滴注，疗程为 1～3 天。

六、预防

与上呼吸道感染的预防相同。对反复发作者可用气管炎疫苗，在发作间歇期开始注射，每周 1 次，每次 0.1 mL，若无不良反应，以后每次递增 0.1 mL，至每次 0.5 mL 为最大量，10 次为 1 个疗程。效果显著者可再用几个疗程。

（张建春）

第六节 急性毛细支气管炎

急性毛细支气管炎是 2 岁以下婴幼儿特有的一种呼吸道感染性疾病，尤其以 6 个月内的婴儿最为多见，是此年龄最常见的一种严重的急性下呼吸道感染。以呼吸急促、三凹征和喘鸣为主要临床表现。主要为病毒感染，50%以上为呼吸道合胞病毒（RSV），其他副流感病毒、腺病毒亦可引起，RSV 是本病流行时唯一的病原。寒冷季节发病率较高，多为散发性，也可成为流行性。发病率男女相似，但男婴重症较多。早产儿、慢性肺疾病及先天性心脏病患儿为高危人群。

一、诊断

（一）临床表现

1.症状

（1）2 岁以内婴幼儿，急性发病。

（2）上呼吸道感染后 2～3 天出现持续性干咳和发作性喘憋，咳嗽和喘憋同时发生，症状轻重不等。

（3）无热、低热、中度发热，少见高热。

2.体征

（1）呼吸浅快，60～80 次/分，甚至 100 次/分以上；脉搏快而细，常达 160～200 次/分。

（2）鼻翼翕动明显，有三凹征；重症面色苍白或发绀。

（3）胸廓饱满呈桶状胸，叩诊过清音，听诊呼气相呼吸音延长，呼气性喘鸣。毛细支气管梗阻严重时，呼吸音明显减低或消失，喘憋稍缓解时，可闻及弥漫性中、细湿啰音。

（4）因肺气肿的存在，肝脾被推向下方，肋缘下可触及，合并心力衰竭时肝脏可进行性增大。

（5）因不显性失水量增加和液体摄入量不足，部分患儿可出现脱水症状。

（二）辅助检查

1.胸部 X 线检查

可见不同程度的梗阻性肺气肿（肺野清晰，透亮度增加），约 1/3 的患儿有肺纹理增粗及散在的小点片状实变影（肺不张或肺泡炎症）。

2.病原学检查

可取鼻咽部洗液做病毒分离检查,呼吸道病毒抗原的特异性快速诊断,呼吸道合胞病毒感染的血清学诊断,都可对临床诊断提供有力佐证。

二、鉴别诊断

患儿年龄偏小,在发病初期即出现明显的发作性喘憋,体检及 X 线检查在初期即出现明显肺气肿,故与其他急性肺炎较易区别。但本病还需与以下疾病鉴别:

(一)婴幼儿哮喘

婴儿的第一次感染性喘息发作,多数是毛细支气管炎。毛细支气管炎当喘憋严重时,毛细支气管接近于完全梗阻,呼吸音明显降低,此时湿啰音不易听到,不应误认为是婴幼儿哮喘发作。如有反复多次喘息发作,亲属有变态反应史,则有婴幼儿哮喘的可能。婴幼儿哮喘一般不发热,表现为突发突止的喘憋,可闻及大量哮鸣音,对支气管扩张药及皮下注射小剂量肾上腺素效果明显。

(二)喘息性支气管炎

发病年龄多见于 1～3 岁幼儿,常继发于上感之后,多为低至中等度发热,肺部可闻及较多不固定的中等湿啰音、喘鸣音。病情多不重,呼吸困难、缺氧不明显。

(三)粟粒性肺结核

有时呈发作性喘憋,发绀明显,多无啰音。有结核接触史或家庭病史,结核中毒症状,PPD 试验阳性,可与急性毛细支气管炎鉴别。

(四)可发生喘憋的其他疾病

如百日咳、充血性心力衰竭、心内膜弹力纤维增生症、吸入异物等。

(1)因肺脏过度充气,肝脏被推向下方,可在肋缘下触及,且患儿的心率与呼吸频率均较快,应与充血性心力衰竭鉴别。

(2)急性毛细支气管炎一般多以上呼吸道感染症状开始,此点可与充血性心力衰竭、心内膜弹力纤维增生症、吸入异物等鉴别。

(3)百日咳为百日咳鲍特菌引起的急性呼吸道传染病,人群对百日咳普遍易感。目前我国百日咳疫苗为计划免疫接种,发病率明显下降。百日咳典型表现为阵发、痉挛性咳嗽,咳嗽后伴 1 次深长吸气,发出特殊的高调鸡鸣样吸气性吼声,俗称“回勾”。咳嗽一般持续 2～6 周。发病早期外周血白细胞计数增高,以淋巴细胞为主。采用鼻咽拭子法培养阳性率较高,第 1 周可达 90%。百日咳发生喘憋时需与急性毛细支气管炎鉴别,典型的痉咳、鸡鸣样吸气性吼声、白细胞计数增高(以淋巴细胞为主)、细菌培养百日咳鲍特菌阳性可鉴别。

三、治疗

该病最危险的时期是咳嗽及呼吸困难发生后的 48～72 小时。主要死因是过长的呼吸暂停、严重的失代偿性呼吸性酸中毒、严重脱水。病死率为 1%～3%。

(一)对症治疗

吸氧、补液、湿化气道、镇静、控制喘憋。

(二)抗生素

考虑有继发细菌感染时,应想到金黄色葡萄球菌、大肠埃希菌或其他院内感染病菌的可能。

对继发细菌感染的重症患儿，应根据细菌培养结果选用敏感抗生素。

（三）并发症的治疗

及时发现和处理代谢性酸中毒、呼吸性酸中毒、心力衰竭及呼吸衰竭。并发心力衰竭时应及时采用快速洋地黄药物，如毛花苷C。对疑似心力衰竭的患儿，也可及早试用洋地黄药物观察病情变化。

(1)监测心电图、呼吸和血氧饱和度，通过监测及时发现低氧血症、呼吸暂停及呼吸衰竭的发生。一般吸入氧气浓度在40%以上即可纠正大多数低氧血症。当患儿出现吸气时呼吸音消失，严重三凹征，吸入氧气浓度在40%仍有发绀，对刺激反应减弱或消失，血二氧化碳分压升高，应考虑做辅助通气治疗。病情较重的小婴儿可有代谢性酸中毒，需做血气分析。约1/10的患者有呼吸性酸中毒。

(2)毛细支气管炎患儿因缺氧、烦躁而导致呼吸、心跳增快，需特别注意观察肝脏有无在短期内进行性增大，从而判断有无心力衰竭的发生。小婴儿和有先天性心脏病的患儿发生心力衰竭的机会较多。

(3)过度换气及液体摄入量不足的患儿要考虑脱水的可能。观察患儿哭闹时有无眼泪，皮肤和口唇黏膜是否干燥，皮肤弹性及尿量多少等，以判断脱水程度。

（四）抗病毒治疗

1.利巴韦林

常用剂量为每天10～15 mg/kg，分3～4次。利巴韦林是于1972年首次合成的核苷类广谱抗病毒药，最初的研究认为，它在体外有抗RSV作用，但进一步的试验却未能得到证实。目前美国儿科协会不再推荐常规应用这种药物，但强调对某些高危、病情严重患儿可以用利巴韦林治疗。

2.中药双黄连

北京儿童医院采用双盲随机对照方法的研究表明，双黄连雾化吸入治疗RSV引起的下呼吸道感染是安全有效的方法。

（五）呼吸道合胞病毒特异治疗

1.静脉用呼吸道合胞病毒免疫球蛋白(RSV-IVIG)

在治疗RSV感染时，RSV-IVIG有两种用法。①一次性静脉滴注RSV-IVIG 1 500 mg/kg。②吸入疗法，只在住院第1天给予RSV-IVIG制剂吸入，共2次，每次50 mg/kg，约20分钟，间隔30～60分钟。2种用法均能有效改善临床症状，明显降低鼻咽分泌物中的病毒含量。

2.RSV单克隆抗体

用法为每月肌内注射1次，每次15 mg/kg，用于整个RSV感染季节，在RSV感染开始的季节提前应用效果更佳。

（六）支气管扩张药和糖皮质激素

1.支气管扩张药

过去认为支气管扩张药对毛细支气管炎无效，目前多数学者认为，用β受体兴奋药治疗毛细支气管炎有一定的效果。综合多个研究表明，肾上腺素为支气管扩张药中的首选药。

2.糖皮质激素

长期以来对糖皮质激素治疗急性毛细支气管炎的争议仍然存在，目前尚无定论。但有研究表明，糖皮质激素对毛细支气管炎的复发有一定的抑制作用。

四、疗效分析

(一)病程

一般为 5～15 天。恰当的治疗可缩短病程。

(二)病情加重

如果经过合理治疗病情无明显缓解,应考虑以下方面:①有无并发症出现,如合并心力衰竭者病程可延长。②有无先天性免疫缺陷或使用免疫抑制剂。③小婴儿是否输液过多,加重喘憋症状。

五、预后

本病预后大多良好。婴儿期患毛细支气管炎的患儿易于在病后半年内反复咳喘,随访 2～7 年有20%～50%发生哮喘。其危险因素为过敏体质、哮喘家族史、先天小气道等。

(张建春)

第七节　严重急性呼吸综合征

严重急性呼吸综合征(SARS)是变异的冠状病毒引起的,以突发高热、咳嗽、呼吸困难为主要症状的综合征。SARS 自 2002 年 11 月中旬在中国广东省暴发流行开始,当地称为"传染性非典型肺炎",至2003 年5 月在中国内地达到流行高峰,全国累计病例数达 5 327 例,死亡 343 例。此次流行中国报道儿童的 SARS 病例不足 80 例,以广东、北京地区为主。

一、流行病学

(一)传染源

(1)SARS 的最初传染源仍未被确定。已知中国广东省珠江三角洲是最初病例的发生地区。

(2)SARS 流行期间的传染源是 SARS 患者。目前尚未发现普遍存在 SARS 隐性感染或健康的 SARS 病毒携带者。处于潜伏期的病例似乎无传染性。

(3)SARS 病例在发病后 7～10 天,病毒负荷量最大、传染性最强。曾有 1 例患者传播给百余人发病的报道,被称为超级传播者。而病程早、晚期传染性弱,恢复期患者多没有传染性。

(二)传播途径

(1)主要通过近距离呼吸道飞沫及密切接触传播。特别是给危重患者行气管插管、气管切开等操作的医护人员,直接暴露于患者大量呼吸道飞沫环境下极易获得感染,曾有医护人员聚集被感染 SARS 的现象。

(2)其他可能传播方式:SARS 患者的粪便、尿液、血液中曾检出病毒,因此其他传播方式,如粪一口传播等尚不能排除。如香港淘大花园的暴发流行,出现 1 例伴有腹泻的 SARS 患者,4 周内,在该住宅区的328 人发生 SARS,而且大部分病例都有腹泻症状,最终经当地排除建筑物内食物或饮用水的污染,而很可能是粪便排水管道系统地面下水口"U"形聚水器干涸而不能起到隔气作用,导致污水汽化而发生病毒传播。

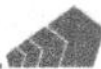

(三)易患人群

未患 SARS 的个体均为易感者,但以青壮年为主。临床和血清学调查显示,健康人或其他疾病患者的血清中均无 SARS 病毒抗体,说明既往在人类中并未发生过 SARS。但流行期间,的确可使大部分人受污染而产生抗体,具有一定免疫力从而减弱流行趋势。

二、病原学

经世界卫生组织确认冠状病毒的一个变种是引起 SARS 的病原体。变种的冠状病毒与流感病毒有亲缘关系,但它非常独特,以前从未在人类身上发现,科学家将其命名为"SARS 病毒",冠状病毒感染在世界各地极为普遍。

到目前为止,大约有 15 种不同冠状病毒株被发现,能够感染多种哺乳动物和鸟类,有些可使人发病。冠状病毒引起的人类疾病主要是呼吸系统感染。该病毒对温度很敏感,在 33 ℃时生长良好,但 35 ℃就使之受到抑制。由于这个特性,冬季和早春是该病毒疾病的流行季节。冠状病毒是成人普通感冒的主要病原之一,儿童感染率较高,主要是上呼吸道感染,一般很少波及下呼吸道。另外,还可引起婴儿和新生儿急性肠胃炎,主要症状是水样大便、发热、呕吐,每天可排便 10 余次,严重者甚至出现血水样便,极少数情况下也引起神经系统综合征。

在 SARS 开始流行,病原学上不清楚期间,曾有衣原体、人偏肺病毒、副黏病毒和鼻病毒可能是其致病微生物的报道,但最终均肯定地被排除,而且在 SARS 发病中无协同作用,但衣原体可能与多种细菌一样是 SARS 病程后期发生合并感染的病原。

三、发病机制

由于 SARS 临床和尸体病理解剖的研究病例数有限,目前对其发布机制并未完全了解。但是集中的 SARS 病例临床表现、实验室检查及尸体解剖结果已经显示了其主要的病理生理机制。

(一)肺组织的病理

可见下列 3 种炎症性变化。

1.重症肺炎样改变

弥漫性肺实变。肉眼显示广泛实变,镜下为肺泡细胞变性、坏死、灶性出血,肺泡腔内可见脱落的肺泡细胞,肺泡内含病毒包涵体。

2.急性呼吸窘迫综合征样改变

弥漫渗出性炎症。肺泡毛细血管明显扩张,肺泡内较多渗出的蛋白和透明膜、炎性细胞,包括单核细胞、淋巴细胞和浆细胞。

3.肺纤维化样改变

增生性炎症。脱落的肺泡细胞增生形成多核或合体细胞,肺泡周围血管机化性变化形成机化性肺炎。

上述肺组织的广泛渗出、实变、严重水肿和坏死、增生可以是病毒感染引起的直接损害,也可以是病毒感染后期合并继发感染所致的损害。其病理生理机制有全身或脏器局部炎症反应综合征、感染免疫性血管炎、弥散性血管内凝血和感染所致的嗜血细胞反应。

(二)病毒感染直接引起免疫抑制

下列表现提示 SARS 病毒可直接对机体免疫系统造成损害:周围血常规白细胞减少,尤其是淋巴细胞显著减少。$CD4^{+}$ 和 $CD8^{+}$ T 细胞显著减低，提示该病毒可能直接感染、破坏这些细胞，使机体免疫功能受抑制。脾脏和淋巴结中所见的病理改变支持此点推测，也可解释为何 SARS 患者早期的特异性 IgM 抗体出现迟，且阳性率低。

四、临床表现

根据有限的病例资料得出，SARS 的潜伏期 2～14 天，中位数 7 天。起病急，以高热为首发症状，70%～80%体温在 38.5 ℃以上，偶有畏寒，可伴有头痛、关节酸痛、乏力，有明显的呼吸道症状包括咳嗽、少痰或干咳，也可伴有血丝痰。重症病例发生呼吸衰竭、ARDS、休克和多脏器功能衰竭。也有 SARS 病例并发脑炎的症状和体征。

一项研究显示，儿童病例也有近 100%发热，体温多达 38.5 ℃以上，偶有寒战，个别病例低热，可伴有头痛、关节痛、乏力、腹泻等。重症病例有呼吸急促及发绀，少数有肺部湿啰音或肺部实变体征。根据广州、北京和香港地区等文献报道，儿童病例的临床表现比成人轻，几乎没有发生严重呼吸困难，恢复比较顺利。在流行病学统计资料中有 1 例儿童 SARS 死亡，但未见相关的临床资料。

五、辅助检查

(一)血常规

显示外周白细胞总数正常或减低，淋巴细胞绝对值计数降低。

(二)胸部 X 线

大多数病例在发病 1 周左右可见肺部斑片状或絮状浸润阴影，多为双侧。胸部 CT 可见肺部有累及数个肺小叶的“棉花团”影和磨玻璃样改变，恢复期可留有条索状阴影或肺纹理增粗。

(三)免疫学检查

早期即显示 $CD3^{+}$、$CD4^{+}$ 和 $CD8^{+}$ T 细胞减少。有资料显示，一组 SARS 患者的上述T 淋巴细胞降低的幅度较一组 HIV 感染的水平还低，提示 SARS 病毒感染直接引起免疫细胞抑制。

(四)特异性病原学实验室检查

特异性病原学实验室检查包括病毒分离、鼻咽分泌物的实时动态聚合酶链反应(RT-PCR)、特异性抗体检测、免疫组化法抗原检测法等实验室检查。但上述技术尚缺乏多家实验室标准化后，因此对其特异性、敏感性等准确度尚有待评估。

六、诊断

对于一种新出现的，已造成流行的疾病给予统一的诊断标准是完全必要的，尽管这种诊断主要是经验性的。而经验性的诊断主要依据是临床表现和流行病学资料，并尽力排除类似表现的其他疾病。

(一)诊断依据

1.流行病学史

与发病者有密切接触史或来自发病区域者；属于群体发病之一；有明确的传染他人的证据者。

2.症状与体征

起病急，发热为首发症状，体温高于 38 ℃；有咳嗽、呼吸急促、肌肉酸痛，肺部可闻及干、湿啰音等。

3.辅助检查

外周血白细胞计数不高或降低，淋巴细胞计数下降，C-反应蛋白不增高。X 线胸片可见单侧或双侧斑片样阴影。

(二)世界卫生组织(WHO)的诊断标准

1.疑似病例

(1)发热(体温 38 ℃以上)。

(2)咳嗽或呼吸困难。

(3)症状发生前 10 天有以下一种或多种暴露史：①与可疑或临床诊断 SARS 病例密切接触史；②近期到 SARS 局部传播地区旅游史；③近期在 SARS 局部传播的地区居住史。

2.临床诊断病例

(1)可疑病例：有与肺炎或呼吸窘迫综合征的胸部 X 线变化类似的改变。

(2)可疑病例：存在一种或多种实验室检测阳性结果。

(3)可疑病例：尸检结果与呼吸窘迫综合征的病理改变一致，但无明确病因。

七、鉴别诊断

与其他病毒性肺炎、支原体、衣原体、细菌性或真菌性肺炎，肺结核、流行性出血热、肺嗜酸性粒细胞浸润症等进行鉴别。

八、治疗

(一)一般治疗

环境通风、休息、多饮水，加强营养。

(二)高热

物理降温或给予布洛芬等解热药，禁用阿司匹林。

(三)抗病毒治疗

可用利巴韦林 10～15 mg/(kg·d)，静脉或口服 7～10 天。

(四)免疫调节剂

丙种球蛋白 400 mg/(kg·d)，静脉给药 3～5 天。

(五)激素

首先需严格排除激素的禁忌证，严格掌握应用指征、时机和剂量、疗程，但尚存在意见分歧。重症病例可用甲泼尼龙 2 mg/(kg·d)，2～3 天后逐渐减停。

(六)抗生素

抗生素的作用是治疗继发的细菌感染或防止免疫功能下降者继发感染。

(七)重症病例治疗

按危重监护专业常规对 ARDS、感染性休克和多脏器功能障碍进行给氧、心肺支持和脏器功能支持治疗。

九、儿童病例治疗

全国报告儿童SARS病例近80例，相对低于成人，临床表现均较轻，均给予综合治疗，包括隔离、环境通风、休息、加强营养、低流量吸氧、清热解毒中药及预防性抗生素等治疗。香港地区报道的10例SARS患儿均以利巴韦林20 mg/kg、口服泼尼松或静脉滴注甲泼尼龙10～20 mg/kg治疗，抗病毒治疗1～2周，激素使用2～4周后减量停药，其中4例给氧、2例行辅助呼吸机治疗，均康复。SARS流行病学资料有1例小儿死亡病例，但未见相关报道，亦未见后遗症报道。

(张建春)

第八节　阻塞性肺气肿

阻塞性肺气肿是指吸烟、感染、大气污染等有害因素刺激引起的终末细支气管远端(呼吸性细支气管、肺泡管、肺泡囊和肺泡)气道弹性减退、肺泡间隔破坏，肺组织过度膨胀、容积增大，并伴有气道壁破坏的病理状态。

一、病因

阻塞性肺气肿病因极为复杂，简述如下。

(一)吸烟

纸烟含有多种有害成分，如焦油、尼古丁和一氧化碳等。吸烟者黏液腺岩藻糖及神经氨酸含量增多，可抑制支气管黏膜纤毛活动，反射性引起支气管痉挛，减弱肺泡巨噬细胞的作用。

(二)大气污染

尸检材料证明，气候和经济条件相似情况下，大气污染严重地区肺气肿发病率比污染较轻地区为高。

(三)感染

呼吸道病毒和细菌感染与肺气肿的发生有一定关系。反复感染可引起支气管黏膜充血、水肿，腺体增生、肥大，分泌功能亢进，管壁增厚狭窄，引起气道阻塞。

(四)蛋白酶-抗蛋白酶平衡失调

体内的一些蛋白水解酶对肺组织有消化作用，而抗蛋白酶对于弹力蛋白酶等多种蛋白酶有抑制作用。

二、症状

慢性支气管炎并发肺气肿时，在原有咳嗽、咳痰等症状的基础上出现了逐渐加重的呼吸困难。最初仅在劳动、上楼或登山、爬坡时有气急；随着病变的发展，在平地活动时，甚至在静息时也感气急。当慢性支气管炎急性发作时，支气管分泌物增多，进一步加重通气功能障碍，胸闷、气急加剧，严重时可出现呼吸功能衰竭的症状，如发绀、头痛、嗜睡、神志恍惚等。

三、检查

（一）X 线检查

胸廓扩张，肋间隙增宽，肋骨平行，活动减弱，膈降低且变平，两肺野的透亮度增加。

（二）心电图检查

一般无异常，有时可呈低电压。

（三）呼吸功能检查

对诊断阻塞性肺气肿有重要意义。

（四）血气分析

如出现明显缺氧、二氧化碳潴留时，则动脉血氧分压（PaO_2）降低，二氧化碳分压（$PaCO_2$）升高，并可出现失代偿性呼吸性酸中毒，pH 降低。

（五）血液和痰液检查

一般无异常，继发感染时有类似慢性支气管炎急性发作的表现。

四、治疗

（1）适当应用支气管舒张药，如氨茶碱、β_2 受体兴奋剂。如有过敏因素存在，可适当选用糖皮质激素。

（2）根据病原菌或经验应用有效抗生素，如青霉素、庆大霉素、环丙沙星、头孢菌素等。

（3）呼吸功能锻炼：做腹式呼吸、缩唇深慢呼气，以加强呼吸肌的活动，增加膈肌的活动能力。

（4）家庭氧疗：每天 12～15 小时的给氧能延长寿命，若能达到每天 24 小时的持续氧疗，效果更好。

（5）物理治疗：视病情制订方案，如气功、太极拳、呼吸操、定量行走或登梯练习。

（6）预防：戒烟；注意保暖，避免受凉，预防感冒；改善环境卫生，做好个人劳动保护，消除及避免烟雾、粉尘和刺激性气体对呼吸道的影响。

（张建春）

第九节　小 儿 肺 炎

肺炎为小儿时期的常见病。引起肺炎的病因是细菌和病毒感染，病毒以呼吸道合胞病毒、腺病毒、流感病毒、副流感病毒为常见，细菌以肺炎链球菌、金黄色葡萄球菌、溶血链球菌、B 型流感杆菌为常见。此外，霉菌、肺炎支原体、原虫、误吸异物及机体变态反应也是引起肺炎的病因。

目前临床上尚无统一的肺炎分类方法，按病理分类可分为大叶性肺炎、支气管肺炎、间质性肺炎；按病原分类分为细菌性、病毒性、霉菌性、肺炎支原体性肺炎等。实际应用中若病原确定，即按确诊的病原分类，不能肯定病原时按病理形态分类。对上述两种分类方法诊断的肺炎还可按病程分类，病程在 1～3 个月为迁延性肺炎，3 个月以上为慢性肺炎。

不同病因引起的肺炎，其临床表现的共同点为发热、咳嗽、呼吸急促或呼吸困难、肺部啰音，而其病程、病理特点、病变部位及体征、X 线检查表现各有特点，现分述如下：

一、支气管肺炎

支气管肺炎是婴幼儿期最常见的肺炎，全年均可发病，以冬春寒冷季节多发，华南地区夏季发病为数亦不少。先天性心脏病、营养不良、佝偻病患儿及居住条件差、缺少户外活动或空气污染较严重地区的小儿均较易发生支气管肺炎。

（一）病因

支气管肺炎的病原微生物为细菌和病毒。细菌感染中大部分为肺炎链球菌感染，其他如葡萄球菌、溶血性链球菌、流感嗜血杆菌、大肠埃希菌、绿脓杆菌亦可致病，但杆菌类较为少见；病毒感染主要为腺病毒、呼吸道合胞病毒、流感病毒、副流感病毒的感染。此外，亦可继发于麻疹、百日咳等急性传染病。

（二）病理

支气管肺炎的病理改变因病原微生物不同可表现为两种类型：

1.细菌性肺炎

以肺泡炎症为主要表现。肺泡毛细血管充血，肺泡壁水肿，炎性渗出物中含有中性粒细胞、红细胞、细菌。病变侵袭邻近的肺泡呈小点片状灶性炎症，故又称为小叶性肺炎，此时间质病变往往不明显。

2.病毒性肺炎

以支气管壁、细支气管壁及肺泡间隔的炎症和水肿为主，局部可见单核细胞浸润。细支气管上皮细胞坏死，管腔被黏液和脱落的细胞、纤维渗出物堵塞，形成病变部位的肺泡气肿或不张。

上述两类病变可同时存在，见于细菌和病毒混合感染的肺炎。

（三）病理生理

由于病原体产生的毒素为机体所吸收，因而存在全身性毒血症。

(1)肺泡间质炎症时通气和换气功能均受到影响，导致缺氧和二氧化碳潴留。若肺部炎症广泛，机体的代偿功能不能缓解缺氧和二氧化碳潴留，则病情加重，血氧分压及氧饱和度下降，二氧化碳潴留加剧，出现呼吸功能衰竭。

(2)心肌对缺氧敏感，缺氧及病原体毒素两者作用可导致心肌劳损及中毒性心肌炎，使心肌收缩力减弱，又因缺氧、二氧化碳潴留引起肺小动脉收缩、右心排出阻力增加，可导致心力衰竭。

(3)中枢神经系统对缺氧十分敏感，缺氧和二氧化碳潴留致脑血管扩张、血管通透性增高，脑组织水肿、颅内压增高，表现有神态改变和精神症状，重症者可出现中枢性呼吸衰竭。

(4)缺氧可使胃肠道血管通透性增加，病原体毒素又可影响胃肠道功能，出现消化道症状，重症者可有消化道出血。

(5)肺炎早期由于缺氧，反射性地增加通气，可出现呼吸性碱中毒。机体有氧代谢障碍，酸性代谢产物堆积，加之高热，摄入水分和食物不足，均可导致代谢性酸中毒。二氧化碳潴留、血中 H^+ 浓度不断增加，pH 降低，产生呼吸性酸中毒。在酸中毒纠正时二氧化碳潴留改善，pH 上升，钾离子进入细胞内，血清钾浓度下降，可出现低钾血症。

（四）临床表现

肺炎为全身性疾病，各系统均有症状。病情轻重不一，病初均有急性上呼吸道感染症状。

主要表现为发热、咳嗽、气急。发热多数为不规则形，热程短者数天，长者可持续 1～2 周；咳嗽频繁，婴幼儿常咳不出痰液，每在吃乳时呛咳，易引起乳汁误吸而加重病情；气急、呼吸频率增加至 40～60 次/分，鼻翼翕动、呻吟并有三凹征，口唇、鼻唇周围及指(趾)端发绀，新生儿常口吐泡沫。肺部听诊早期仅为呼吸音粗糙，继而可闻及中、细湿啰音，哭闹时及吸气末期较为明显。病灶融合、肺实变时出现管状呼吸音。若一侧呼吸音降低伴有叩诊浊音时应考虑胸腔积液。体弱婴儿及新生儿的临床表现不典型，可无发热、咳嗽，早期肺部体征亦不明显，但常有呛奶及呼吸频率增快，鼻唇轻度发绀。重症患儿可表现呼吸浅速，继而呼吸节律不齐，潮式呼吸或叹息样、抽泣样呼吸，呼吸暂停，发绀加剧等呼吸衰竭的症状。

1.循环系统

轻症出现心率增快，重症者心率增快可达 140～160 次/分，心音低钝，面色苍白且发灰，呼吸困难和发绀加剧。若患儿明显烦躁不安，肝脏短期内进行性增大，上述症状不能以体温升高或肺部病变进展解释，应考虑心功能不全。此外，重症肺炎尚有中毒性心肌炎、心肌损害的表现，或由于微循环障碍引起弥散性血管内凝血(DIC)的症状。

2.中枢神经系统

轻者可表现烦躁不安或精神委靡，重者由于存在脑水肿及中毒性脑病，可发生痉挛、嗜睡、昏迷，重度缺氧和二氧化碳潴留可导致眼球结膜及视神经盘水肿、呼吸不规则、呼吸暂停等中枢性呼吸衰竭的表现。

3.消化系统

轻者胃纳减退、轻微呕吐和腹泻，重症者出现中毒性肠麻痹、腹胀，听诊肠鸣音消失，伴有消化道出血症状(呕吐咖啡样物并有黑便)。

(五)辅助检查

血白细胞总数及中性粒细胞百分比增高提示细菌性肺炎，病毒性肺炎时白细胞计数大多正常。

1.病原学检查

疑为细菌性肺炎，早期可做血培养，同时吸取鼻咽腔分泌物做细菌培养，若有胸腔积液可做穿刺液培养，这有助于细菌病原体的确定。疑为病毒性肺炎，可取鼻咽腔洗液做免疫荧光检查、免疫酶检测、病毒分离或双份血清抗体测定以确定病原体。

2.血气分析

对气急显著伴有轻度中毒症状的患儿，均应做血气分析。病程中还需进行监测，有助于及时给予适当处理，并及早发现呼吸衰竭的病儿。肺炎患儿常见的变化为低氧血症、呼吸性酸中毒或混合性酸中毒。

3.X 线检查

多见于双肺内带及心膈角区、脊柱两旁小斑片状密度增深影，其边缘模糊，中间密度较深，病灶互相融合成片，其中可见透亮的、规则的支气管充气影，伴有广泛或局限性肺气肿。间质改变则表现两肺各叶纤细条状密度增深影，行径僵直，线条可互相交错或呈两条平行而中间透亮影称为双轨征；肺门区可见厚壁透亮的环状影为袖口征，并有间质气肿，在病变区内可见分布不均的小圆形薄壁透亮区。

(六)诊断与鉴别诊断

根据临床表现有发热、咳嗽、气急，体格检查肺部闻及中、细水泡音即可做出诊断，还可根据病程、热程、全身症状及有无心功能不全、呼吸衰竭、神经系统的症状来判别病情轻重，结合X线摄片结果及辅助检查资料初步做出病因诊断。免疫荧光抗体快速诊断法可及时做出腺病毒、呼吸道合胞病毒等病原学诊断。

支气管肺炎应与肺结核及支气管异物相鉴别。肺结核及肺炎临床表现有相似之处，均有发热、咳嗽，粟粒性肺结核患者尚有气促、轻微发绀，但一般起病不如肺炎急，且肺部啰音不明显，X线摄片有结核的特征性表现，结核菌素试验及结核接触史亦有助于鉴别。气道异物患儿有呛咳史，有继发感染或病程迁延时亦可有发热及气促，X线摄片在异物堵塞部位出现肺不张及肺气肿，若有不透光异物影则可明确诊断。此外，尚需与较少见的肺含铁血黄素沉着症等相鉴别。

（七）并发症

以脓胸、脓气胸、心包炎及败血症（包括葡萄球菌脑膜炎、肝脓疡）为多见，常由金黄色葡萄球菌引起，肺炎链球菌、大肠埃希菌亦可引起化脓性并发症。患儿体温持续不降，呼吸急促且伴中毒症状，应进行胸部X线及其他相应检查以了解并发症的存在情况。

（八）治疗

1.护理

病儿应置于温暖舒适的环境中，室温保持在20 ℃左右，湿度以60%为佳，并保持室内空气流通。做好呼吸道护理，清除鼻腔分泌物、吸出痰液，每天2次做超声雾化使痰液稀释便于吸出，以防气道堵塞影响通气。配置营养适当的饮食并补充足够的维生素和液体，经常给患儿翻身、拍背、变换体位或抱起活动以利分泌物排出及炎症吸收。

2.抗生素治疗

根据临床诊断考虑引起肺炎的可能病原体，选择敏感的抗菌药物进行治疗。抗生素主要用于细菌性肺炎或疑为病毒性肺炎但难以排除细菌感染者。根据病情轻重和病儿的年龄决定给药途径，对病情较轻的肺炎链球菌性肺炎和溶血性链球菌性肺炎、病原体未明的肺炎可选用青霉素肌内注射，对年龄小而病情较重的婴幼儿应选用2种抗生素静脉用药。疑为金黄色葡萄球菌感染的患儿选用青霉素P_{12}、头孢菌素、红霉素，革兰氏阴性杆菌感染选用第三代头孢菌素或庆大霉素、阿米卡星、氨苄西林，绿脓杆菌肺炎选用羧苄西林、阿米卡星或头孢类抗生素，支原体肺炎选用大环内酯类抗生素。一般宜在退热、症状好转、肺炎体征基本消失或X线摄片、胸透病变明显好转后2～7天才能停药。病毒性肺炎应用抗生素治疗无效，但合并或继发细菌感染需应用抗生素治疗。

3.对症处理

(1)氧疗：无明显气促和发绀的轻症患儿可不予氧疗，但需保持安静。烦躁不安、气促明显伴有口唇发绀的患儿应给予氧气吸入，经鼻导管或面罩、头罩给氧，一般氧浓度不宜超过40%，氧流量1～2 L/min。

(2)心力衰竭的治疗：对重症肺炎出现心力衰竭时，除即给吸氧、镇静剂及适当应用利尿剂外，应给快速洋地黄制剂，可选用下列药物：①地高辛。口服饱和量：2岁以下儿童为0.04～0.05 mg/kg，2岁以上儿童为0.03～0.04 mg/kg，新生儿、早产儿为0.02～0.03 mg/kg；静脉注射量为口服量的2/3～3/4。首次用饱和量的1/3～1/2量，余量分2～3次给予，每4～8小时一次。对先天性心脏病及心力衰竭严重者，在末次给药后12小时可使用维持量，为饱和量的1/5～1/4，分2次用，每12小时一次。应用洋地黄制剂时应慎用钙剂。②毛花苷C(西地兰)。剂量为每次0.01～0.015 mg/kg，加入10%葡萄糖溶液5～10 mL中静脉推注，必要时间隔2～3小时可重复使用，一般用1～2次后改用地高辛静脉饱和量法，24小时饱和。此外，亦可选用毒毛花苷K，饱和量为0.007～0.01 mg/kg，加入10%葡萄糖溶液10～20 mL中缓慢静脉注射。

(3)降温与镇静：对高热患儿应用物理降温，头部冷敷，冰袋或酒精擦浴。对乙酰氨基酚10～15 mg/kg或布洛芬5～10 mg/kg口服，亦可用安乃近5～10 mg/kg肌内注射或口服，烦躁不安者应用镇静剂，氯丙嗪(冬眠灵)和异丙嗪(非那根)各0.5～1.0 mg/kg，或用苯巴比妥(鲁米那)5 mg/kg，肌内注射，亦可用地西泮(安定)每次0.2～0.3 mg/kg(呼吸衰竭者应慎用)。

(4)祛痰平喘：婴幼儿咳嗽及排痰能力较差，除及时清除鼻腔分泌物及吸出痰液外，可用祛痰剂稀释痰液，用沐舒坦口服或乙酰半胱氨酸雾化吸入，亦可选用中药。对咳嗽伴气喘者应用氨茶碱、复方氯喘、沙丁胺醇等解除支气管痉挛。

(5)对因低钾血症引起腹胀患儿应纠正低钾，必要时可应用胃肠减压。

4.肾上腺皮质激素的应用

一般肺炎不需应用肾上腺皮质激素，尤其疑为金黄色葡萄球菌感染时不应使用，以防止感染播散。重症肺炎、有明显中毒症状或喘憋较甚者，可短期使用，选用地塞米松或氢化可的松，疗程不超过3～5天。

5.维持液体和电解质平衡

肺炎患儿应适当补液，按每天60～80 mL/kg计算，发热、气促或入液量少的患儿应适当增加入液量，采用生理维持液(1∶4)均匀静脉滴注，适当限制钠盐。肺炎伴腹泻有重度脱水者应按纠正脱水计算量的3/4补液，速度宜稍慢。对电解质失衡的患儿亦应适当补充。

6.脑水肿的治疗

纠正缺氧，使用脱水剂减轻脑水肿，减低颅压。可采用20%甘露醇每次1.0～1.5 g/kg，每4～6小时静脉注射，或短程使用地塞米松每天5～10 mg，一般疗程不超过3天。

7.支持治疗

对重症肺炎、营养不良、体弱患儿应用少量血或血浆做支持疗法。

8.物理疗法

病程迁延不愈者使用理疗，帮助炎症吸收。局部使用微波、超短波或红外线照射，每天1次，7～10天为1个疗程，或根据肺部炎症部位不同采用不同的体位拍击背部亦有利于痰液引流和分泌物排出。

9.并发症的治疗

并发脓胸及脓气胸时应给予适当的抗生素，供给足够的营养，加强支持治疗，胸腔穿刺排脓，脓液多或稠厚时应做闭合引流。并发气胸时应做闭合引流，发生高压气胸，情况紧急时可在第二肋间乳腺处直接用空针抽出气体以免危及生命。

(九)预后

轻症肺炎经治疗都能较快痊愈。重症肺炎处理及时，大部分患儿可获痊愈。体弱、营养不良、先天性心脏病、麻疹、百日咳等急性传染病合并肺炎或腺病毒及葡萄球菌肺炎者病情往往危重。肺炎病死者大部分为重症肺炎。

(十)预防

首先应加强护理和体格锻炼，增强小儿的体质，防止呼吸道感染，按时进行计划免疫接种，预防呼吸道传染病，均可减少肺炎的发病。

二、腺病毒肺炎

腺病毒肺炎是小儿发病率较高的病毒性肺炎之一，其特点为重症患儿多、病程长、部分患儿可留有后遗症。腺病毒上呼吸道感染及肺炎可在集体儿童机构中流行，出生6个月～2岁易发本病，我国北方发病率高于南方，病情亦较南方为重。

（一）病因

病原体为腺病毒，我国流行的腺病毒肺炎多数由3型及7型引起，但5、9、10、11、21型亦有报道。临床上7型重于3型。

（二）病理

腺病毒肺炎病变广泛，表现为灶性或融合性、坏死性肺浸润和支气管炎，两肺均可有大片实变、坏死，以两下叶为主，实变以外的肺组织可有明显气肿。支气管、毛细支气管及肺泡有单核细胞及淋巴细胞浸润，上皮细胞损伤，管壁有坏死、出血，肺泡上皮细胞显著增生，细胞核内有包涵体。

（三）临床表现

潜伏期为3～8天，起病急骤，体温在1～2天内升高至39～40℃，呈稽留不规则高热，轻症者7～10天退热，重者持续2～3周。咳嗽频繁，多为干咳；同时出现不同程度的呼吸困难及阵发性喘憋。疾病早期即可呈现面色灰白、精神委靡、嗜睡，伴有纳呆、恶心、呕吐、腹泻等症状，疾病到第1～2周可并发心力衰竭，重症者晚期可出现昏迷及惊厥。

肺部体征常在高热4～7天后才出现，病变部位出现湿啰音，有肺实变者出现呼吸音减低，叩诊呈浊音，明显实变期可闻及管状呼吸音。肺部体征一般在病程第3～4周渐渐减少或消失，重症者至第4～6周才消失，少数病例可有胸膜炎表现，出现胸膜摩擦音。

部分病儿皮肤出现淡红色斑丘疹，肝、脾肿大，DIC时表现皮肤、黏膜、消化道出血症状。

（四）辅助检查

早期胸部X线片无变化，一般在2～6天出现，轻者为肺纹理增粗或斑片状炎症影，重症可见大片状融合影，累及节段或整个肺叶，以两下肺为多见，轻者3～6周，重者4～12周病变才逐渐消失。部分病儿可留有支气管扩张、肺不张、肺气肿、肺纤维化等后遗症。

周围血象在病变初期白细胞总数大多减少或正常，以淋巴细胞为主，后期有继发感染时白细胞及中性粒细胞可增多。

（五）诊断

主要根据典型的临床表现、抗生素治疗无效、肺部X线摄片显示典型病变来诊断。病原学确诊要依据鼻咽洗液病毒检测、双份血清抗体测定，目前采用免疫荧光法及免疫酶技术作快速诊断有助于及时确诊。

（六）治疗

对腺病毒肺炎尚无特效治疗方法，以综合治疗为主。对症治疗、支持疗法有镇静、退热、吸氧、雾化吸入，纠正心力衰竭，维持水、电解质平衡。若发生呼吸衰竭应及早进行气管插管，并使用人工呼吸机。有继发感染时应适当使用抗生素，早期患者可使用利巴韦林。

腺病毒肺炎病死率为5%～15%，部分患者易遗留迁延性肺炎、肺不张、支气管扩张等后遗症。

三、金黄色葡萄球菌肺炎

金黄色葡萄球菌肺炎是儿科临床常见的细菌性肺炎之一，病情重，易发生并发症。由于耐药菌株的出现，治疗亦较为困难。全年均可发病，以冬春季为多。近年来发病率有下降。

(一)病因与发病机制

病原菌为金黄色葡萄球菌,具有很强的毒力,能产生溶血毒素、血浆凝固酶、去氧核糖核酸分解酶、杀白细胞素。病原菌由人体体表或黏膜进入体内,由于上述毒素和酶的作用,使其不易被杀灭,并随血液循环播散至全身,肺脏极易被累及。尚可有其他迁徙病灶,亦可由呼吸道感染后直接累及肺脏导致肺部炎症。

(二)病理

金黄色葡萄球菌肺炎好发于胸膜下组织,以广泛的出血坏死及多个脓肿形成特点。细支气管及其周围肺泡发生的坏死使气道内气体进入坏死区周围肺间质和肺泡,由于脓性分泌物充塞细支气管,成为活瓣样堵塞,使张力渐增加而形成肺大泡(肺气囊肿)。邻近胸膜的脓肿破裂出现脓胸、气胸或脓气胸。

(三)临床表现

本病多见于婴幼儿,病初有急性上呼吸道感染的症状,或有皮肤化脓性感染。数天后突然高热,呈弛张型,新生儿或体弱婴儿可低热或无热。病情发展迅速,有较明显的中毒症状,面色苍白,烦躁不安或嗜睡,呼吸急促,咳嗽频繁伴气喘,伴有消化道症状如纳呆、腹泻、腹胀,重者可发生惊厥或休克。

患儿有发绀、心率增快。肺部体征出现较早,早期有呼吸音减低或散在湿啰音,并发脓胸、脓气胸时表现呼吸音减低,叩诊浊音,语颤减弱。伴有全身感染时因播散的部位不同而出现相应的体征。部分患者皮肤有红色斑丘疹或猩红热样皮疹。

(四)辅助检查

实验室检查白细胞总数及中性粒细胞均增高,部分婴幼儿白细胞总数可偏低,但中性粒细胞百分比仍高。痰液、气管吸出物及脓液细菌培养获得阳性结果,有助于诊断。

X线片早期仅为肺纹理增多,一侧或两侧出现大小不等、斑片状密度增深影,边缘模糊。随着病情进展可迅速出现肺大泡、肺脓肿、胸腔积脓、气胸、脓气胸。重者可有纵隔积气、皮下积气、支气管胸膜瘘。病变持续时间较支气管肺炎为长。

(五)诊断与鉴别诊断

根据病史起病急骤、有中毒症状及肺部X线检查显示,一般均可做出诊断,脓液培养阳性可确诊病原菌。临床上需与肺炎链球菌、溶血性链球菌及其他革兰氏阴性杆菌引起的肺部化脓性病变相鉴别,主要依据病情和病程及病原菌培养阳性结果。

(六)治疗

金黄色葡萄球菌肺炎一般的治疗原则与支气管肺炎相同,但由于病情均较重,耐药菌株增多,应选用适当的抗生素积极控制感染并辅以支持疗法。及早、足量使用敏感的抗生素,采用静脉滴注以维持适当的血浓度,选用青霉素 P_{12} 或头孢菌素如头孢唑啉加用氨基糖苷类药物,用药后应观察3～5天,无效再改用其他药物。对耐甲氧西林或耐其他药物的菌株(MRSA)宜选用万古霉素。经治疗症状改善者,需在体温降低至正常、胸片显示病变吸收后再巩固治疗1～2周才能停药。

并发脓胸需进行胸腔闭合引流,并发气胸且积气量少者可严密观察,积气量多或发生高压气胸应即进行穿刺排出气体或闭合引流。肺大泡常随病情好转而吸收,一般不需外科治疗。

(七)预后

由于近年来新的抗生素在临床应用,病死率已有所下降,但仍是儿科严重的疾病,体弱儿及新生儿预后较差。

四、衣原体肺炎

衣原体是一类专一细胞内寄生的微生物，能在细胞中繁殖，有独特的发育周期及独特的酶系统，是迄今为止最小的细菌，包括沙眼衣原体、鹦鹉热衣原体、肺炎衣原体和猪衣原体四个种。其中，肺炎衣原体和沙眼衣原体是主要的人类致病原。鹦鹉热衣原体偶可从动物传给人，而猪衣原体仅能使动物致病。衣原体肺炎主要是指由沙眼衣原体和肺炎衣原体引起的肺炎，目前也有鹦鹉热衣原体引起肺炎的报道，但较为少见。

衣原体都能通过细菌滤器，均含有 DNA、RNA 两种核酸，具有细胞壁，含有核糖体，有独特的酶系统，许多抗生素能抑制其繁殖。衣原体的细胞壁结构与其他的革兰氏阴性杆菌相同，有内膜和外膜，但都缺乏肽聚糖或胞壁酸。衣原体种都有共同抗原成分脂多糖（LPS）和独特的发育周期，包括具有感染性、细胞外无代谢活性的原体（elementary body，EB）和无感染性、细胞内有代谢活性的网状体（reticulate body，RB）。具有感染性的原体可通过静电吸引特异性的受体蛋白黏附于宿主易感细胞表面，被宿主细胞通过吞噬作用摄入胞质。宿主细胞膜通过空泡将 EB 包裹，接受环境信号转化为 RB。EB 经摄入9～12 小时后，即分化为 RB，后者进行二分裂，形成特征性的包涵体，约 36 小时后，RB 又分化为 EB，整个生活周期为 48～72 小时。释放过程可通过细胞溶解或细胞排粒作用或挤出整个包涵体而离开完整的细胞。RB 在营养不足、抗生素抑制等不良条件下并不转化为 EB，从而不易感染细胞，这可能与衣原体感染不易清除有关。这一过程在不同衣原体种间存在着差异，是衣原体长期感染及亚临床感染的生物学基础。

衣原体在人类致病是与免疫相关的病理过程。人类感染衣原体后，诱发机体产生细胞和体液免疫应答，但这些免疫应答的保护作用不强，因此常造成持续感染、隐性感染及反复感染。衣原体在人类致病是与迟发型超敏反应相关的病理过程。有关衣原体感染所造成的免疫病理损伤，现认为至少存在两种情况。①衣原体繁殖的同时合并反复感染，对免疫应答持续刺激，最终表现为迟发型超敏反应（DTH）。②衣原体进入一种特殊的持续体（PB），PB 形态变大，其内病原体的应激反应基因表达增加，产生应激反应蛋白，而应激蛋白可参与迟发型超敏反应，且在这些病原体中可持续检测到多种基因组。当应激条件去除，PB 可转换为正常的生长周期，如 EB。现发现宿主细胞感染愈合后，可像正常未感染细胞一样，当给予适当的环境条件，EB 可再度生长。有关这一衣原体感染的隐匿过程，尚待阐明。

（一）沙眼衣原体肺炎

沙眼衣原体（Chlamydia trachomatis，CT）用免疫荧光法可分为 12 个血清型，即 A～K 加 B_6 型，A、B、B_6、C 型称眼型，主要引起沙眼，D～K 型称眼-泌尿生殖型，可引起成人和新生儿包涵体结膜炎、男性及女性生殖器官炎症、非细菌性膀胱炎、胃肠炎、心肌炎及新生儿肺炎、中耳炎、鼻咽炎和女婴阴道炎。

1.发病机制

所有沙眼衣原体感染均可趋向于持续性、慢性和不显性的形式。CT 主要是人类沙眼和生殖系统感染的病原，偶可引起新生儿、小婴儿和成人免疫抑制者的肺部感染。分娩时胎儿通过 CT 感染的宫颈可出现新生儿包涵体性结膜炎和新生儿肺炎。CT 主要经直接接触感染，使易感的无纤毛立方柱状或移行的上皮细胞（如结膜、后鼻咽部、尿道、子宫内膜和直肠黏膜）发生感染。常引起上皮细胞的淋巴细胞浸润性急性炎症反应。一次感染不能产生防止再感染的免疫力。

2.临床表现

活动性CT感染妇女分娩的婴儿有10%～20%出现肺炎。出生时CT可直接感染鼻咽部,以后下行至肺引起肺炎,也可由感染结膜的CT经鼻泪管下行到鼻咽部,再到下呼吸道。大多数CT感染表现为轻度上呼吸道症状,而症状类似流行性感冒,而肺炎症状相对较轻,某些患者表现为急性起病伴一过性的肺炎症状和体征,但大多数起病缓慢。上呼吸道症状可自行消退,咳嗽伴下呼吸道症状感染体征可在首发症状后数天或数周出现,使本病有一个双病程的表现。CT肺炎有非常特征性的表现,常见于6个月以内的婴儿,往往发生在1～3个月龄,通常在生后2～4周发病。但目前已经发现有生后2周即发病者。常起病隐匿,大多数无发热,起始症状通常是鼻炎,伴鼻腔黏液分泌物和鼻塞。随后发展为断续的咳嗽、也可表现为持续性咳嗽、呼吸急促,听诊可闻及湿啰音,喘息较少见。一些CT肺炎病例主要表现为呼吸增快和阵发性单声咳嗽。有时呼吸增快为唯一线索,约半数患儿可有急性包涵体结膜炎,可同时有中耳炎、心肌炎和胸腔积液。

与成熟儿比较,极低出生体重儿的CT肺炎更严重,甚至是致死性的,需要长期辅以机械通气,易产生慢性肺部疾病,从免疫力低下的CT下呼吸道感染患者体内,可在感染后相当一段时间仍能分离到CT,现发现毛细支气管炎患者CT感染比例较多,CT是启动抑或加重了毛细支气管炎症状尚待研究。已发现新生儿CT感染后,在学龄期发展为哮喘。对婴幼儿CT感染7～8年再进行肺功能测试,发现大多数表现为阻塞性肺功能异常。CT与慢性肺部疾病间的关系有待阐明。

3.实验室检查

CT肺炎患儿外周血的白细胞总数正常或升高,嗜酸性粒细胞计数增多,超过400/μL。

CT感染的诊断为从结膜、鼻咽部等病损部位取材涂片或刮片(取材要带柱状上皮细胞,而不是分泌物)发现沙眼衣原体或通过血清学检查确诊。新生儿沙眼衣原体肺炎可同时取眼结膜刮屑物培养和(或)涂片直接荧光法检测沙眼衣原体。经吉姆萨染色能确定患者有否特殊的胞质内包涵体,其阳性率分别为:婴儿中可高达90%,成人包涵体结膜炎为50%,但在活动性沙眼患者中仅有10%～30%。对轻症患者做细胞检查无帮助。

早在20世纪60年代已经开展了CT的组织细胞培养,采用组织培养进行病原分离是衣原体感染诊断的金标准。一般都是将传代细胞悬液接种在底部放有玻片的培养瓶中,待细胞长成单层后,将待分离的标本种入。经在CO_2温箱中孵育并进行适当干预后再用异硫氰酸荧光素标记的CT特异性单克隆抗体进行鉴定。常用来观察细胞内形成特异的包涵体及其数目、CT感染细胞占细胞总数的百分率、折算成使50%的组织细胞出现感染病变的CT量(TCID50)等指标。研究发现,因为取材木杆中的可溶性物质可能对细胞培养有毒性作用。用以取样的拭子应该是塑料或金属杆,如果在24小时内不可能将标本接种在细胞上,应在4 ℃或－70 ℃储存待用。用有抗生素的培养基作为衣原体转运培养基能最大限度地提高衣原体的阳性率和减少其他细菌过度生长。培养CT最常用的细胞为用亚胺环己酮处理的McCoy或Hela细胞。离心法能促进衣原体吸附到细胞上。培养48～72小时用CT种特异性免疫荧光单克隆抗体和姬姆萨或碘染色可查到胞浆内包涵体。

血清抗体水平的测定是目前应用最广泛的诊断衣原体感染的依据。

(1)衣原体微量免疫荧光法:是衣原体最敏感的血清学检测方法,最常作为回顾性诊断。该试验先用鸡胚或组织细胞培养衣原体,并进一步纯化抗原,将浓缩的抗原悬液加在一块载玻片上，按特定模式用抗原进行微量滴样。将患者的血清进行系列倍比稀释后加在抗原上，然后用间接免疫荧光方法测定每一种衣原体的特异抗原抗体反应。通用的诊断标准：①急性期和恢复期的两次血清抗体滴度相差4倍，或单次血清标本的IgM抗体滴度≥1∶16和(或)单次血清标本的IgG抗体滴度>1∶512为急性衣原体感染。②IgM滴度>1∶16且1∶16<IgG<1∶512为既往有衣原体感染。③单次或双次血清抗体滴度<1∶16为从未感染过衣原体。

(2)补体结合试验：可检测患者血清中的衣原体补体结合抗体，恢复期血清抗体效价较急性期增高4倍以上有确诊意义。

(3)酶联免疫吸附法(ELISA)：可用于血清中CT抗体的检测，由于衣原体种间有交叉反应，不主张单独应用该方法检测血清标本。

微量免疫荧光法检查衣原体类抗体是目前国际上标准的且最常用的衣原体血清学诊断方法，由于可检测出患儿血清中存在的高水平的非母体IgM抗体，尤其适用于新生儿和婴儿沙眼衣原体肺炎的诊断。由于不同的衣原体种间可能存在着血清学交叉反应，血清标本应同时检测三种衣原体的抗体并比较抗体滴度，以滴度最高的作为感染的衣原体种，但是不能广泛采用这种检查法。新生儿肺炎患者IgM增高，而结膜炎患儿则无IgM抗体增高。

分子生物学方法正成为诊断CT感染的主要技术手段之一，采用荧光定量聚合酶链反应技术和巢式聚合酶链反应技术是诊断CT感染的新途径，可早期快速、特异地检测出标本中的CT核酸。

4.影像学表现

胸片和肺CT表现为肺气肿伴间质或肺泡浸润影，多为间质浸润和肺过度充气，也可见支气管肺炎或网状、结节样阴影，偶见肺不张。

5.诊断

根据患儿的年龄、相对特异的临床症状及X线非特异性征象，并有赖于从结膜、鼻咽部等分离到CT或通过血清学检查等实验室手段确定诊断。

6.鉴别诊断

(1)RSV肺炎：多见于婴幼儿，大多数病例伴有中高热，持续4～10天，初期咳嗽、鼻塞，常出现气促、呼吸困难和喘憋，肺部听诊多有细小或粗、中啰音。少数重症病例可并发心力衰竭。胸片多数有小点片状阴影，可有不同程度的肺气肿。

(2)粟粒性肺结核：多见于婴幼儿初染后6个月内，特别是3个月内，起病可急可缓，缓者只有低热和结核中毒症状，多数急性起病，症状以高热和严重中毒症状为主，常无明显的呼吸道症状，肺部缺乏阳性体征，但X线检查变化明显，可见在浓密的网状阴影上密度均匀一致的粟粒结节，婴幼儿病灶周围反应显著及易于融合，点状阴影边缘模糊，大小不一而呈雪花状，病变急剧进展可形成空洞。

(3)白色念珠菌肺炎：多发生在早产儿，新生儿，营养不良儿童，先天性免疫功能缺陷、长期应用抗生素和激素及静脉高营养患者，常表现为低热、咳嗽、气促、发绀、精神委靡或烦躁不安，胸部体征包括叩诊浊音和听诊呼吸音增强，可有管音和中小水泡音。X线检查有点状阴影、大片实变，少数有胸腔积液和心包积液，同时有口腔鹅口疮，皮肤或消化道等部位的真菌病。可同时与大肠埃希菌、葡萄球菌等共同致病。

7.治疗

治疗药物主要为红霉素，新生儿和婴儿的用量为红霉素每天40 mg/kg，疗程2～3周，或琥乙红霉素每天 40～50 mg/kg，分 4 次口服，连续 14 天；如果对红霉素不能耐受，度过新生儿期的小婴儿应立即口服磺胺类药物，可用磺胺异噁唑每天 100 mg/kg，疗程 2～3 周；有报道应用阿莫西林、多西环素治疗，疗程1～2 周；或有报道用氧氟沙星，疗程 1 周。但国内目前不主张此类药物用于小儿。

现发现，红霉素疗程太短或剂量太小，常使全身不适、咳嗽等症状持续数天。单用红霉素治疗的失败率是 10%～20%，一些婴儿需要第 2 个疗程的治疗。有研究发现阿奇霉素短疗程 20 mg/(kg·d)，每天顿服连续 3 天与红霉素连续应用 14 天的疗效是相同的。

此外，要强调呼吸道管理和对症支持治疗也很重要。

由于局部治疗不能消灭鼻咽部的衣原体，不主张对包涵体结膜炎进行局部治疗，这种婴儿仍有发生肺炎或反复发生结膜炎的危险。对 CT 引起的小婴儿结膜炎或肺炎均可用红霉素治疗 10～14 天，红霉素用量为每天 50 mg/kg，分 4 次口服。

对确诊为衣原体感染患儿的母亲(及其性伴侣)也应进行确定诊断和治疗。

8.并发症和后遗症

衣原体能在宿主细胞内长期处于静止状态。因此多数患者无症状，如果未治疗或治疗不恰当，衣原体结膜炎能持续数月，且发生轻的瘢痕形成，但能完全吸收。慢性结膜炎可以单独发生，也可作为赖特尔(Reiter)综合征的一部分，赖特尔(Reiter)综合征包括尿道炎、结膜炎、黏膜病和反应性关节炎。

9.预防

为了防止孕妇产后并发症和胎儿感染应在妊娠后 3 个月做衣原体感染筛查，以便在分娩前完成治疗。对孕妇 CT 生殖道感染应进行治疗。产前进行治疗是预防新生儿感染的最佳方法。红霉素对胎儿无毒性，可用于治疗。新生儿出生后，立即涂红霉素眼膏，可有效预防结膜炎。

美国 CDC 推荐对于 CT 感染孕妇可阿奇霉素 1 次 1 g 或阿莫西林 500 mg 口服，3 次/天，连续 7 天作为一线用药，也可红霉素 250 mg，2 次/天，连续 14 天，或乙酰红霉素 800 mg，2 次/天，连续 14 天是一种可行的治疗手段。

(二)肺炎衣原体肺炎

肺炎衣原体(chlamydia pneumoniae，CP)仅有一个血清型，称 TWAR 型，是 1986 年从患急性呼吸道疾病的大学生呼吸道中分离到的。目前认为 CP 是一个主要的呼吸道病原，CP 感染与哮喘及冠心病的发生存在着一定的关系。CP 在体内的代谢与 CT 相同，在微生物学特征上与 CT 不同的是，其原体为梨形，原体内没有糖原，主要外膜蛋白上没有种特异抗原。

CP 可感染各年龄组人群，不同地区 CP 感染 CAP 的比例是不同的，在 2%～19%波动，与不同人群和选用的检测方法不同有关。大多数研究选用的是血清学方法，儿童下呼吸道感染率的报道波动在0～18%，一个对 3～12 岁采用培养方法的 CAP 多中心研究发现的 CP 感染率为 14%，而 MP 感染率是 22%，其中小于 6 岁组 CP 感染率是 15%。大于 6 岁组 CP 感染率是 18%，有 20%的儿童同时存在 CP 和 MP 感染，有报道 CP 感染镰状细胞贫血患者 10%～20%出现急性胸部综合征，10%支气管炎症和5%～10%儿童出现咽炎。

1.发病机制

CP 广泛存在于自然界，但迄今感染仅见于人类。这种微生物能在外界环境生存 20～30 小时，动物实验证明：要直接植入才能传播，空气飞沫传播不是 CP 有效的传播方式。临床研究报道发现，呼吸道分泌物传播是其主要的感染途径，无症状携带者和长期排菌状态者可能促进这种传播。其潜伏期较长,传播比较缓慢,平均潜伏期为30天,最长可达3个月。感染没有明显的季节性,儿童时期感染的性别差异不明显。现已发现,在军队、养老院等同一居住环境中出现人之间的CP传播和CP感染暴发流行。在某些家庭内CP的暴发流行中,婴幼儿往往首先发病,并占发病人数中的多数,甚至有时感染仅在幼儿间传播。初次感染多见于5～12岁小儿,但从抗体检查证明整个青少年期和成人期可以又有新的或反复感染,老年期达到顶峰,其中70%～80%血清为阳性反应。血清学流行病学调查显示学龄儿童抗体阳性率开始增加,青少年达30%～45%,提示存在无症状感染。大约在15岁前感染率无性别差异。15岁以后男性多于女性。流行周期为6个月到2～3年,有少数地方性流行报道。大概成年期感染多数是再感染,同时可能有多种感染。也有研究发现:多数家庭或集体成员中仅有一人出现CP感染,这说明不易发生传播。

在CP感染的症状期及无症状期均可由呼吸道检出CP。已经证明在症状性感染后培养阳性的时间可长达1年,无症状性感染时常见抗体反应阳性。尚不清楚症状的存在是否会影响病原的传播。

与CT仅侵犯黏膜上皮细胞不同,CP可感染包括巨噬细胞、外周血细胞、动脉血管壁内皮细胞及平滑肌在内的几种不同的细胞。CP可在外周血细胞中存活并可通过血液循环及淋巴循环到达全身各部位。CP感染后,细胞中有关炎细胞因子IL-1、IL-8、IFN-a及黏附因子ICAM-1表达增多,并可诱导白细胞向炎症部位趋化,既可有利于炎症反应的局部清除,同时也会造成组织的损伤。

2.临床表现

青少年和年轻成人CP感染可以为流行性,也可为散发性,CP以肺炎最常见。青少年中约10%的肺炎、5%的支气管炎、5%的鼻窦炎和1%的喉炎和CP感染有关。Saikku等在菲律宾318名5岁以下的急性下呼吸道感染患者中,发现6.4%为急性CP感染,3.2%为既往感染。Hammerschlag等对下呼吸道感染的患者,经培养确定5岁以下小儿CP感染率为24%,5～18岁为41%,最小的培养阳性者仅为14个月大。CP感染起病较缓慢,早期多为上呼吸道感染症状,类似流行性感冒,常合并咽喉炎、声音嘶哑和鼻窦炎,无特异性临床表现。1～2周后上感症状逐渐减轻而咳嗽逐渐加重,并出现下呼吸道感染征象,肺炎患者症状轻到中等,包括发热、不适、头痛,咳嗽,常有咽炎,多数表现为咽痛、发热、咳嗽,以干咳为主,可出现胸痛、头痛、不适和疲劳。听诊可闻及湿啰音并常有喘鸣音。CP肺炎临床表现相差悬殊,可从无症状到致死性肺炎。儿童和青少年感染大部分为轻型病例,多表现为上呼吸道感染和支气管炎,肺炎患者较少。而成人则肺炎较多,尤其是在已有慢性疾病或CP(TWAR)重复感染的老年患者。CP在免疫力低下的人群可引起重症感染,甚至呼吸衰竭。

CP感染的潜伏期为15～23天,再感染的患者呼吸道症状往往较轻,且较少发展为肺炎。

与支原体感染一样,CP感染也可引起肺外的表现,如结节性红斑、甲状腺炎、脑炎和吉兰-巴雷综合征等。

CP可激发哮喘患者喘息发作,囊性纤维化患者病情加重,有报道从急性中耳炎患者的渗液中分离出CP,CP往往与细菌同时致病。有2%～5%的儿童和成人可表现为无症状呼吸道感染,持续1年或1年以上。

3.实验室检查

诊断CP感染的特异性诊断依据组织培养的病原分离和血清学检查。CP在经亚胺环己酮

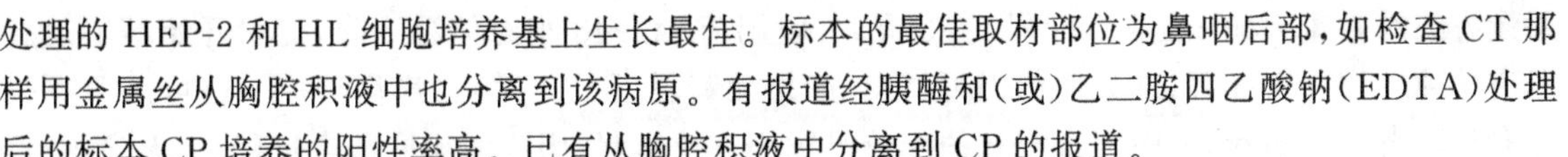

处理的 HEP-2 和 HL 细胞培养基上生长最佳。标本的最佳取材部位为鼻咽后部，如检查 CT 那样用金属丝从胸腔积液中也分离到该病原。有报道经胰酶和(或)乙二胺四乙酸钠(EDTA)处理后的标本 CP 培养的阳性率高。已有从胸腔积液中分离到 CP 的报道。

用荧光抗体染色可能直接查出临床标本中的衣原体，但不是非常敏感和特异。用酶免疫分析法可检测一些临床标本中的衣原体抗原，因酶免疫分析法采用的是多克隆抗体或属特异单克隆抗体，可同时检测 CP 和 CT。而微量免疫荧光法，可使用 CP 单一抗原，而不出现同时检测其他衣原体种。急性 CP 感染的血清学诊断标准为：患者微量免疫荧光法双份血清 IgG 滴度升高 4 倍或 4 倍以上、单份血清 IgG 滴度≥1∶512 和(或)IgM 滴度≥1∶16，在排除类风湿因子所致的假阳性后可诊断为近期感染；如果 IgG≥1∶16但≤1∶512提示曾经感染。这一标准主要根据成人资料而定。肺炎和哮喘患者的 CP 感染研究显示有 50%测不到微量免疫荧光抗体。不主张单独应用 IgG 进行诊断。IgG 滴度 1∶16 或以上仅提示既往感染。IgA 或其他抗体水平需双份血清进行回顾分析才能进行诊断，不能提示既往持续感染。

MIF 和补体结合试验方法敏感性在各种方法不一致，CDC 建议应严格掌握诊断标准。

由于与培养的结果不一致，不主张血清酶联免疫方法进行 CP 感染诊断，有关 CP 儿童肺炎和哮喘儿童 CP 感染的研究发现，有 50%儿童培养证实为 CP 感染，而并无血清学抗体发现。而且，单纯应用血清学方法不能进行临床微生物评价。

采用各种聚合酶链反应技术(PCR)如荧光定量 PCR 和巢式 PCR 等可早期快速并特异地进行 CP 感染的诊断，已有不少关于其应用并与培养和血清学方法进行对比的研究，有研究报道以 16 S rRNA 特异靶序列为目的基因的荧光定量 PCR 方法诊断 CP 感染具有较好的特异性，操作较为简单，且能将标本中的病原体核酸量化，但目前尚无此 PCR 商品药盒。

4.影像学表现

开始主要表现为单侧肺泡浸润，位于肺段和亚段，可见于两肺的任何部位，下叶及肺的周边部多见。以后可进展为双侧间质和肺泡浸润。胸部 X 线表现多较临床症状重。胸片示肺叶浸润影，并可有胸腔积液。

5.诊断及鉴别诊断

临床表现上不能与 MP 等引起的非典型肺炎区分开来，听诊可发现啰音和喘鸣音，胸部影像常较患儿的临床表现重，可表现为轻度、广泛的或小叶浸润，可出现胸腔积液，可出现白细胞稍高和核左移，也可无明显的变化。培养是诊断 CP 感染的特异方法，最佳的取材部位是咽后壁标本，也可从痰、咽拭子、支气管灌洗液、胸腔积液等标本中取材进行培养。

CP 感染的表现与 MP 不好区分，CP 肺炎患者常表现为轻到中度的全身症状，如发热、乏力、头痛、咳嗽、持续咽炎，也可出现胸腔积液和肺气肿，重症患者常出现肺气肿。

MP 肺炎：多见于学龄儿童及青少年，婴幼儿也不少见，潜伏期 2～3 周，症状轻重不等，主要特点是持续剧烈咳嗽，婴幼儿可出现喘息，全身中毒症状相对较轻，可伴发多系统、多器官损害，X 线所见远较体征显著，外周血白细胞数大多数正常或增高，血沉增快，血清特异性抗体测定有诊断价值。

6.治疗

与肺炎支原体肺炎相似，但不同之处在于治疗的时间要长，以防止复发和清除存在于呼吸道的病原体。体外药物敏感试验显示四环素、红霉素及一些新的大环丙酯类(阿奇霉素和克拉红霉素)和喹诺酮类(氧氟沙星)抗生素有活性。对磺胺类耐药。首选治疗为红霉素，新生儿和婴儿的用量为红霉素每天40 mg/kg,疗程 2～3 周,一般用药 24～48 小时体温下降,症状开始缓解。有报道单纯应用 1 个疗程,部分病例仍可复发,如果无禁忌,可进行第二疗程治疗。也可采用克拉霉素和阿奇霉素治疗,其中阿奇霉素的疗效要优于克拉霉素,用法为克拉霉素疗程 21 天,阿奇霉素疗程 5 天,也可应用利福平、罗红霉素、多西环素进行治疗。

有研究发现,选用红霉素治疗 2 周,甚至四环素或多西环素治疗 30 天者仍有复发病例。可能需要2 周以上长期的治疗,初步资料显示 CP 肺炎患儿服用红霉素悬液 40～50 mg/(kg · 24 h),连续10～14 天,可清除鼻咽部病原的有效率达 80%以上。克拉霉素每天 10 mg/kg,分 2 次口服,连续 10 天,或阿奇霉素每天 10 mg/kg,口服 1 天,第 2～5 天阿奇霉素每天 5 mg/kg,对肺炎患者的鼻咽部病原的清除率达 80%以上。

7.预后

CP 感染的复发较为常见,尤其抗生素治疗不充分时,但较少累及呼吸系统以外的器官。

有再次治疗出现持续咳嗽的患者。

8.预防

CP 肺炎按一般呼吸道感染预防即可。

(三)鹦鹉热衣原体肺炎

鹦鹉热衣原体(chlamydia psittaci,CPs)和 CT 沙眼衣原体仅有 10%的 DNA 同源。可通过 CPs 包涵体不含糖原、包涵体形态和对磺胺类药物的敏感性与 CT 沙眼衣原体相鉴别。CPs 有多个不同的种,可感染大多数的鸟类和包括人在内的哺乳动物,目前认为 CPs 菌株至少有 5 个生物变种,单克隆抗体测定显示鸟生物变种至少有 4 个血清型,其中鹦鹉血清型和火鸡血清型是美国鸟类感染的最重要血清型。

1.发病机制

虽然原先命名为鹦鹉热,实际上所有的鸟类,包括家鸟和野鸟均是 CPs 的天然宿主。对人类威胁最大的是家禽加工厂(特别是火鸡加工厂)、饲养鸽子和笼中鸟。近几年在美国通过给家禽喂含四环素的饲料和对进口鸟在检疫期用四环素治疗,这种感染率已经降低。这种病原体可存在于鸟排泄物、血、腹腔脏器和羽毛内。引起人类感染的主要机制大概是由于吸入干的排泄物;吸入粪便气溶胶、粪尘和含病原的动物分泌物是感染的主要途径。作为感染源的鸟类可无症状或表现拒食、羽毛竖立、无精打采和排绿水样便。受染的鸟类可以是无症状或仅有轻微症状,但在感染后仍能排菌数月。易患鹦鹉热的高危人群包括养鸟者、鸟的爱好者、宠物店的工作人员。人类感染常见于长期或密切接触者,但据报道约 20%的鹦鹉热患者无鸟类接触史。但是在家禽饲养场发生鹦鹉热流行时,也有仅接触死家禽者、切除死禽内脏者发病。已有报道人类发生反复感染者可持续携带病原体达 10 年之久。

鹦鹉热几乎只是成人的疾病,可能因为小儿接触鸟类或加工厂或在家庭内接触的可能性较少。

病原体吸入呼吸道,经血液循环侵入肝、脾等单核-吞噬细胞系统,在单核吞噬细胞内繁殖后,再血行播散至肺和其他器官。肺内病变常开始于肺门区域,血管周围有炎症反应,并向周围扩散小叶性和间质性肺炎,以肺叶或肺段的下垂部位最为明显,细支气管及支气管上皮引起脱屑和坏死。早期肺泡内充满中性粒细胞及水肿渗出液,不久即被多核细胞所代替,病变部位可发生实变及少量出血,肺实变有淋巴细胞浸润,可出现肺门淋巴结肿大。有时产生胸膜炎症反应。肝脏可出现局部坏死,脾常肿大,心、肾、神经系统及消化道均可受累产生病变。

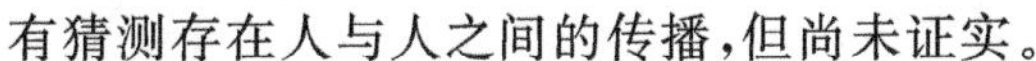

有猜测存在人与人之间的传播，但尚未证实。

2.临床表现

鹦鹉热既可以是呼吸道感染，也可以是以呼吸系统为主的全身性感染。儿童鹦鹉热的临床表现可从无症状感染到出现肺炎、多脏器感染不等。潜伏期平均为 15 天，一般为 5～21 天，也可长达 4 周。起病多隐匿，病情轻时如流感样，也可突然发病，出现发热、寒战、头痛、出汗和其他许多常见的全身和呼吸道症状，如不适无力、关节痛、肌痛、咯血和咽炎。发热第 1 周可达 40 ℃以上，伴寒战和相对缓脉，常有乏力，肌肉关节痛，畏光，鼻出血，可出现类似伤寒的玫瑰疹，常于病程 1 周左右出现咳嗽，咳嗽多为干咳，咳少量黏痰或痰中带血等。肺部很少有阳性体征，偶可闻及细湿啰音和胸膜摩擦音，双肺广泛受累者可有呼吸困难和发绀。躯干部皮肤可见一过性玫瑰疹。严重肺炎可发展为谵妄、低氧血症甚至死亡。头痛剧烈，可伴有呕吐，常被疑诊为脑膜炎。

3.实验室检查

白细胞常不升高，可出现轻度白细胞升高，同时可有门冬氨酸氨基转移酶(谷丙转氨酶)、碱性磷酸酶和胆红素增高。

有报道 25%鹦鹉热患者存在脑膜炎，其中半数脑脊液蛋白增高(400～1 135 mg/L)，未见脑脊液中白细胞增加。

4.影像学表现

CPs 肺炎胸片常有异常发现，肺部主要表现为不同程度的肺部浸润，如弥漫性支气管肺炎或间质性肺炎，可见由肺门向外周放射的网状或斑片状浸润影，多累及下叶，但无特异性。单侧病变多见，也可双侧受累，肺内病变吸收缓慢，偶见大叶实变或粟粒样结节影及胸膜渗出。可出现胸腔积液。肺内病变吸收缓慢，有报道治疗 7 周后有 50%的患者病灶不能完全吸收。

5.诊断

由于临床表现各异，鹦鹉热的诊断困难。与鸟类的接触史非常重要，但 20%的鹦鹉热患者接触史不详。尚无人与人之间传播的证据。出现高热、严重头痛和肌痛症状的肺炎患者，结合患者有鸟类接触史等阳性流行病学资料和血清学检查确定诊断。

从胸腔积液和痰中可培养出病原体，CPs 与 CP、CT 的培养条件是相同的，由于其潜在的危险，鹦鹉热衣原体除研究性实验室外一般不能培养。

实验室诊断多数是靠特异性补体结合性抗体检测。特异性补体结合试验或微量免疫荧光试验阳性，恢复期(发病第 2～3 周)血清抗体效价比急性期增高 4 倍或单次效价为 1∶32 或以上即可确定诊断。诊断的主要方法是血清补体结合试验，是种特异性的。

补体结合(complement fixation，CF)抗体试验不能区别是 CP 还是 CPs，如小儿抗体效价增高，更多可能是 CP 感染的血清学反应。

CDC 认为鹦鹉热确诊病例需要符合临床疾病过程、鸟类接触病史，采用以下 3 种方法之一进行确定：呼吸道分泌物病原学培养阳性；相隔 2 周血 CF 抗体 4 倍上升或 MIF 抗体 4 倍以上升高；MIF 单份血清 IgM 抗体滴度大于或等于 16。

可疑病例必须在流行病学上与确诊病例密切相关，或症状出现后单份 CF 或 MIF 抗体在 1∶32以上。

由于 MIF 也用于诊断 CP 感染，用 MIF 检测可能存在与其他衣原体种或细菌感染间的交叉反应，早期针对鹦鹉热采用四环素进行治疗，可减少抗体反应。

6.鉴别诊断

(1)MP 肺炎:多见于学龄儿童及青少年,婴幼儿也不少见,潜伏期 2～3 周,症状轻重不等,主要特点是持续剧烈咳嗽,婴幼儿可出现喘息,全身中毒症状相对较轻,可伴发多系统、多器官损害,X 线所见远较体征显著,外周血白细胞数大多数正常或增高,血沉增快,血清特异性抗体测定有诊断价值。

(2)结核病:小儿多有结核病接触史,起病隐匿或呈现慢性病程,有结核中毒症状,肺部体征相对较少,X 线所见远较体征显著,不同类型结核有不同特征性影像学特点,结核菌素试验阳性、结核菌检查阳性,可较早出现全身结核播散病灶等明确诊断。

(3)真菌感染:不同的真菌感染的临床表现多样,根据患者有无免疫缺陷等基础疾病、长期应用抗生素、激素等病史、肺部影像学特征、病原学组织培养、病理等检查,经试验和诊断性治疗明确诊断。

7.治疗

CPs 对四环素、氯霉素和红霉素敏感,但不主张四环素在 8 岁以下小儿应用。新生儿和婴儿的用量为红霉素每天 40 mg/kg,疗程 2～3 周。也有采用新型大环内酯类抗生素,应注意鹦鹉热的治疗显效较慢,发热等临床症状一般要在 48～72 小时方可控制,有报道,红霉素和四环素这 2 种抗生素对青少年的用量为每天 2 g,用 7～10 天或热退后继续服用 10 天。复发者可进行第二个疗程,发生呼吸衰竭者,需氧疗和进一步机械呼吸治疗。

多西环素 100 mg 每天 2 次或四环素 500 mg 每天 1 次在体温正常后再继续服用 10～14 天,对危重患者可用多西环素 4.4 mg/(kg · d),每 12 小时口服 1 次,每天最大量是 100 mg。对 9 岁以下不能用四环素的小儿,可选用红霉素 500 mg,口服,每天 4 次。由于初次感染往往并不能产生长久的免疫力,有治疗 2 个月后病情仍复发的报道。

8.预后

鹦鹉热患者应予隔离,痰液应进行消毒;应避免接触感染的鹦鹉等鸟类或禽类可预防感染;加强国际进口检疫和玩赏鸟类的管理。未经治疗的死亡率是 15%～20%,若经适当治疗的死亡率可降至 1%以下,严重感染病例可出现呼吸衰竭,有报道孕妇感染后可出现胎死宫内。

9.预防

病原体对大多数消毒剂、热等敏感,对酸和碱抵抗。严格鸟类管理,应用鸟笼,并避免与病鸟接触;对可疑鸟类分泌物应进行消毒处理,并对可疑鸟隔离观察 30～45 天;对眼部分泌物多、排绿色水样便或体重减轻的鸟类应隔离;避免与其他鸟类接触,不能买卖。接触的人应严格防护,穿隔离衣,并戴 N95 型口罩。

五、支原体肺炎

(一)病因

支原体是细胞外寄生菌,属暗细菌门、柔膜纲、支原体目、支原体科(Ⅰ、Ⅱ)、支原体属(Ⅰ、Ⅱ)。支原体广泛寄居于自然界,迄今已发现支原体有 60 余种,可引起动物、人、植物等感染。支原体的大小介于细菌与病毒之间,是能独立生活的病原微生物中最小者,能通过细菌滤器,需要含胆固醇的特殊培养基,在接种 10 天后才能出现菌落,菌落很小,病原直径为 125～150 nm,与黏液病毒的大小相仿,含 DNA 和 RNA,缺乏细胞壁,呈球状、杆状、丝状等多种形态,革兰氏染色阴性。目前肯定对人致病的支原体有 3 种,即肺炎支原体(mycoplasma pneumoniae,MP)、解脲支原体及人型支原体。其中肺炎支原体是人类原发性非典型肺炎的病原体。

(二)流行病学

MP是儿童时期肺炎或其他呼吸道感染的重要病原之一。本病主要通过呼吸道飞沫传染。全年都有散发感染,秋末和冬初为发病高峰季节,每2～6年可在世界范围内同时发生流行。MP感染的发病率各地报道差异较大,一般认为MP感染所致的肺炎在肺炎总数中所占的比例可因年龄、地区、年份及是否为流行年而有所不同。

(三)发病机制

1.直接损害

肺炎支原体缺乏细胞壁,且没有其他与黏附有关的附属物,故其依赖自身的细胞膜与宿主靶细胞膜紧密结合。当肺炎支原体侵入呼吸道后,借滑行运动定位于纤毛毡的隐窝内,以其尖端特殊结构(即顶器)牢固的黏附于呼吸道黏膜上皮细胞的神经氨酸受体上,抵抗黏膜纤毛的清除和吞噬细胞的吞噬。与此同时,MP会释放有毒代谢产物,如氨、过氧化氢、蛋白酶及神经毒素等,从而造成呼吸道黏膜上皮的破坏,并引起相应部位的病变,这是MP的主要致病方式。P1被认为是肺炎支原体的主要黏附素。

2.免疫学发病机制

人体感染MP后体内先产生IgM,后产生IgG、SIgA。由于MP膜上的甘油磷脂与宿主细胞有共同抗原成分,感染后可产生相应的自身抗体,形成免疫复合物,如在出现心脏、神经系统等并发症的患者血中,可测到针对心肌、脑组织的抗体。另外,人体感染MP后炎性介质、酸性水解酶、中性蛋白水解酶和溶酶体酶、氧化氢等产生增加,导致多系统免疫损伤,出现肺内及肺外多器官损害的临床症状。

肺炎支原体多克隆激活B细胞,产生非特异的与支原体无直接关联的抗原和抗体,如冷凝集素的产生。比较而言,肺炎支原体引起非特异性免疫反应比特异的免疫反应明显。

由于肺炎支原体与宿主细胞有共同抗原成分,可能会被误认为是自身成分而允许寄生,逃避了宿主的免疫监视,不易被吞噬细胞摄取,从而得以长时间寄居。

肺炎支原体肺炎的发病机制尚未完全阐明,目前认为肺炎支原体的直接侵犯和免疫损伤均存在,是二者共同作用的结果,但损害的严重程度及作用时间长短不清。

(四)病理表现

支原体肺炎主要病理表现为间质性肺炎和细支气管炎,有些病例病变累及肺泡。局部黏膜充血、水肿、增厚,细胞膜损伤,上皮细胞纤毛脱落,有淋巴细胞、嗜酸性粒细胞、中性粒细胞、巨噬细胞浸润。

(五)临床表现

潜伏期2～3周,高发年龄为5岁以上,婴幼儿也可感染,目前认为肺炎支原体感染有低龄化趋势。起病一般缓慢,主要症状为发热、咽痛和咳嗽。热度不一,可呈高热、中等度热或低热。咳嗽有特征性,病程早期以干咳为主,呈阵发性,较剧烈,类似百日咳,影响睡眠和活动。后期有痰,黏稠,偶含少量血丝。支原体感染可诱发哮喘发作,一些患儿伴有喘息。若合并中等量以上胸腔积液,或病变广泛尤其以双肺间质性浸润为主时,可出现呼吸困难。婴幼儿的临床表现可不典型,多伴有喘鸣和呼吸困难,病情多较严重,可发生多系统损害。肺部体征少,可有呼吸音减低,病程后期可出现湿性啰音,肺部体征、症状及影像学表现不一致,为支原体肺炎的特征。我们在临床上发现,肺炎支原体可与细菌、病毒混合感染,尤其是与肺炎链球菌、流感嗜血杆菌、EB病毒等混合感染，使病情加重。

（六）影像学表现

1.胸部X线表现

(1)间质病变为主：局限性或普遍性肺纹理增浓，边界模糊有时伴有网结状阴影或较淡的斑点阴影，或表现单侧或双侧肺门阴影增大，结构模糊，边界不清，可伴有肺门周围斑片阴影。

(2)肺泡浸润为主：病变的大小形态差别较大，以节段性浸润常见，其内可夹杂着小透光区，形如支气管肺炎。也可呈肺段或大叶实变，发生于单叶或多叶，可伴有胸膜积液。

(3)混合病变：同时有上两型表现。

2.胸部CT表现

由于支原体肺炎的组织学特征是急性细支气管炎，胸部CT除上述表现外，可见网格线影、小叶中心性结节、树芽征及支气管管壁增厚、管腔扩张。树芽征反映了有扩大的小叶中心的细支气管，它们的管腔为黏液、液体所嵌顿。在HRCT上除这些征象外，还可见马赛克灌注、呼气时空气潴留的气道阻塞。

重症支原体肺炎可发生坏死性肺炎，胸部CT强化扫描后可显示坏死性肺炎。影像学完全恢复的时间长短不一，有的肺部病变恢复较慢，病程较长，甚至发生永久性损害。国外文献报道及临床发现，在相当一部分既往有支原体肺炎病史的儿童中，HRCT上有提示为小气道阻塞的异常表现，包括马赛克灌注、支气管扩张、支气管管壁增厚、血管减少，呼气时空气潴留，病变多累及两叶或两叶以上，即遗留BO或单纯支气管扩张征象，其部位与全部急性期时胸片所示的浸润区位置一致，这些异常更可能发生于支原体抗体滴度较高病例。

（七）难治性或重症支原体肺炎

根据我们的病例资料分析，肺炎支原体肺炎的临床表现、病情轻重、治疗反应及胸部X线片表现不一。一些病例发病即使早期应用大环内酯类抗生素治疗，体温持续升高，剧烈咳嗽，胸部X线片示一个或多个肺叶高密度实变、不张或双肺广泛间质性浸润，常合并中量胸腔积液，支气管镜检查发现支气管内黏稠分泌物壅塞，或伴有坏死黏膜，病程后期亚段支气管部分或完全闭塞，导致实变和肺不张难于好转，甚至出现肺坏死，易遗留闭塞性细支气管炎和局限性支气管扩张。双肺间质性改变严重者可发生肺损伤和呼吸窘迫，并可继发间质性肺炎。这些病例为难治性或重症支原体肺炎。

（八）肺外并发症

1.神经系统疾病

在肺炎支原体感染的肺外并发症中，无论国内国外，报道最多的为神经系统疾病。发生率不明。与肺炎支原体感染相关的神经系统疾病可累及大脑、小脑、脑膜、脑血管、脑干、脑神经、脊髓、神经根、周围神经等，表现有脑膜脑炎、急性播散性脑脊髓膜炎、横断性脊髓炎、无菌性脑膜炎、周围神经炎、吉兰-巴雷综合征、脑梗死、瑞氏综合征等。我们在临床发现，肺炎支原体感染引起的脑炎最常见。近期我们收治1例肺炎支原体肺炎合并胸腔积液患儿，发生右颈内动脉栓塞，导致右半侧脑组织全部梗死，国外有类似的病例报道。神经系统疾病可发生于肺炎支原体呼吸道感染之前、之中、之后，少数不伴有呼吸道感染而单独发生。多数病例先有呼吸道症状，相隔1～3周出现神经系统症状。临床表现因病变部位和程度不同而异，主要表现为发热、惊厥、头痛、呕吐、神志改变、精神症状、脑神经障碍、共济失调、瘫痪、舞蹈-手足徐动等。脑脊液检查多数正常，异常者表现为白细胞升高、蛋白升高、糖和氯化物正常，类似病毒性脑炎。脑电图可出现异

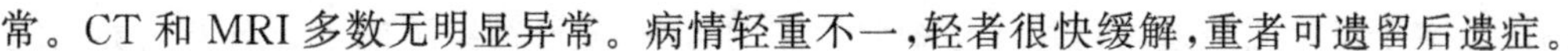

常。CT 和 MRI 多数无明显异常。病情轻重不一，轻者很快缓解，重者可遗留后遗症。

2.泌尿系统疾病

在与肺炎支原体感染相关的泌尿系统疾病中，最常见的为急性肾小球肾炎，类似链球菌感染后急性肾小球肾炎，表现为血尿、蛋白尿、水肿、少尿、高血压，血清补体可降低。与链球菌感染后急性肾小球肾炎相比，潜伏期一般较短，血尿恢复快。文献认为与肺炎支原体感染相关的肾小球肾炎发生率有升高趋势，预后与其病理损害有关，病理损害重，肾功能损害也重，病程迁延，最终可进展为终末期肾衰竭。病理类型可多种多样，有膜增生型、系膜增生型、微小病变型等。肺炎支原体感染也可引起 IgA 肾病、肾小管间质性肾炎，少数患者可引起急性肾衰竭。

3.心血管系统疾病

肺炎支原体感染可引起心肌炎和心包炎，甚至心功能衰竭。常见的表现为心肌酶谱升高、心律失常(如传导阻滞、室性期前收缩等)。肺炎支原体肺炎可合并川崎病或肺炎支原体感染单独引起川崎病，近年来有关肺炎支原体感染与川崎病的关系已引起国内的关注。此外，肺炎支原体肺炎可引起心内膜炎，我们曾收治肺炎支原体肺炎合并心内膜炎的患儿，心内膜出现赘生物。

4.血液系统

以溶血性贫血多见。另外，也可引起血小板数减少、粒细胞减少、再生障碍性贫血、凝血异常，出现脑栓塞、肢体动脉栓塞及 DIC。国外文献有多例报道肺炎支原体感染合并噬血细胞综合征、类传染性单核细胞增多症。由于目前噬血细胞综合征、传染性单核细胞增多症的发病率有增多趋势，除与病毒感染相关外，肺炎支原体感染的致病作用不容忽视。由于肺炎支原体可与 EB 病毒混合感染，当考虑肺炎支原体为传染性单核细胞增多症的病因时，应慎重。

5.皮肤黏膜表现

皮疹多见，形态多样，有红斑、斑丘疹、水疱、麻疹样或猩红热样丘疹、荨麻疹及紫癜等，但以斑丘疹和疱疹为多见，常发生在发热期和肺炎期，持续 1～2 周。最严重的为 Stevens-Johnson 综合征。

6.关节和肌肉病变

表现为非特异性肌痛、关节痛、关节炎。非特异性肌痛多为腓肠肌疼痛。有时关节痛明显，关节炎以大中关节多见，可游走。

7.胃肠道系统

可出现腹痛、腹泻、呕吐、肝损害。肺炎支原体肺炎引起的肝功能损害较常见，经保肝治疗，一般能恢复，目前尚未见肝坏死的报道。也可引起上消化道出血、胰腺炎、脾大。

(九)实验室检查

目前国内外采用的 MP 诊断方法主要包括经典的培养法、血清学抗体检测和核酸检测方法。

MP 的分离培养和鉴定可客观反映 MP 感染的存在，作为传统的检测手段，至今仍是支原体鉴定的金标准。其缺点是费时耗力，由于 MP 对培养条件要求苛刻，生长缓慢，做出判定需 3～4 周。当标本中 MP 数量极少、培养基营养标准不够或操作方法不当时，均会出现假阴性。由于 MP 培养困难、花费时间长，多数实验室诊断均采用血清学方法，如补体结合试验、颗粒凝集试验、间接血凝试验和不同的 ELISA 法等。近年多采用颗粒凝集试验测定 MP 抗体，值得注意其所测得的抗体 90％为 MP IgM，但也包含了 10％左右的 MP IgG，颗粒凝集试验阳性为滴度＞1∶80。除 MP IgM 还可检测 MP IgA 抗体，其出现较 IgM 稍晚，但持续时间长，特异性强，测定 MP IgA 可提高 MP 感染诊断的敏感性和特异性。

PCR 的优点在于可检测经过处理用于组织学检测的组织，或已污染不能进行分离培养的组织。只需一份标本，1 天内可完成检测，与血清学方法比较，可检测更早期的感染，并具有高敏感性的优势，检测标本中的支原体无须是活体。已有报道将实时 PCR 技术应用于 MP 感染诊断，该技术将 PCR 的灵敏性和探针杂交的特异性合二为一，是目前公认的准确性和重现性最好的核酸分子技术。Matezou 等应用此方法在痰液中检测 MP，发现 22%MP IgM 阴性的 MP 感染病例。有学者认为如果将实时 PCR 和 EIA 检测 MP IgM 相结合，则在 MP 感染急性期可达到 83%阳性检出率。Daxboeck 等对 29 例 MP 感染致 CAP 患者的血清用实时 PCR 技术与常规 PCR 技术作对比研究显示：所有标本常规 PCR 均阴性，但实时 PCR 检出 15 例 MP 感染(52%阳性率)，该研究不仅证明实时 PCR 的敏感性，更对传统观念做了修正，即 MP 感染存在支原体血症。

(十)诊断

血清 IgG 抗体呈 4 倍以上升高或降低，同时 MP 分离阳性者，有绝对诊断意义。血清 IgM 抗体阳性伴 MP 分离阳性者，也可明确 MP 感染诊断。如仅有 4 倍以上抗体改变或下降至原来的 1/4，或 IgM 阳性(滴度持续＞1∶160)，推测有近期感染，应结合临床表现进行诊断。目前国内在阳性标准上并不统一，这直接影响到对 MP 流行病学的评估和资料间比较。

(十一)鉴别诊断

1.细菌性肺炎

重症支原体肺炎患儿影像学表现为大叶实变伴胸腔积液，外周血中性粒细胞升高，CRP 明显升高，与细菌性肺炎难于鉴别。支原体肺炎的肺泡炎症与间质炎症常混合存在，即在大片实变影周围或对侧有网点状、网结节状阴影，常有小叶间隔增厚、支气管血管束增粗、树芽征等间质性改变，这在细菌性肺炎少见。另外，支原体肺炎的胸腔积液检查常提示白细胞轻度升高，以淋巴细胞为主。病原学检查如支原体抗体阳性，痰液和胸腔积液细胞培养是可靠的鉴别诊断依据。

2.肺结核

浸润性肺结核见于年长儿，临床表现为发热、咳嗽，肺部体征不多，重者可出现肺部空洞和支气管播散。支气管播散表现为小叶中心结节、树芽征、支气管壁增厚、肺不张等征象。由于浸润性肺结核和支原体肺炎的发病年龄、临床和影像表现相似，两者易混淆。鉴别点如下：浸润性肺结核出现支气管播散表现病程相对较长，起病缓慢，浸润阴影有空洞形成。支原体肺炎支原体抗体阳性，而浸润性肺结核 PPD 皮试阳性、痰液结核分枝杆菌检查阳性。支原体肺炎经大环内酯类抗生素治疗有效。另外，因支原体肺炎可引起肺门淋巴结肿大，易误诊为原发性肺结核，但原发性肺结核除肺门淋巴结肿大外，往往伴有气管或支气管旁淋巴结肿大，并彼此融合、PPD 皮试阳性。支原体肺炎也可引起双肺类似粟粒样阴影，易误诊为急性血行播散性肺结核，但支原体肺炎粟粒阴影的大小、密度、分布不均匀，肺纹理粗乱、增多或伴网状阴影，重要的鉴别依据仍是 PPD 试验、支原体抗体检测及对大环内酯类抗生素的治疗反应。

(十二)后遗症

国外文献报道，支原体肺炎后可以导致长期的肺部后遗症，如支气管扩张、肺不张、闭塞性细支气管炎、闭塞性细支气管炎伴机化性肺炎、单侧透明肺、肺间质性纤维化。

(十三)治疗

小儿 MPP 的治疗与一般肺炎的治疗原则基本相同，宜采用综合治疗措施。包括一般治疗、对症治疗、抗生素、糖皮质激素等。

1.抗生素

大环内酯类抗生素、四环素类抗生素、氟喹诺酮类等，均对支原体有效，但儿童主要使用的是大环内酯类抗生素。

大环内酯类药物中的红霉素仍是治疗 MP 感染的主要药物，红霉素对消除支原体肺炎的症状和体征明显，但消除 MP 效果不理想，不能消除肺炎支原体的寄居。常用为 50 mg/(kg·d)，轻者可分次口服，重症可考虑静脉给药，疗程一般主张不少于 2～3 周，停药过早易于复发。红霉素对胃肠道刺激大，并可引起血胆红素和转氨酶升高、有耐药株产生的报道。

近年来使用最多的不是红霉素而是阿奇霉素，阿奇霉素在人的细胞内浓度高而在细胞外浓度低。阿奇霉素口服后 2～3 小时达血药峰度，生物利用率为 37%，具有极好的组织渗透性，组织水平高于血药浓度 50～100 倍，而血药浓度只有细胞内水平的 1/10，服药 24 小时后巨噬细胞内阿奇霉素水平是红霉素的 26 倍，在中性粒细胞内为红霉素的 10 倍。其剂量为 10 mg/(kg·d)，1 次/天。

文献中有许多关于治疗 MPP 的疗效观察文章，有学者认为红霉素优于阿奇霉素；有学者认为阿奇霉素可代替红霉素静脉滴注；有学者认为克拉霉素在疗程、依从性、不良反应上均优于阿奇霉素；也有学者认为与红霉素比较，阿奇霉素可作为治疗 MPP 的首选药物，但目前这些观察都不是随机、双盲、对照研究，疗效标准几乎都是临床症状的消失，无病原清除率的研究。

2.肾上腺糖皮质激素的应用

目前认为在支原体肺炎的发病过程中，有支原体介导的免疫损伤参与，因此，对重症 MP 肺炎或肺部病变迁延而出现肺不张、支气管扩张、BO 或有肺外并发症者，可应用肾上腺皮质激素治疗。根据国外文献及临床总结，糖皮质激素在退热、促进肺部实变吸收，减少后遗症方面有一定作用。可根据病情，应用甲泼尼龙、氢化可的松、地塞米松或泼尼松。

3.支气管镜治疗

根据临床观察，支原体肺炎病程中呼吸道分泌物黏稠，支气管镜下见黏稠分泌物阻塞支气管，常合并肺不张。因此，有条件者，可及时进行支气管镜灌洗。

4.肺外并发症的治疗

目前认为并发症的发生与免疫机制有关。因此，除积极治疗肺炎、控制 MP 感染外，可根据病情使用激素，针对不同并发症采用不同的对症处理办法。

（张建春）

第十节　肺　脓　肿

肺脓肿是肺实质由于炎性病变坏死，液化形成脓肿之谓。可见于任何年龄。

一、临床表现

起病多隐匿，发热无定型，有持续或弛张型高热，可伴寒战。咳嗽可为阵发性。有时出现呼吸增快或喘憋，胸痛或腹痛，常见盗汗、乏力、体重下降，婴幼儿多伴呕吐与腹泻。如脓肿与呼吸道相通，咳出臭味脓痰，则与厌氧菌感染有关，可咯血痰，甚至大咯血。如脓肿破溃，与胸腔相通，则成脓胸及支气管胸膜瘘。痰量多时，收集起来静置后可分3层：上层为黏液或泡沫，中层为浆液，下层为脓块或坏死组织。个别可伴有血痰或咯血。婴儿不会吐痰，常导致呕吐、腹泻，症状可随大量脓痰排出而减轻。肺部体征因病变部位、范围和周围炎症程度而异，一般局部叩诊浊音，呼吸音减低。如脓腔较大，并与支气管相通，咳出较多痰液后，局部叩诊可呈空嗡音，并可闻管状呼吸音或干、湿啰音，语音传导增强。严重者可有呼吸困难及发绀，数周后有的还可出现杵状指(趾)。

二、分型

临床上常分为吸入性肺脓肿、血原性肺脓肿与继发性肺脓肿3类。

三、病理生理

主要继发于肺炎，其次并发于脓毒血症或败血症引起的血源性肺脓肿。偶来自邻近组织化脓病灶，如肝脓肿、膈下脓肿或脓胸蔓延到肺部。此外，异物吸入(包括神志不清时吸入上呼吸道分泌物或呕吐物)、肿瘤或异物压迫可使支气管阻塞而继发化脓性感染，肺吸虫、蛔虫及阿米巴原虫等也可引起肺脓肿。病原菌以金黄色葡萄球菌、厌氧菌为多见，其次为肺炎链球菌、各型链球菌、流感嗜血杆菌及大肠埃希菌、克雷伯杆菌和绿脓杆菌等。原发性或继发性免疫功能低下和免疫抑制剂应用均可促其发生。

早期肺组织炎症和细支气管阻塞，继之有血管栓塞、肺组织坏死和液化形成脓腔，最后可破溃到支气管内，使脓痰和坏死组织排出，脓腔消失后病灶愈合。如脓肿靠近胸膜，可发生局限性纤维素性胸膜炎。周围健全的肺组织显示代偿性膨胀。若治疗不充分或支气管引流不畅，坏死组织留在脓腔内，炎症持续存在则转为慢性，脓腔周围肉芽组织和纤维组织增生，腔壁变厚，引流支气管上皮向内增生，覆盖于脓腔壁上，周围的细支气管受累变形或发生程度不等的扩张。少数患者脓毒栓子可经体循环或椎前静脉丛逆行至脑，引起脑脓肿。

四、诊断

(1)有原发病病史。

(2)发病急剧，寒战、高热、胸痛、咳嗽，伴全身乏力、食欲减退，1～2周后当脓肿破溃与支气管相通后痰量突然增多，为脓痰或脓血痰。若为厌氧菌感染，则痰有恶臭味。

(3)如病变范围小且位于肺的深处，距离胸部表面较远，体检时可无异常体征。如病变范围较大且距胸部表面较近，相应局部叩诊浊音，语颤增强，呼吸音减低，或可闻及湿啰音。

(4)血白细胞计数增多，中性粒细胞增高。病程较长可出现贫血，脓痰可多至数百毫升。镜检时见弹力纤维，证明肺组织有破坏，脓痰或气管吸取分泌物培养可得病原菌。

(5)胸部X线检查：早期可见大片浓密模糊的炎性浸润阴影，脓腔形成后出现圆形透亮区，内有液平面，其周围有浓密的炎性浸润阴影，脓肿可单发或多发。病变好发于上叶后段，下叶背段及后基底段，右肺多于左肺。异物吸入引起者，以两肺下叶多见。金黄色葡萄球菌败血症引起者，常见两肺多发性小脓肿及泡性肺气肿。治疗后可残留少许纤维索条阴影。慢性肺脓肿腔壁增厚，周围有纤维组织增生，可伴支气管扩张、胸膜增厚。

(6)痰涂片或痰培养可检出致病菌。

(7)纤维支气管镜检查：对病因诊断不能肯定的肺脓肿，纤维支气管镜检查是鉴别单纯肺脓肿和肺结核的重要方法。可获取与病因诊断有关的细菌学和细胞学证据，又可对吸出痰液，帮助引流起一定的治疗作用。

五、鉴别诊断

(一)肺大泡

在X线胸片上肺大泡壁薄，形成迅速，并可在短时间内自然消失。

(二)支气管扩张继发感染

根据既往严重肺炎、结核病等病史，典型的清晨起床后大量咳痰，以及胸部X线、CT检查、支气管造影所见，可以鉴别。

(三)肺结核

肺脓肿可与结核瘤、空洞型肺结核和干酪性肺炎相混。应做结核菌素试验、痰液涂片或培养寻找结核菌。在X线胸片上，肺结核空洞周围有浸润影，一般无液平面，常有同侧或对侧结核播散病灶。

(四)先天性肺囊肿

其周围肺组织无浸润，液性囊肿呈界限清晰的圆形或椭圆形阴影。

(五)肺隔离症

叶内型与支气管相通的囊肿型肺隔离症继发感染时，X线胸片上可显示带有液平面的类似肺脓肿征象。病灶常位于左下叶后段，胸部CT、纤维支气管镜检查、主动脉造影可证实。

(六)肺棘球蚴病

肺棘球蚴病多见于牧区，患者常有犬、牛、羊密切接触史，临床症状较轻。X线胸片上可见单个或多个圆形囊肿，边缘清楚、密度均匀，多位于肺下部，典型者可呈现双弓征、半月征、水上浮莲征等。

(七)肺吸虫病

肺吸虫病是以肺部病变为主要改变的全身性疾病，早期表现为低热、乏力、盗汗、消瘦。肺型患者咳黏稠的腥臭痰，反复咯血，伴胸痛或沉重感。X线胸片开始表现为边缘模糊的云雾状浸润影，内部密度不均，形成脓肿时呈圆形、椭圆形阴影，密度较高，多位于中下肺野。囊肿成熟期表现为大小不等的片状、结节状阴影，边缘清楚，内部有多发性蜂窝状透光区，痰中可查到虫卵。此外，还可进行皮肤试验和补体结合试验。

(八)阿米巴肺脓肿

可有肠道、肝脏阿米巴病病史。本病主要表现为发热、乏力、盗汗、食欲缺乏、胸痛，咳少量黏液痰或脓性痰、血痰、脓血痰。肝源性阿米巴肺脓肿患者的典型痰为巧克力样脓痰。X线胸片上显示右肺中、下野中心区密度浓厚，而周围呈云雾状浸润阴影。如与支气管相通，内容物被排出则会出现液平面。

六、治疗

(一)抗生素治疗

在一般抗细菌感染经验用药基础上，根据痰液细菌培养及敏感试验选用抗生素。对革兰氏阳性菌选用半合成青霉素、一或二代头孢素类、大环内酯类及万古霉素等；对阴性杆菌则选用氨基糖苷类及广谱青霉素、第二或第三代头孢素。甲硝唑对各种专性厌氧菌有强大的杀菌作用，但对需氧菌、兼性厌氧菌及微量需氧菌无作用。甲硝唑常用剂量为 20～50 mg (kg·d)，分 3～4 次口服。对重症或不能口服者，应静脉滴注，10～15 mg/(kg·d)，分 2 次静脉滴注。一般疗程较长，4～6 周。停药要根据临床症状、体温、胸部 X 线检查，待脓腔关闭、周围炎症吸收后，应逐渐减药至停药。

(二)痰液引流

保证引流通畅，是治疗成败的关键。

(1)体位引流：根据脓肿部位和支气管位置采用不同体位，每次 20 分钟，每天 2～3 次。引流前可先做雾化吸入，再协助叩背，使痰液易于排出。但对脓痰量极多，而体格衰弱的患儿宜慎重，以免大量脓痰涌出，窒息气道。

(2)抗生素治疗：效果不佳或引流不畅者，可进行支气管镜检查，吸出痰液和腔内注入药物。

(3)脓腔较大，与胸腔壁有粘连，亦可经胸壁穿刺排脓。

(4)通过支气管肺泡灌洗法排脓，术前充分给氧。可在内镜下将吸引管插入支气管镜，直达需灌洗的支气管或脓腔。也可直接将吸引管经气管插管插入，将吸引管前端缓缓推进到目的支气管。

(5)鼓励咳嗽和加用祛痰剂。

(三)镇静剂和镇咳剂

原则上不使用镇静剂和镇咳剂，以免妨碍痰液的排出。对咯血者应酌情给予镇静剂，如苯巴比妥钠或水合氯醛等，并给予止血药物。此外，给予支气管扩张剂、气道湿化、肺部理疗等均有利于痰液排出。

(四)支持疗法

注意高蛋白、高维生素饮食，少量多次输血及氨基酸或脂肪乳等。

(五)外科手术治疗

在经内科治疗 2 个月以上无效者，可考虑外科手术治疗。但术前后仍需用抗生素治疗。

(六)局部治疗

对急性肺脓肿，采用气管穿刺或留置肺导管滴入抗生素进行局部治疗，可望脓腔愈合而避免手术治疗。一般采用环甲膜穿刺法，穿刺部位在环状软骨与甲状软骨之间，常规消毒及局麻后，用 7 号血浆抽取针以垂直方向刺入气管，先滴入 4% 普鲁卡因 1～2 mL 麻醉气管黏膜，在 X 线透视下将聚乙烯塑料导管经针孔插入病变部位，其外端口部用消毒纱布包好，胶布固定，滴药前先取适当体位排出脓液，然后缓慢滴入药液，再静卧 1～2 小时。通过留置导管，每天可注药 3～4 次。除婴儿外，2 岁以上小儿均可作为治疗对象。

七、预后

一般预后良好。吸入异物所致者，在取出异物后迅速痊愈。有时脓肿经支气管排脓，偶可自愈。并发支气管扩张症、迁徙性脓肿或脓胸时预后较差。

八、临床护理及预防

对急性肺炎和败血症应及时彻底治疗。有呼吸道异物吸入时，需迅速取出异物。在扁桃体切除及其他口腔手术过程中,应避免组织吸入肺部。病菌有葡萄球菌、链球菌、肺炎双球菌等。病菌可由呼吸道侵入,也可由血行播散,偶可由邻近组织化脓后向肺组织浸润所致。病变与支气管沟通或损伤毛细血管,则引起咳脓痰、咯血。

患儿最好住单间病室,室内要空气新鲜、舒适、安静。定期消毒病室。急性期卧床休息,恢复期可以适当活动。给高蛋白质、高热量、高维生素半流食或软饭,鼓励患儿多进食,以补充疾病的消耗。记出入量,必要时按医嘱由静脉输液补充入量。痰液排出不畅,可作体位引流,每天 1～2 次,每次 15～20 分钟,饭前、睡前进行。根据病变部位选择引流的体位。口腔护理:早晚刷牙漱口,饭前、饭后漱口。高热患儿按高热护理常规护理,汗多者用温水擦浴,更换内衣。指导家长为患儿安排好锻炼、休息和治疗。定期返院复查。

(张建春)

第五章 消化系统疾病

第一节 概　　述

一、儿童消化系统解剖生理特点

(一)解剖生理特点

1.口腔

口腔是消化道的起端,具有吸吮、吞咽、咀嚼、消化、味觉、感觉和语言等功能。足月新生儿出生时已具有较好的吸吮及吞咽功能。新生儿及婴幼儿口腔黏膜薄嫩,血管丰富,唾液腺不够发达,口腔黏膜干燥,易受损伤和局部感染;3～4 个月时唾液分泌开始增加。婴儿口底浅,尚不能及时吞咽所分泌的全部唾液,常发生生理性流涎。

2.食管

食管长度在新生儿为 8～10 cm,1 岁时为 12 cm,5 岁时为 16 cm,学龄儿童为 20～25 cm,成人为25～30 cm。食管全长相当于从咽喉部到剑突下的距离。插胃管时,从鼻根至剑突的距离作为插入的长度。婴儿食管横径为 0.6～0.8 cm,幼儿为 1 cm,学龄儿童为 1.2～1.5 cm。食管 pH 通常为 5.0～6.8。新生儿和婴儿的食管呈漏斗状,黏膜纤弱、腺体缺乏、弹力组织及肌层尚不发达,食管下段括约肌发育不成熟,控制能力差,常发生胃食管反流。婴儿吸奶时常吞咽过多空气,易发生溢奶。

3.胃

胃容量在新生儿为 30～60 mL,1～3 个月时 90～150 mL,1 岁时 250～300 mL,5 岁时为 700～850 mL,成人约为 2 000 mL。进食乳汁后不久幽门即开放,胃内容物陆续进入十二指肠,故实际胃容量不受上述容量限制。婴儿胃略呈水平位,当开始行走时其位置变为垂直。盐酸和各种酶的分泌均较成人少,且酶活性低下,消化功能差。胃平滑肌发育尚未完善,在充满液体食物后易使胃扩张。胃排空时间随食物种类不同而异,稠厚含凝乳块的乳汁排空较慢;水的排空时间为1.5～2 小时;母乳 2～3 小时;牛乳 3～4 小时;早产儿胃排空更慢,易发生胃潴留。

4.肠

儿童肠管相对比成人长,一般为身长的 5～7 倍(成人仅为 4 倍)。小肠的主要功能包括运动

(蠕动、摆动、分节运动)、消化、吸收及免疫保护。大肠的主要功能是贮存食物残渣、进一步吸收水分及形成粪便。婴幼儿肠黏膜肌层发育差,肠系膜柔软而长,结肠无明显结肠带与脂肪垂,升结肠与后壁固定差,易发生肠扭转和肠套叠。肠壁薄故通透性高,屏障功能差,加之口服耐受机制尚不完善,肠内毒素、消化不全产物等变应原可经肠黏膜进入体内,引起全身感染和变态反应性疾病。由于婴儿大脑皮质功能发育不完善,进食时常引起胃-结肠反射,产生便意,所以大便次数多于成人。

5.肝

年龄愈小,肝脏相对愈大。正常新生儿至1周岁,在右锁骨中线上、肋缘下1～3 cm可触及肝,3岁以内大部分在右肋缘下1～2 cm,4岁以后在肋弓以下不易扪及,仅少数能触及1 cm以下的肝缘。在剑突下,从生后到7岁可触及2～2.5 cm的肝脏。婴儿肝结缔组织发育较差,肝细胞再生能力强,不易发生肝硬化,但易受各种不利因素的影响,如缺氧、感染、药物等均可使肝细胞发生肿胀、脂肪浸润、变性、坏死、纤维增生而肿大,影响其正常功能。婴儿时期胆汁分泌较少,故对脂肪的消化、吸收功能较差。

6.胰腺

出生后3～4个月时胰腺发育较快,胰液分泌量也随之增多,出生后一年,胰腺外分泌部分生长迅速,为出生时的3倍。胰液分泌量随年龄生长而增加,至成人每天可分泌1～2 L。酶类出现的顺序为:胰蛋白酶最先,而后是糜蛋白酶、羧基肽酶、脂肪酶,最后是淀粉酶。新生儿胰液所含脂肪酶活性不高,直到2～3岁时才接近成人水平。婴幼儿时期胰液及其消化酶的分泌易受炎热天气和各种疾病的影响而被抑制,容易发生消化不良。

(二)肠道细菌

在母体内,胎儿肠道是无菌的,生后数小时细菌开始经口、鼻、肛门等进入胃肠道,但主要分布在结肠和直肠,正常情况下胃及十二指肠几乎没有细菌。肠道菌群受食物成分和周围环境中细菌污染程度的影响,单纯母乳喂养儿以双歧杆菌占绝对优势,人工喂养和混合喂养儿肠内的大肠埃希菌、嗜酸杆菌、双歧杆菌及肠球菌所占比例几乎相等。正常肠道菌群除了对侵入肠道的致病菌有一定的拮抗作用外,还对一些儿童期重要生理功能如免疫、代谢、营养、消化、吸收等的发育成熟过程起着决定性的作用。婴幼儿肠道正常菌群脆弱,易受许多内外界因素影响而菌群失调,导致消化功能紊乱。

(三)粪便

自食物进入消化道至粪便排出的时间因年龄而异:母乳喂养的婴儿平均为13小时,人工喂养者平均为15小时,成人平均为18～24小时。

1.胎便

新生儿最初3天内排出的粪便,形状黏稠,呈橄榄绿色,无臭味。它由脱落的肠上皮细胞、浓缩的消化液、咽下的羊水所构成,2～3天内转变为普通的婴儿粪便。

2.母乳喂养儿粪便

母乳喂养儿粪便为黄色、金黄色或绿色,多为均匀膏状或带少许黄色粪便颗粒,或较稀薄,不臭,呈酸性反应(pH4.7～5.1)。平均每天排便2～4次,一般在添加辅食后次数即减少。

3.人工喂养儿粪便

人工喂养的婴儿粪便为淡黄色或灰黄色,较干、稠,呈中性或碱性反应(pH6～8)。因牛乳含蛋白质较多,粪便有明显的蛋白质分解产物的臭味,有时可混有白色酪蛋白凝块。大便1～

2次/天，易发生便秘。

4.混合喂养儿粪便

与喂牛乳者相似，但较软、黄，添加淀粉类食物可使大便增多，稠度稍减，稍呈暗褐色，臭味加重，每天1～3次。添加各类蔬菜、水果等辅食时大便外观与成人粪便相似，初加菜泥时，常有少量绿色便排出。

二、儿童消化系统疾病常用检查方法

(一)胃肠影像学

1.胸腹部平片及透视

主要用于食管闭锁、胃肠道穿孔、肠梗阻、肛门闭锁、腹部肿块、脏器异位、组织钙化等病变的诊断。根据病情及诊断的需要可取仰卧位、立位、水平侧位及倒立侧卧位等进行摄片。

2.消化道造影

常用造影剂(对比剂)有阴性造影剂和阳性造影剂。阴性造影剂有空气、氧气等。阳性造影剂有钡剂、碘剂。碘造影剂有油质及水溶性两类。

(1)上消化道造影：用于检查先天发育异常，如食管气管瘘、食管狭窄、食管裂孔疝、胃肠道旋转不良，肥厚性幽门狭窄、贲门痉挛或松弛及膈疝等疾病的检查，可以全面细致地观察各部位黏膜及其充盈状态，并可以测量钡剂通过时间及有无反流。还可以用于胃、十二指肠溃疡、胃食管反流的诊断。

(2)钡灌肠：主要用于肠套叠、巨结肠、肠位置异常等疾病的诊断，还可以用于结肠和小肠梗阻的鉴别。婴幼儿一般不需清洁洗肠，在检查当日不给固体食物，检查前3小时禁食。学龄前和学龄儿童应在检查前清洁洗肠。

3.胆管造影

如经腹腔镜胆管造影和内镜逆行胰胆管造影。经腹腔镜造影可用于了解胆管解剖，胆管闭锁术前评估及进行冲洗、引流等治疗。

4.电子计算机体层扫描

可以用于腹部包块、腹腔脓肿、外伤及肝脏和胰腺疾病的诊断，也可以用于小肠和腹部血管性病变的检查。螺旋CT扫描可增快扫描速度，减少呼吸运动造成的伪影。静脉增强扫描可清楚地显示血管的解剖及鉴别肿瘤和正常组织。

5.磁共振成像

适用于肝脏肿瘤，特别是血管瘤与囊性病变的诊断，对于局限性脂肪浸润显示较清，对胰腺囊性纤维化伴脂肪沉积及囊肿形成有明显的诊断价值。MRI对血管的显示优于CT，特别是磁共振血管造影对肝脏病变的血管显示清晰。近年来亦将MRI技术用于小肠疾病的诊断，由于其无创、无射线的特点，得到儿科界的推崇。

(二)消化道内镜检查

由于消化道内镜的不断改进，该项检查能清楚地观察微细的病变，并可用多种方式记录和保存图像，便于多人同时观看，为诊断、治疗、研究消化道疾病提供了良好的条件。同时可以做黏膜活检或微生物学检查，还可以实施一些治疗。

1.儿童上消化道内镜检查

适用于上腹疼痛、反复呕吐、呕血和黑便、咽下困难和咽下疼痛，可以发现食管、胃及十二指肠黏膜炎症、消化性溃疡、憩室、息肉、血管瘤及血管扩张等。还可以行介入性治疗如上消化道异物取出、内镜下止血、食管静脉曲张硬化治疗、狭窄的扩张、息肉切除等。

2.儿童结肠镜检查

适用于下消化道出血、炎症性肠病、慢性腹泻、各种息肉综合征等的诊断，经结肠镜介入治疗，如摘除息肉、取出异物、扩张狭窄及止血等。

3.小肠镜检查(双气囊推进式)

主要用于儿童不明原因的肠道出血、腹泻等慢性小肠病变(如克罗恩病)的检出。其与普通内镜的区别是在内镜头部有一气囊，内镜外再置一有气囊的外套管，通过气囊的来回充气、放气和外套管移行等动作，使内镜插入小肠深处，达到检查目的。

4.胶囊内镜

又称医用无线内镜，是小肠病变诊断方法之一。受试者通过口服内置摄像和信号传导的胶囊，借胃肠道蠕动使其在消化道内移行并拍摄图像，医师利用体外的图像接收和成像工作站，了解受检者的消化道变化。本方法是无创伤的，但缺点是图像欠清晰且发现病灶后不能做活体组织检查或内镜治疗。

5.内镜超声检查

内镜超声检查是经胃镜、肠镜导入高频微型超声探头，通过体腔在内镜直视下对消化道壁或邻近脏器进行超声扫描的方法，可以获得清晰的消化道管壁的各层次结构和周围邻近脏器的超声显像。同时，可以在超声引导下对病灶进行细针穿刺活检。此外，借助 EUS 引导，还可以对病变进行引流、药物的局部注射或置入治疗。

6.内镜逆行胰胆管造影检查

ERCP 是将十二指肠镜插到十二指肠降段，在十二指肠乳头，经内镜活检孔插入一造影导管，向胆管或胰管注入造影剂，在 X 线观察下做胰胆管造影，主要适用于肝内外胆管梗阻，如胆管闭锁、异位、结石及蛔虫、先天性胆管囊肿、反复发作胰腺炎、胰腺假囊肿等的诊断。在 ERCP 检查的同时，也可进行十二指肠乳头肌切开术、乳头肌球囊扩张术、胰胆管支架引流术等介入治疗。

(三)胃肠动力学检查

1.核素检查

将标记核素的液体和固体食物给受试者服用后，借助计算机分析的摄像系统对液相和固相同时进行监测，与起始计数比较得出单位时间的排空率和半排空时间，了解胃排空及胃食管反流、肠胃胆汁反流情况。

2.胃肠测压法

利用连续灌注导管测压系统，用微泵向导管内匀速注水，导管末端侧孔逸水时克服的阻力即为胃肠腔内压力。常用的有食管测压、直肠肛门测压、胃内压测定、Oddi 括约肌压力测定等。

3.超声检查

应用实时 B 超或三维超声，观察进食一定量液体后胃和十二指肠的动态运动情况，并将胃排空情况量化，得出胃排空和半排空时间。

4.胃电图

测定人体胃电活动的方法有腔内胃电和体表胃电记录。体表胃电记录技术，即胃电图(EGG)是一种非侵入性检查方法，其定量指标包括 EGG 的主频率、正常胃慢波所占时间百分比、胃动过速、胃动过缓及其他动力紊乱所占比例。

5.pH 监测

采用柔软的 pH 微电极，放置在食管和(或)胃内监测 pH，监测期间不限制正常生理活动，记录进餐、体位变化和一些症状的起止时间，数据存储在便携式 pH 记录仪上，可持续监测 24～96 小时，应用电脑程序进行数据处理。食管 pH 监测可以发现胃食管反流，了解反流与进食、体位及症状的关系。主要用于胃食管反流病的诊断，判断治疗效果；还可以用于查找一些反复发作性呼吸道疾病的病因。胃 pH 监测主要用于评价酸相关性疾病的疗效、检测十二指肠胃反流；胃与食管 pH 同时监测。食管胆汁反流动态监测可用于诊断碱性胃食管反流。

(四)呼吸试验

1.氢呼气试验

哺乳动物的新陈代谢过程中不产生 H_2，呼气中的 H_2 是由肠道的细菌发酵碳水化合物而产生。在某些病理情况下，肠黏膜细胞某些酶，如乳糖酶、蔗糖-麦芽糖酶或麦芽糖酶缺乏时，相应的糖如乳糖、蔗糖和麦芽糖直接进入结肠，经结肠细菌发酵产生的 H_2 大部分从肠道排出，14%～21%被吸收入血循环经肺呼出。通常应用气相色谱法检测收集的呼出气中 H_2。氢呼气试验主要用于诊断乳糖、蔗糖吸收不良、小肠细菌过度生长和检测胃肠道传递时间。

2.二氧化碳呼气试验

CO_2 是能量代谢的终末产物，CO_2 呼气试验是经口服或静脉注射放射性核素如 ^{13}C 或 ^{14}C 标记的化合物后，经一系列代谢最终以 $^{13}CO_2$ 或 $^{14}CO_2$ 形式从肺排出，收集呼出气，经液闪测定检测呼出气中 $^{13}CO_2$ 或 $^{14}CO_2$ 含量。CO_2 呼气试验可用于检测脂肪、乳糖吸收不良、小肠细菌过度生长、评价肝功能等，^{14}C 或 ^{13}C-尿素呼气试验还可以用于检测幽门螺杆菌感染。由于 ^{14}C 半衰期较长，不适用于儿童和孕妇。可采用 ^{13}C 标记化合物，^{13}C 为稳定性核素，无放射性。

(宋宪良)

第二节 口 炎

口炎是指口腔黏膜的炎症，如病变仅限于舌、齿龈或口角亦可称为舌炎、齿龈炎或口角炎。本病在小儿时期较多见，尤其是婴幼儿，可单独发生，亦可继发于全身性疾病，如急性感染、腹泻和营养不良。多由病毒、细菌、真菌或螺旋体等引起。

一、鹅口疮

鹅口疮又名雪口疮，为白色念珠菌引起的慢性炎症，多见于新生儿，营养不良、腹泻、长期使用广谱抗生素或激素的患儿；使用污染的喂乳器具及新生儿在出生时经产道亦可污染。

(一)临床表现

本病特征是在口腔黏膜上出现白色或灰白色乳凝块样物，此物略高于黏膜表面，粗糙无光，最常见于颊黏膜，亦可蔓延至口腔其他部位。干燥、不红、不流涎是本病不同于其他口炎的特点，有时灰白色物融合成片，很像乳块。若有怀疑，可用棉签蘸水轻轻擦拭，鹅口疮不易揩去。本病一般无全身症状，若累及食管、肠道、气管、肺等，出现呕吐、吞咽困难、声音嘶哑或呼吸困难。

(二)治疗

局部涂1%龙胆紫溶液，每天1～2次。病变广泛者，可用制霉菌素每次100 000 U加水1～2 mL涂患处，每天3～4次，或口服制霉菌素50 000～100 000 U，每天3次。

(三)预防

预防以口腔卫生为主，注意乳瓶、乳头、玩具等的清洁消毒。不要经常为小儿擦洗口腔，因为易损伤口腔黏膜，并将致病菌带入。

二、疱疹性口炎

疱疹性口炎为单纯疱疹病毒所致，多见于1～3岁小儿，全年均可发生，无季节性，传染性较强，在集体托幼机构可引起小流行。

(一)临床表现

有低热或高热达40 ℃，齿龈红肿，舌、腭、等处散布黄白色小溃疡，周围黏膜充血。口唇可红肿裂开，近唇黏膜的皮肤可有疱疹，颈淋巴结肿大。病程较长，发热常在3天以上，可持续5～7天；溃疡需10～14天才完全愈合，淋巴结经2～3周才消肿。本病须和疱疹性咽峡炎鉴别，后者由柯萨奇病毒引起，多发生于夏秋季，疱疹主要是在咽部和软腭，有时见于舌，但不累及齿龈和颊黏膜，颌下淋巴结不肿大，病程较短。

(二)治疗

保持口腔清洁，勤喂水，局部可外敷冰硼散或锡类散等中药，为预防感染可涂2.5%～5%金霉素甘油。疼痛重者，在食前用2%利多卡因涂抹局部，食物以微温或凉的流质为宜。对发热者可给退热剂，对体弱者需补充营养和B族维生素及维生素C，疑有继发细菌感染者，可选用抗菌药物。

三、溃疡性口炎

溃疡性口炎主要致病菌有链球菌、金黄色葡萄球菌、肺炎链球菌、铜绿假单胞、大肠埃希菌等，多见于婴幼儿，常发生于急性感染，长期腹泻等机体抵抗力降低时，口腔不洁更利于细菌繁殖而致病。

(一)临床表现

口腔各部位均可发生，常见于舌、唇内侧及颊黏膜等处，可蔓延到咽喉部。开始时口腔黏膜充血水肿，随后发生大小不等的糜烂或溃疡，可融合成片，表面有较厚的纤维素性炎症渗出物形成的假膜，呈灰白色，边界清楚，易拭去，涂片染色可见大量细菌。局部疼痛、流涎、拒食、烦躁，常有发热，高达39～40 ℃，局部淋巴结肿大，白细胞增高，饮食少者可出现失水和酸中毒。

(二)治疗

及时控制感染，加强口腔护理。用3%过氧化氢清洗溃疡面后涂以1%龙胆紫或2.5%～5%金霉素甘油，局部止痛用2%利多卡因涂抹。较大儿童可用含漱剂如0.1%雷凡奴尔溶液。一般需用抗菌药物。高热者给药物或物理降温，注意热量和液体的补充；宜用微温或凉的流质饮食，出现失水和酸中毒者应及时纠正。

(宋宪良)

第三节　胃　　炎

胃炎是指由各种物理性、化学性或生物性有害因子引起的胃黏膜或胃壁炎症性改变的一种疾病。根据病程分为急性胃炎和慢性胃炎，后者发病率高。

一、诊断依据

（一）病史

1.发病诱因

对于急性胃炎应首先了解患儿近期有无急性严重感染、中毒、创伤及精神过度紧张等，有无误服强酸、强碱及其他腐蚀剂或毒性物质等。对于慢性胃炎而言不良的饮食习惯是主要原因，应了解患儿饮食有无规律、有无偏食、挑食；了解患儿有无过冷、过热饮食，有无食用辣椒、咖啡、浓茶等刺激性调味品，有无食用粗糙的难以消化的食物；了解患儿有无服用非甾体消炎药或肾上腺皮质激素类药物等；还要了解患儿有无对牛奶或其他奶制品过敏等。

2.既往史

有无慢性疾病史，如慢性肾小球肾炎、尿毒症、重症糖尿病、肝胆系统疾病、儿童结缔组织疾病等；有无家族性消化系统疾病史；有无十二指肠-胃反流病史等。

（二）临床表现

1.急性胃炎

多急性起病，表现为上腹饱胀、疼痛、嗳气、恶心及呕吐，呕吐物可带血呈咖啡色，也可发生较多出血，表现为呕血及黑便。呕吐严重者可引起脱水、电解质及酸碱平衡紊乱。失血量多者可出现休克表现。有细菌感染者常伴有发热等全身中毒症状。

2.慢性胃炎

常见症状有腹痛、腹胀、呃逆、反酸、恶心、呕吐、食欲缺乏、腹泻、无力、消瘦等。反复腹痛是小儿就诊的常见原因，年长儿多可指出上腹痛，幼儿及学龄前儿童多指出脐周不适。

（三）体格检查

1.急性胃炎

可表现为上腹部或脐周压痛。呕吐严重者可出现脱水、酸中毒体征，如呼吸深快、口渴、口唇黏膜干燥且呈樱红色、皮肤弹性差、尿少等。并发较大量消化道出血时可有贫血或休克表现。

2.慢性胃炎

一般无明显特殊体征，部分患儿可表现为消瘦、面色苍黄、舌苔厚腻、腹胀、上腹部或脐周轻度压痛等。

（四）并发症

长期慢性呕吐、食欲缺乏可引起消瘦或营养不良，严重呕吐可引起脱水、酸中毒和电解质紊乱，长期慢性小量失血可引起贫血，大量失血可引起休克。

(五)辅助检查

1.胃镜检查

可见黏膜广泛充血、水肿、糜烂、出血,有时可见黏膜表面的黏液斑或反流的胆汁。幽门螺杆菌(Hp)感染性胃炎时,可见到胃黏膜微小结节形成(又称胃窦小结节或淋巴细胞样小结节增生)。同时可取病变部位组织进行 Hp 或病理学检查。

2.X 线上消化道钡餐造影

胃窦部有浅表炎症者有时可呈胃窦部激惹征,黏膜纹理增粗、迂曲、锯齿状,幽门前区呈半收缩状态,可见不规则痉挛收缩。气钡双重对比造影效果较好。

3.实验室检查

(1)幽门螺杆菌检测方法有胃黏膜组织切片染色与培养、尿素酶试验、血清学检测、核素标记尿素呼气试验。

(2)胃酸测定:多数浅表性胃炎患儿胃酸水平与胃黏膜正常小儿相近,少数慢性浅表性胃炎患儿胃酸降低。

(3)胃蛋白酶原测定:一般萎缩性胃炎中影响其分泌的程度不如盐酸明显。

(4)内因子测定:检测内因子水平有助于萎缩性胃炎和恶性贫血的诊断。

二、诊断中的临床思维

典型的胃炎根据病史、临床表现、体检、X 线钡餐造影、纤维胃镜及病理学检查基本可确诊。但由于引起小儿腹痛的病因很多,急性发作的腹痛必须与外科急腹症,肝、胆、胰、肠等腹内脏器的器质性疾病,腹型过敏性紫癜等鉴别。慢性反复发作的腹痛应与肠道寄生虫、肠痉挛等鉴别。

(一)急性阑尾炎

该病疼痛开始可在上腹部,常伴有发热,部分患儿呕吐,典型疼痛部位以右下腹为主,呈持续性,有固定压痛点、反跳痛及腹肌紧张、腰大肌试验阳性等体征,白细胞总数及中性粒细胞增高。

(二)过敏性紫癜

腹型过敏性紫癜由于肠壁水肿、出血、坏死等可引起阵发性剧烈腹痛,常位于脐周或下腹部,可伴有呕吐或吐咖啡色物,部分患儿可有黑便或血便。但该病患儿可出现典型的皮肤紫癜、关节肿痛、血尿及蛋白尿等。

(三)肠蛔虫症

常有不固定腹痛、偏食、异食癖、恶心、呕吐等消化道功能紊乱症状,有时出现全身过敏症状;往往有吐、排虫史;粪便查找虫卵、驱虫治疗有效等可协助诊断。

(四)肠痉挛

婴儿多见,可出现反复发作的阵发性腹痛,腹部无特异性体征,排气、排便后可缓解。

(五)心理因素所致非特异性腹痛

心理因素所致非特异性腹痛是一种常见的儿童期身心疾病。病因不明,与情绪改变、生活事件、精神紧张、过度焦虑等有关。表现为弥漫性、发作性腹痛,持续数十分钟或数小时而自行缓解,可伴有恶心、呕吐等症状。临床及辅助检查往往无阳性发现。

三、治疗

（一）急性胃炎

1.一般治疗

病儿应注意休息，进食清淡流质或半流质饮食，必要时停食1～2餐。药物所致急性胃炎首先停用相关药物，避免服用一切刺激性食物。及时纠正水、电解质紊乱。有上消化道出血者应卧床休息，保持安静，检测生命体征及呕吐与黑便情况。

2.药物治疗

（1）H_2受体拮抗药：常用西咪替丁，每天10～15 mg/kg，分1～2次静脉滴注或分3～4次每餐前或睡前口服；雷尼替丁，每天3～5 mg/kg，分2次或睡前1次口服。

（2）质子泵抑制剂：常用奥美拉唑（洛赛克），每天0.6～0.8 mg/kg，清晨顿服。

（3）胃黏膜保护药：可选用硫糖铝、十六角蒙脱石粉、麦滋林-S颗粒剂等。

（4）抗生素：合并细菌感染者应用有效抗生素。

3.对症治疗

主要针对腹痛、呕吐和消化道出血的情况。

（1）腹痛：腹痛严重且除外外科急腹症者可酌情给予抗胆碱能药，如10%颠茄合剂、甘颠散、溴丙胺太林、山莨菪碱、阿托品等。

（2）呕吐：呕吐严重者可给予爱茂尔、甲氧氯普胺、多潘立酮等药物止吐。注意纠正脱水、酸中毒和电解质紊乱。

（3）消化道出血：可给予卡巴克洛或凝血酶等口服或灌胃局部止血，必要时内镜止血。注意补充血容量，纠正电解质紊乱等。有休克表现者，按失血性休克处理。

（二）慢性胃炎

1.一般治疗

慢性胃炎又称特发性胃炎，缺乏特殊治疗方法，以对症治疗为主。养成良好的饮食习惯及生活规律，少吃生冷及刺激性食物。停用能损伤胃黏膜的药物。

2.病因治疗

对感染性胃炎应使用敏感的抗生素。确诊为Hp感染者可给予阿莫西林、庆大霉素等口服治疗。

3.药物治疗

（1）对症治疗：有餐后腹痛、腹胀、恶心、呕吐者，用胃肠动力药。如多潘立酮（吗丁啉），每次0.1 mg/kg，3～4次/天，餐前15～30分钟服用。腹痛明显者给予抗胆碱能药，以缓解胃肠平滑肌痉挛。可用硫酸阿托品，每次0.01 mg/kg，皮下注射。或溴丙胺太林，每次0.5 mg/kg，口服。

（2）黏膜保护药。①枸橼酸铋钾：6～8 mg/(kg·d)，分2次服用。大剂量铋剂对肝、肾和中枢神经系统有损伤，故连续使用本剂一般限制在4～6周为妥。②硫糖铝（胃溃宁）：10～25 mg/(kg·d)，分3次餐前2小时服用，疗程4～8周，肾功能不全者慎用。③麦滋林-S：每次30～40 mg/kg，口服3次/天，餐前服用。

（3）抗酸药：一般慢性胃炎伴有反酸者可给予中和胃酸药，如氢氧化铝凝胶、复方氢氧化铝片（胃舒平），于餐后1小时服用。

(4)抑酸药:仅用于慢性胃炎伴有溃疡病、严重反酸或出血时,疗程不超过 2 周。H_2 受体拮抗药,西咪替丁 10～15 mg/(kg・d),分 2 次口服,或睡前一次服用。雷尼替丁 4～6 mg/(kg・d),分 2 次服或睡前一次服用。质子泵抑制药,如奥美拉唑(洛赛克)0.6～0.8 mg/kg,清晨顿服。

四、治疗中的临床思维

(1)绝大多数急性胃炎患儿经治疗在 1 周左右症状消失。

(2)急性胃炎治愈后若不注意规律饮食和卫生习惯,或在服用能损伤胃黏膜的药物时仍可急性发作。在有严重感染等应急状态下更易复发,此时可短期给予 H_2 受体拮抗药预防应急性胃炎的发生。

(3)慢性胃炎患儿因缺乏特异性治疗,消化系统症状可反复出现,造成患儿贫血、消瘦、营养不良、免疫力低下等。可酌情给予免疫调节药治疗。

(4)小儿慢性胃炎胃酸分泌过多者不多见,因此要慎用抗酸药。主要选用饮食治疗。避免医源性因素,如频繁使用糖皮质激素或非甾体消炎药等。

(宋宪良)

第四节　胃食管反流病

胃食管反流(GER)是指胃内容物反流入食管,分生理性和病理性两种。生理情况下,由于小婴儿食管下端括约肌(LES)发育不成熟或神经肌肉协调功能差,可出现反流,往往出现于日间餐时或餐后,又称"溢乳"。病理性反流是由于 LES 的功能障碍和(或)与其功能有关的组织结构异常,以致 LES 压力低下而出现的反流,常常发生于睡眠、仰卧及空腹时,引起一系列临床症状和并发症,即胃食管反流病(GERD)。

一、病因和发病机制

(一)食管下端括约肌(LES)

(1)LES 压力降低是引起 GER 的主要原因。LES 是食管下端平滑肌形成的功能高压区,是最主要的抗反流屏障。正常吞咽时 LES 反射性松弛,静息状态保持一定的压力使食管下端关闭,如因某种因素使上述正常功能发生紊乱时,LES 短暂性松弛即可导致胃内容物反流入食管。

(2)LES 周围组织作用减弱。例如,缺少腹腔段食管,致使腹内压增高时不能将其传导至 LES 使之收缩达到抗反流的作用;小婴儿食管角(由食管和胃贲门形成的夹角,即 His 角)较大(正常为 30°～50°);膈肌食管裂孔钳夹作用减弱;膈食管韧带和食管下端黏膜瓣解剖结构存在器质性或功能性病变时;胃内压、腹内压增高等,均可破坏正常的抗反流功能。

(二)食管与胃的夹角(His 角)

由胃肌层悬带形成,正常是锐角。胃底扩张时,悬带紧张使角度变锐起瓣膜作用,可防止反流。新生儿 His 角较钝,易形成反流。

(三)食管廓清能力降低

正常情况下,食管廓清能力是依靠食管的推动性蠕动、唾液的冲洗、对酸的中和作用、食丸的重力和食管黏膜细胞分泌的碳酸氢盐等多种因素发挥作用。当食管蠕动减弱、消失或出现病理性蠕动时，食管清除反流物的能力下降，这样就延长了有害的反流物质在食管内停留时间，增加了对黏膜的损伤。

(四)食管黏膜的屏障功能破坏

屏障作用是由黏液层、细胞内的缓冲液、细胞代谢及血液供应共同构成的。反流物中的某些物质，如胃酸、胃蛋白酶、十二指肠反流入胃的胆盐和胰酶使食管黏膜的屏障功能受损，引起食管黏膜炎症(图 5-1)。

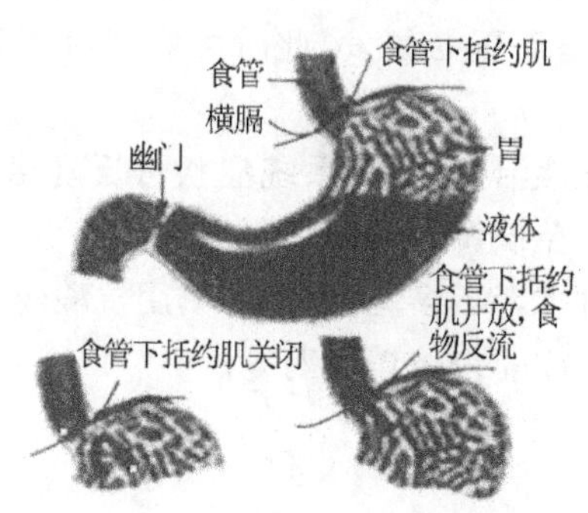

图 5-1　胃食管反流模式图

(五)胃、十二指肠功能失常

胃排空能力低下，使胃内容物及其压力增加，当胃内压增高超过 LES 压力时可使 LES 开放。胃容量增加又导致胃扩张，致使贲门食管段缩短，使其抗反流屏障功能降低。十二指肠病变时，幽门括约肌关闭不全则导致十二指肠胃反流。

二、临床表现

(一)呕吐

新生儿和婴幼儿以呕吐为主要表现。多数发生在进食后，呕吐物为胃内容物，有时含少量胆汁，也有表现为漾奶、反刍或吐泡沫。年长儿以反胃、反酸、嗳气等症状多见。

(二)反流性食管炎常见症状

1.胃灼热

见于有表达能力的年长儿，位于胸骨下端，饮用酸性饮料可使症状加重，服用抗酸剂症状减轻。

2.咽下疼痛

婴幼儿表现为喂奶困难、烦躁、拒食，年长儿表现为咽下疼痛，如并发食管狭窄则出现严重呕吐和持续性咽下困难。

3.呕血和便血

食管炎严重者可发生糜烂或溃疡，出现呕血或黑便症状。严重的反流性食管炎可发生缺铁性贫血。

(三)Barrette 食管

由于慢性 GER，食管下端的鳞状上皮被增生的柱状上皮所替代，抗酸能力增强，但更易发生食管溃疡、狭窄和腺癌。症状为咽下困难、胸痛、营养不良和贫血。

(四)其他全身症状

1.呼吸系统疾病

反流物可直接或间接引发反复呼吸道感染、吸入性肺炎、难治性哮喘、早产儿窒息或呼吸暂停及婴儿猝死综合征等。

2.营养不良

主要表现为体重不增和生长发育迟缓、贫血。

3.其他

如声音嘶哑、中耳炎、鼻窦炎、反复口腔溃疡、龋齿等。部分患儿可出现精神神经症状。①Sandifer综合征:是指病理性GER患儿呈现类似斜颈样的一种特殊"公鸡头样"的姿势。此为一种保护性机制,以期保持气道通畅或减轻酸反流所致的疼痛,同时伴有杵状指、蛋白丢失性肠病及贫血。②婴儿哭吵综合征:表现为易激惹、夜惊、进食时哭闹等。

三、诊断

GER临床表现复杂且缺乏特异性,单一检查方法都有局限性,故诊断需采用综合技术。凡临床发现不明原因的反复呕吐、咽下困难,反复发作的慢性呼吸道感染,难治性哮喘,生长发育迟缓,营养不良,贫血,反复出现窒息、呼吸暂停等症状时,都应考虑到GER的可能或严重病例的食管黏膜炎症改变。

四、辅助检查

(一)食管钡餐造影

适用于任何年龄,但对胃滞留的早产儿应慎重。可对食管的形态、运动状况、钡剂的反流和食管与胃连接部的组织结构做出判断,并能观察到食管裂孔疝等先天性疾病,检查前禁食3～4小时,分次给予相当于正常摄食量的钡剂(表5-1)。

表5-1　GRE X线分级

分级	表现
0级	无胃内容物反流入食管下端
1级	少量胃内容物反流入食管下端
2级	反流至食管,相当于主动脉弓部位
3级	反流至咽部
4级	频繁反流至咽部,且伴有食管运动障碍
5级	反流至咽部,且有钡剂吸入

(二)食管pH动态监测

将微电极放置在食管括约肌的上方,24小时连续监测食管下端pH,如有酸性ER发生则pH下降。通过计算机分析可反映GER的发生频率、时间,反流物在食管内停留的状况,以及反流与起居活动、临床症状之间的关系,借助一些评分标准,可区分生理性和病理性反流,是目前最可靠的诊断方法。

(三)食管动力功能检查

应用低顺应性灌注导管系统和腔内微型传感器导管系统等测压设备,了解食管运动情况及

LES 功能。对于 LES 压力正常患儿应连续测压,动态观察食管运动功能。

(四)食管内镜检查及黏膜活检

可确定是否存在食管炎病变及 Barrette 食管。内镜下食管炎可分为 3 度:Ⅰ度为充血;Ⅱ度为糜烂和(或)浅溃疡;Ⅲ度为溃疡和域狭窄。

(五)胃-食管同位素闪烁扫描

口服或胃管内注入含有^{99m}Tc 标记的液体,应用 R 照相机测定食管反流量,可了解食管运动功能,明确呼吸道症状与 GER 的关系。

(六)超声学检查

B 型超声可检测食管腹段的长度、黏膜纹理状况、食管黏膜的抗反流作用,同时可探查有无食管裂孔疝。

五、鉴别诊断

(1)以呕吐为主要表现的新生儿、小婴儿应排除消化道器质性病变,如肠旋转不良、肠梗阻、先天性幽门肥厚性狭窄、胃扭转等。

(2)对反流性食管炎伴并发症的患儿,必须排除由于物理性、化学性、生物性等致病因素引起组织损伤而出现的类似症状。

六、治疗

治疗的目的是缓解症状,改善生活质量,防治并发症。

(一)一般治疗

1.体位治疗

将床头抬高 15°～30°,婴儿采用仰卧位,年长儿左侧卧位。

2.饮食治疗

适当增加饮食的稠厚度,少量多餐,睡前避免进食。低脂、低糖饮食,避免过饱。肥胖患儿应控制体重。避免食用辛辣食品、巧克力、酸性饮料、高脂饮食。

(二)药物治疗

包括 3 类,即促胃肠动力药、抑酸药、黏膜保护剂。

1.促胃肠动力药

能提高 LES 张力,增加食管和胃蠕动,促进胃排空,从而减少反流。

(1)多巴胺受体拮抗剂:多潘立酮(吗丁啉)为选择性、周围性多巴胺受体拮抗剂,促进胃排空,但对食管动力改善不明显。常用剂量为每次 0.2～0.3 mg/kg,每天 3 次,饭前半小时及睡前口服。

(2)通过乙酰胆碱起作用的药物:西沙必利(普瑞博思),为新型全胃肠动力药,是一种非胆碱能非多巴胺拮抗剂。主要作用于消化道壁肌间神经丛运动神经元的 5-羟色胺受体,增加乙酰胆碱释放,从而诱导和加强胃肠道生理运动。常用剂量为每次0.1～0.2 mg/kg,3 次/天,口服。

2.抗酸和抑酸药

主要作用为抑制酸分泌以减少反流物对食管黏膜的损伤,提高 LES 张力。①抑酸药:H_2 受体拮抗剂,常用西咪替丁、雷尼替丁;质子泵抑制剂,奥美拉唑(洛赛克)。②中和胃酸药:如氢氧化铝凝胶,多用于年长儿。

3.黏膜保护剂

如硫酸铝、硅酸铝盐、磷酸铝等。

4.外科治疗

采用上述治疗后，大多数患儿症状能明显改善和痊愈。具有下列指征可考虑外科手术：①内科治疗6～8周无效，有严重并发症(消化道出血、营养不良、生长发育迟缓)。②严重食管炎伴溃疡、狭窄或发现有食管裂孔疝者。③有严重的呼吸道并发症，如呼吸道梗阻、反复发作吸入性肺炎或窒息、伴支气管肺发育不良者。④合并严重神经系统疾病。

(宋宪良)

第五节　消化性溃疡

消化性溃疡是指胃和十二指肠的慢性溃疡。各年龄均可发病，学龄儿童多见，婴幼儿多为继发性溃疡，胃溃疡和十二指肠溃疡发病率相近；年长儿多为原发性十二指肠溃疡，男孩多于女孩。

一、病因和发病机制

原发性消化性溃疡的病因复杂，与诸多因素有关，确切发病机制至今尚未完全阐明，目前认为溃疡的形成是由于对胃和十二指肠黏膜有损害作用的侵袭因子(酸、胃蛋白酶、胆盐、药物、微生物及其他有害物质)与黏膜自身的防御因素(黏膜屏障、黏液重碳酸盐屏障、黏膜血流量、细胞更新、前列腺素、表皮生长因子等)之间失去平衡的结果。

(一)胃酸和胃蛋白酶

胃酸和胃蛋白酶是胃液的主要成分，也是对胃和十二指肠黏膜有侵袭作用的主要因素。十二指肠溃疡患者基础胃酸、壁细胞数量及壁细胞对刺激物质的敏感性均高于正常人，且胃酸分泌的正常反馈抑制亦发生缺陷，故酸度增高是形成溃疡的重要原因。因胃酸分泌随年龄而增加，因此年长儿消化性溃疡发病率较婴幼儿为高。胃蛋白酶不仅能水解食物蛋白质的肽链，也能裂解胃液中的糖蛋白、脂蛋白及结缔组织、破坏黏膜屏障。消化性溃疡患者胃液中蛋白酶及血清胃蛋白酶原水平均高于正常人。

(二)胃和十二指肠黏膜屏障

胃和十二指肠黏膜在正常情况下，被其上皮所分泌的黏液覆盖，黏液与完整的上皮细胞膜及细胞间连接形成一道防线，称黏液-黏膜屏障，能防止食物的机械摩擦，阻抑并中和腔内 H^+ 反渗入黏膜，上皮细胞分泌黏液和 HCO_3^-，可中和弥散来的 H^+。在各种攻击因子的作用下，这一屏障功能受损，即可影响黏膜血循环及上皮细胞的更新，使黏膜缺血、坏死而形成溃疡。

(三)幽门螺杆菌感染

小儿十二指肠溃疡幽门螺杆菌检出率为52.6%～62.9%，被根除后复发率即下降，说明幽门螺杆菌在溃疡病发病机制中起重要作用。

(四)遗传因素

消化性溃疡属常染色体显性遗传病，20%～60%患儿有家族史，O型血的人十二指肠溃疡或胃溃疡发病率较其他型的人高,2/3 的十二指肠溃疡患者血清胃蛋白酶原升高。

(五)其他

外伤、手术后、精神刺激或创伤;暴饮暴食,过冷、油炸食品;对胃黏膜有刺激性的药物如阿司匹林、非甾体抗炎药、肾上腺皮质激素等。继发性溃疡是由于全身疾病引起的胃、十二指肠黏膜局部损害,见于各种危重疾病所致的应激反应。

二、病理

新生儿和婴儿多为急性溃疡,溃疡为多发性,易穿孔,也易愈合。年长儿多为慢性,单发。十二指肠溃疡好发于球部,胃溃疡多发生在胃窦、胃体交界的弯侧。溃疡大小不等,胃镜下观察呈圆形或不规则圆形,也有呈椭圆形或线形,底部有灰白苔,周围黏膜充血、水肿。球部因黏膜充血、水肿或多次复发后,纤维组织增生和收缩而导致球部变形,有时出现假憩室。胃和十二指肠同时有溃疡存在时称复合溃疡。

三、临床表现

年龄不同,临床表现多样,年龄越小,越不典型。

(一)年长儿

以原发性十二指肠溃疡多见,主要表现为反复发作脐周及上腹部胀痛、烧灼感,饥饿时或夜间多发;严重者可出现呕血、便血、贫血;部分病例可有穿孔,穿孔时疼痛剧烈并放射至背部。也有仅表现为贫血、粪便潜血试验阳性者。

(二)学龄前期

多数为十二指肠溃疡。上腹部疼痛不如年长儿典型,常为不典型的脐周围疼痛,多为间歇性。进食后疼痛加重,呕吐后减轻。消化道出血亦常见。

(三)婴幼儿期

十二指肠溃疡略多于胃溃疡。发病急,首发症状可为消化道出血或穿孔。主要表现为食欲差,进食后呕吐。腹痛较为明显,不很剧烈。多在夜间发作,呕吐后症状减轻,腹痛与进食关系不密切。可发生呕血、便血。

(四)新生儿期

应激性溃疡多见,常见原发病有:早产儿窒息缺氧、败血症、低血糖、呼吸窘迫综合征和中枢神经系统疾病等。多数为急性起病,呕血、黑便。出生后 24~48 小时亦可发生原发性溃疡,突然出现消化道出血、穿孔或两者兼有。

四、并发症

主要为出血、穿孔和幽门梗阻。常可伴发缺铁性贫血。重症可出现失血性休克。如溃疡穿孔至腹腔或邻近器官,可出现腹膜炎、胰腺炎等。

五、实验室及辅助检查

(一)粪便隐血试验

素食 3 天后检查,阳性者提示溃疡有活动性。

(二)胃液分析

用五肽胃泌素法观察基础酸排量和酸的最大分泌量，十二指肠溃疡患儿明显增高。但有的胃溃疡患者胃酸正常或偏低。

(三)幽门螺杆菌检测方法

可通过胃黏膜组织切片染色与培养、尿素酶试验、核素标记尿素呼气试验检测幽门螺杆菌，或通过血清学检测抗幽门螺杆菌的IgG～IgA抗体，PCR法检测幽门螺杆菌的DNA。

(四)胃肠X线钡餐造影

发现胃和十二指肠壁龛影可确诊；溃疡对侧切迹，十二指肠球部痉挛、畸形对本病有诊断参考价值。

(五)纤维胃镜检查

纤维胃镜检查是当前公认诊断溃疡病准确率最高的方法。内镜观察可估计溃疡灶大小、溃疡周围炎症的轻重、溃疡表面有无血管暴露和评估药物治疗的效果，同时又可采取黏膜活检做病理组织学和细菌学检查。

六、诊断和鉴别诊断

诊断主要依靠症状、体征、X线检查及纤维胃镜检查。由于小儿消化性溃疡的症状和体征不如成人典型，常易误诊和漏诊，对有临床症状的患儿应及时进行胃镜检查，尽早明确诊断。有腹痛者应与肠痉挛、蛔虫症、结石等鉴别；有呕血者在新生儿和小婴儿与新生儿出血症、食管裂孔疝、败血症鉴别；年长儿与食管静脉曲张破裂及全身出血性疾病鉴别。便血者与肠套叠、憩室、息肉、过敏性紫癜鉴别。

七、治疗

原则是消除症状，促进溃疡愈合，防止并发症的发生。

(一)一般治疗

饮食定时定量，避免过饥、过饱、过冷，避免过度疲劳及精神紧张。注意饮食，禁忌吃刺激性强的食物。

(二)药物治疗

1.抗酸和抑酸剂

目的是减低胃和十二指肠液的酸度，缓解疼痛，促进溃疡愈合。

(1)H_2受体拮抗剂：可直接抑制组胺、阻滞乙酰胆碱和胃泌素分泌，达到抑酸和加速溃疡愈合的目的。常用：①西咪替丁，10～15 mg/(kg・d)，分4次于饭前10～30分钟口服；②雷尼替丁，3～5 mg/(kg・d)，每12小时一次，或每晚一次口服；③将上述剂量分2～3次，用5%～10%葡萄糖液稀释后静脉滴注，肾功能不全者剂量减半。疗程均为4～8周。

(2)质子泵抑制剂：作用于胃黏膜壁细胞，降低壁细胞中的H^+，K^+-ATP酶活性，阻抑H^+从细胞质向内转移到胃腔而抑制胃酸分泌。常用奥美拉唑，0.7 mg/(kg・d)，清晨顿服，疗程为2～4周。

2.胃黏膜保护剂

(1)硫糖铝：常用剂量为10～25 mg/(kg・d)，分4次口服，疗程4～8周。肾功能不全者禁用。

(2)枸橼酸铋钾:剂量 6～8 mg/(kg·d),分 3 次口服,疗程 4～6 周。本药有导致神经系统不可逆损害和急性肾衰竭等不良反应,长期大剂量应用时应谨慎。

(3)呋喃唑酮:剂量 5～10 mg/(kg·d),分 3 次口服,连用 2 周。

(4)蒙脱石粉:麦滋林-S 颗粒剂亦具有保护胃黏膜、促进溃疡愈合的作用。

3.抗幽门螺杆菌治疗

幽门螺杆菌与小儿消化性溃疡的发病密切相关,根除幽门螺杆菌可显著地降低消化性溃疡的复发率和并发症的发生率。临床上常用的药物有枸橼酸铋钾 6～8 mg/(kg·d)、羟氨苄西林 50 mg/(kg·d)、克拉霉素 15～30 mg/(kg·d)、甲硝唑 25～30 mg/(kg·d)。

由于幽门螺杆菌栖居部位环境的特殊性,不易被根除,目前多主张联合用药(二联或三联)。以铋剂为中心药物的治疗方案:枸橼酸铋钾 6 周＋羟氨苄西林 4 周,或＋甲硝唑 2～4 周,或＋呋喃唑酮 2 周。亦有主张使用短程低剂量二联或三联疗法者,即奥美拉唑＋羟氨苄西林或克拉霉素 2 周,或奥美拉唑＋克拉霉素＋甲硝唑 2 周,根除率可达 95%以上。

(三)外科治疗

指征为急性大出血、急性穿孔、器质性幽门梗阻。

(宋宪良)

第六节 肠 梗 阻

肠梗阻指肠内容物的正常运行受阻,通过肠道发生障碍,为小儿外科常见的急腹症。由于它变化快,需要早期做出诊断、处理。诊治的延误可使病情发展加重,甚至出现肠坏死、腹膜炎,甚至中毒性休克、死亡等严重情况。

一、病因

(一)机械性肠梗阻

机械性肠梗阻是肠管内或肠管外器质性病变引起的肠管堵塞,梗阻原因包括先天性畸形及后天性因素。梗阻类型分为肠腔内梗阻及肠腔外梗阻。

1.肠腔内梗阻

多由先天性肠闭锁及肠狭窄、先天性肛门闭锁等先天性疾病引起。也可由肠套叠、蛔虫性肠梗阻、肠管内异物及粪石、肠壁肿瘤等后天性疾病造成。

2.肠腔外梗阻

引起肠梗阻的先天性疾病包括先天性肠旋转不良、嵌顿性腹股沟斜疝、腹内疝、先天性纤维索条、梅克尔憩室索条、胎粪性腹膜炎后遗粘连等。后天性疾病包括手术后粘连、腹膜炎后粘连、结核性粘连、胃肠道外肿瘤压迫、肠扭转等。

(二)动力性肠梗阻

为胃肠道蠕动功能不良致使肠内容传递运转作用低下或丧失,多因中毒、休克、缺氧及肠壁神经病变造成,常见于重症肺炎、肠道感染、腹膜炎及败血症的过程中。梗阻类型分为麻痹性肠梗阻及痉挛性肠梗阻,前者发生在腹腔手术后、腹部创伤或急性腹膜炎患儿,后者可见于先天性巨结肠患儿。

二、病理

肠梗阻发生后，肠腔内因积聚大量气体和液体而致使肠膨胀，引起肠腔内压增高，肠壁变薄，肠壁血循环受到严重障碍。梗阻持久时，肠壁张力持续升高，导致肠坏死、肠穿孔。

三、临床表现

各种类型肠梗阻虽有不同的病因，但共同的特点是肠管的通畅性受阻，肠内容物不能正常地通过，因此，有程度不同的临床表现。

(一)症状

1.腹痛

机械性肠梗阻呈阵发性剧烈绞痛，腹痛部位多在脐周，发作时年长儿自觉有肠蠕动感，且有肠鸣，有时见到隆起的肠形。婴儿表现为哭闹不安、手足舞动、表情痛苦。绞窄性肠梗阻由于有肠管缺血和肠系膜钳闭，腹痛往往是持续性伴有阵发性加重，疼痛较剧烈。绞窄性肠梗阻也常伴有休克及腹膜炎症状。麻痹性肠梗阻的腹胀明显，腹痛不明显，阵发性绞痛尤为少见。

2.腹胀

腹胀发生于腹痛之后。高位小肠梗阻常表现上腹部饱满；低位梗阻的腹胀较高位梗阻为明显，表现为全腹膨胀；闭襻式肠梗阻出现局限性腹胀；麻痹性肠梗阻呈全腹胀。

3.呕吐

高位梗阻的呕吐出现较早且频繁，呕吐物为食物或胃液，其后为十二指肠液和胆汁；低位梗阻呕吐出现迟，初为胃内容物，静止期较长，后期的呕吐物为积蓄在肠内并经发酵、腐败呈粪样带臭味的肠内容物；绞窄性肠梗阻呕吐物呈血性或咖啡样；麻痹性肠梗阻呕吐次数少，呈溢出性。低位小肠梗阻的呕吐出现较晚。

4.排便排气停止

排便排气停止是完全性肠梗阻的表现，梗阻早期，梗阻部位以下肠内积存的气体或粪便可以排出。绞窄性肠梗阻可排出血性黏液样便。

(二)体征

1.全身情况

单纯梗阻的早期，患者除阵发性腹痛发作时出现痛苦表情外，生命体征等无明显变化。待发作时间较长，呕吐频繁，腹胀明显后，可出现脱水现象，患者虚弱甚至休克。当有绞窄性梗阻时可较早地出现休克。

2.腹部检查

可观察到腹部有不同程度的膨胀，在腹壁较薄的患者，尚可见到肠形和肠蠕动波。单纯性肠梗阻虽腹腔胀气，但腹壁柔软，按之有如充气的球囊，有时在梗阻的部位可有轻度压痛，特别是腹壁切口部粘连引起的梗阻，压痛点较为明显。当梗阻上部肠管内积存的气体与液体较多时，稍加振动可听到振水声。腹部叩诊多呈鼓音。肠鸣音亢进，且可有气过水声及高声调的金属声。

绞窄性肠梗阻或单纯性肠梗阻的晚期，肠壁已有坏死、穿孔，腹腔内已有感染、炎症时，则体征表现为腹膜炎的体征，腹部膨胀，腹部压痛、肌紧张及反跳痛，有时可叩出移动性浊音，腹壁有压痛，肠鸣音微弱或消失。

直肠指检可见直肠空虚无粪便，且有裹手感，提示完全性肠梗阻；指套上染有血迹，提示肠管有血运障碍。

四、诊断

(一)病史及临床表现

典型的肠梗阻有阵发性腹部绞痛、腹胀、呕吐、排便排气停止等自觉症状，腹部检查呈现腹胀、肠形、压痛、肠鸣音亢进等征象。在粘连性肠梗阻，多数患者都有腹部手术史，或者曾有过腹痛史。

(二)X 线检查

1.X 线平片检查

典型的完全性肠梗阻 X 线表现是肠襻胀气，腹部立位片出现多个肠襻内有呈阶梯状气液面，出现排列成阶梯状的液平面，气液面是因肠腔内既有胀气又有液体积留形成，只有在患者直立位或侧卧位时才能显示，平卧位时不显示这一现象。如腹腔内已有较多渗液，直立位时尚能显示下腹、盆腔部的密度增高。空肠黏膜的环状皱襞在肠腔充气时呈“鱼骨刺”样，而结肠、直肠内无气。

不完全性肠梗阻 X 线征象为不连续的轻、中度肠曲充气，结肠、直肠内有气。绞窄性肠梗阻 X 线可见单独胀大的肠襻，不随时间改变位置，或有假肿瘤征、咖啡豆状阴影。麻痹性肠梗阻 X 线征象是小肠和结肠全部充气扩张。

2.消化道造影检查

钡灌肠检查用于鉴别肠梗阻的程度。结肠扩张为麻痹性肠梗阻或不全性肠梗阻，结肠干瘪细小可确定为完全性肠梗阻，但在临床上较少应用。钡灌肠还可用于疑有结肠梗阻的患者，它可显示结肠梗阻的部位与性质。

钡餐造影检查，即口服钡剂或水溶性造影剂，观察造影剂下行过程，可明确梗阻部位、性质、程度。若钡剂下行受阻或显示肠腔狭窄则明确肠梗阻的诊断。但因造影剂可加重梗阻故宜慎用。梗阻明显时禁用。

(三)实验室检查

肠梗阻早期化验指标变化不明显。晚期由于失水和血液浓缩，白细胞计数、血红蛋白、血细胞比容都可增高，血电解质与酸碱平衡发生紊乱。高位梗阻，可出现低钾、低氯、代谢性碱中毒。低位梗阻，则可有电解质普遍降低与代谢性酸中毒。绞窄性梗阻或腹膜炎时。血象、血液生化测定指标改变明显。

(四)腹腔穿刺

可了解有无腹膜炎及肠壁血供障碍。腹腔液混浊脓性表明有腹膜炎，血性腹腔液说明已有绞窄性肠梗阻。当肠管有明显胀气或肠管与腹膜粘连时，不宜进行腹腔穿刺。

五、治疗

急性肠梗阻的治疗包括非手术治疗和手术治疗，治疗方法的选择根据梗阻的原因、性质、部位、全身情况和病情严重程度而定。不论采用何种治疗均首先纠正梗阻带来的水、电解质及酸碱平衡紊乱，改善患者的全身情况。

(一)非手术治疗

1.胃肠减压

胃肠减压是治疗肠梗阻的主要措施之一,目的是减轻胃肠道的积留的气体、液体,减轻肠腔膨胀,有利于肠壁血液循环的恢复,减少肠壁水肿,使某些原有部分梗阻的肠襻因肠壁肿胀而致的完全性梗阻得以缓解,也可使某些扭曲的肠襻得以复位。胃肠减压还可减轻腹内压,改善因膈肌抬高而导致的呼吸与循环障碍。

2.纠正水、电解质与酸碱失衡

血液生化检查结果尚未获得前,可先给予平衡盐液(乳酸钠林格液)。待有测定结果后,再添加电解质与纠正酸碱紊乱,在无心、肺、肾功能障碍的情况下,最初输入液体的速度可稍快一些,但需作尿量监测,必要时作中心静脉压(CVP)监测,以防液体过多或不足。在单纯性肠梗阻的晚期或是绞窄性肠梗阻,常有大量血浆和血液渗出到肠腔或腹腔,需要补充血浆和全血。

3.抗感染

肠梗阻后,肠壁循环有障碍,肠黏膜屏障功能受损而有肠道细菌易位,或是肠腔内细菌直接穿透肠壁至腹腔内产生感染。肠腔内细菌亦可迅速繁殖。同时,膈肌升高引起肺部气体交换与分泌物的排出受限,易发生肺部感染。因而,肠梗阻患者应给予抗菌药物以预防或治疗腹部或肺部感染,常用的有以杀灭肠道细菌与肺部细菌为主的广谱头孢菌素或氨基糖苷类抗生素、抗厌氧菌的甲硝唑等。

4.其他治疗

腹胀后影响肺的功能,患者宜吸氧。回盲部肠套叠可试用钡剂灌肠或充气灌肠复位。

采用非手术方法治疗肠梗阻时,应严密观察病情的变化,绞窄性肠梗阻或已出现腹膜炎症状的肠梗阻,经过短暂的非手术治疗,实际上是术前准备,纠正患者的生理失衡状况后即进行手术治疗。单纯性肠梗阻经过非手术治疗 24~48 小时,梗阻的症状未能缓解或在观察治疗过程中症状加重或出现腹膜炎症状时,应及时改为手术治疗。但是在手术后发生的炎症性肠梗阻除有绞窄发生,应继续治疗等待炎症的消退。

(二)手术治疗

手术的目的是解除梗阻、去除病因,手术的方式可根据患者的情况与梗阻的部位、病因加以选择。

1.单纯解除梗阻的手术

这类手术包括粘连性肠梗阻的粘连分解,去除肠扭转,切断粘连束带;肠内堵塞的切开肠腔,去除粪石、蛔虫团等;为肠扭转、肠套叠的肠襻复位术等。

2.肠切除肠吻合术

肠梗阻是由于肠肿瘤所致,切除肿瘤是解除梗阻的首选方法。在其他非肿瘤性病变,因肠梗阻时间较长,或有绞窄引起肠坏死,或是分离肠粘连时造成较大范围的肠损伤,则需考虑将有病变的肠段切除吻合。在绞窄性肠梗阻,如腹股沟疝、肠扭转,绞窄解除后,血运有所恢复,但肠襻的活力如何判断,方法有:①肠管的颜色转为正常,肠壁保持弹性并且蠕动活跃,肠系膜边缘动脉搏动可见说明肠管有生机。②应用超声多普勒沿肠管对肠系膜缘探查是否有动脉波动。③从周围静脉注入荧光素,然后以紫外线照射疑有循环障碍的肠管部,如有荧光出现,表示肠管有生机。④肠管已明显坏死,切除缘必须有活跃的动脉出血。

肠管的生机不易判断且是较长的一段,可在纠正血容量不足与供氧的同时,在肠系膜血管根部注射 1%普鲁卡因或酚妥拉明以缓解血管痉挛,将肠管标志后放回腹腔,观察 15～30 分钟后,如无生机可重复一次,当确认无生机后始可考虑切除。经处理后肠管的血运恢复,也显示有生机,则可保留,必要时在24 小时后应再次剖腹观察,如发现有局灶性坏死应再行切除。为此,第一次手术关腹时,可采用全层简单缝合的方法。

3.肠短路吻合

当梗阻部位切除有困难,如肿瘤向周围组织广泛侵犯,或是粘连广泛难以剥离,但肠管无坏死现象,为解除梗阻,可分离梗阻部远、近端肠管做短路吻合,旷置梗阻部,但应注意旷置的肠管尤其是梗阻部的近端肠管不宜过长,以免引起盲襻综合征。

4.肠造口术或肠外置术

肠梗阻部位的病变复杂或患者的情况差,不允许行复杂的手术,可在膨胀的肠管上,亦即在梗阻部的近端肠管作肠造口术以减压,解除因肠管高度膨胀而带来的生理紊乱。小肠可采用插管造口的方法,可先在膨胀的肠管上切一小口,放入吸引管进行减压,但应注意避免肠内容物污染腹腔及腹壁切口。有时当有梗阻病变的肠襻已游离或是肠襻已有坏死,但患者的情况差不能耐受切除吻合术,可将该段肠襻外置,关腹。待患者情况复苏后再在腹腔外切除坏死或病变的肠襻,远、近两切除端固定在腹壁上,近端插管减压、引流,以后再行二期手术,重建肠管的连续性。

六、预后

预后与早期诊断、早期治疗密切相关。一般单纯性肠梗阻患儿在矫正脱水酸中毒后,手术治疗效果良好。但绞窄性肠梗阻则取决于手术治疗的时机,若抢救不及时,可危及生命,切除坏死肠管过多,后遗短肠综合征,影响患儿的生长发育,预后较差。

(宋宪良)

第七节　急性阑尾炎

发病率虽较成人低,但仍是小儿外科急腹症中最常见的疾病。新生儿罕见,5 岁以后随年龄增长为发病高峰。小儿急性阑尾炎病情发展快,症状不典型,容易误诊和发生穿孔,文献报高达40%,因而早期诊断和治疗极为重要。

一、病因

(一)解剖因素

小儿阑尾的生长比系膜快,容易扭曲,呈盲管状,容易因引流不畅而发生炎症。肠内容物、异物、小的肠石等进入阑尾腔后易发生梗阻。阑尾动脉是终末血管,腔内压力高血运易受阻碍,坏死穿孔率较高。小儿大网膜发育差,穿孔后不易包裹局限,易形成弥漫性腹膜炎。

(二)细菌侵袭

阑尾黏膜损伤、破溃时,肠道细菌可直接侵犯而产生炎症,也可因上呼吸道感染等其他部位的多血流进入阑尾。阑尾黏膜下淋巴组织丰富,血液中的细菌未被滤过而停留在阑尾壁内淋巴组织导致炎症。儿童的急性阑尾炎多由金黄色葡萄球菌、大肠埃希菌及链球菌感染引起。近来

晚期穿孔者病例报告感染较多，最常见的是脆弱类杆菌。

（三）免疫因素

临床发现化脓性阑尾炎发作前有病毒感染的病史，有人认为这是病毒感染抑制机体免疫功能，内细菌过度繁殖而发生炎症。

（四）神经反射

因精神紧张、生活环境的改变等因素，使受神经支配的阑尾肌肉和血管发生反射性痉挛，导致环障碍并加重阑尾腔梗阻，引起阑尾急性炎症。

二、病理

根据阑尾炎症病理发展过程，可分为 4 种类型。

（一）卡他性阑尾炎

病变主要在黏膜。阑尾表面充血、水肿，可有少量纤维素渗出物。黏膜充血、水肿，黏膜下层有多核细胞及嗜酸性粒细胞浸润，且有淋巴滤泡增生。

（二）化脓性阑尾炎

病变累及浆肌层，阑尾红肿明显。黏膜及浆肌层均有炎性浸润、破坏，黏膜面溃疡明显，阑尾腔内可积液或积脓，张力增高后可并发穿孔。婴幼儿的阑尾化脓性病变不重，而阑尾周围可出现较多脓性分泌。

（三）坏疽性阑尾炎

阑尾壁全层广泛坏死呈暗紫或黑色。阑尾硬肿，浸润广泛。由于炎性渗出及脓性物刺激，阑尾粘连。阑尾系膜明显水肿，可有血管栓塞。常可穿孔而导致腹膜炎

（四）梗阻性阑尾炎

阑尾仅有轻度充血，但腔内有蛔虫、蛲虫、肠石、异物而形成梗阻。组织切片仅见嗜酸性粒细胞浸润及淋巴滤泡增生。小儿阑尾炎的浆膜外反应较成人早，渗出液较多。年龄越小，反应越早。因而，婴幼儿阑尾炎虽未穿孔，腹腔内也可见有一定量的渗出液。

三、临床表现

（一）全身反应

1.精神异常

病变初期多表现为烦躁和哭闹，继而由于炎症和疼痛的刺激引起大脑皮质的抑制可出现精神不振、无力、活动减少、嗜睡等。

2.发热

婴幼儿一般均有发热，体温可高达 39℃～40℃，少数营养差并发阑尾穿孔腹膜炎的患儿可能出现体温下降，提示病情危重。

（二）腹部及消化道症状

1.腹痛

较大儿童的典型病例，可与成人一样诉说有转移性右下腹痛的病史。初期上腹部有轻度疼痛，逐渐阵发性加重，数小时后炎症累及阑尾壁浆膜时，疼痛由上腹部、脐周转入右下腹阑尾部位。年龄越小，症状越不典型。婴幼儿仅表现为阵发性哭闹、呻吟、拒食或静卧不动，触摸腹部时哭闹明显，易被误诊。

2.恶心、呕吐

早期呕吐多是胃肠反射性反应,呕吐物多为食物。较晚期患儿出现呕吐是腹膜炎所致,呕吐物可含胆汁、胃肠液,呕吐量多。婴幼儿阑尾炎时,呕吐往往出现于腹痛前。

3.腹泻、便秘

小儿阑尾炎常发生稀便或腹泻,这可能与盆腔阑尾炎或盆腔内积脓刺激肠道及直肠,或合并肠炎等因素有关。个别患儿可因发热、呕吐及体液丢失而出现便秘。

(三)体征

1.固定的体位

由于盲肠转动或下垂可加剧疼痛,因此患儿选择某一疼痛最轻的体位很少改变,如侧屈髋位。

2.腹部体征

(1)腹部压痛:小儿由于盲肠移动性较大,阑尾位置不固定,有时压痛可在右中腹、脐部附近、下腹中部,穿孔腹膜炎时全腹压痛。

(2)反跳痛:炎症刺激腹膜后可出现反跳痛。

(3)腹肌紧张:阑尾炎症弥漫形成周围炎及腹膜炎时,腹肌反射性收缩引起肌紧张。婴幼儿腹肌发育不完善肌紧张不如年长儿明显。阑尾穿孔腹膜炎可出现全腹肌紧张。小儿不合作,哭闹可干扰腹肌紧张的检查,因此需分散小儿注意力,反复检查,必要时可使用适量镇静剂,待小儿安静后进行检查,以确定腹肌紧张程度。

(4)皮肤过敏:有些阑尾炎早期患儿合并阑尾腔梗阻,右下腹皮肤可出现感觉过敏,蛲虫性阑尾炎患儿更明显,这是内脏、躯干神经相互反射的表现。

(5)多数患儿可有腹胀,听诊肠鸣音减弱,年龄越小越明显。

(6)阑尾周围出现脓肿时右下腹可扪及包块,较大包块可触及波动感。

3.其他体征

(1)直肠指诊:可有右前方触痛,甚至可触及肿胀的条索状阑尾。

(2)腰大肌试验:患儿左侧卧位,右髋过伸,腰大肌受到刺激疼痛,盲肠后位阑尾更明显。

(3)闭孔肌试验:患儿仰卧,屈血并内旋右髋关节后出现右下腹疼痛,是由于较长阑尾尖端刺激闭孔内肌所引起的疼痛。

(4)Rovsing 征:在小儿诊断上帮助不大。

(四)实验室及其他检查

1.血常规

白细胞数往往 $10\times10^9/L$,中性粒细胞可高达 80%以上。

2.尿常规

一般无特殊,但有时阑尾炎刺激输尿管或膀胱后尿常规可见少量红细胞和白细胞。

3.X 线检查

有利于排除肠穿孔、肠梗阻。

4.B 超

可发现肿大变形的阑尾及阑尾脓肿。

5.血清 C 反应蛋白(CRP)

CRP 有助于坏疽和穿孔性阑尾炎的诊断。

四、诊断

根据典型的转移性右下腹痛史及压痛、反跳痛、腹肌紧张体征，结合实验室检查白细胞升高等情况，一般可以做出诊断。婴幼儿或临床表现体征不典型者需反复、耐心、多次检查，有时需根据动态观察结果才能诊断。在检查时需注意以下方面。

能说话的患儿要在家属的配合下尽量争取合作，正面回答医师的询问，了解发病的时间，疼痛的性质。检查时注意手和听诊器都不要太凉。观察患儿的精神状态，如精神愉快，嬉笑自然，活动多而灵巧，触诊腹部时压痛位置不固定或不能肯定有肌紧张时不急于手术。

采用对比检查腹部的方法：①检查者两手分别按压左、右下腹，并交替加重用力，观察患儿哭闹反应，如下重压哭闹明显加剧，则以同样方法按压右上或右下腹进行对比。②患儿母亲握住患儿一手(一般握住右手)，允许另一手自由活动，同上述方法交替按压左、右下腹，如患儿用自由手抵抗检查右侧按压说明右侧有压痛。③检查者一手重压右下腹痛点，患儿全力抵抗右侧按压之手，检查者另一手乘机按压全腹其他各处，如患儿均置之不理，则可知除右下腹外他处无压痛。为了明确压痛紧张的固定性，检查至少反复 3 次，第一次常选择在就诊时，第二次在血常规检查后，第三次在初步处理后(处方或收入院)。3 次检查中最好有一次检查是在安静或安睡时，必要时可在使用镇静剂后进行检查。睡眠后皮肤痛觉过敏消失，对深压痛与肿块检查较重要。小儿骨盆小，直肠触诊与检查下腹比成人便利，可了解阑尾肿胀浸润的程度与范围。

诊断仍困难时，可考虑腹腔穿刺检查 X 线检查。右下腹抽出液为血性、脓臭性或涂片有大量的细菌者为坏疽性阑尾炎。脓稀、无臭，有脓球而无细菌者无须急诊手术。穿刺未得渗液时，可注入50 mL生理盐水再吸出检查。X 线检查对鉴别诊断肠梗阻、坏死性肠炎、胃肠穿孔有帮助。

五、鉴别诊断

(一)肠痉挛症性腹痛

病因不明，好发于学龄儿，常突然发生腹痛，呈剧烈绞痛，持续时间不长，多为 10～20 分钟，很少超过2 小时。体检腹软，偶有压痛但不固定，也无发热或白细胞数升高。此症发生率比阑尾炎高，不需手术，无须特殊治疗，一般均可自愈，但可反复发作。

(二)肠系膜淋巴结炎

多与上呼吸道感染同时存在，腹痛较阑尾炎轻，多无阵发性加重，病程发展较慢，压痛不固定，主要在脐周，无明显腹肌紧张，反复腹部检查可确诊。本症不需手术，因此对鉴别困难体征较轻的患者，可暂用抗生素观察治疗数小时。

(三)急性胃肠炎

常有不洁生凉饮食史，腹痛呈阵发性、痉挛性，多位于脐周、上腹或下腹，无固定压痛点及腹肌紧张，有腹泻。

(四)梅克尔憩室炎

症状体征与阑尾炎相似，如病情允许，可作放射性核素扫描，如显示有异位黏膜的美克耳憩室影可确诊。鉴别确有困难需手术时应作探查切口，术中如发现阑尾正常，应常规探查末端回肠 100 cm 范围，找到憩室后予以切除。

六、治疗

(一)治疗原则

阑尾炎诊断明确，尽可能早期手术。但就诊3天以上症状无恶化、家属拒绝手术或其他特殊原因时，可用药物治疗。

阑尾脓肿以药物治疗为主。在药物治疗中需密切观察发热、疼痛、压痛范围等是否趋向好转。病情加重应手术引流，并发肠梗阻者引流脓肿后可得到缓解。

患儿观察3天以上症状稳定好转，显示腹膜炎已局限，双合诊又能摸到浸润块，应避免手术，以免感染扩散。待自然吸收或脓肿形成后再酌情引流或延期进行阑尾切除术。

(二)抗生素治疗

常选针对球菌和革兰氏阳性杆菌及厌氧菌的药物。临床上目前小儿多用青霉素及氨苄西林、头孢类和甲硝唑静脉注射。如有药敏试验结果则根据药敏情况选用抗生素。

(三)手术方法

1.尽量选麦氏切口

切除阑尾后应清除腹腔脓液，阑尾病变不明显者需探查回肠末端100 cm(防止梅克尔憩室炎被遗漏)及盆腔器官。

2.放置腹腔引流

适应证：①阑尾穿孔，腹腔积脓、坏疽性阑尾炎。②阑尾残端处理不满意而影响愈合者。③切除阑尾或分离阑尾粘连后渗血不止可放置香烟引流或纱布条引流。④已局限的阑尾脓肿。

(四)腹腔镜阑尾切除

小儿腹腔镜阑尾切除术在国内、国外均有大宗病例报告，目前大多医院腹腔镜阑尾已成常规手术。腹腔镜阑尾切除具有创伤小、患儿痛苦少、术后肠功能恢复快、住院时间短、腹部创口瘢痕小等优点。小儿腹腔镜多选用穿刺Trocar，直径5～10 mm，手术操作时气腹内压保持在1.1～1.3 kPa(8～10 mmHg)，手术时间在30分钟左右。

(宋宪良)

第八节　急性胰腺炎

小儿急性胰腺炎比较少见，发病与胰液外溢入胰腺间质及其周围组织有关。

现多认为与病毒感染、药物、胰分泌管阻塞、某些全身性疾病或暴饮暴食有关。至少半数以上是由腮腺炎病毒或上腹部钝伤引起，仍有30%病例找不到病因。

一、诊断

(一)病史

病前有饱餐等诱因，继发于身体其他部位的细菌或病毒感染：如急性流行性腮腺炎、肺炎、细菌性痢疾、扁桃体炎等。

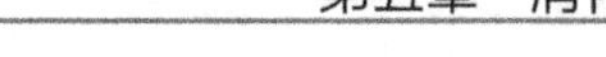

(二)临床表现

多发生在4岁以上小儿,主要表现为上腹疼痛、恶心、呕吐及腹压痛。呕吐物为食物与胃、十二指肠分泌液。严重病例除急性重病容外,可有脱水及早期出现休克症状,并因肠麻痹而致腹胀。由于胰腺头部水肿压迫胆总管末端可出现黄疸,但在小儿则罕见。

轻度水肿型病例有上腹压痛(剑突下或略偏左侧),可能为腹部唯一体征。严重病例除腹胀外,腹部有压痛及肌紧张而以剑突下部为最明显。个别病儿的脐部或腰部皮肤呈发绀色,系皮下脂肪被外溢胰液分解,毛细血管出血所致。

(三)辅助检查

1.淀粉酶测定

常为主要诊断依据,若用苏氏(Somogyi)比色法测定,正常儿均在64 U以下,而急性胰腺炎患儿则高达500 U以上。血清淀粉酶值在发病3小时后即可增高,并逐渐上升,24～28小时达高峰以后又渐下降。尿淀粉酶也同样变化,但发病后升高较慢,病变缓解后下降的时间比血清淀粉酶迟缓,且受肾功能及尿浓度的影响,故不如血清淀粉酶准确。其他有关急腹症如肠穿孔、肠梗阻、肠坏死时,淀粉酶也可升高,很少超过300～500 U。

2.血清脂肪酶测定

在发病24小时后始升高,持续高值时间较长,可作为晚期患者的诊断方法。正常值为0.5～1 U。

3.腹腔穿刺

严重病例有腹膜炎者,难与其他原因所致腹膜炎相鉴别,如胰腺遭到严重破坏,则血清淀粉酶反而不增高,更造成诊断上的困难。此时如腹腔渗液多,可行腹腔穿刺。根据腹腔渗液的性质(血性、混有脂肪坏死)及淀粉酶测定有助于诊断。

4.B型超声检查

对水肿型胰腺炎及后期并发胰腺囊肿者的确诊有价值,前者显示胰腺明显增大,后者显示囊性肿物与胰腺相连。

(四)诊断标准

(1)急性腹痛发作伴有上腹部压痛或腹膜刺激征。

(2)血、尿或腹水中胰酶升高。

(3)影像学检查、手术或活检见到胰腺炎症、坏死、出血等间接或直接的改变。具有含第1项在内的2项以上标准并排除其他急腹症者即可诊断。

二、治疗

(一)一般治疗

轻者进低脂、低蛋白流食;较重者应禁食,以减少胰腺分泌。严重者则须胃肠减压,减少胃酸避免促进胰腺分泌。禁食和胃肠减压时,应输入营养物质(如合成营养液)并根据胃肠减压及出液量补充水、电解质等,以维持水和电解质平衡。

(二)非手术治疗

1.抑制胰腺外分泌

(1)禁食和胃肠减压:可以减少胰液分泌,还可减轻呕吐和肠胀气。

(2)应用抗胆碱能药物:山莨菪碱、阿托品等,可减少胃酸和胰液分泌。

(3)应用 H_2 受体拮抗药:此类药有西咪替丁、雷尼替丁、奥美拉唑等,可减少胃酸分泌,间接抑制胰腺分泌,同时防止应激性胃黏膜病变的发生。

(4)应用生长抑素:为治疗急性出血坏死型胰腺炎效果较好的药物。

(5)缩胆囊素受体拮抗药:丙谷胺可明显减轻急性胰腺炎的病理改变及改善症状。

2.镇痛解痉

阿托品每次 0.01～0.02 mg/kg,最大不超过 0.4 mg,必要时 4～6 小时重复 1 次。

3.控制胰腺感染

急性胰腺炎多数由胆管疾病引起,故多数应用抗生素。选用抗生素时,既要考虑菌种的敏感性,又要求该药对胰腺有较好的渗透性。首选药如西拉司丁(泰能)、环丙沙星、氧氟沙星,厌氧菌感染可用甲硝唑。

4.维持水电解质平衡及抗休克

脱水严重或出现休克的患儿,应首先恢复血容量,可输注 2∶1 溶液、血浆或全血等,按 10～20 mL/kg,于 30～60 分钟内输入,8～10 小时纠正其累积损失量。应用多巴胺、多巴酚丁胺、山莨菪碱等抗休克治疗。有尿后补钾,并注意热量、维生素供给,同时要防治低钙血症、高糖血症等。

5.其他治疗

(1)应用抑制胰酶活性的药物:较重型的急性胰腺炎,在发病早期大量静脉给药。

(2)应用肾上腺糖皮质激素:可引起胰腺炎一般不主张用,仅适用于合并呼吸窘迫综合征和出血坏死胰腺炎伴有休克者。

(3)腹膜灌洗:清除或减少大量有害的血管活性因子。

(三)手术治疗

只有在以下情况时考虑手术:①诊断为急性胰腺炎,经过内科治疗 24～48 小时,症状及体征进一步恶化,出现并发症者。②胆源性急性胰腺炎处于急性状态,需要外科手术解除梗阻者。③疑有出血性坏死性胰腺炎,经短时间治疗不缓解。④胰腺假性囊肿形成,尤其较巨大者,病情缓解后,可行引流手术。⑤不能排除其他急腹症者。

(宋宪良)

第六章 泌尿系统疾病

第一节 概 述

一、解剖特点

（一）肾脏

小儿年龄愈小，肾脏相对愈重，新生儿两肾重量约为体重的 1/125，而成人两肾重量约为体重的1/220。婴儿肾脏位置较低，其下极可低至髂嵴以下第 4 腰椎水平，2 岁以后始达髂嵴以上。由于右肾上方有肝脏，右肾位置稍低于左肾。由于婴儿肾脏相对较大，位置又低，加之腹壁肌肉薄而松弛，故 2 岁以内健康小儿腹部触诊时容易扪及肾脏。由于胚胎发育残留痕迹，婴儿肾脏表面呈分叶状，至 2～4 岁时，分叶完全消失。

（二）输尿管

婴幼儿输尿管长而弯曲，管壁肌肉和弹力纤维发育不良，容易受压及扭曲而导致梗阻，易发生尿潴留而诱发感染。

（三）膀胱

婴儿膀胱位置比年长儿的高，尿液充盈时，膀胱顶部常在耻骨联合以上，顶入腹腔而容易触到。随年龄增长逐渐下降至盆腔内。

（四）尿道

新生女婴尿道长仅 1 cm（性成熟期 3～5 cm），外口暴露而又接近肛门，易受细菌污染。男婴尿道虽较长，但常有包茎，尿垢积聚时也易引起上行性细菌感染。

二、生理特点

肾脏有许多重要功能：①排泄体内代谢终末产物，如尿素、有机酸等。②调节机体水、电解质、酸碱平衡，维持内环境相对稳定。③内分泌功能，产生激素和生物活性物质如促红细胞生成素、肾素、前列腺素等。肾脏完成其生理活动，主要通过肾小球滤过和肾小管重吸收、分泌及排泄。小儿肾脏虽具备大部分成人肾的功能，但其发育是由未成熟逐渐趋向成熟。在胎龄 36 周时肾单位数量已达成人水平（每例肾85 万～100 万），出生后上述功能已基本具备，但调节能力较弱,贮备能力差,一般至 1～1.5 岁时达到成人水平。

(一)胎儿肾功能

妊娠 12 周末,由于近曲小管刷状缘的分化及肾小管上皮细胞开始运转,已能形成尿。但此时主要通过胎盘来完成机体的排泄和调节内环境稳定,故无肾的胎儿仍可存活和发育。

(二)肾小球滤过率(GFR)

新生儿出生时 GFR 平均约 20 mL/(min・1.73 m^2),早产儿更低,生后 1 周为成人的 1/4,3～6 个月为成人 1/2,6～12 个月为成人 3/4,故不能有效地排出过多的水分和溶质。

(三)肾小管重吸收及排泄功能

新生儿葡萄糖肾阈较成人的低,静脉输入或大量口服葡萄糖时易出现糖尿。氨基酸和磷的肾阈也较成人的低。新生儿血浆中醛固酮浓度较高,但新生儿近端肾小管回吸收钠较少,远端肾小管回吸收钠相应增加,生后数周近端肾小管功能发育成熟,大部分钠在近端肾小管被回吸收,此时醛固酮分泌也相应减少。新生儿的排钠能力较差,如输入过多钠,容易发生钠潴留和水肿。低体重儿排钠较多,如输入不足,可出现钠负平衡而致低钠血症。生后头 10 天的新生儿,钾排泄能力较差,故有血钾偏高。

(四)浓缩和稀释功能

新生儿及婴幼儿由于髓襻短,尿素形成量少(婴儿蛋白质合成代谢旺盛)、抗利尿激素分泌不足,使浓缩尿液功能不足,在应激状态下保留水分的能力低于年长儿和成人。婴儿由尿中每排出 1 mmol 溶质需水分 1.4～2.4 mL,而成人仅需 0.7 mL。脱水时幼婴尿渗透压最高不超过 700 mmol/L,而成人可达1 400 mmol/L,故入量不足时易发生脱水甚至诱发急性肾功能不全。新生儿及婴幼儿尿稀释功能接近成人,可将尿稀释至 40 mmol/L,但因 GFR 较低,大量水负荷或输液过快时易出现水肿。

(五)酸碱平衡

新生儿及婴幼儿易发生酸中毒,主要原因:①肾保留 HCO_3^- 的能力差,碳酸氢盐的肾阈低,仅为19～22 mmol/L。②泌 NH_3 和泌 H^+ 的能力低。③尿中排磷酸盐量少,故排出可滴定酸的能力受限。

(六)肾脏的内分泌功能

新生儿的肾脏已具有内分泌功能,其血浆肾素、血管紧张素和醛固酮均高于成人,生后数周内逐渐降低。新生儿肾血流量低,因而前列腺素合成速率较低。由于胎儿血氧分压较低,故胚肾合成促红细胞生成素较多,生后随着血氧分压的增高,促红细胞生成素合成减少。婴儿血清1,25$(OH)_2D_3$ 水平高于儿童期。

(七)小儿排尿及尿液特点

1.排尿次数

93%新生儿在生后 24 小时内,99%在 48 小时内排尿。生后头几天内,因摄入量少,每天排尿仅 4～5 次;1 周后,因小儿新陈代谢旺盛,进水量较多而膀胱容量小,排尿突增至每天 20～25 次;1 岁时每天排尿15～16 次,至学龄前和学龄期每天 6～7 次。

2.排尿控制

正常排尿机制在婴儿期由脊髓反射完成,以后建立脑干-大脑皮质控制,至 3 岁已能控制排尿。在1.5 岁～3 岁,小儿主要通过控制尿道外括约肌和会阴肌控制排尿;若 3 岁后仍保持这种排尿机制,不能控制膀胱逼尿肌收缩,则出现不稳定膀胱,表现为白天尿频尿急,偶然尿失禁和夜

间遗尿。

3.每天尿量

小儿尿量个体差异较大，新生儿生后 48 小时正常尿量一般每小时为 1～3 mL/kg，2 天内的新生儿平均尿量为30～60 mL/d，3～10 天的新生儿为 100～300 mL/d，2 个月的婴儿为 250～400 mL/d，1 岁的婴儿为 400～500 mL/d，3 岁的婴幼儿为500～600 mL/d，5 岁儿童为 600～700 mL/d，8 岁儿童为 600～1 000 mL/d，14 岁儿童为 800～1400 mL/d，大于 14 岁儿童为 1 000～1 600 mL/d。若新生儿尿量少于 1.0 mL/(kg・h)为少尿，少于 0.5 mL/(kg・h)为无尿。儿童每天排尿量少于 400 mL/m^2 时，即为少尿；每天尿量少于 50 mL/m^2 为无尿。

4.尿的性质

(1)尿色：生后头 2～3 天尿色深，稍混浊，放置后有红褐色沉淀，此为尿酸盐结晶。数天后尿色变淡。正常婴幼儿尿液淡黄透明，但在寒冷季节放置后可有盐类结晶析出而变混浊，尿酸盐加热后，磷酸盐加酸后可溶解，可与脓尿或乳糜尿鉴别。

(2)酸碱度：生后头几天，因尿内含尿酸盐多而呈强酸性，以后接近中性或弱酸性，pH 多为 5～7。

(3)尿渗透压和尿比重：新生儿的尿渗透压平均为 240 mmol/L，尿比重为 1.006～1.008，随年龄增长逐渐增高；婴儿尿渗透压为 50～600 mmol/L，1 岁后接近成人水平，儿童通常为 500～800 mmol/L，尿比重范围为 1.003～1.030，通常为 1.011～1.025。

(4)尿蛋白：正常小儿尿中仅含微量蛋白，通常≤100 mg/(m^2・24 h)，定性为阴性，一次尿蛋白(mg/dL)/肌酐(mg/dL)≤0.2。若尿蛋白含量＞150 mg/d 或＞4 mg/(m^2・h)，或＞100 mg/L，定性实验阳性为异常。尿蛋白主要来自血浆蛋白，2/3 为清蛋白，1/3 为 Tamm-Horsfall 蛋白和球蛋白。

(5)尿细胞和管型：正常新鲜尿液离心后沉渣镜检显示红细胞＜3/HP、白细胞＜5/HP、偶见透明管型，12 小时尿细胞计数示红细胞＜0.5×10^6/L、白细胞＜1.0×10^6/L、管型＜5 000 个，为正常。

三、肾脏疾病的检查方法

(一)尿液分析

尿液检查是肾脏病学检查的主要内容，包括尿量、尿色、透明度、气味、比重、渗透压、酸碱度、尿蛋白、尿液有形成分、尿糖、尿酶、尿氨基酸、尿肌酐、尿电解质、尿细菌学检查等。还有一些特殊成分的检查如尿中免疫球蛋白、特异性抗体、乙肝抗原标志物、白细胞介素、细胞因子、激素、有机酸、尿胆原、药物及其代谢产物、毒物等。

(二)血液学检查

可根据病情需要选择：①感染病原学证据的检查，如抗链球菌溶血素 O(ASO)，各种病毒相关抗原、抗体等。②血清电解质浓度。③肝功能。④血脂。⑤血清循环免疫复合物(CIC)，免疫球蛋白、补体水平。⑥抗中性粒细胞胞质抗体。⑦血浆蛋白电泳。⑧狼疮全套检查及盐水可提出核抗原(ENA)抗体测定。⑨血常规、血小板计数、血沉等。⑩凝血与纤溶系统检查。

(三)肾功能检查

1.肾小球功能检查

包括血尿素氮(BUN)、血肌酐(Scr)、肾小球滤过率(GFR)、肾小球滤过分数(FF)、肾血浆流量(RPF)及放射性核素肾图等。血中 β_2-微球蛋白(β_2-M)测定，升高表示肾小球滤过功能降低。

2.肾小管功能检查

(1)肾小管葡萄糖最大吸收量测定是检查近端肾小管最大重吸收能力。

(2)肾小管对氨基马尿酸最大排泄量测定是检查近端肾小管排泌功能。

(3)尿浓缩和稀释试验。

(4)肾小管酸中毒的酸碱负荷试验。

(5)尿酶检查:尿溶菌酶来自血液,经肾小球滤过,大部分为肾小管所重吸收,尿中该酶升高,表示肾小管吸收功能障碍;N-乙酰-β-氨基葡萄糖苷酶(NAG)和γ-谷氨酸转肽酶(γ-GT)分别存在于近端肾小管上皮细胞溶酶体和刷状缘,两酶释出越多表示肾小管损伤程度越重。

3.分肾功能检查

包括排泄性静脉肾盂造影(IVP)、放射性核素肾图、肾显像、肾动脉血管造影等。

4.肾脏内分泌功能检查

肾脏内分泌功能包括三部分:①肾内分泌的内分泌激素,如肾素、血管紧张素、前列腺素、促红细胞生成素等。②以肾脏作为靶器官的肾外分泌的多种激素,如抗利尿激素、甲状旁腺激素等。③以肾脏作为降解场所的肾外分泌的内分泌激素,如胰岛素等。测定这些激素的浓度或活性,可了解肾脏在内分泌方面的功能,从而帮助病情的分析和疾病的诊断与治疗。

(四)影像学检查

1.B型超声波检查

可检测肾脏位置、大小,了解肾结构有无异常,有无积水、囊肿、占位性病变及结石等。

2.X线检查

腹部平片可观察肾脏有无钙化病灶及不透X线结石。静脉肾盂造影(IVP)用以了解肾脏排泌功能、肾位置、形态、结构,有无先天畸形、结石、结核、肿瘤、尿路梗阻等。排尿性膀胱尿路造影可确定有无膀胱输尿管反流及严重程度。其他尚有肾血管造影、数字减影血管造影(DSA)、CT检查等可结合临床选用。

3.放射性核素检查

目前检测儿童肾脏疾病常用的放射性核素检查方法有肾动态显影、肾静态显影和膀胱显影。可估价肾脏的血液供应、显示肾实质功能和形态,对上尿路梗阻性疾病、肾内占位性病变的诊断和鉴别诊断有较大的临床价值,并可提供功能方面的定量数据,如肾有效血浆流量(FRPF)、GFR等,便于判断疾病的转归和疗效,是急性肾小管坏死、肾梗死诊断的首选方法。^{99m}Tc DTPA肾动态显像目前已成为单侧肾血管性高血压的常规筛选试验。^{67}Ga肾显像还有利于发现隐匿性肾盂肾炎或间质性肾炎。

(五)肾穿刺活组织检查

包括光镜、电镜及免疫荧光检查,以明确病理分型、病变严重程度及活动情况,对指导治疗和估计预后起重要作用。由于此项检查有一定损伤性,故须严格掌握适应证。

1.肾活检的适应证

(1)非典型或重症急性肾炎综合征或病程大于一年者。

(2)急进性肾小球肾炎。

(3)原因不明的持续性或发作性血尿病程持续半年以上者。

(4)隐匿性肾炎、迁延性肾炎、慢性肾炎。

(5)无症状持续性非直立性蛋白尿,24小时尿蛋白定量高于1 g者。

(6)对糖皮质激素呈依赖和耐药、多次复发的肾病综合征及先天性或婴儿型(生后第1年内)肾病综合征。

(7)不明原因的急、慢性肾衰竭。

(8)肾小管间质性肾炎。

(9)继发性肾炎,如狼疮性肾炎、乙肝病毒相关肾炎和过敏性紫癜性肾炎、结节性多动脉炎等。

(10)遗传性肾小球肾炎。

(11)溶血尿毒综合征。

(12)肾移植后排斥反应。

2.肾活检的禁忌证

(1)肾脏畸形,包括多囊肾、孤立肾、马蹄肾、对侧肾发育不良及萎缩肾或肾动脉狭窄者。

(2)急性肾内感染者(含肾结核或肾周围脓肿)。

(3)肾肿瘤,血管瘤及肾囊肿。

(4)出血性疾病或出血倾向未纠正者。

(5)严重高血压或血压控制正常在一周以内者。

(6)骨骼发育畸形使肾脏定位困难者。

(7)肾盂积水者。

(陈　娟)

第二节　急性肾小球肾炎

急性肾小球肾炎简称急性肾炎,是儿科常见的一种与感染有关的急性免疫反应性肾小球疾病。其临床主要表现为急性起病,水肿、少尿、血尿和不同程度蛋白尿、高血压或肾功能不全,病程多在1年内。

本病在我国是一常见的儿科疾病,占小儿泌尿系统疾病的首位。多见于儿童及青少年,2岁以内者少见,男女之比为2∶1。发病以秋冬季节较多。绝大多数预后良好,少部分可能迁延。

一、病因与发病机制

本病绝大多数由链球菌感染后引起,故又称急性链球菌感染后肾小球肾炎。其他细菌、病毒、原虫或肺炎支原体等也可导致急性肾炎,但较少见。故本节主要介绍急性链球菌感染后肾小球肾炎。

目前已明确本病的发生与A组β溶血性链球菌中的致肾炎菌株感染有关。所有致肾炎菌株均有共同的致肾炎抗原性,包括菌壁上的M蛋白内链球菌素、“肾炎菌株协同蛋白(NSAP)”。

其主要发病机制为抗原抗体免疫复合物引起肾小球毛细血管炎症病变,有循环免疫复合物致病学说、原位免疫复合物致病学说和某些链球菌通过神经氨酸酶的作用或其产物如某些菌株产生的唾液酸酶,与机体的IgG结合,改变了IgG的化学组成或其免疫原性,产生自身抗体和免疫复合物而致病学说。

上述链球菌有关抗原诱发的免疫复合物或链球菌的菌体外毒素激活补体系统，在肾小球局部造成免疫病理损伤，引起炎性过程。急性链球菌感染后肾小球肾炎的发病机制见图 6-1。

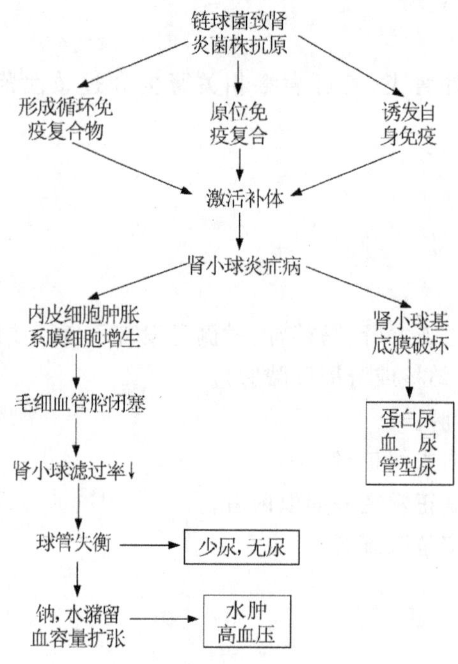

图 6-1　急性链球菌感染后肾小球肾炎的发病机制

二、病理

主要病理特点为急性、弥漫性、渗出性、增殖性肾小球肾炎。光镜下可见肾小球体积增大、毛细血管内皮细胞和系膜细胞增生肿胀，基质增生。急性期有多型核白细胞浸润，毛细血管腔狭窄甚至闭锁、塌陷。部分患儿可见上皮细胞节段性增生所形成的新月体，使肾小囊腔受阻。肾小管病变较轻，呈上皮细胞变性、间质水肿及炎症细胞浸润。电镜检查可见电子致密物呈驼峰状在上皮细胞下沉积，为本病的特征。免疫荧光检查在急性期可见粗颗粒状的 IgG、C_3 沿肾小球毛细血管襻和(或)系膜区沉积，有时也可见到 IgM 和 IgA 沉积。

三、临床表现

急性肾炎临床表现轻重悬殊，轻者仅表现为无症状性镜下血尿，重者可呈急进性过程，短期内出现肾功能不全。

(一)前驱感染

90%病例有前驱感染史，以呼吸道及皮肤感染为主。在前驱感染后经 1～3 周无症状间歇期而急性起病。间歇期长短与前驱感染部位有关，咽炎引起者 6～12 天，平均 10 天，多有发热、颈部淋巴结大及咽部渗出。皮肤感染者 14～28 天，平均 20 天。

(二)典型表现

起病时可有低热、乏力、头痛、头晕、恶心呕吐、食欲减退、腹痛及鼻出血等症状，体检在咽部、皮肤等处发现前驱感染未彻底治愈的残迹。典型表现如下。

1.水肿少尿

70%的病例病初表现为晨起颜面及眼睑水肿，重者2～3天遍及全身。水肿多呈非凹陷性。水肿同时伴尿量减少。

2.血尿

50%～70%患儿有肉眼血尿，酸性尿呈烟灰水样或茶褐色，中性和弱碱性尿呈鲜红色或洗肉水样，1～2周后转为镜下血尿。镜下血尿可持续1～3个月，少数可持续半年或更久。同时常伴有不同程度的蛋白尿，一般尿蛋白定量<3 g/d，有20%病例可达肾病水平。

3.高血压

30%～80%的病例有高血压，一般呈轻中度增高，为16.0～20.0/10.7～14.7 kPa(120～150/80～110 mmHg)，1～2周后随尿量增多血压恢复正常。

(三)严重表现

少数病例在疾病早期(2周内)可出现下列严重症状，应及早发现，及时治疗。

1.严重循环充血

多发生在起病1周内，主要是由于水钠潴留，血容量增加使循环负荷过重所致。轻者仅表现为气急、心率增快，肺部出现少许湿啰音等。严重者可出现呼吸困难，端坐呼吸，颈静脉怒张，频繁咳嗽、吐粉红色泡沫痰，两肺满布湿啰音，心脏扩大，甚至出现奔马律，肝大压痛，水肿加剧。如不及时抢救，可在数小时内迅速出现肺水肿而危及患儿生命。

2.高血压脑病

在疾病早期，由于脑血管痉挛，导致脑缺血缺氧、血管渗透性增高发生脑水肿。近年亦有人认为是脑血管扩张所致。血压(尤其是舒张压)急剧升高>18.7/12.0 kPa(140/90 mmHg)，伴视力障碍、惊厥或昏迷三项之一者即可诊断。年长儿可有剧烈头痛、呕吐、复视或一过性失明。高血压控制后上述症状迅速消失。

3.急性肾功能不全

主要由于肾小球内皮细胞和系膜细胞增生，肾小球毛细血管腔变窄、甚至阻塞，肾小球血流量减少，滤过率降低所致。表现为少尿、无尿等症状，引起暂时性氮质血症、电解质紊乱和代谢性酸中毒。一般持续3～5天，不超过10天迅速好转。

若持续数周仍不恢复，则预后严重，病理上可能有大量新月体形成。

四、辅助检查

(一)尿液检查

尿蛋白可在+～+++，且与血尿的程度相平行，尿镜检除多少不等的红细胞外，可见透明、颗粒或红细胞管型，疾病早期可见较多白细胞及上皮细胞，并非感染。尿常规一般4～8周恢复正常，12小时尿细胞计数4～8个月恢复正常。急性期尿比重多增高。

(二)血常规检查

常有轻、中度贫血，与血容量增多、血液稀释有关，利尿消肿后即可恢复正常。白细胞轻度升高或正常。血沉增快，一般2～3个月恢复正常。

(三)肾功能及血生化检查

血尿素氮和肌酐一般正常，明显少尿时可升高。肾小管功能正常。持续少尿、无尿者，血肌酐升高，内生肌酐清除率降低，尿浓缩功能受损。早期还可有轻度稀释性低钠血症，少数出现高血钾及代谢性酸中毒。

(四)抗链球菌溶血素O(ASO)抗体测定

50%～80%患儿ASO升高,通常于链球菌感染2～3周开始升高,3～5周达高峰,50%于3～6个月恢复正常,75%于1年内恢复正常。判断结果时应注意:①早期应用抗生素治疗者可影响阳性率;②某些致肾炎菌株可能不产生溶血素O;③脓皮病患者ASO常不增高。

(五)血清补体测定

80%～90%的急性期患儿血清补体 C_3 下降,6～8周恢复正常。若超过8周补体持续降低,应考虑为膜增殖性肾小球肾炎。血清补体下降程度与急性肾炎病情轻重无明显相关性,但对急性肾炎的鉴别诊断有重要意义。

(六)肾活组织病理检查

急性肾炎出现以下情况时考虑肾活检:①持续性肉眼血尿在3个月以上者;②持续性蛋白尿和血尿在6个月以上者;③发展为肾病综合征者;④肾功能持续减退者。

五、诊断和鉴别诊断

典型病例诊断不难,根据:①起病前1～3周有链球菌前驱感染史;②临床表现有水肿、少尿、血尿、高血压;③尿检有蛋白、红细胞和管型;④急性期血清 C_3 下降,伴或不伴有ASO升高即可确诊。但应注意与下列疾病鉴别。

(一)其他病原体感染后引起的肾炎

多种病原体感染可引起急性肾炎,如细菌(葡萄球菌、肺炎球菌等)、病毒(乙肝病毒、流感病毒、EB病毒、水痘病毒和腮腺炎病毒等)、支原体、原虫等。可从原发感染灶及各自的临床特点进行鉴别。如病毒性肾炎,一般前驱期短,3～5天,临床症状轻,无明显水肿及高血压,以血尿为主,补体 C_3 不降低,ASO不升高。

(二)IgA肾病

以血尿为主要症状,表现为反复发作性肉眼血尿,常在上呼吸道感染后1～2天出现血尿,多无水肿、高血压、血清 C_3 正常,确诊依靠肾活检。

(三)慢性肾炎急性发作

患儿多有贫血、生长发育落后等体征。前驱感染期甚短或不明显,肾功能持续异常,尿比重低且固定可与急性肾炎鉴别。尿液改变以蛋白增多为主。

(四)特发性肾病综合征

具有肾病综合征表现的急性肾炎需与特发性肾病综合征鉴别。若患儿呈急性起病,有明确的链球菌感染证据,血清 C_3 降低,肾活检病理为毛细血管内增生性肾小球肾炎,有助于急性肾炎的诊断。

(五)其他

还应与急进性肾小球肾炎或其他系统性疾病引起的肾炎如紫癜性肾炎、系统性红斑狼疮性肾炎、乙肝病毒相关性肾炎等鉴别。

六、治疗

本病为自限性疾病,无特异治疗。主要是对症处理,清除残留感染病灶,纠正水电解质紊乱,防止急性期并发症,保护肾功能,以待自然恢复。重点把好防治少尿和高血压两道关。

（一）严格休息

急性期（起病 2 周内）绝对卧床休息，水肿消退、血压正常、肉眼血尿消失，即可下床作轻微活动或室外散步。血沉正常可上学，但 3 个月内应避免重体力活动。待 12 小时尿沉渣细胞绝对计数正常后方可恢复体力活动。

（二）合理饮食

有水肿及高血压者应限盐，食盐量限制在 1～2 g/d。对有严重少尿、循环充血者，每天水分摄入一般以不显性失水加尿量计算。有氮质血症者应限制蛋白入量，可给予优质动物蛋白 0.5 g/(kg・d)。供给高糖饮食以满足小儿热量需要。尿量增加、水肿消退、血压正常、氮质血症消除后应尽早恢复正常饮食，以保证小儿生长发育的需要。

（三）控制感染

应用抗生素的目的是彻底清除体内感染灶，对疾病本身无明显作用。疾病早期给予青霉素 10～14 天或根据培养结果换用其他敏感抗生素，应注意勿选用对肾有损害的药物。

（四）对症治疗

1.利尿

经控制水钠入量仍水肿、少尿者可用噻嗪类利尿剂，如氢氯噻嗪 1～2 mg/(kg・d)，分 2～3 次口服。无效时可静脉注射强效的襻利尿剂，如每次呋塞米 1 mg/kg，每天 1～2 次，静脉注射剂量过大时可有一过性耳聋。

2.降压

凡经休息、利尿及限制水盐后，血压仍高者应给予降压药。首选硝苯地平，开始剂量为 0.25 mg/(kg・d)，最大剂量 1 mg/(kg・d)，分 3 次口服。亦可用卡托普利等血管紧张素转换酶抑制剂，初始剂量为 0.3～0.5 mg/(kg・d)，最大剂量 5～6 mg/(kg・d)，分 3 次口服，与硝苯地平交替使用降压效果更佳。严重病例用利血平，首剂 0.07 mg/kg（每次最大量不超过 2 mg）肌内注射，必要时间隔 12 小时重复一次，用 1～2 剂后改为 0.02～0.03 mg/(kg・d)，分2～3次口服。

（五）严重循环充血的治疗

(1)严格限制水盐入量和应用强利尿剂呋塞米，促进液体排出，矫正水钠潴留，恢复正常血容量，而不在于应用洋地黄制剂。

(2)有肺水肿表现者，除一般对症治疗外，可加用硝普钠5～20 mg溶于 5%葡萄糖溶液 100 mL中，以1 μg/(kg・min)速度静脉滴注，严密监测血压，随时调整药液的滴速，不宜超过 8 μg/(kg・min)，防止发生低血压。滴注时药液、针筒、输液管等须用黑纸覆盖，以免药物遇光分解。

(3)对难治病例可采用腹膜透析或血液透析治疗。

（六）高血压脑病的治疗

原则为选用降压效力强而迅速的药物。首选硝普钠，用法同上。通常用药后 1～5 分钟内可使血压明显下降，抽搐立即停止，并同时静脉注射呋塞米每次 2 mg/kg。有惊厥者给予地西泮止惊，每次0.3 mg/kg，总量不超过 10 mg，缓慢静脉注射。如在静脉注射苯巴比妥钠后再静脉注射地西泮，应注意发生呼吸抑制可能。

（七）急性肾功能不全的治疗

(1)应严格限制液体入量，掌握“量出为入”的原则。每天液量＝前一天尿量＋不显性失水量＋异常丢失液量－内生水量。不显性失水按 400 mL/(m^2·d)，内生水量按 100 mL/(m^2·d)计算。

(2)注意纠正水电解质酸碱平衡紊乱；积极利尿，供给足够热量，以减少组织蛋白质分解。

(3)必要时及早采取透析治疗。

七、预后与预防

急性肾炎预后好。95%APSGN 病例能完全恢复，小于 5%的病例可有持续尿异常，死亡率低于 1%。目前主要死因是急性肾衰竭。远期预后小儿比成人佳，一般认为 80%～95%终将痊愈。

影响预后的因素可能有：①与病因有关，一般病毒所致者预后较好；②散发者较流行者差；③成人比儿童差，老年人更差；④急性期伴有重度蛋白尿且持续时间久，肾功能受累者预后差；⑤组织形态学上呈系膜显著增生，40%以上肾小球有新月体形成者，"驼峰"不典型（如过大或融合）者预后差。最根本的是预防链球菌感染。平时应加强锻炼，注意皮肤清洁卫生，减少呼吸道及皮肤感染。一旦发生感染则应及早彻底治疗。感染后 1～3 周内应注意反复查尿常规，以便及早发现异常，及时治疗。

（陈　娟）

第三节　急进性肾小球肾炎

急进性肾小球肾炎简称急进性肾炎，是一种综合征，临床呈急性起病，以大量血尿、蛋白尿等肾炎综合征或肾病综合征为临床表现，病情迅速发展到少尿及肾衰竭，可在几个月内死亡。主要病理改变是以广泛的肾小球新月体形成为其特点。

急进性肾炎可见于多种疾病：①继发于全身性疾病，如系统性红斑狼疮、肺出血肾炎综合征、结节性多动脉炎、过敏性紫癜、溶血尿毒综合征等；②严重链球菌感染后肾小球肾炎或其他细菌感染所致者；③原发性急进性肾炎，只限于排除链球菌后肾小球肾炎和全身性疾病后才能诊断。发病机制尚不清楚，目前认为主要是免疫性损害和凝血障碍两方面引起的，免疫损害是关键，凝血障碍是病变持续发展和肾功能进行性减退的重要原因。

一、临床表现及诊断

（一）临床表现

(1)本患儿科常见于较大儿童及青春期，年龄最小者 5 岁，男多于女。

(2)病前 2～3 周内可有疲乏、无力、发热、关节痛等症状。约一半患者有上呼吸道前驱感染。

(3)起病多与急性肾小球肾炎相似，一般多在起病后数天至 2～3 个月内发生进行性肾功能不全。

(4)全身水肿，可出现各种水、电解质紊乱。

(5)少数病例也可具有肾病综合征特征。

(二)实验室检查

(1)尿比重低且恒定,大量蛋白尿,血尿、管型尿。血尿持续是本病重要特点。血红蛋白和红细胞数呈进行性下降,血小板可减少。

(2)肾功能检查:尿素氮上升,肌酐清除率明显降低,血肌酐明显升高。

(3)部分患者约5%血抗基膜抗体可阳性。血清免疫复合物可阳性。补体 C_3 多正常,但由于链球菌感染所致者可有一过性补体降低。冷球蛋白可阳性。血纤维蛋白原增高,凝血时间延长,血纤维蛋白裂解产物(FDP)增高。并可出现低钠血症、高钾血症、高镁血症、低氯血症、低钙血症、高磷血症及代谢性酸中毒。血沉增快。

(4)约30%患者抗中性粒细胞胞浆抗体(ANCA)阳性。

(5)除血纤维蛋白原增高外,尿FDP可持续阳性。

(三)诊断与鉴别诊断

目前较公认的急进性肾炎诊断标准:①发病3个月内肾功能急剧恶化;②少尿或无尿;③肾实质受累表现为大量蛋白尿和血尿;④既往无肾脏病史;⑤肾脏大小正常或轻度大;⑥病理改变为50%以上肾小球呈新月体病变。对诊断有困难者,应做肾活组织检查。

本病主要需与急性链球菌后肾小球肾炎、溶血尿毒综合征鉴别。

二、治疗

急进性肾炎治疗原则是保护残余肾功能,针对急性肾功能不全的病理生理改变及其并发症及时采取对症治疗的综合治疗。并根据急进性肾炎的发病的可能机制采取免疫抑制和抗凝治疗。

(一)肾上腺皮质激素冲击疗法

甲泼尼龙15～30 mg/kg,溶于5%葡萄糖溶液150～250 mL中,在1～2小时内静脉滴入,每天1次,连续3天为1个疗程。继以泼尼松2 mg/(kg·d),隔天顿服,减量方法同肾病综合征。

(二)抗凝疗法

1.肝素

1 mg/(kg·d),静脉滴注,具体剂量可根据凝血时间或部分凝血活酶时间加以调整,使凝血时间保持在正常值的2～3倍或介于20～30分钟之间,部分凝血活酶时间比正常对照组高1.5～3倍。疗程为5～10天。如病情好转可改用口服华法林1～2 mg/d,持续6个月。肝素一般在无尿前应用效果较好。

2.双嘧达莫

5～10 mg/ (kg·d),分3次饭后服,6个月为1个疗程。

(三)血浆置换疗法

可降低血浆中免疫活性物质,清除损害之递质,即抗原抗体复合物,抗肾抗体、补体、纤维蛋白原及其他凝血因子等,因此阻止和减少免疫反应,中断或减轻病理变化。

(四)透析疗法

本病临床突出症状为进行性肾衰竭,故主张早期进行透析治疗。一般可先作腹膜透析。不满意时可考虑作血透析。

(五)四联疗法

采用泼尼松 2 mg/(kg·d),环磷酰胺 1.5～2.5 mg/(kg·d)或硫唑嘌呤 2 mg/(kg·d),肝素或华法林及双嘧达莫等联合治疗可取得一定疗效。

(六)肾移植

肾移植须等待至血中抗肾抗体阴转后才能进行,否则效果不好。一般需经透析治疗维持半年后再行肾移植。

(陈　娟)

第四节　慢性肾小球肾炎

慢性肾小球肾炎是指各种原发性或继发性肾炎病程超过 1 年,伴有不同程度的肾功能不全和(或)持续性高血压、预后较差的肾小球肾炎。其病理类型复杂,常见有膜性增殖性肾炎、局灶节段性肾小球硬化、膜性肾病等。此病在儿科少见,为慢性肾功能不全最常见的原因。

一、临床表现

慢性肾小球肾炎起病缓慢,病情轻重不一,临床一般可分为普通型、肾病型、高血压型、急性发作型。

(一)共同表现

1.水肿

均有不同程度的水肿。轻者仅见于颜面部、眼睑及组织松弛部位,重者则全身普遍水肿。

2.高血压

部分患者有不同程度的高血压。血压升高为持续性或间歇性,以舒张压中度以上升高为特点。

3.蛋白尿及(或)尿沉渣异常

持续性中等量的蛋白尿和(或)尿沉渣异常、尿量改变、夜尿增多、尿比重偏低或固定在1.010左右。

4.贫血

中-重度贫血,乏力,生长发育迟缓,易合并感染、低蛋白血症或心功能不全。

5.其他

不同程度的肾功能不全、电解质紊乱。

(二)分型

凡具备上述各临床表现均可诊断为慢性肾小球肾炎。

1.普通型

无突出特点者。

2.高血压型

高血压明显且持续升高者。

3.肾病型

突出具备肾病综合征特点者。

4.急性发作型

感染劳累后短期急性尿改变加重和急剧肾功能恶化，经过一段时期后，恢复至原来的状态者。

(三)实验室检查

1.尿常规

尿蛋白可从＋到＋＋＋＋，镜检有红细胞及各类管型，尿比重低且固定。

2.血常规

呈正色素、正细胞性贫血。

3.肾功能检查

肾小球滤过率下降，内生肌酐清除率、酚红排泄试验均降低；尿素氮和肌酐升高，尿浓缩功能减退。

4.其他

部分患者尿 FDP 升高，血清补体下降，红细胞沉降率增快，肾病型可表现为低蛋白血症、高胆固醇血症。

二、诊断

肾小球肾炎病程超过 1 年，尿变化包括不同程度的蛋白尿、血尿和管型尿，伴有不同程度的肾功能不全和(或)高血压者，临床诊断为慢性肾炎。尚需排除引起小儿慢性肾功能不全的其他疾病，如泌尿系统先天发育异常或畸形、慢性肾盂肾炎、溶血尿毒综合征、肾结核、遗传性肾病等。

三、治疗

目前尚无特异治疗，治疗原则为去除已知病因，预防诱发因素，对症治疗和中西医结合的综合治疗。有条件的最好根据肾组织病理检查结果制订其具体治疗方案。

(一)一般措施

加强护理，根据病情合理安排生活制度。

(二)调整饮食

适当限制蛋白的摄入，以减轻氮质血症。蛋白质以每天 1 g/kg 为宜，供给优质的动物蛋白质如牛奶、鸡蛋、鸡、鱼等。根据水肿及高血压的程度，调整水和盐的摄入。

(三)防治感染

清除体内慢性病灶。

(四)慎重用药

必须严格掌握各种用药的剂量及间隔时间，勿用肾毒性药物。

(五)激素及免疫抑制剂

尚无肯定疗效。常规剂量的激素和免疫抑制剂治疗无效。但大剂量的激素可加重高血压和肾功能不全，应慎用。

有报道用：①甲泼尼龙冲击疗法。②长程大剂量泼尼松治疗，每天 1.5～2 mg/kg，每天晨服，持续5～23 个月以后减量至 0.4～1 mg/kg，隔天顿服。间断加用免疫抑制剂或双嘧达莫，抗凝治疗，经 3～9 年的长程持续治疗，使部分患儿症状减轻、病情进展缓慢，以延长生命。

（六）透析治疗

病情发展至尿毒症时，可以进行透析治疗，等待肾移植。

（陈 娟）

第五节 肾病综合征

肾病综合征简称肾病，是由多种原因引起的肾小球滤过膜通透性增高，致使大量血浆蛋白质从尿中丢失，从而引起一系列病理生理改变的一种临床综合征。其临床特征为大量蛋白尿、低清蛋白血症、高脂血症和不同程度的水肿。

本病是小儿常见的肾疾病，发病率仅次于急性肾炎。多见于学龄前儿童，3～5 岁为发病高峰。男女比例为 3.7∶1。肾病综合征按病因可分为原发性、继发性和先天性 3 种类型。原发性肾病综合征约占小儿时期肾病综合征总数的 90%以上，故本节主要介绍原发性肾病综合征。

一、病因及发病机制

尚未完全阐明。近年来研究已证实肾小球毛细血管壁结构或电荷变化可导致蛋白尿。微小病变时肾小球滤过膜阴离子大量丢失，静电屏障破坏，使大量带阴电荷的中分子血浆清蛋白滤出，形成高选择性蛋白尿。亦可因分子滤过屏障损伤，大中分子量的多种蛋白从尿中丢失，形成低选择性蛋白尿。非微小病变型肾小球则常见免疫球蛋白和（或）补体成分在肾内沉积，局部免疫病理过程损伤滤过膜正常屏障作用，形成蛋白尿。而微小病变型肾小球则无以上沉积，其滤过膜静电屏障损伤可能与细胞免疫功能紊乱有关。患者外周血淋巴细胞培养上清液经尾静脉注射可使小鼠发生肾病的病理改变和大量蛋白尿，表明 T 淋巴细胞异常参与了本病的发病。

近年来研究发现 NS 的发病具有遗传基础。国内报道糖皮质激素敏感型患儿以 HLA-DR7 抗原频率高达 38%，频复发患儿则与 HLA-DR9 相关。另外肾病综合征还有家族性表现，且绝大多数是同胞患病。在流行病学调查发现，黑种人患肾病综合征症状表现重，对激素反应差。提示肾病综合征发病与人种及环境有关。

二、病理生理

原发性肾损害使肾小球通透性增加引起蛋白尿，而低蛋白血症、高脂血症及水肿是继发的病理生理改变。其中大量蛋白尿是肾病综合征最主要的病理生理改变，也是导致本病其他三大特点的根本原因。

（一）低蛋白血症

低蛋白血症是肾病综合征病理生理改变的中心环节，对机体内环境（尤其是渗透压和血容量）的稳定及多种物质代谢产生多方面的影响。主要原因是：①大量血浆蛋白从尿中丢失；②大部分从肾小球滤过的清蛋白被肾小管重吸收并分解成氨基酸；③另外，一些因素，如肝清蛋白的合成和分解代谢率的改变，使血浆清蛋白失衡，也可形成低蛋白血症。

(二)高脂血症

高脂血症是肾病综合征的实验室特征，血浆胆固醇、三酰甘油、低密度脂蛋白(LDL)和极低密度脂蛋白(VLDL)均增高；高密度脂蛋白(HDL)正常。但高胆固醇血症和高三酰甘油血症的严重性与低蛋白血症和蛋白尿的严重性密切相关。高脂血症的原因：①大多数认为是由于低蛋白血症刺激肝合成大量各种蛋白质，其中也包括脂蛋白，因其分子量较大，不能从肾小球滤出，使之在血中蓄积而增高；②还可能由于肾病时脂蛋白酯酶活力下降，造成脂蛋白分解代谢障碍所致。持续高脂血症，脂质由肾小球滤出导致肾小球硬化和肾间质纤维化。

(三)水肿

水肿是肾病综合征的主要临床表现。其发生机制是复杂的，可能是多因素综合作用的结果，不同的患者，不同的病期机制不一。主要理论有：①低蛋白血症使血浆胶体渗透压下降，血浆中水分自血管渗入组织间隙直接造成局部水肿，当血浆清蛋白低于 25 g/L 时，液体在间质区滞留，低于 15 g/L 时，则有腹水或胸腔积液形成；②由于血浆胶体渗透压下降，体液转移致有效血液循环量减少，刺激容量和压力感受器，引起肾素-血管紧张素-醛固酮和抗利尿激素分泌增加，心钠素减少导致水钠潴留；③低血容量，交感神经兴奋性增高，近端肾小管吸收 Na^+ 增加；④某些肾内因子改变了肾小管管周体液平衡机制使近曲小管吸收 Na^+ 增加。

(四)其他

(1)NS 患儿体液免疫功能下降与血清 IgG 和补体系统 B、D 因子从尿中大量丢失有关，亦与 T 细胞 B 细胞 IgG 合成转换有关。

(2)抗凝血酶Ⅲ丢失，Ⅳ、Ⅴ、Ⅶ因子、纤维蛋白原增多，使患儿处于高凝状态。

(3)钙结合蛋白降低，血清结合钙也降低；当 25-(OH)D_3 结合蛋白同时丢失时，游离钙亦降低；另一些结合蛋白的降低可使结合型甲状腺素(T_3、T_4)和血清铁、铜、锌等微量元素下降，转铁蛋白减少可发生小细胞低色素性贫血。

PNS 主要病理改变在肾小球，大致有 5 种类型：微小病变、局灶性节段性肾小球硬化、膜性增生性肾小球肾炎、系膜增生性肾小球肾炎、膜性肾病。儿童肾病综合征最主要的病理变化是微小病变型：光镜下检查肾小球无明显变化，或仅有轻微病变。电镜下可见肾小球脏层上皮细胞足突广泛融合变平。免疫荧光显微镜观察绝大多数未见到任何免疫球蛋白或补体成分在肾小球内沉积。有时在系膜区和肾小球血管极处有少量 IgM 沉积，并有 IgE 沉积的报告。除肾小球病变外，肾病综合征也可有不同程度的肾小管和间质病变，如肾小管上皮变性，间质水肿、单核细胞浸润和纤维化等。

三、临床表现

一般起病隐匿，常无明显诱因。30%左右有病毒或细菌感染病史。单纯性肾病较多见，约占 68.4%。发病年龄多见于 2～7 岁小儿，男多于女，约为 2∶1。主要表现为水肿，呈凹陷性。轻者表现为晨起眼睑水肿，重者全身水肿，常合并腹水、胸腔积液。男孩阴囊水肿可使皮肤变薄而透明，甚至有液体渗出。水肿同时伴有尿量减少，尿色变深。一般无明显血尿及高血压。

肾炎性肾病综合征约占 31.6%。发病年龄多为 7 岁以上小儿。水肿不如单纯性肾病明显，多伴有血尿、不同程度的高血压和氮质血症。此外，患儿长期从尿中丢失蛋白可引起蛋白营养不良，出现面色苍白、皮肤干燥、精神委靡、倦怠无力等症状。

四、并发症

肾病综合征治疗过程中可出现多种并发症，是导致病情加重或肾病复发的重要原因，应及早诊断和及时处理。

(一)感染

感染是最常见的并发症。常见感染有呼吸道、皮肤、泌尿道和原发性腹膜炎等，尤以上呼吸道感染最多见，占50%以上。其中病毒感染常见，细菌感染以肺炎链球菌为主，结核杆菌感染亦应引起重视。另外医院内感染不容忽视，以呼吸道和泌尿道感染最多见，致病菌以条件致病菌为主。

(二)电解质紊乱和低血容量休克

常见的电解质紊乱有低钠、低钾和低钙血症。最常见的为低钠血症，患儿表现为厌食、乏力、嗜睡、血压下降甚至出现休克、抽搐等。可能因患儿不恰当长期禁盐、过多使用利尿剂及感染、呕吐及腹泻等因素有关。另外由于低蛋白血症，血浆胶体渗透压下降、显著水肿而常有血容量不足，尤其在各种诱因引起低钠血症时易出现低血容量性休克。

(三)血栓形成

肾病时血液高凝状态易致各种动、静脉血栓形成。以肾静脉血栓最常见，表现为突发腰痛、腹痛、肉眼血尿或血尿加重，少尿甚至发生肾衰竭。但临床以不同部位血栓形成的亚临床型更多见，包括下肢动脉或深静脉血栓、肺栓塞和脑栓塞等。

(四)急性肾衰竭

5%微小病变型肾病可并发急性肾衰竭。

(五)肾小管功能障碍

除原有肾小球基础病变外，由于大量尿蛋白的重吸收，可导致肾小管(尤其是近曲小管)功能障碍，出现肾性糖尿或氨基酸尿，严重者呈 Fanconi 综合征。

五、辅助检查

(一)尿液分析

尿蛋白定性多为+++以上，24 小时尿蛋白定量≥50 mg/kg，尿蛋白/尿肌酐(mg/mg)>3.5。单纯性肾病偶见少量红细胞，肾炎性肾病综合征可见较多红细胞及透明管型、颗粒管型。

(二)血浆蛋白、胆固醇和肾功能测定

血浆总蛋白低于 50 g/L，清蛋白低于 30 g/L 可诊断为 NS 的低总蛋白血症和低清蛋白血症。血清蛋白电泳显示：清蛋白和 γ 球蛋白明显降低，α_2 和 β 球蛋白明显增高。IgG 降低。血浆胆固醇和 LDL、VLDL 增高，HDL 多正常。血沉多在 100 mm/h 以上。单纯性肾病尿量极少时有暂时性 BUN、Cr 升高，肾炎性肾病综合征时则有 BUN、Cr 升高，晚期可有肾小管功能损害。

(三)血清补体测定

单纯性肾病综合征血清补体正常，肾炎性肾病综合征补体多下降。

(四)经皮肾穿刺组织病理学检查

大多数 NS 患儿不需要进行诊断性肾活检。NS 肾活检指征：①对糖皮质激素治疗耐药或频繁复发者；②临床或实验室证据支持肾炎性肾病综合征、继发性肾病综合征者。

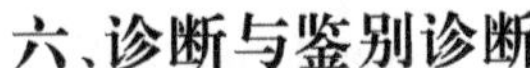

六、诊断与鉴别诊断

依据中华医学会儿科学会肾病学组2000年11月再次修订的儿童肾小球疾病临床分类诊断标准：大量蛋白尿(尿蛋白＋＋＋～＋＋＋＋，1周内3次检测出24小时尿蛋白定量≥50 mg/kg)；血清蛋白低于30 g/L；血浆胆固醇高于5.7 mmol/L；不同程度水肿。上述4项中大量蛋白尿和低清蛋白血症是必备条件。

凡具有以下4项之一或多项者属于肾炎性肾病综合征：①2周内分别进行3次以上离心尿检查，其RBC≥10个/HP，并证实为肾小球源性血尿者；②反复或持续高血压，学龄儿童≥17.3/12.0 kPa(130/90 mmHg)，学龄前儿童≥16.0/10.7 kPa(120/80 mmHg)，并排除糖皮质激素等原因所致；③肾功能不全，所并排除由于血容量不足等所致；④持续低补体血症。

PNS还需与继发于全身性疾病的。肾病综合征鉴别，如狼疮性肾炎、过敏性紫癜性肾炎、乙型肝炎病毒相关性肾炎、药源性肾炎等，均可伴有肾病样表现。有条件的医疗单位应开展肾活检以确定病理诊断。

七、治疗

本病病情迁延，易复发，要求家长和患儿树立信心，坚持系统而正规的治疗，同时应积极防治并发症。目前小儿NS的治疗主要是以糖皮质激素为主的综合治疗。

(一)一般治疗

1.休息

除高度水肿或严重高血压、并发感染外，一般不需卧床休息。病情缓解后逐渐增加活动量。

2.饮食

显著水肿和高血压者应短期限制水钠摄入，病情缓解后不必继续限盐，活动期病例供盐1～2 g/d。蛋白质摄入1.5～2 g/(kg·d)，以高生物价的优质蛋白如乳、鱼、蛋、牛肉等为宜。应用糖皮质激素期间每天应给予维生素D 400 U及适量钙剂。

3.防治感染

肾病患儿一旦发生感染应及时治疗，但不主张预防性应用抗生素。各种预防接种可导致肾病复发，故应推迟到完全缓解且停用激素3个月后进行。患儿应避免去人多的公共场所，更不宜与急性传染病患者接触。

4.利尿消肿

一般对激素敏感伴轻度水肿者，应用激素7～14天后多数可利尿消肿。但对激素耐药或使用激素之前，水肿较重伴尿少者可使用利尿剂，但需密切观察出入水量、体重变化及电解质紊乱。开始可用氢氯噻嗪1～2 mg/(kg·d)，每天2～3次。对顽固性水肿，一般利尿无效者，可用低分子右旋糖酐5～10 mL/kg，加入多巴胺10 mg、酚妥拉明10 mg静脉滴注，多巴胺滴速控制在3～5 μg/(kg·min)，滴毕静脉注射呋塞米1～2 mg/kg。近年注意到反复输入血浆或清蛋白可影响肾病的缓解，对远期预后不利。当血清蛋白＜15 g/L、一般利尿无效、高度水肿或伴低血容量者可给无盐清蛋白0.5～1 g/kg静脉滴注，滴毕静脉注射呋塞米。

(二)糖皮质激素

临床实践证明，激素仍是目前诱导肾病缓解的首选药物。应用激素总原则为始量要足，减量要慢，维持要长。

1.初治病例诊断确定后尽早选用泼尼松治疗

(1)短程疗法:泼尼松 1.5～2 mg/(kg·d),最大量为 60 mg/d,分 3 次服用,共 4 周。4 周后不管效应如何,均改为 1.5 mg/kg 隔天晨顿服,共 4 周,全疗程共 8 周,然后骤然停药。因短程疗法易复发,国内较少采用,欧美国家多用此法。

(2)中、长程疗法:国内大多采用此方案,用于各种类型的肾病综合征。先以泼尼松 2 mg/(kg·d),最大量为 60 mg/d,分次服用。若 4 周内尿蛋白转阴,则自转阴后至少巩固 2 周后方始减量,以后改为隔天2 mg/kg早餐后顿服,继用 4 周,以后每 2～4 周减量 2.5～5 mg,直至停药。疗程必须达 6 个月(中程疗法),开始治疗后 4 周尿蛋白未转阴者可继续服至尿蛋白阴转后 2 周,一般不超过 8 周。以后再改为隔天 2 mg/kg 早餐后顿服,继用 4 周,以后每 2～4 周减量一次,直至停药。疗程 9 个月(长程疗法)。

激素疗效判断:①激素敏感型,以泼尼松足量治疗≤8 周尿蛋白转阴者;②激素耐药型,以泼尼松足量治疗 8 周尿蛋白仍阳性者;③激素依赖型,对激素敏感,但减量或停药 2 周内复发,恢复用量或再次用药又缓解并重复 2～3 次者;④频复发:是指病程中半年内复发≥2 次,或 1 年内复发≥3 次。

2.频复发和激素依赖性肾病的治疗

(1)调整激素的剂量和疗程,激素治疗后或在减量过程中复发的病例,原则上再次恢复到初始治疗剂量或上一个疗效剂量。或改隔天疗法为每天疗法,或将激素减量的速度放慢,延长疗程。同时注意查找患儿有无感染或影响激素疗效的其他因素。

(2)更换激素制剂,对泼尼松疗效较差的病例,可换用其他制剂,如地塞米松、阿赛松、康宁克 A 等,亦可慎用甲泼尼龙冲击治疗。

(三)免疫抑制剂治疗

主要用于 NS 频繁复发、激素依赖、激素耐药或激素治疗出现严重不良反应者,在小剂量激素隔天使用的同时选用。最常用为环磷酰胺(CTX),剂量为 2～2.5 mg/(kg·d),分 3 次口服,疗程 8～12 周,总量不超过 200 mg/kg。或用环磷酰胺冲击治疗,剂量 10～12 mg/(kg·d)加入 5%葡萄糖盐水 100～200 mL 内静脉滴注 1～2 小时,连续 2 天为 1 个疗程,每 2 周重复 1 个疗程,累积量<150 mg/kg。CTX 近期不良反应有胃肠道反应、白细胞减少、脱发、肝功能损害、出血性膀胱炎等,少数可发生肺纤维化。远期不良反应是对性腺的损害。因此,应根据病情需要小剂量、短疗程、间断用药,用药期间多饮水;每周查血常规,白细胞<4.0×10 g/L时暂停用药,避免青春期前和青春期用药。

其他免疫抑制剂有苯丁酸氮芥、雷公藤多苷、环孢素 A 或霉酚酸酯等,可酌情选用。

(四)其他治疗

1.抗凝疗法

NS 往往存在高凝状态及纤溶障碍,易并发血栓形成,需用抗凝和溶栓治疗。

(1)肝素:1 mg/(kg·d)加入 10%葡萄糖溶液 50～100 mL 中静脉滴注,每天 1 次,2～4 周为1 个疗程。亦可用低分子肝素。病情好转后改口服抗凝药物维持治疗。

(2)尿激酶:一般剂量 3 万～6 万 U/d 加入 10%葡萄糖溶液 100～200 mL 中静脉滴注,1～2 周为 1 个疗程,有直接激活纤溶酶溶解血栓的作用。

(3)口服抗凝药:双嘧达莫 5～10 mg/(kg·d),分 3 次饭后服,6 个月为 1 个疗程。

2.免疫调节剂

左旋咪唑 2.5 mg/kg,隔天用药,疗程 6 个月。一般作为激素的辅助治疗,特别是常伴感染、频复发或激素依赖病例。不良反应有胃肠不适,流感样症状、皮疹、周围血中性粒细胞下降,停药后即可恢复。亦可用大剂量丙种球蛋白,用于激素耐药和血浆 IgG 过低者。国内多主张 400 mg/(kg · d),共 5 天。

3.血管紧张素转换酶抑制剂治疗

对改善肾小球局部血流动力学,减少尿蛋白,延缓肾小球硬化有良好作用。尤其适用于伴有高血压的肾病综合征。常用制剂有卡托普利、依那普利、福辛普利等。

八、预后

肾病综合征的预后转归与其病理变化和对糖皮质激素治疗反应密切相关。微小病变型预后最好,局灶节段性肾小球硬化预后最差。微小病变型 90%～95%的患儿对首次应用糖皮质激素有效。其中 85%可有复发,病后第 1 年比以后更常见。3～4 年未复发者,其后有 95%的机会不复发。微小病变型预后较好,但要注意严重感染和糖皮质激素的严重不良反应。局灶节段性。巨小球硬化者如对糖皮质激素敏感,可改善其预后。

（陈　娟）

第六节　药物性肾损害

药物性肾损害是指在应用药物对疾病进行诊断、预防、治疗过程中,出现由药物引起的肾脏结构或功能损害,并具有相应临床表现的一类疾病。肾脏是药物代谢和排泄的重要器官,药物引起的肾损害日趋增多,主要表现为肾毒性反应及变态反应。

一、病因

(一)肾脏易发生药源性损害的原因

肾脏对药物毒性反应特别敏感,其原因主要有以下几种。

1.肾脏血流丰富

占心排血量的 20%～25%。按单位面积计算,是各器官血流量最大的一个,因而大量的药物可进入肾脏,肾脏受药物毒性作用影响也大。

2.肾内毛细血管的表面积大

易发生抗原-抗体复合物的沉积。

3.排泄物浓度

作用于肾小管表面的排泄物浓度高,这是由于血流浓缩系统的作用所致,此外近端小管对多种药物有分泌和重吸收作用,也增加了药物与肾小管上皮细胞的作用机会。

4.肾小管的代谢率高

在其分泌和重吸收过程中,药物常集中于肾小管表面或细胞内,易发生药物中毒。

5.对药物敏感

肾脏耗氧量大，对缺血、缺氧敏感，因此对影响血流的药物敏感。

6.易感性

肾脏疾病增加了对药物损害的易感性，低清蛋白血症增加了游离型药物的浓度，肾功能不全又使药物的半衰期延长，肾脏疾病易感特殊人群，如肾脏储备功能较低的婴幼儿、老龄人。

(二)小儿肾储备力不足

小儿肾小球、肾小管到一定年龄才发育成熟，特别在新生儿期，本身肾储备力不足，更易受多种因素影响。

(三)易致肾损害的常见药物

1.抗生素及磺胺类

氨基糖苷类如庆大霉素、链霉素、卡那霉素、新霉素等，各种半合成青霉素均可诱发肾脏损害。头孢霉素类以第一代头孢霉素最明显。

2.非甾体消炎药

包括阿司匹林(乙酰水杨酸)、布洛芬、保泰松、萘普生(甲氧萘丙酸)、吲哚美辛、吡罗昔康。

3.X线造影剂

主要为含碘造影剂。

4.抗肿瘤药物

包括顺铂、甲氨蝶呤、环磷酰胺、亚硝基脲类等。

5.利尿剂

包括渗透性利尿剂、呋塞米及低分子右旋糖酐等。

6.生物制品

α-干扰素、疫苗、血清、免疫球蛋白等。

7.抗惊厥药

苯妥英钠、卡马西平等。

8.止痛剂

吗啡、哌替啶等。

9.免疫抑制剂

环孢素、他克莫司等。

10.抗甲状腺功能亢进药物

丙硫氧嘧啶、甲巯咪唑等。

11.重金属

汞、铅、钾、金、砷等。

12.中草药及中药制剂

含马兜铃酸类中药如关木通、广防己、青木香、马钱子、雷公藤、龙胆泻肝丸等。

二、诊断

(一)临床表现分型

1.急性肾衰竭综合征

药物肾毒性所致急性肾衰竭综合征多为非少尿型者，但血肌酐、尿素氮快速升高，肌酐清除率下降，尿比重及尿渗透压下降，可伴代谢性酸中毒及电解质紊乱。重症、病情复杂者，常不可恢复而渐演变成慢性肾功能不全，需依靠透析治疗以维持生命。

2.急性过敏性间质性肾炎综合征

由于药物过敏所致用药后出现各种临床表现：①全身变态反应，包括药物热、药疹、全身淋巴结大及关节酸痛，血嗜酸性粒细胞升高，血 IgE 升高；②肾脏变态反应，表现为无菌性白细胞尿；③肾小管功能损害，重症可致急性肾衰竭；④及时停药，应用泼尼松等免疫抑制剂或脱敏药物，可使肾功能恢复，尿检正常。

3.急性肾炎综合征或肾病综合征

由于药物引起免疫反应导致肾小球肾炎，临床表现呈蛋白尿、血尿、血压升高及水肿，少数病例高度水肿呈肾病综合征表现。

4.急性梗阻性肾病

由于药物引起尿路梗阻，致使突然发生无尿及血尿素氮迅速升高，一旦梗阻解除，尿量增多，血尿素氮可降至正常。

(二)实验室检查

1.尿酶增高和肾小管性蛋白尿

这是诊断药物性肾损害早期敏感指标，无法确定时考虑肾活检肾病理学检查。

2.病理学检查

肾小球病变轻，肾小管、间质病变重，易致慢性间质纤维化，注意血管病变。

三、鉴别诊断

(一)非药物急性肾小管坏死

药物性肾损害以急性肾小管坏死最为常见，需与其他原因导致的急性肾小管坏死相鉴别。如有明显用药史，用药过程中或用药后肌酐清除率较正常下降 50% 以上，B 型超声显示双肾增大或正常，在除外肾前性与肾后性氮质血症应考虑药物性肾小管坏死。

(二)急性肾衰竭

药物所致急性肾衰竭应与由急性肾小球肾炎、急进性肾炎、原发性肾病综合征、狼疮性肾炎及小血管炎相关性肾炎所致的急性肾衰竭相鉴别。其鉴别要点：上述非药物性急性肾衰竭均有肾小球滤过率下降的共同表现，但各自还有原发病的特征性表现，病理变化也具有相应特点。肾脏损害多发生于使用药物之前。

(三)急性间质性肾炎

药物性急性间质性肾炎有可疑的过敏药物应用史，有全身过敏表现，尿检可见无菌性白细胞尿(其中嗜酸性粒细胞占 1/3)和(或)蛋白尿，肾功能检查肾小球滤过功能在短期内出现进行性下降，伴近端和(或)远端肾小管功能的部分损伤。血中 IgE 升高有助于诊断，肾活检有助于确诊。

(四)急性肾小球肾炎

药物性肾损害有时可表现为急性肾炎综合征，出现蛋白尿、血尿、血压升高及水肿，与急性肾小球肾炎临床表现相似，有时难以鉴别。但急性肾炎常出现于感染后，而药物性肾损害多有明确的用药史。

(五)良性小动脉性肾硬化

一些药物如止痛剂的肾损害进展相对缓慢,临床表现有轻度蛋白尿、尿浓缩功能减退和血压升高,与高血压引起的良性小动脉性肾硬化易于混淆。但良性小动脉性肾硬化先有高血压病史,起病缓慢,高血压病史5~10年后才出现肾损害。

四、治疗

(一)停用引起肾损害的药物

一旦疑诊药物性肾损害,应立即减量甚至停药,患儿肾功能常可迅速恢复,尿改变逐渐消失。

(二)饮水、利尿

磺胺、抗肿瘤药物形成结晶损害肾脏时可以采用大量饮水、应用呋塞米(每次2 mg/kg)来清除阻塞肾小管的结晶。但表现为肾衰竭的患儿则不宜大量饮水,以免增加容量负荷。

(三)肾上腺皮质激素

对于青霉素类抗生素、抗癌药和非甾体消炎药引起的急性过敏性间质肾炎可以使用糖皮质激素,如泼尼松1~2 mg/(kg·d),疗程1~2周,可明显改善肾功能。对于表现为肾病综合征或肾炎综合征的药物性肾损害也可酌情使用肾上腺皮质激素。

(四)免疫抑制剂

用于由非甾体消炎药所引起的间质性肾炎,且肾上腺皮质激素治疗效果不满意时使用。对马兜铃酸肾病,可阻止肾损害进展,ACEI及血管紧张素受体抑制剂具有抗炎及抗纤维化作用,对于丙硫氧嘧啶、甲巯咪唑引起的血管炎,病理表现为新月体肾小球肾炎的患儿,甲泼尼龙冲击联合霉酚酸酯,有较好疗效。

(五)透析疗法

急性肾衰竭时采用血液净化或腹膜透析治疗,透析还有助于药物的清除。

五、预后

药物性肾损害预后良好。如能及时诊断及正确治疗,多数药物性肾损害患者肾功能可恢复正常,患者可完全康复。但个别重症肾衰竭、病情复杂或原有肾功能不全者常难以恢复,表现为进行性肾功能不全,最终发展为终末期肾衰竭。此外,本病的预后与导致本病的药物有关。

(陈　娟)

第七章

血液系统疾病

第一节 概　述

一、造血特点

(一)胚胎期造血

造血是血细胞形成的过程。根据造血组织发育和造血部位发生的先后,可将此期分为3个不同的阶段。

1.中胚叶造血期

在胚胎第3周开始出现卵黄囊造血,之后在中胚叶组织中出现广泛的原始造血成分,其中主要是原始的有核红细胞。在胚胎第6周后,中胚叶造血开始减退。

2.肝脾造血期

自胚胎第6～8周时开始,肝脏出现活动的造血组织,并成为胎儿中期的主要造血部位,4～5个月时达高峰,6个月后逐渐减退。胎肝造血主要产生有核红细胞,在此期间胎盘也是一个造血部位。

约于胚胎第8周脾脏开始造血,以生成红细胞占优势,稍后粒系造血也相当活跃,至12周时出现淋巴细胞和单核细胞。胎儿5个月之后,脾脏造红细胞和粒细胞的功能逐渐减退,至出生时成为终生造血淋巴器官。

胸腺是中枢淋巴器官,胚胎第6～7周已出现胸腺,并开始生成淋巴细胞。来源于卵黄囊、肝脏或骨髓的淋巴干细胞在胸腺中经包括胸腺素在内的微环境诱导分化为具有细胞免疫功能的前T细胞和成熟T淋巴细胞,并迁移至周围淋巴组织,在相应的微环境中分化为不同的亚群,这种功能维持终生。此外,胚胎期胸腺还有短暂的生成红细胞和粒细胞的功能。

自胚胎第11周淋巴结开始生成淋巴细胞,从此,淋巴结成为终生制造淋巴细胞和浆细胞的器官。胎儿期淋巴结亦有短暂的红系造血功能。

3.骨髓造血期

胚胎第6周开始出现骨髓,但至胎儿4个月时才开始造血活动,并迅速成为主要的造血器官,直至出生2～5周后成为唯一的造血场所。

(二)生后造血

1.骨髓造血

出生后主要是骨髓造血。婴幼儿期所有骨髓均为红髓,全部参与造血,以满足生长发育的需要。5～7岁开始,脂肪组织(黄髓)逐渐代替长骨中的造血组织,因此年长儿和成人红髓仅限于肋骨、胸骨、脊椎、骨盆、颅骨、锁骨和肩胛骨,但黄髓仍有潜在的造血功能,当造血需要增加时,它可转变为红髓而恢复造血功能。小儿在出生后头几年缺少黄髓,故造血代偿潜力小,如果造血需要增加,就会出现髓外造血。

2.骨髓外造血

在正常情况下,骨髓外造血极少。出生后,尤其在婴儿期,当发生感染性贫血或溶血性贫血等造血需要增加时,肝、脾和淋巴结可随时适应需要,恢复到胎儿时的造血状态,出现肝、脾、淋巴结肿大。同时外周血中可出现有核红细胞和(或)幼稚中性粒细胞。这是小儿造血器官的一种特殊反应,称为“骨髓外造血”,感染及贫血纠正后即恢复正常。

二、血常规特点

不同年龄儿的血常规有所不同。

(一)红细胞数和血红蛋白量

由于胎儿期处于相对缺氧状态,红细胞生成素合成增加,故红细胞数和血红蛋白量较高,出生时红细胞数为$(5.0\sim7.0)\times10^{12}/L$,血红蛋白量为150～220 g/L。未成熟儿与足月儿基本相等,少数可稍低。生后6～12小时,因进食较少和不显性失水,其红细胞数和血红蛋白量往往比出生时高些。生后随着自主呼吸的建立,血氧含量增加,红细胞生成素减少,骨髓造血功能暂时性降低,网织红细胞减少;胎儿红细胞寿命较短,且破坏较多(生理性溶血);由于婴儿生长发育迅速,循环血量迅速增加等因素,红细胞数和血红蛋白量逐渐降低,至2～3个月时(早产儿较早)红细胞数降至$3.0\times10^{12}/L$左右,血红蛋白量降至100 g/L左右,出现轻度贫血,称为“生理性贫血”。“生理性贫血”呈自限性,3个月以后,红细胞数和血红蛋白量又缓慢增加,于12岁时达成人水平。此外,初生时外周血中可见到少量有核红细胞,出生后1周内消失。

网织红细胞数在初生3天内为0.04～0.06,于生后第7天迅速下降至0.02以下,并维持在较低水平,约0.003,以后随生理性贫血恢复而短暂上升,婴儿期以后约与成人相同。

(二)白细胞数与分类

初生时白细胞数为$(15\sim20)\times10^{9}/L$,出生后6～12小时达$(21\sim28)\times10^{9}/L$,然后逐渐下降,1周时平均为$12\times10^{9}/L$,婴儿期白细胞数维持在$10\times10^{9}/L$左右,8岁以后接近成人水平。

白细胞分类主要是中性粒细胞与淋巴细胞比例的变化。出生时中性粒细胞约占0.65,淋巴细胞约占0.30。随着白细胞总数的下降,中性粒细胞比例逐渐下降,生后4～6天时两者比例约相等;至1～2岁时淋巴细胞约占0.60,中性粒细胞约占0.35,之后中性粒细胞比例逐渐上升,至4～6岁时两者比例又相等;以后白细胞分类与成人相似。此外,初生儿外周血中也可出现少量幼稚中性粒细胞,但在数天内即消失。

(三)血小板数

血小板数与成人相似,为$(150\sim300)\times10^{9}/L$。

(四)血红蛋白种类

血红蛋白分子由两对多肽链组成,构成血红蛋白分子的多肽链共有6种,分别为α、β、γ、δ、ε

和 ζ 链，不同的血红蛋白分子由不同的多肽链组成。正常情况下可有 6 种不同的血红蛋白分子：胚胎期的血红蛋白为 Gower1（$\zeta_2\varepsilon_2$）、Gower2（$\alpha_2\varepsilon_2$）和 Portland（$\zeta_2\gamma_2$）；胎儿期的血红蛋白为 HbF（$\alpha_2\gamma_2$）；成人血红蛋白为 HbA（$\alpha_2\beta_2$）和 HbA_2（$\alpha_2\delta_2$）。

血红蛋白 Gower1、Gower2 和 Portland 在胚胎 12 周时消失，并为 HbF 所代替。胎儿 6 个月时 HbF 占 0.90，而 HbA 仅占 0.05～0.10；以后 HbA 合成逐渐增加，至出生时 HbF 约占 0.70，HbA 约占 0.30，HbA_2＜0.01。出生后 HbF 迅速为 HbA 所代替，1 岁时 HbF 不超过 0.05；2 岁时 HbF 不超过 0.02。成人的 HbA 约占 0.95，HbA_2 占 0.02～0.03，HbF 不超过 0.02。

（五）血容量

小儿血容量相对较成人多，新生儿血容量约占体重的 10%，平均为 300 mL；儿童血容量占体重的 8%～10%；成人血容量约占体重的 6%～8%。

（宋　红）

第二节　巨幼细胞贫血

巨幼细胞贫血又称大细胞性贫血，世界各地均有报道。我国西北、华北和西南部分农村尚不少见。

一、病因

（一）摄入不足

饮食中缺乏叶酸和（或）维生素 B_{12}。母乳中含维生素 B_{12} 很少，羊乳中含维生素 B_{12} 和叶酸均很少，用人乳或羊乳喂养的婴儿，如果不及时添加辅食，则易发生贫血。

（二）生长发育过快

可能与生长发育迅速，叶酸、维生素 B_{12} 需要量相对增加。

（三）吸收和运输障碍

胃底壁细胞分泌功能障碍等可引起维生素 B_{12} 吸收和运输障碍，长期应用广谱抗生素、抗叶酸代谢药或抗癫痫药可导致叶酸吸收障碍。

（四）代谢障碍

遗传性叶酸代谢障碍等。

二、诊断

（一）临床表现

1.一般表现

起病缓慢，面色蜡黄虚胖，或伴轻度水肿，毛发稀松发黄，疲乏无力，严重病例可有出血点或瘀斑。常伴有肝脾大。

2.神经精神症状

随贫血发生可出现不同程度的痴呆，对周围反应差，表情淡漠，少哭不笑，动作发育落后甚至倒退，如会坐会爬者因贫血发生又变为不会坐和爬。此外，还常出现躯干、肢体、头部和全身震颤，甚至抽搐、感觉异常，多数在睡眠时能消失。神经系统的损害主要与维生素 B_{12} 的缺乏有关。

3.消化系统症状

常有食欲缺乏、厌食、呕吐、腹泻，舌炎、舌光滑或舌乳头水肿，因舌震颤与下牙不断摩擦可有舌系带溃疡。

(二)辅助检查

1.血常规

贫血多为中度，呈大细胞性贫血，含血红蛋白丰富，平均红细胞体积＞94 fL，平均红细胞血红蛋白量＞32 pg。可见到有核红细胞。

2.骨髓常规

增生明显活跃，呈典型的巨幼细胞改变，巨幼红细胞比例多在10%以上。粒细胞系统及巨核细胞系统亦有巨型变。

3.特殊检查

血清叶酸＜6.8 nmol/L 提示缺乏(正常值 11.4～13.6 nmol/L)；血清维生素 B_{12}＜74 pmol/L 提示缺乏(正常值婴儿为 162～532.8 pmol/L，1～10 岁儿童为111～873.2 pmol/L)。

三、治疗

(一)一般治疗

包括护理，合理喂养，及时添加辅食，治疗基础疾病，去除病因，加强营养知识教育，纠正偏食及不良烹饪习惯。

(二)叶酸治疗

叶酸每次 5 mg，每天 3 次，口服，直到血红蛋白恢复正常。胃肠道不能吸收者，可每天肌内注射甲基四氢叶酸钙 3～6 mg。一般疗程为 3～4 周，最好同时服用维生素 C 以提高疗效。

(三)维生素 B_{12} 治疗

剂量为每次 100 μg，肌内注射，每周 2 次，疗程 2～4 周，直至症状好转，血常规恢复正常。

维生素 B_{12} 和叶酸治疗 2～3 天后，精神好转，网织红细胞上升，5～7 天达高峰。继之红细胞数及血红蛋白上升，4～8 周恢复正常。神经系统症状恢复缓慢，有的病例数月后才完全恢复正常。一般疗程为2个月左右。

单纯维生素 B_{12} 缺乏，有神经系统症状的患者，若先用叶酸治疗，会使神经系统损害症状加重，应引起充分注意。

叶酸和维生素 B_{12} 治疗后 8～12 小时，骨髓内的巨幼细胞开始转变，48～72 小时巨幼变可消失。

(四)饮食调整

改变不良饮食习惯，尤其要做到不偏食、不挑食和不长期素食。维生素 B_{12} 在肉类、肝、肾、海产品、蛋等食品中含量丰富，牛乳高于人乳。婴儿要适时添加辅食，注意添加富含叶酸的辅食。富含叶酸的食物有绿色新鲜蔬菜，如菠菜、莴苣、扁豆、蘑菇，各种瓜、豆，水果。动物食物，如肝、肾，乳制品等均富含叶酸。叶酸属水溶性 B 族维生素，性质极不稳定，光照及煮沸即被分解破坏，如食物中缺少新鲜蔬菜，过度烹煮或腌制均可使叶酸丢失。维生素 B_{12} 在动物蛋白质中含量丰富，以肝、肾和肉类中为多，蛋类、奶制品次之，蔬菜中含量甚少。

(宋　红)

第三节　再生障碍性贫血

再生障碍性贫血简称再障，表现为骨髓造血功能障碍，周围血呈现全血细胞减少，网织红细胞绝对值减少。临床特征为贫血、出血和感染，无肝脾大或淋巴结肿大。

一、病因

小儿再生障碍性贫血的确切病因不明了。下列因素与本病有关。

(1)造血干细胞的内源性缺陷。

(2)某些病毒感染，如肝炎病毒、EB 病毒、巨细胞病毒、微小病毒 B19、人类免疫缺陷病毒、登革热病毒，甚至还可有疱疹病毒、流感病毒等。

(3)化学、物理或生物因素对骨髓的毒性作用，如氯霉素、抗肿瘤药、保泰松等解热镇痛药；毒物，如苯及其衍生物、砷等；石油化工原料，如油漆、塑料、染发剂等；有机磷农药、砒霜等；电离辐射，如 X 线、γ 射线、放射性核素等。

二、诊断

(一)临床表现

1.急性再生障碍性贫血

起病急，病程短(一般在 6 个月内)，进展迅速，贫血呈进行性加重，常有严重的出血和感染。由于血小板降低，往往有广泛且严重的皮肤、牙龈出血和鼻出血，甚至有消化道出血或血尿，严重的可有颅内出血。由于白细胞降低，大多数患者都有发热感染，多为高热。

2.慢性再生障碍性贫血

起病慢，病程长(一般 1～4 年)，常无确切的发病日期，贫血、感染、出血均较轻。一般无感染发热或仅有轻微的低热，多数患者因贫血和皮肤经常有出血点或瘀斑就诊。少数患者可急性发作，病情急转直下，出现与急性再生障碍性贫血相同的表现，称为慢性重型再生障碍性贫血。

(二)辅助检查

1.血常规

急性再生障碍性贫血显示血小板计数$<20\times10^9/L$，白细胞明显减少，中性粒细胞绝对值$<500\times10^6/L$；网织红细胞$<1\%$，绝对值$<15\times10^9/L$。慢性再生障碍性贫血血常规则血红蛋白下降速度较慢，网织红细胞、血小板、白细胞减少均比急性再生障碍性贫血为轻。

2.骨髓常规

急性再生障碍性贫血呈多部位增生低下，三系细胞明显减少，骨髓小粒非造血细胞及脂肪细胞增多。

(三)诊断标准

(1)全血细胞减少，网织红细胞绝对值减少。

(2)一般无脾大。

(3)骨髓至少 1 个部位增生减低或重度减低(如增生活跃，须有巨核细胞明显减少)，骨髓小粒非造血细胞增多(有条件者应做骨髓活检等检查)。

(4)能除外引起全血细胞减少的其他疾病,如骨髓异常增生综合征中的难治性贫血、阵发性睡眠性血红蛋白尿、急性造血功能停滞、骨髓纤维化、急性白血病、恶性组织细胞病等。

(5)一般抗贫血药物治疗无效。

(四)疗效评估标准

评估疗效时均应3个月内不输血。

1.基本治愈

贫血和出血症状消失。男性血红蛋白＞120 g/L,女性血红蛋白＞100 g/L;白细胞计数＞4×10^9/L;血小板计数＞80×10^9/L。随访1年以上无复发者。

2.缓解

贫血和出血症状消失。男性血红蛋白＞120 g/L,女性血红蛋白＞100 g/L;白细胞计数3.5×10 g/L左右,血小板也有一定程度增长,随访3个月以上病情稳定或继续进步者。

3.明显进步

贫血和出血症状明显好转。不输血,血红蛋白较治疗前1个月内常见值增长30 g/L以上,并能维持3个月以上者。

4.无效

经充分治疗后症状、血常规未达到明显进步者。

(五)鉴别诊断

(1)骨髓增生异常综合征:以贫血症状为主,可兼有发热,出血和感染,部分患者可有肝、脾、淋巴结肿大。外周血任一系或两系或全血细胞减少。骨髓至少两系呈病态造血。

(2)阵发性睡眠性血红蛋白尿:患者可有贫血、白细胞和血小板减少,但本病特征是突发酱油样尿,网织红细胞增高。酸溶血试验阳性。

(3)骨髓纤维化:多见于中老年人,以贫血、出血和脾大为临床表现。骨髓穿刺时常抽不出骨髓液。骨髓活组织检查显示有纤维增生。

(4)急性白血病:以发热、贫血、出血、肝脾大、淋巴结肿大为临床表现。骨髓常规检查显示有白血病细胞。

三、治疗

(一)病因治疗

如有明确的病因则去除,如停止接触(或服用)有害药物、化学品或放射线等。

(二)防治感染

用0.05%氯己定漱口。白细胞计数＜1×10^9/L时,更应注意预防感染;体温超过38.3 ℃,应积极控制感染,选用2种以上有效抗生素联合治疗。

(三)血液成分输注替代治疗

1.红细胞输注

血红蛋白＜30 g/L,或有贫血性心力衰竭,或缺氧明显者应用。应尽可能减少红细胞输注量和次数,因为长期输注红细胞可引起负荷增加和血源性感染性疾病等。

2.血小板输注

血小板计数＜20×10^9/L,出血明显者应用。以单采血小板为佳。应尽可能减少血小板输注次数，因多次输注血小板可发生免疫反应，从而降低了治疗的效果。对准备行骨髓移植者，要避免或减少血液成分输注，以免影响骨髓移植效果。

（四）刺激造血干细胞和改善造血微环境的药物

（1）丙酸睾酮：1～2 mg/kg，每天 1 次或隔天 1 次肌内注射。

（2）司坦唑醇：0.25～0.5 mg/kg，每天 1 次，分 2～3 次口服。

（3）其他药物，如叶秋碱、硝酸士的宁、莨菪类药物。

（五）抗免疫治疗

（1）抗胸腺细胞球蛋白 10 mg/kg，每天 1 次，持续静脉滴注 12～18 小时，连用 5 天；或抗淋巴细胞球蛋白 40 mg/kg，每天 1 次，静脉滴注，连用 4 天。资料显示治疗有效率约 60%。

（2）环孢素 A 10～20 mg/kg，每天 1 次，口服。

（3）大剂量甲泼尼龙。疗效是肯定的，缓解率达 64%。常用方法：30 mg/kg，每天 1 次，连续静脉滴注 3 天后减量，一般每周减量 1/2，直至 1 mg/(kg·d)后停药。

（4）免疫球蛋白每次 1 g/kg，每 4 周 1 次，6 个月后缓解。大剂量免疫球蛋白的疗效被肯定。

（六）其他

1.免疫调节药

如胸腺素、左旋咪唑、皮质激素、多抗甲素等。

2.阿昔洛韦

因某些再生障碍性贫血与病毒感染有关，故有人试用抗病毒治疗取得成功。剂量为每次 5 mg/kg，静脉滴注，每天 3 次，连用 10 天。

3.胎肝输注

妊娠 3 个月的胎儿肝脏含有丰富的造血干细胞和造血生长因子，其细胞的免疫原性较弱，含有的多种有效成分对再生障碍性贫血有一定疗效，为一种辅助支持疗法。

4.骨髓移植

急性再生障碍性贫血的治疗应首选骨髓移植。

5.造血生长因子

造血生长因子可刺激再生障碍性贫血患儿体内残存的造血干细胞生长，如粒系和粒单系集落刺激因子(G-CSF，GM-CSF)、促血小板生长因子(TPO)及红细胞生成素(EPO)和白细胞介素Ⅲ(IL-3)等。上述因子均不能根治再生障碍性贫血，且费用昂贵，只宜短期使用。

（宋 红）

第四节 溶血性贫血

溶血性贫血是由于红细胞的内在缺陷或外在因素的作用，使红细胞的破坏增加，寿命缩短，而骨髓造血功能代偿不足时所发生的贫血。

一、诊断

(一)病史

(1)遗传性溶血性贫血:要注意询问患者的家族史、发病年龄、双亲是否近亲婚配、祖籍及双亲家系的迁徙情况等。

(2)多种药物都可能引起溶血性贫血,追查药物接触史十分重要。

(二)临床表现

溶血性贫血的临床表现常与溶血的缓急、程度和场所有关。

1.急性溶血性贫血

一般为血管内溶血,表现为急性起病,可有寒战、高热、面色苍白、黄疸,腰酸、背痛,少尿或无尿、排酱油色尿(血红蛋白尿),甚至肾衰竭。严重时神志淡漠或昏迷,甚至休克。

2.慢性溶血性贫血

一般为血管外溶血,起病缓慢,症状体征常不明显。典型的表现为贫血、黄疸、脾大三大特征。

(三)辅助检查

目的有三:即肯定溶血的证据,确定主要溶血部位,寻找溶血病因。

1.红细胞破坏增加的证据

红细胞数和血红蛋白测定常有不同程度的下降;高胆红素血症;粪胆原和尿胆原排泄增加;血清结合珠蛋白减少或消失;血管内溶血的证据为血红蛋白血症和血红蛋白尿;含铁血黄素尿;高铁血红蛋白血症;红细胞寿命缩短。

2.红细胞代偿增生的证据

溶血性贫血时网织红细胞数多在0.05～0.2,急性溶血时可高达0.5～0.7,慢性溶血多在0.1以下,当发生再生障碍危象时可减低或消失;周围血常规中可出现幼红细胞、多色素性红细胞、点彩红细胞及红细胞碎片。成熟红细胞形态异常,可见卡波环及豪-周小体;骨髓增生活跃,中晚幼红细胞增生尤著。粒红比例降低甚至倒置。

3.红细胞渗透脆性试验和孵育渗透脆性试验

脆性增高,提示红细胞膜异常性疾病;脆性降低,多提示血红蛋白病;脆性正常,提示红细胞酶缺乏性疾病。

4.自身溶血试验

疑为红细胞内有异常者,应考虑做自身溶血试验。

5.抗人球蛋白试验(Coombs试验)

Coombs试验是鉴别免疫性与非免疫性溶血的基本试验。

6.其他

用于鉴别溶血性贫血的实验室检查:①酸溶血试验(Hams试验):主要用于诊断阵发性睡眠性血红蛋白尿症。②冷热溶血试验:用于诊断阵发性寒冷性血红蛋白尿症。③变性珠蛋白小体(海因茨小体)生成试验和高铁血红蛋白还原试验:主要用于G-6-PD缺乏症的检测。④红细胞酶活性测定:如G-6-PD及丙酮酸激酶活性测定等。⑤血红蛋白电泳:对于血红蛋白病有确定诊断的意义。⑥SDS-聚丙烯酰胺凝胶电泳:进行膜蛋白分析,用于遗传性红细胞膜缺陷的诊断。⑦基因诊断。

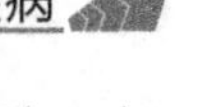

溶血性贫血是一大类疾病，诊断应按步骤进行，首先确定有无贫血，再大致估计主要溶血部位。然后根据病因或病种选择有关试验逐一排除或证实。有些溶血病的原因一时不能确定，需要随诊观察，还有些溶血病的确诊有赖于新的检测技术。

二、鉴别诊断

下列情况易与溶血性疾病相混淆，在诊断时应注意鉴别。

(1)有贫血及网织红细胞增多者，如失血性贫血、缺铁性贫血或巨幼细胞贫血的恢复早期。

(2)兼有贫血及无胆色素尿性黄疸者，如无效性红细胞生成及潜在性内脏或组织缺血。

(3)患有无胆色素尿性黄疸而无贫血者，如家族性非溶血性黄疸(Gibert 综合征)。

(4)有幼粒-幼红细胞性贫血，成熟红细胞畸形，轻度网织红细胞增多，如骨髓转移性癌等，骨髓活检常有侵袭性病变的证据。

(5)急性黄疸型肝炎：本病以黄疸为主要表现，多有肝脾大，但本病一般无明显贫血，血清直接胆红素和间接胆红素均增高，肝功能异常。

(6)溶血尿毒综合征：本病除有黄疸及贫血等溶血表现外，同时具备血小板减少及急性肾衰竭。

三、治疗

(一)去除病因

蚕豆病、G-6-PD 缺乏症患者应避免食用蚕豆或服用氧化性药物。药物所致者应立即停药。如怀疑溶血性输血反应，应立即停止输血，再进一步查明病因。

(二)治疗方法

1.肾上腺皮质激素和免疫抑制药

激素对免疫性溶血性贫血有效。环孢素、环磷酰胺等，对少数免疫性溶血性贫血也有效。

2.输血

当发生溶血危象及再生障碍危象，或贫血严重时应输血。

3.脾切除术

脾大明显，出现压迫症状，或脾功能亢进，均应考虑脾切除治疗。

4.防治严重并发症

对溶血的并发症如肾衰竭、休克、心力衰竭等应早期预防和处理。对输血后的血红蛋白尿症应及时采取措施，维持血压，防止休克。

5.造血干细胞移植

可用于某些遗传性溶血性贫血，如重型 β-珠蛋白生成障碍性贫血，这是可能根治本病的方法，如有 HLA 相合的造血干细胞，应作为首选方法。

(三)其他

1.输血疗法的合理应用

(1)β 珠蛋白生成障碍性贫血主张输血要早期、大量，即所谓“高输血疗法”。

(2)G-6-PD 缺乏患者，因溶血为自限性，需要输血时，只需要 1～2 次即可。

(3)对于某些溶血性贫血输血反可带来严重反应，因此应严格掌握输血指征。如自身免疫性溶血性贫血，输血可提供大量补体及红细胞，可使受血者溶血加剧，除非十分必要，不应给予。非输血不可时,应输生理盐水洗涤过的浓缩红细胞加肾上腺皮质激素。

2.脾切除术

溶血性贫血的重要治疗措施,但并非对所有患者均有效。手术年龄以5～6岁为宜,过早切除脾可能影响机体免疫功能,易患严重感染。但如贫血严重以致影响患者的生长发育,或常发生再生障碍危象,则可考虑较早手术。术后用抗生素预防感染,至少应持续至青春期。

(宋　红)

第五节　感染性贫血

感染性贫血又称婴儿假性白血病性贫血、雅克什综合征等。其特点是婴儿期发病,表现有严重贫血、肝及脾大、外周血白细胞增高并出现幼稚粒细胞及有核红细胞。

一、诊断

(一)病史

本病多发生于6个月至2岁婴幼儿,在营养不良及佝偻病基础上,由于感染性疾病如迁延性肺炎、肺脓肿、脓胸、败血症、慢性尿路感染等而发病。

(二)临床表现

起病缓慢,面色逐渐苍白或蜡黄,身体瘦弱,精神委靡,常反复感染而有不规则发热。体格检查可见肝、脾大,尤以脾大明显。全身淋巴结可轻度肿大,有时可见皮肤出血点或水肿。可伴有佝偻病的临床表现。

(三)辅助检查

1.血常规

多为中度以上的营养性混合性贫血。白细胞增多,甚至可达30×10^9/L以上,分类可见各期幼稚粒细胞,但仍以较成熟者占多数。

2.骨髓常规

增生活跃或明显活跃,少数病例可增生低下,细胞分类和形态学改变与营养性混合性贫血相似。

3.铁代谢的检查

感染时血清铁明显降低,总铁结合力也下降,肝、脾和骨髓组织中的贮存铁增多。感染恢复后,铁代谢失常可得到纠正。

二、鉴别诊断

(一)营养性缺铁性贫血

雅克什综合征严重时可见小细胞低色素性贫血,血清铁下降,易误诊为营养性缺铁性贫血,本病与缺铁性贫血不同的是其血清总铁结合力下降,骨髓细胞外铁增多,肝脾明显大,可资鉴别。

(二)白血病

急性白血病病情发展快,多有出血倾向,血常规显示幼稚细胞以原幼阶段为主,血小板计数大多明显减少；骨髓常规有典型白血病改变。婴儿慢性粒细胞白血病血常规、骨髓常规以粒细胞改变明显，胎儿血红蛋白常明显增高。以上特点可资鉴别。

（三）类白血病反应

多能查出原发感染灶，脾大较轻，血常规不一定发现有贫血，粒细胞有感染中毒改变，原发病控制后血常规恢复正常。

（四）溶血性贫血

有核红细胞及网织红细胞增加时，雅克什综合征应与慢性溶血性贫血相鉴别，主要根据病史、红细胞、形态、血红蛋白异常，以及证实溶血存在的试验阳性结果进行鉴别。

（五）其他有骨髓外造血的疾病

如婴儿型石骨症、骨髓纤维化等也表现为贫血、脾大、外周血常规出现幼稚粒细胞、幼稚红细胞，但骨髓穿刺常不能成功。骨髓活检、骨骼 X 线检查等可助鉴别。

三、治疗

（一）治疗原发病

改善营养，加强护理。要积极的控制感染，仔细寻找慢性感染灶，应用有效的抗生素。

（二）抗贫血治疗

根据贫血性质给予铁剂、维生素 B_{12} 或叶酸，用至血红蛋白正常。

（三）其他

饮食疗法、支持治疗及输血原则上与营养性贫血相同。伴有活动性佝偻病者给予维生素 D 制剂及钙剂积极治疗。

四、预后

（1）本病一般经去除病因、改善营养、治疗贫血等综合措施后可治愈。

（2）要积极控制感染，清除感染病灶，感染不能控制时贫血不易改善。

（3）本病抗贫血治疗一般常按营养性混合性贫血治疗，合用铁剂、维生素 B_{12} 或叶酸。

（4）重症病例可给予输血治疗。

（5）本病治疗一般于感染控制后血象迅速好转，但较单纯营养性贫血恢复慢，需要治疗的时间长。肝、脾大常需数月至 1 年方可恢复正常。

（宋　红）

第六节　凝血障碍性疾病

凝血障碍可因凝血 3 个阶段中任何阶段异常所致，以凝血第一阶段异常最常见，包括血友病甲、血友病乙、血友病丙及血管性假性血友病。

血友病是一种 X 染色体连锁隐性遗传疾病，由于编码凝血因子的基因异常而导致凝血因子生成障碍，通常男性发病，女性携带。患者以自幼反复异常出血为主要表现，常见的出血部位为关节，占所有出血表现的 70%～80%，反复关节出血可引起退行性改变、畸形，导致关节功能部分或完全丧失。

一、血友病甲

血友病甲又称血浆Ⅷ因子缺乏症。位于X染色体上的Ⅷ因子基因缺陷致血浆Ⅷ因子促凝成分(Ⅷ：C)减少，凝血第一阶段异常致出血。此病为伴性隐性遗传，男性发病，女性传递者Ⅷ：C活性也下降，但出血极少见。

(一)诊断

1.临床表现

(1)家族史：大部分有阳性家族史，患者的同胞兄弟、表兄弟、舅舅中有类似患者，20%～40%无家族史。

(2)发病时间：一般1岁左右患儿开始爬行时发病，严重者新生儿期即可出血，轻者5～6岁甚至成年后才发病，一旦发病即持续终身。

(3)出血症状：为创伤性小动脉出血，反复性关节出血为本病特征性表现，皮肤瘀斑、皮下血肿、鼻出血、口腔黏膜出血常见，单纯皮肤出血点罕见，严重者可有内脏出血。

2.辅助检查

(1)血小板数、出血时间、血块收缩、凝血酶原时间及纤维蛋白原定量正常。

(2)凝血时间及凝血酶原消耗试验：凝血时间检查不敏感，仅重型患者才延长。凝血酶原消耗不良，但轻型亦可正常。

(3)白陶土部分凝血活酶时间(KPTT)延长：此为血友病过筛试验，Ⅷ：C低于40%即可检出。

(4)简易凝血活酶生成试验(STGT)或Biggs凝血活酶生成试验(TGT)不良：本法较精确，血友病甲、乙、丙均异常，血友病甲可用正常硫酸钡吸附血浆纠正而血清不能纠正。

(5)Ⅷ：C活性测定：一般Ⅷ：C活性低于10%。

(6)Ⅷ：Ag：正常或稍增高。

(7)Ⅷ：C/ⅧR：Ag：主要用于女性携带者诊断及产前诊断，女性携带者及血友病胎儿此值明显下降。

(8)基因检查：仅用于携带者及产前检查，所用方法有：①等位基因专一性寡核苷酸探针做分子杂交。②限制性片段长度多态性间接分析。③聚合酶链反应(PCR)与前两者综合应用。可检出血友病胎儿及女性携带者缺陷的血友病甲基因。

3.诊断

(1)产后诊断：据男性发病，阳性家族史，反复出血以皮肤血肿，关节出血为主考虑此病，做凝血机制检查确诊。据血浆Ⅷ：C水平本病分四型：①重型：Ⅷ：C活性低于1%，自幼自发性出血，反复关节及深部组织出血，病程较长者有关节畸形。②中型：Ⅷ：C活性2%～5%，自发性出血倾向较重型患者轻，但轻微损伤可致严重出血，少数有关节内出血，一般不引起关节畸形。③轻型：Ⅷ：C活性5%～25%，创伤后出血难止，自发性出血和关节内出血罕见。④亚临床型：Ⅷ：C活性25%～45%，无出血症状，仅在大手术或严重外伤时出血较多，多在家系调查时发现。

(2)携带者诊断及产前诊断：家族中有血友病甲患者时，女性可能成为携带者，除据遗传规律推测概率外，可能通过Ⅷ：C/ⅧR：Ag降低、基因检查带有异常血友病甲基因确定。

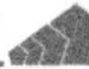

(二)治疗

本病为先天性遗传缺陷,尚无根治疗法。治疗包括预防及治疗出血、预防畸形。

1.预防出血

尽量避免手术及外伤;禁用抑制血小板功能药物。一般治疗无出血时应适量运动,可提高Ⅷ因子活性。

2.补充疗法

血友病以补充治疗为主,输注新鲜血、新鲜血浆或第Ⅷ因子浓缩剂。根据治疗目的不同,分为按需治疗和预防治疗。

(1)按需治疗:即发生出血时给予的暂时性补充治疗,其目的在于止血。①浓缩Ⅷ因子制剂:Ⅷ因子用量为需达到的Ⅷ因子浓度×千克体重×0.5,12 小时后再输注 1/2～2/3 量。一般闭合性血肿或关节出血,应将血浆Ⅷ因子提高到 10%～20%;一般手术或严重出血,提高到 25%～40%,每 12 小时一次,维持2～3 天;大手术或颅内出血提高到 60%～100%,每 12 小时补充一次,维持 7～14 天或更长。②新鲜血及血浆:采血后 6 小时内使用才有效,输全血 2 mL/kg 或血浆 1 mL/kg 可提高血浆Ⅷ因子活性 2%,因引起血容量扩大,输血量应少于 15 mL/(kg·d),血浆少于30 mL/(kg·d)。此法仅适用于轻型出血患者。③冷沉淀物:所含Ⅷ因子为新鲜血浆10 倍以上。

(2)预防治疗:研究结果显示预防治疗组的平均年关节出血次数及总体出血次数明显低于按需治疗组,世界卫生组织(WHO)及世界血友病联盟(WFH)将预防治疗推荐为重度血友病标准的治疗方法。

3.其他治疗

(1)局部止血。

(2)药物治疗:6-氨基己酸、氨甲环酸、对羧基苄胺抑制已形成血块的溶解,有利于止血。肾脏出血者忌用。

(3)基因治疗:正在研究中。

(4)器官移植。

(5)重组Ⅷ因子:已用于临床。

(6)针对抗因子Ⅷ抗体的治疗。

二、血友病乙

血友病乙又称Ⅸ因子缺乏症,伴性隐性遗传,发病率为血友病甲的 1/5。

(一)诊断

1.临床表现

遗传特点同血友病甲,有轻度出血倾向的女性传递者较血友病甲常见。患者出血症状较轻,以软组织出血、关节出血为主,较常见。

2.辅助检查

凝血机制检查类似血友病甲,但 TCT 延长可被正常血清纠正而不被正常硫酸钡吸附血浆纠正,Ⅷ:C 正常,Ⅸ:C 活性下降。据Ⅸ因子水平将血友病乙分为四型,分型标准同血友病甲。

(二)治疗

一般治疗同血友病甲。由于血中Ⅸ因子(PTC)达 10%就不出血,达 30%就可使严重创伤停

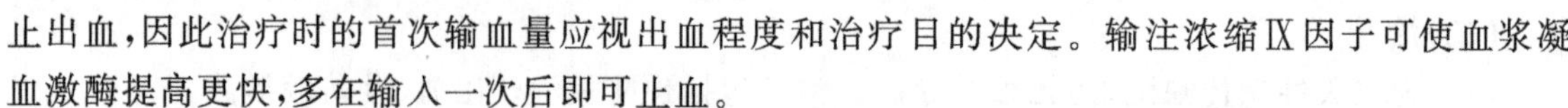

止出血，因此治疗时的首次输血量应视出血程度和治疗目的决定。输注浓缩Ⅸ因子可使血浆凝血激酶提高更快，多在输入一次后即可止血。

三、血友病丙

血友病丙又称血浆Ⅺ因子缺乏症，常染色体不完全隐性遗传，较少见。

（一）临床表现

男女性均可发病，出血症状较血友病甲和血友病乙轻，其中纯合子出血较重，可有皮肤瘀斑、鼻出血、外伤后出血不止，自发性出血少见；杂合子出血轻微，即使手术出血也不严重。

（二）辅助检查

凝血功能检查结果似血友病甲，凝血异常较轻，TGT 异常可被正常硫酸钡吸附血浆和正常血清纠正。

四、血管性假性血友病

血管性假性血友病开始由 Von Willebrand 描述，故又称 Von Willebrand disease（VWD），常染色体不完全显性或隐性遗传，VW 因子（VWF）基因缺陷致 VWF 产生减少、分子结构或功能异常。VWF 为Ⅷ因子组成分之一，属糖蛋白，分布在血浆中及血小板 α 颗粒内，其通过在血管壁与血小板间起桥联作用调节血小板黏附，促进血栓形成，并与Ⅷ：C 结合。能稳定Ⅷ：C 活性。VWF 数量或质量异常则导致类似血友病甲的出血表现。

（一）诊断

1.临床表现

出血一般较轻，最常见的症状是皮肤紫癜、反复鼻出血或出牙时出血。多数患者 4 岁之前发病，随年龄增长出血症状可逐渐减轻。皮下深部及肌肉血肿少见，极重者也可有关节腔出血、腹腔出血或颅内出血，不遗留关节畸形。

2.辅助检查

（1）血小板计数及形态正常，但出血时间延长，血小板黏附率降低，血小板加瑞斯托霉素不聚集。

（2）vW 因子（ⅧR：WF）缺乏，Ⅷ因子相关抗原（ⅧR：Ag）减少。

（3）Ⅷ因子活性（Ⅷ：C）降低，降低程度比血友病甲低。

（4）阿司匹林耐量实验阳性。

（5）束臂试验约 50％阳性。

（6）瑞斯托霉素辅因子降低。

3.诊断

据家族史、出血倾向、血小板数及形态正常而出血时间延长，进一步检查Ⅷ：C 与 VWF：Ag 下降即可确诊，如 VWF：Ag 正常，则需进一步检查 VWF 的结构与功能，排除Ⅱ型 VWD。

据 VWF 浓度、多聚体成分及 VWF 功能，VWD 分为四型。①Ⅰ型：常染色体显性遗传，临床症状轻度至中度，血浆 VWF 不同程度下降，但各种多聚体成分均存在。②Ⅱ型：血浆 VWF 浓度正常但性质异常，除$Ⅱ_{\beta}$、$Ⅱ_{\beta}$变异型及血小板型外，其他亚型的 VWD 只与血小板 GP16 发生轻微反应或毫无反应，其中$Ⅱ_{A}$为常染色体显性遗传，血小板及血浆中缺乏大型多聚体，$Ⅱ_{C-H}$为常染色体隐性遗传，大型多聚体缺乏或减少。$Ⅱ_{B}$在无兴奋剂时即能与血小板 GP16 受体结合，大型多聚体与血小板结合被清除，致血浆中缺乏大型多聚体，$Ⅱ_B$ 变异型对低浓度瑞斯托霉素敏感性增加，但血浆中 VWF 多聚体各成分存在，血小板型又称假性 VWD，VWF 正常而血小板受体对正常 VWF 亲和力增高。③Ⅲ型：常染色体隐性遗传，重者婴儿期即有严重出血，血浆及血小板中均测不到 VWF。④未分类型：除与Ⅷ：C 结合力降低外，VWF 结构与功能异常。

（二）治疗

1.一般治疗

避免外伤及手术，忌用阿司匹林、双嘧达莫等。

2.补充治疗

用于出血不止或手术前后。可输新鲜全血、血浆或冷冻血浆。首剂新鲜血浆 10 mL/kg，可使Ⅷ因子提高至 30%左右。

（宋　红）

第七节　急性白血病

白血病是造血系统的恶性增生性疾病，其特点为造血组织中某一血细胞系统过度地增生、进入血流并浸润到各组织和器官，从而引起一系列临床表现。在小儿的恶性肿瘤中以白血病的发病率最高。男性发病率高于女性；任何年龄均可发病，新生儿亦不例外，但以学龄前期和学龄期小儿多见。小儿白血病中 90%以上为急性白血病，慢性白血病仅占 3%～5%。

一、病因和发病机制

尚未完全明了，可能与下列因素有关。

（一）病毒因素

人类白血病的病毒病因研究已益受到重视。1986 年以来，发现属于 RNA 病毒的逆转录病毒（人类 T 细胞白血病病毒，HTLV）可引起人类 T 细胞白血病。这种白血病曾见于日本南方的岛屿、美国和以色列，在这种白血病高发地区的正常人血清测得 HTLV 抗体，证明病毒确可引起人类白血病。

病毒引起白血病的发病机制未明，近年来实验研究提示可能与癌基因有关；人类、许多哺乳动物及禽类的染色体基因组中存在着癌基因，在正常情况时，其主要功能为控制细胞的生长和分化，而在某些致癌物质和病毒感染的作用下，癌基因可发生畸变，导致功能异常而引起细胞癌变，逆转录病毒的 RNA 中存在着病毒癌基因，它的结构与人类和许多哺乳动物的癌基因类似，这种病毒感染宿主的细胞后，病毒癌基因通过转染突变癌基因或使其畸变，激活了癌基因的癌变潜力，从而导致白血病的发生。癌基因学说为白血病的病因学研究开创了新的途径，但尚存在不少问题有待解决。

（二）物理和化学因素

电离辐射能引起白血病。小儿对电离辐射较为敏感，在曾经放射治疗胸腺肥大的小儿，白血病发生率较正常小儿高 10 倍；妊娠妇女照射腹部后，其新生儿的白血病发病率比未经照射者高 17.4 倍。电离辐射引起白血病的机制未明，可能因放射线激活隐藏体内的白血病病毒使癌基因畸变，或因抑制机体免疫功能而致发病。

苯及其衍生物、氯霉素、保泰松和细胞毒药物均可诱发急性白血病。化学物质与药物诱发白血病的机制未明，有可能是这些物质破坏了机体免疫功能，使免疫监视功能降低，从而导致白细胞发生癌变。

（三）体质因素

白血病不属遗传性疾病，但在家族中却可有多发性恶性肿瘤的情况。少数患儿可能患有其他遗传性疾病，如21-三体综合征、先天性睾丸发育不全症、先天性再生障碍性贫血伴有多发畸形（Fanconi 贫血）、先天性远端毛细血管扩张性红斑症（Bloom 综合征）及严重联合免疫缺陷病等，这些疾病患儿的白血病发病率比一般小儿明显增高。此外，同卵孪生儿中一个患急性白血病，另一个患白血病的概率为20%，比双卵孪生儿的发病数高12倍。以上现象均提示白血病的发生与遗传素质有关。

二、分类和分型

急性白血病的分类或分型对于诊断、治疗和提示预后都有一定意义。根据增生的白细胞种类的不同，可分为急性淋巴细胞白血病（急淋）和急性非淋巴细胞白血病（急非淋）两大类，急淋在小儿中的发病率较高。目前，常采用形态学（M）、免疫学（Ⅰ）及细胞遗传学（C），即 MIC 综合分型，更有利于指导治疗和提示预后。

（一）急性淋巴细胞白血病（ALL）

1.FAB 分型

根据原淋巴细胞形态学的不同，分为3种类型。

（1）L_1 型：以小细胞为主，其平均直径为6.6 μm，核染色质均匀，核形规则，核仁很小，一个或无，胞浆少，胞浆空泡不明显。

（2）L_2 型：以大细胞为主，大小不一，其平均直径为8.7 μm，核染色质不均匀，核形不规则，核仁一个或数个，较大，胞浆量中等，胞浆空泡不定。

（3）L_3 型：以大细胞为主，细胞大小一致，核染色质细点状，均匀，核形规则，核仁一个或多个，胞浆量中等，胞浆空泡明显。上述3型中以 L_1 型多见，占80%以上，L_3 则最少，占4%以下。

2.临床分型

分型标准尚无统一意见，根据全国小儿血液病会议提出的标准可分为2型。

（1）高危型急性淋巴细胞白血病（HR-ALL）：凡具备下述1项或多项与小儿急淋预后密切相关的危险因素者为 HR-ALL：①不足12个月的婴儿白血病。②诊断时已发生中枢神经系统白血病（CNSL）和（或）睾丸白血病（TL）者。③染色体核型为 t(4;11)或 t(9;22)异常者。④少于45条染色体的低二倍体者。⑤诊断时外周血白细胞计数大于 50×10^9/L 者。⑥泼尼松试验不良效应者[泼尼松 60 mg/(m^2·d)诱导7天，第8天外周血白血病细胞大于 1×10^9/L]。⑦标危型急淋经诱导化疗6周不能完全缓解者。

（2）标危型急性淋巴细胞C血病（SH-ALL）：不具备上述任何一项危险因素，或B系 ALL 有 t(12;21)染色体核型者。

（二）急性非淋巴细胞白血病（ANLL）

FAB 分型分为以下几类。

1.原粒细胞白血病未分化型(M_1)

骨髓中原粒细胞不低于90%,早幼粒细胞很少,中幼粒以下各阶段细胞极少见,可见Auer小体。

2.原粒细胞白血病部分分化型(M_2)

骨髓中原粒和早幼粒细胞共占50%以上,可见多少不一的中幼粒、晚幼粒和成熟粒细胞,可见Auer小体;M_2b型即以往命名的亚急性粒细胞白血病,骨髓中有较多的核、浆发育不平衡的中幼粒细胞。

3.颗粒增多的早幼粒细胞白血病(M_3)

骨髓中颗粒增多的异常早幼粒细胞占30%以上,胞浆多少不一,胞浆中的颗粒形态分为粗大密集和细小密集两类,据此又可分为2型,即粗颗粒型(M_3a)和细颗粒型(M_3b)。

4.粒-单核细胞白血病(M_4)

骨髓中幼稚的粒细胞和单核细胞同时增生,原始及幼稚粒细胞大于20%;原始、幼稚单核和单核细胞不低于20%;或原始、幼稚和成熟单核细胞大于30%,原粒和早幼粒细胞大于10%。除以上特点外,骨髓中异常嗜酸粒细胞增多。

5.单核细胞白血病(M_5)

骨髓中以原始、幼稚单核细胞为主。可分为两型。

(1)未分化型,原始单核细胞为主,大于80%。

(2)部分分化型,骨髓中原始及幼稚单核细胞大于30%,原始单核细胞小于80%。

6.红白血病(M_6)

骨髓中有核红细胞大于50%,以原始及早幼红细胞为主,且常有巨幼样变;原粒及早幼粒细胞大于30%。外周血可见幼红及幼粒细胞;粒细胞中可见Auer小体。

7.急性巨核细胞白血病(M_7)

骨髓中原始巨核细胞大于30%;外周血有原始巨核细胞。

(三)特殊类型白血病

如多毛细胞白血病、浆细胞白血病、嗜酸粒细胞白血病等,在儿科均罕见。

三、临床表现

各型急性白血病的临床表现基本相同,主要表现如下。

(一)起病

大多较急。少数缓慢,早期症状有面色苍白、精神不振、乏力、食欲低下,鼻出血或齿龈出血等;少数患儿以发热和类似风湿热的骨关节痛为首发症状。

(二)发热

多数患儿起病时有发热,热型不定,可低热、不规则发热、持续高热或弛张热,一般不伴寒战。发热原因之一是白血病发热,多为低热且抗生素治疗无效;另一原因是感染,常见者为呼吸道炎症、齿龈炎、皮肤疖肿、肾盂肾炎、败血症等。

(三)贫血

出现较早,并随病情发展而加重,表现为苍白、虚弱无力、活动后气促等。贫血主要是由于骨髓造血干细胞受到抑制所致。

(四)出血

以皮肤和黏膜出血多见,表现为紫癜、瘀斑、齿龈出血、消化道出血和血尿。偶有颅内出血,为引起死亡的重要原因之一;出血的主要原因是由于骨髓被白血病细胞浸润,巨核细胞受抑制导致血小板的生成减少。血小板还可有质的改变而致功能不足,从而加剧出血倾向。白血病细胞浸润肝脏,使肝功能受损,纤维蛋白原、凝血酶原和第Ⅴ因子等生成不足,亦与出血的发生有关;感染和白血病细胞浸润使毛细血管受损,血管通透性增加,也可导致出血倾向。此外,当并发弥散性血管内凝血时,出血症状更加明显。在各类型白血病中,以 M_3 型白血病的出血最为显著。

(五)白血病细胞浸润引起的症状和体征

1.肝、脾、淋巴结肿大

肿大的肝、脾质软,表面光滑,可有压痛。全身浅表淋巴结轻度肿大,但多局限于颈部、颌下、腋下和腹股沟等处,有时因纵隔淋巴结肿大引起压迫症状而发生呛咳、呼吸困难和静脉回流受阻。

2.骨和关节浸润

约 25%的患儿以四肢长骨、肩、膝、腕、踝等关节疼痛为首发症状,其中部分患儿呈游走性关节痛,局部红肿现象多不明显,并常伴有胸骨压痛。骨骼 X 线检查可见骨质疏松、溶解,骨骺端出现密度减低横带和骨膜下新骨形成等征象。

3.中枢神经系统浸润

白血病细胞侵犯脑实质和(或)脑膜时即引起中枢神经系统白血病(CNSL)。由于近年联合化疗的进展,使患儿的寿命得以延长,但因多数化疗药物不能透过血-脑屏障,故中枢神经系统便成为白血病细胞的“庇护所”,造成 CNSL 的发生率增高。浸润可发生于病程中任何时候,但多见于化疗后缓解期。它是导致急性白血病复发的主要原因。常见症状为颅内压增高,出现头痛、呕吐、嗜睡、视盘水肿等。浸润脑膜时,可出现脑膜刺激征。

4.睾丸浸润

白血病细胞侵犯睾丸时即引起睾丸白血病,表现为局部肿大、触痛,阴囊皮肤可呈现红黑色。由于化疗药物不易进入睾丸,在病情完全缓解时,该处白血病细胞仍存在,常成为导致白血病复发的另一重要原因。

5.绿色瘤

绿色瘤是急性粒细胞白血病的一种特殊类型,白血病细胞浸润眶骨、颅骨、胸骨、肋骨或肝、肾、肌肉等,在局部呈块状隆起而形成绿色瘤;此瘤切面呈绿色,暴露于空气中绿色迅速消退,这种绿色素的性质尚未明确,可能是光紫质或胆绿蛋白的衍生物。

6.其他器官浸润

少数患儿有皮肤浸润,表现为丘疹、斑疹、结节或肿块;心脏浸润可引起心肌扩大,传导阻滞、心包积液和心力衰竭等;消化系统浸润可引起食欲缺乏、腹痛、腹泻,出血等;肾脏浸润可引起肾肿大、蛋白尿、血尿、管型尿等;齿龈和口腔黏膜浸润可引起局部肿胀和口腔溃疡,这在急性单核细胞白血病较为常见。

四、实验室检查

实验室检查是确诊白血病和观察疗效的重要方法。

(一)血常规

红细胞计数及血红蛋白均减少,大多为正细胞正血色素性贫血。网织红细胞数大多较低,少数正常,偶在外周血中见到有核红细胞,白细胞数增高者约占50%以上,其余正常或减少,但在整个病程中白细胞数可有增、减变化。白细胞分类示原始细胞和幼稚细胞占多数。血小板减少。

(二)骨髓常规

骨髓检查是确立诊断和评定疗效的重要依据;典型的骨髓象为该类型白血病的原始及幼稚细胞极度增生;幼红细胞和巨核细胞减少。但有少数患儿的骨髓表现为增生低下,其预后和治疗均有特殊之处。

(三)组织化学染色

1.过氧化酶

在早幼阶段以后的粒细胞为阳性;幼稚单核细胞及成熟单核细胞为弱阳性;淋巴细胞和浆细胞均为阴性。各类型分化较低的原始细胞均为阴性。

2.酸性磷酸酶

原始粒细胞大多为阴性,早幼粒细胞以后各阶段粒细胞为阳性;原始淋巴细胞弱阳性,T细胞强阳性,B细胞阴性;原始和幼稚单核细胞强阳性。

3.碱性磷酸酶

成熟粒细胞中此酶的活性在急性粒细胞白血病时明显降低,积分极低或为0;在急性淋巴细胞白血病时积分增加;在急性单核细胞白血病时积分大多正常。

4.苏丹黑

此染色结果与过氧化酶染色的结果相似,原始粒细胞及早幼粒细胞阳性;原淋巴细胞阴性;原单核细胞弱阳性。

5.糖原

原始粒细胞为阴性,早幼粒细胞以后各阶段粒细胞为阳性;原始淋巴细胞及幼稚淋巴细胞约半数为强阳性,余为阳性;原始单核细胞及幼稚单核细胞多为阳性。

6.非特异性酯酶(萘酚酯NASDA)

这是单核细胞的标记酶,幼稚单核细胞强阳性,原始粒细胞和早幼粒细胞以下各阶段细胞均为阳性或弱阳性,原始淋巴细胞为阴性或弱阳性。

(四)溶菌酶检查

血清中的溶菌酶主要来源于破碎的单核细胞和中性粒细胞,测定血清与尿液中溶菌酶的含量可以协助鉴别白血病细胞类型。正常人血清含量为4～20 mg/L;尿液中不含此酶。在急性单核细胞白血病时,其血清及尿液的溶菌酶浓度明显增高;急性粒细胞白血病时中度增高;急性淋巴细胞白血病时则减少或正常。

五、诊断和鉴别诊断

典型病例根据临床表现、血象和骨髓象的改变即可做出诊断。发病早期症状不典型,特别是白细胞数正常或减少者,其血涂片不易找到幼稚白细胞时,可使诊断发生困难。须与以下疾病鉴别。

(一)再生障碍性贫血

本病血象呈全血细胞减少;肝、脾、淋巴结肿大;骨髓有核细胞增生低下,无幼稚白细胞增生。

(二)传染性单核细胞增多症

本病肝、脾、淋巴结常肿大;白细胞数增高并出现异型淋巴细胞,易与急性淋巴细胞白血病混淆、但本病病程经过一般良好,血常规多于1个月左右恢复正常;血清嗜异性凝集试验阳性;骨髓无白血病改变。

(三)类白血病反应

类白血病反应为造血系统对感染,中毒和溶血等刺激因素的一种异常反应,以外周血出现幼稚白细胞或白细胞数增高为特征。当原发疾病被控制后,血象即恢复正常。此外,血小板数多正常,白细胞有中毒性改变,如中毒颗粒和空泡形成;中性粒细胞碱性磷酸酶积分显著增高等,可与白血病区别。

六、治疗

急性白血病的治疗主要是以化疗为主的综合疗法,其原则是要:①早期诊断、早期治疗。②应严格区分患儿的白血病类型,按照类型选用不同的化疗药物联合治疗。③药物剂量要足,治疗过程要间歇。④要长期治疗,交替使用多种药物,同时要早期防治中枢神经系统白血病和睾丸白血病,注意支持疗法。持续完全缓解2.5～3.5年方可停止治疗。

(一)支持疗法

1.防治感染

在化疗阶段,保护性环境隔离对防止外源性感染具有较好效果。用抗生素预防细菌性感染,可减少感染性并发症。并发细菌性感染时,应根据不同致病菌和药敏试验结果选用有效的抗生素治疗。长期化疗常并发真菌感染,可选用抗真菌药物如制霉菌素,两性霉素B或氟康唑等治疗;并发疱疹病毒感染者可用阿昔洛韦治疗;怀疑并发卡氏囊虫肺炎者,应及早采用复方新诺明治疗。

2.输血和成分输血

明显贫血者可输给红细胞;因血小板减少而致出血者,可输浓缩血小板。有条件时可酌情静脉输注丙种球蛋白。

3.集落刺激因子

化疗期间如骨髓抑制明显者,可给予G-CSF、GM-CSF等集落刺激因子。

4.高尿酸血症的防治

在化疗早期,由于大量白血病细胞破坏分解而引起高尿酸血症,导致尿酸结石梗阻、少尿或急性肾衰竭,故应注意多喝水以利尿。为预防高尿酸血症,可口服别嘌醇。

5.其他

在治疗过程中,要增加营养。有发热、出血时应卧床休息。要注意口腔卫生,防止感染和黏膜糜烂。并发弥散性血管内凝血时,可用肝素治疗。

(二)化学治疗

评估急性淋巴细胞白血病的临床危险度应该结合初诊危险度和治疗反应,一般分为3型:低危组、中危组、高危组。根据临床危险度不同分别采用不同强度的治疗方案。

1.临床危险度分型

(1)低危:符合以下所有条件。①年龄≥1岁且<10岁;②WBC<50×10^9/L;③诱导化疗第15～19天骨髓M1(原淋+幼淋<5%);或诱导化疗第33～45天骨髓M1;④MRD的LR标

准：诱导治疗第 15～33 天 MRD<1×10^{-2}和巩固治疗前 MRD<1×10^{-4}。

(2)中危：符合以下任何 1 项或多项。①年龄≥10 岁；②初诊最高 WBC≥50×10^{9}/L；③CNS2、CNSL(CNS3)或/和睾丸白血病(TL)；④t(1;19)(*E2A-PBX1*)；⑤第 15～19 天骨髓 M2(5%≤原淋+幼淋<20%)且第 33～45 天骨髓 M1；⑥Ph+ALL；⑦Ph 样 ALL；⑧iAMP21；⑨T-ALL；⑩MRD 标准：诱导治疗第 15～19 天 1×10^{-3}≤MRD<1×10^{-1}、诱导治疗后(第 33～45 天)1×10^{-4}≤MRD<1×10^{-2}或巩固治疗前 MRD<1×10^{-4}。

(3)高危：符合以下任何 1 项或多项。①第 15～19 天骨髓 M3(原淋+幼淋≥20%)；②第 33～45 天骨髓未完全缓解 M2 及 M3(原淋+幼淋≥5%)；③t(4;11)(*MLL-AF4*)或其他*MLL* 基因重排阳性；④低二倍体(≤44)或 DI 指数<0.8；⑤*IKZF* 阳性；⑥*MEF2D* 重排；⑦ *TCF3-HLF* /t(17;19)(q22;p13)；⑧诱导治疗后(第 33～45 天)评估纵隔瘤灶没有缩小到最初肿瘤体积的 1/3，评为高危，巩固治疗前仍存在瘤灶者列入高危；⑨符合 MRD 的 HR 标准：诱导治疗第 15～19 天 MRD≥1×10^{-1}、诱导治疗后(第 33～45 天)MRD≥1×10^{-2}或巩固治疗前 MRD≥1×10^{-4}。

2.化疗方案

(1)诱导期治疗：VDLP、VDLD 或 CVDLD，具体药物如下。环磷酰胺(CTX)，每次 1 000 mg/m²，1 次，静脉滴注(T 淋巴母细胞白血病可考虑 CVDLD 方案)；长春新碱(VCR)，每次 1.5 mg/m²，每周 1 次，共 4 次，每次最大量不超过 2 mg；无长春新碱可用长春地辛替代，长春地辛(VDS)每次 3 mg/m²，每周 1 次，共 4 次；柔红霉素(DNR)，每次 30 mg/m²，每周 1 次，共 2～4 次；左旋门冬酰胺酶，每次(L-asp)5 000～10 000 U/m²，共 8～10 次；或培门冬(PEG-ASP)，每次 2 000～2 500 U/m²，第 9 天、第 23 天肌内注射；泼尼松(PDN，VDLP 方案应用)45～60 mg/(m²·d)，第 1～28 天，第 29～35 天递减至停。地塞米松(DXM，VDLD 方案应用)6～8 mg/(m²·d)，第 8～28 天，第 29～35 天递减至停。

泼尼松试验(PDN)：第 1～7 天，从足量的 25%用起，根据临床反应逐渐加至足量，7 天内累积剂量超过 210 mg/m²，对于肿瘤负荷大的患者可减低起始剂量[0.2～0.5 mg/(kg·d)]，以免发生肿瘤溶解综合征，第 8 天评估，外周血幼稚细胞超过 1.0×10^{9}/L 评为泼尼松反应差。

说明：为了减少过敏反应发生率及频繁注射对患儿的影响，门冬酰胺酶(Asp)首选聚乙二醇修饰的门冬酰胺酶(培门冬酶，PEG-Asp)。对培门冬酶过敏者首先推荐欧文菌。两者全部过敏者可以进行普通大肠杆菌门冬酰胺酶皮试，皮试阴性者可尝试使用，最好能够监测门冬酰胺酶活性，原则上应该使替换前后的门冬酰胺酶总有效活性时间相似。此原则适用于所有门冬酰胺酶疗程。

(2)早期强化治疗：CAM 或 CAML 方案，根据危险度不同给予 1～2 个疗程，具体药物如下。环磷酰胺(CTX)，750～1000 mg/(m²·d)，1 次，静脉滴注；阿糖胞苷(Ara-C)，每次 75～100 mg/m²，7～8 天，每天 1～2 次静脉滴注(如每天一次，Ara-C 可一周 5 天，连续两周共 10 天)；6-巯基嘌呤(6-MP)50～75 mg/(m²·d)，7～14 天，空腹口服。培门冬酶(PEG-ASP，CAML 方案)，2 000～2 500 U/(m²·d)，第 2 天，1 次，肌内注射；或者在 CAML 基础上家用 DXM 口服 8 mg/(m²·d)，第 1～7 天。

(3)缓解后巩固治疗。

1)mM 方案：低、中危急性淋巴细胞白血病应用，大剂量甲氨喋呤(HD-MTX)，每次 2～5 g/m²，每两周 1 次，共 4 次；四氢叶酸钙(CF)，每次 15 mg/m²，6 小时 1 次，3～8 次，根据甲氨蝶呤血药浓度给予调整；6-MP 25 mg/(m²·d)，不超过 56 天，根据白细胞计数调整剂量。上述方案实施期间需要进行水化、碱化。

2)HR-1'、HR-2'、HR-3'方案:高危患儿在 CAM 或 CAML 方案后应用,具体方案如下。①HR-1'方案:DXM,20 mg/(m^2·d),口服或静脉推注,第 1~5 天;VCR,每次 1.5 mg/m^2(最大 2 mg),静脉推注,第 1 天,第 6 天;HD-MTX,每次 5 g/m^2,静脉滴注,第 1 天;CF,每次 15 mg/m^2,6 小时 1 次,3~8 次,根据甲氨喋呤血药浓度调整;CTX,每次 200 mg/m^2,12 小时 1 次,静脉滴注,第 2~4 天,共 5 次,HD-MTX 结束后 7 小时开始给予;美司那,每次 400 mg/m^2,于静脉滴注 CTX 的 0 小时、4 小时、8 小时;Ara-c,每次 2000 mg/m^2,12 小时 1 次,第 5 天,共 2 次;维生素 B_6,每次 150 mg/m^2,静脉滴注或口服,12 小时 1 次,第 5 天,共 2 次;PEG-ASP,每次 2 500 U/m^2,肌内注射,第 6 天;TIT 第 1 天。②HR-2'方案:DXM,20 mg/(m^2·d),口服或静脉推注,第 1~5 天;长春地辛(VDS),每次 3 mg/m^2,静脉推注,第 1 天,第 6 天;HD-MTX,每次 5 g/m^2,静脉滴注,第 1 天;CF,每次 15 mg/m^2,6 小时 1 次,3~8 次,根据 MTX 血药浓度调整;异环磷酰胺(IFO),每次 800 mg/m^2,静脉滴注,12 小时 1 次,第 2~4 天,共 5 次,HD-MTX 结束后 7 小时开始给予;DNR,每次 30 mg/m^2,静脉滴注,第 5 天;PEG-ASP,每次 2 500 U/m^2,肌内注射,第 6 天;TIT 第 1 天。③HR-3'方案:DXM,20 mg/(m^2·d),口服或静脉推注,第 1~5 天;Ara-c,每次 2 000 mg/m^2,静脉滴注,12 小时 1 次,第 1~2 天;维生素 B_6,每次 150 mg/m^2,静脉滴注或口服,12 小时 1 次,第 1~2 天;依托泊苷(VP-16),每次 100 mg/m^2,静脉滴注,12 小时1 次,共 5 次,第 3~5 天;PEG-ASP,每次 2 500 U/m^2,肌内注射,第 6 天;TIT 第 5 天。之后再重复 HR-1'、HR-2'、HR-3'方案。

(4)延迟强化治疗:推荐 VDLD(或 VDLA)方案和 CAM(或 CAML)方案,中危组患者在继续治疗后可选择重复一次上述方案。

1)VDLD 或 VDLA 方案:VCR,每次 1.5 mg/m^2,每周 1 次,共 3~4 次,每次最大量不超过 2 mg;或者 VDS,每次 3 mg/m^2,每周 1 次,共 3~4 次,静脉推注;DXM,8~10 mg/(m^2·d),第 1~7 天,第 15~21 天,口服;L-asp,每次 6 000~10 000 U/m^2,共 4~10 次或 PEG-ASP,每次 2 000~2 500 U/m^2,共 2 次(间隔 14 天),肌内注射。DNR 或阿霉素(ADR),每次 25~30 mg/m^2,每周 1 次,静脉滴注,共 2~4 次(VDLD 方案);Ara-c,每次 2 000 mg/m^2,静脉滴注,12 小时 1 次,第 1~2 天,共 4 次(VDLA 方案)。

2)CAM 或 CAML 方案:根据危险度不同给予 1~2 个疗程;具体为 CTX 750~1000 mg/(m^2·d),静脉滴注,1 次;Ara-C,每次 75~100 mg/m^2,7~8 天,每天 1~2 次静脉滴注(如每天一次,Ara-C 可一周 5 天,连续两周共 10 天);6-MP 50~75 mg/(m^2·d),7~14 天,空腹口服;培门冬酶(PEG-ASP,CAML 方案)2 000~2 500 U/(m^2·d),第 2 天,1 次,肌内注射。

(5)继续治疗(中间治疗):中危组患儿可选择继续治疗与否,如选择则推荐以下 2 个方案。

1)6-MP+MTX 方案:6-MP 50 mg/(m^2·d),持续睡前空腹口服;MTX,每次 15~30 mg/m^2,每周 1 次,口服或肌内注射;共 8 周。

2)6-MP/6-MP+MTX/6-MP+VCR+DXM/Dex+DNR+VCR+6-MP+PEG-Asp 方案交替。①用量:6-MP 25~50 mg/(m^2·d),第 1~7 天,睡前空腹口服;MTX 25 mg/(m^2·d),第 1 天,口服;DXM 8~12 mg/(m^2·d),第 1~5 天;VCR 1.5 mg/m^2,第 1 天;DNR 25 mg/m^2,第 1 天,静脉滴注;PEG-Asp,每次 2 000~2 500 U/m^2,第 2 天,肌内注射。②具体用法:低危组第 1、4、13 周采用 6-MP+VCR+Dex 治疗且每周 TIT 一次,第 2、3、5、6、10~12、10~16 周采用

6-MP＋MTX 治疗；中高危组第 1、4、7、10、13 周采用 Dex＋DNR＋VCR＋6-MP＋PEG-Asp，第 2、3、5、6、11、12、14～16 周采用 6-MP 治疗。

(6)维持期治疗：重复延迟强化后进入维持治疗，可选择以下 2 个方案之一。①6-MP＋MTX 方案：6-MP 50 mg/(m^2·d)，持续睡前空腹口服；MTX，每次 15～30 mg/m^2，每周 1 次，口服或肌内注射，持续至终止治疗。根据白细胞计数调整方案中的药物剂量。②6-MP＋MTX/VD 方案(6-MP＋MTX 方案期间每 4～8 周插入)：VCR，每次 1.5 mg/m^2，1 次，静脉推注，每次最大量不超过 2 mg；DXM 6～8 mg/(m^2·d)，第 1～7 天，口服。

急性淋巴细胞白血病患儿化疗总疗程：低危组男女孩均为 2 年，中危组女孩 2 年，男孩 2.5 年，高危组男女孩均为 2.5 年。

(三)造血干细胞移植

将正常的造血干细胞移植到患儿骨髓内使其增殖和分化，以取代患儿原来的有缺陷的造血细胞，重建骨髓造血功能和免疫功能，从而达到治疗的目的。造血干细胞取自骨髓者称骨髓移植，取自外周血或脐带血者分别称外周血造血干细胞移植和脐带血造血干细胞移植；造血干细胞移植法不仅提高患儿的长期生存率，而且还可能根治白血病。随着化疗效果的不断提高，目前造血干细胞移植多用于急性非淋巴细胞白血病和部分高危型急性淋巴细胞白血病患儿，一般在第 1 次化疗完全缓解后进行，其 5 年无病生存率为 50%～70%；标危型急性淋巴细胞白血病一般不采用此方法。

(宋　红)

第八节　骨髓增生异常综合征

骨髓增生异常综合征(MDS)是一种获得性干细胞疾病，包括这样一组疾病：①难治性贫血(RA)；②难治性贫血伴环形铁粒幼细胞增多(RAS)；③难治性贫血伴原始细胞增多(RAEB)；④难治性贫血伴原始细胞增多在转变中(RAEB-t)；⑤慢性粒-单核细胞白血病(CMML)。本病多见于老年人，但近年发现儿童患者也并非少见。且儿童 MDS 的某些特点与成人有所不同。

一、诊断

(一)临床表现

以贫血症状为主，可兼有发热、出血和感染，部分患者可有肝大、脾大、淋巴结肿大。

(二)辅助检查

1.血常规

外周血任一系或任二系或全血细胞减少，偶可白细胞增多，可见有核红细胞或巨大红细胞或其他病态造血现象。

2.骨髓检查

骨髓涂片或病理检查有三系或二系、任一系血细胞呈病态造血。

3.祖细胞体外培养

包括多向祖细胞(CFU-mix)、粒-单祖细胞(CFU-GM)、红系祖细胞(CFU-E 和 BFU-E)、巨核祖细胞(CFU-MK)等。

4.免疫学检查

MDS 患者可有细胞免疫异常和体液免疫异常。

5.染色体检查

MDS 骨髓细胞染色体异常的检出率为 40%～70%。常见的染色体异常为＋8，$20q^-$，$-5/5q^-$，$-7/7q^-$ 等。

(三)分型标准

见表 7-1。

表 7-1 MDS 的分型

亚型	外周血	骨髓
	原粒细胞＋早幼粒细胞	原粒细胞＋早幼粒细胞
1.RA	<1%	<5%
2.RAS	<1%	<5%，但环形铁粒幼细胞>骨髓有核细胞的 15%
3.RAEB	<5%	5%～20%
4.RAEB-t	>5%	>20%，<30%或细胞中有 Auer 小体
5.CMML	白细胞可增多，有单核细胞增多(占 20%～40%，或绝对值>1×10^9/L)	粒系增多，单核细胞增多可占 20%左右，红细胞系减少，Ph1 染色体阴性

二、鉴别诊断

根据临床表现、外周血和骨髓的病态造血表现，并除外其他有病态造血表现的疾病，即可考虑为 MDS。本病与其他某些疾病有一些共同的特点，临床上容易误诊，需予以鉴别。

(一)再生障碍性贫血(AA)

全血细胞减少时须除外急慢性再生障碍性贫血。不典型再生障碍性贫血往往表现局灶性骨髓增生，但一般无病态造血，并且多部位穿刺往往提示骨髓增生低下可作鉴别。低增生 MDS 往往会与再生障碍性贫血混淆，但 MDS 患者骨髓原始细胞增多，往往有两系以上的病态造血，骨髓活检有小巨核细胞和 ALIP。此与再生障碍性贫血不同。

(二)营养性巨幼细胞性贫血

幼红细胞有巨幼变时须除外营养性巨幼细胞贫血，此类患者临床上也可表现贫血、白细胞和血小板减少，骨髓细胞增生活跃，有巨幼变。但测定此类患者维生素 B_{12} 和叶酸浓度往往是降低的，应用维生素 B_{12} 和叶酸治疗有效。此外 MDS 患者骨髓病理有粒系不成熟前期细胞异常定位(ALIP)现象也可区别。

(三)幼年型慢性粒细胞性白血病(JCML)

常表现为肝、脾大，外周血白细胞增高，血小板减低，骨髓增生活跃，预后差等，均与 MDS 中的 CMML 有共同的特点，但 CMML 有单核细胞增多，Ph1 染色体和 *bcr/abl* 融合基因阴性可与 CML 区别。

三、治疗

(一)刺激造血

可用司坦唑醇、集落刺激因子(GM-CSF，G-CSF)、白细胞介素-3(IL-3)等。

(二)诱导分化

可选用顺式维A酸或全反式维A酸、α干扰素、三尖杉碱或高三尖杉酯碱、骨化三醇等。

(三)化疗

1.单药化疗

可用小剂量阿糖胞苷(Ara-c)、蒽环类药(阿柔比星、伊达比星)、依托泊苷(VP16)等。

2.联合化疗

采用DA(柔红霉素＋阿糖胞苷)、DAT(DA＋6-TG)及HA(高三尖杉酯碱＋阿糖胞苷)、HOAP(高三尖杉酯碱、长春新碱、阿糖胞苷、泼尼松)、DOAP及DHA或MA(米托蒽醌＋阿糖胞苷)等。

(四)造血干细胞移植

异基因造血干细胞移植为治愈MDS的最有效途径,有条件者可选用。

四、治疗要点

(1)MDS病例中约1/3死于并发症,如感染和出血;20%～25%进展为急性白血病。

(2)由于MDS患者多有全血细胞减少,临床上易出现感染和出血,支持治疗尤显重要。对重度贫血或血小板明显下降者可予输浓缩红细胞和血小板。感染是MDS的常见并发症,主张采用广谱抗生素,对严重感染也可采用抗生素与大剂量静脉丙种球蛋白的联合应用。

(3)MDS的治疗遵循按阶段施治的原则。如RA和RAS的主要问题是贫血,多采用以调节和刺激造血的药物为主。RAEB、RAEB-t和CMML可选用诱导分化、化疗或造血干细胞移植。

(4)联合化疗主要适用于RAEB、RAEB-t及CMML亚型。多药联合化疗仅适用于白血病转化期或由体外培养、细胞遗传学检查、临床表现和实验室检查发现确定为有白血病转化倾向者,但早期采用强烈方案并不能预防和推迟白血病的转化。

(5)造血生长因子应用于MDS可刺激残存的正常造血前体细胞增殖分化和成熟,诱导异常克隆细胞的分化成熟,提高恶性细胞对化疗药物的敏感性。但在RAEB及RAEB-t亚型,由于G-CSF和GM-CSF可使原始细胞增加,需慎用。

(宋　红)

第八章

循环系统疾病

第一节　概　　述

一、正常心血管解剖生理

(一)心脏的胚胎发育

人类胚胎早期,在22天左右原始心管形成。至胎龄22～24天,在一系列基因的调控下,由头至尾,形成了动脉干、心球、心室、心房与静脉窦等结构。与此同时,心管发生扭转,心球转至右尾侧位,心管逐渐扭曲、旋转,心室的扩展和伸张较快,因此渐渐向腹面突出,这样使出自心球、原来处于心管前后两端的动脉总干和静脉窦都位于心脏的前端。心脏的流入孔道和流出孔道并列在一端,四组瓣膜环也连在一起,组成纤维支架。

至胚胎29天左右,心脏外形基本形成,但此时心脏仍为单一的管道。房和室的最早划分为房室交界的背面和腹面长出心内膜垫,背侧内膜垫与腹侧内膜垫相互融合成为中间的分隔结构,将房室分隔开。心房的左右之分起始于胚胎第3周末,在心房腔的前背部长出一镰状隔,为第一房间隔,其下缘向心内膜垫生长,暂时未闭合时所留孔道名第一房间孔。在第一房间孔未闭合前,第一房间隔的上部形成另一孔,名第二房间孔,这样使左右心房仍保持相通。至胚胎第5～6周,于第一房间隔右侧又长出一镰状隔,名第二房间隔,此隔在向心内膜垫延伸过程中,其游离缘留下一孔道,称卵圆孔,此孔与第一房间隔的第二房间孔上下相对。随着心脏继续成长,第一房间隔与第二房间隔渐渐接近而黏合,第二房间孔被第二房间隔完全掩盖,即卵圆孔处第一房间隔紧贴着作为此孔的幕帘,血流可由右侧推开幕帘流向左侧,反向时幕帘遮盖卵圆孔而阻止血液自左心房流向右心房(图8-1)。心房内分隔形成时,由心室底部突出室间隔基胚并向房室管方向生长,使心室分成左右两半,至胚胎第7周时室间隔上缘的结缔组织、漏斗部及心内膜垫融合成膜部室间隔,使室间孔完全闭合。心室间隔的形成有3个来源:①肌隔,由原始心室底壁向上生长,部分地将左、右二室分开。②心内膜垫向下生长与肌隔相合,完成室间隔。③小部分为动脉总干及心球分化成主动脉与肺动脉时的中隔向下延伸的部分。后两部分形成室间隔的膜部。室间隔发育过程中任何部分出现异常即可出现室间隔缺损,其中以室间隔膜周部缺损最常见。二尖瓣、三尖瓣分别由房室交界的左右侧、腹背侧心内膜垫及圆锥隔组成(图8-2)。

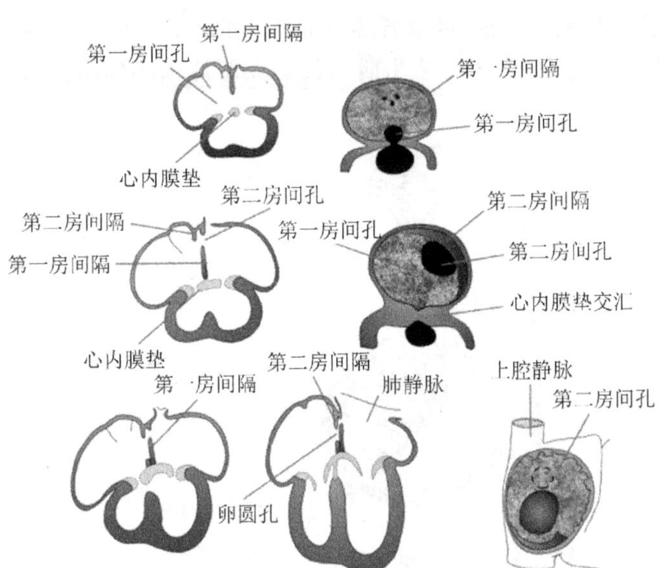

图 8-1 人类胚胎 30 天左右心房间隔的发育过程

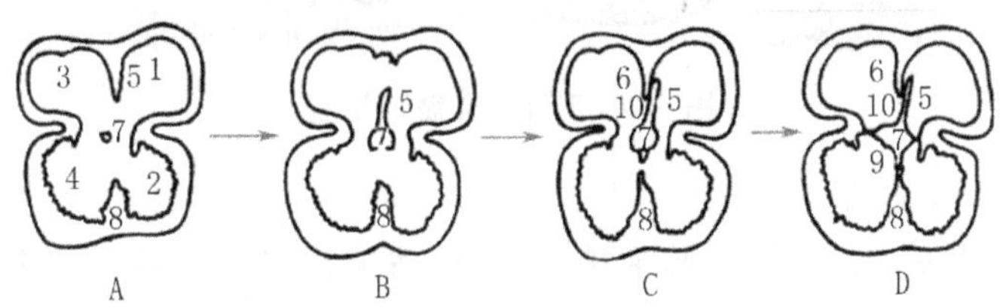

1.左心房;2.左心室;3.右心房;4.右心室;5.第一房间隔;6.第二房间隔;7.心内膜垫;8.室隔肌部;9.室隔膜部;10.卵圆孔

图 8-2 人类室间隔的发育

原始的心脏出口是一根动脉总干,在总干的内层对侧各长出一纵嵴,两者在中央轴相连,将总干分为主动脉与肺动脉。由于该纵隔自总干分支处呈螺旋形向心室生长,使肺动脉向前、向右旋转与右心室连接,主动脉向左、向后旋转与左心室连接。如该纵隔发育遇障碍,分隔发生偏差或扭转不全,则可造成主动脉骑跨、大动脉错位等畸形。

原始心脏于胚胎第 2 周开始形成后,约于第 4 周起有循环作用,至第 8 周房室间隔已完全长成,即成为四腔心脏。先天性心脏畸形的形成主要就是在这一时期。

(二)胎儿新生儿循环转换

1.正常胎儿循环

胎儿时期的营养和气体代谢是通过脐血管和胎盘与母体之间以弥散方式而进行交换的。由胎盘来的动脉血经脐静脉进入胎儿体内,至肝脏下缘,约 50%的血流入肝脏与门静脉血流汇合,另一部分经静脉导管入下腔静脉,与来自下半身的静脉血混合,共同流入右心房。由于下腔静脉瓣的阻隔,使来自下腔静脉的混合血(以动脉血为主)流入右心房后,约 1/3 经卵圆孔流入左心房,再经左心室流入升主动脉,主要供应心脏、脑及上肢;其余的流入右心室。从上腔静脉回流的来自上半身的静脉血,流入右心房后绝大部分流入右心室,与来自下腔静脉的血一起进入肺动脉。由于胎儿肺脏处于压缩状态,肺动脉的血只有少量流入肺脏,经肺静脉回到左心房,而约 80%的血液经动脉导管与来自升主动脉的血汇合后进入降主动脉(以静脉血为主),供应腹腔器官及下肢，同时经过脐动脉流回胎盘，换取营养及氧气。故胎儿期供应脑、心、肝及上肢的血氧量远远较下半身为多（图 8-3）。右心室在胎儿期不仅要克服体循环的阻力，同时承担着远较左心室多的容量负荷。

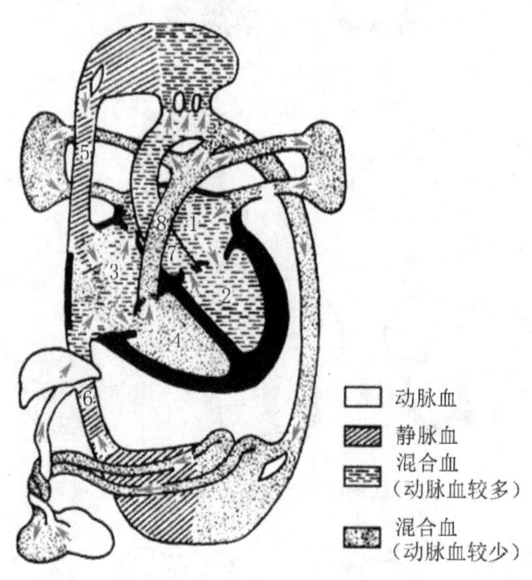

图 8-3　正常胎儿循环特点

2.出生后血液循环的改变

出生后脐血管被阻断，呼吸建立，肺泡扩张，肺小动脉管壁肌层逐渐退化，管壁变薄并扩张，肺循环压力下降。从右心经肺动脉流入肺脏的血液增多，使肺静脉回流至左心房的血量也增多，左心房压力因而增高。当左心房压力超过右心房时，卵圆孔瓣膜先在功能上关闭，到出生后 5～7 个月，解剖上大多闭合。自主呼吸使血氧增高，动脉导管壁平滑肌受到刺激后收缩，同时，低阻力的胎盘循环由于脐带结扎而终止，体循环阻力增高，动脉导管处逆转为左向右分流，高的动脉氧分压加上出生后体内前列腺素的减少，使导管逐渐收缩、闭塞，最后血流停止，成为动脉韧带。足月儿 80％在出生后 10～15 小时形成功能性关闭。约 80％的婴儿于出生后 3 个月、95％的婴儿于生后 1 年内形成解剖性关闭。若动脉导管持续未闭，可认为有畸形存在。脐血管则在血流停止后 6～8 周完全闭锁，形成韧带。

二、儿童心血管病检查方法

（一）病史和体格检查

在小儿心血管病的诊断中，病史和体格检查具有重要的价值。仔细的病史询问和体格检查，对疾病的发生发展、诊疗过程及后续的诊断性检查的安排提供重要线索。

1.病史询问

小儿时期，尤其是 3 岁以内婴幼儿的心血管疾病以先天性心脏病最常见。心脏杂音、青紫及心功能不全是先天性心脏病患者最常见的就诊原因，其出现时间及演变对疾病的诊断、治疗决策、预后判断有重要意义。反复的肺炎、心功能不全、生长发育迟缓是大量左向右分流的证据；左心房或肺动脉扩张压迫喉返神经可引起声音嘶哑。婴幼儿的心功能不全以呼吸浅促、喂养困难、易出汗更突出。有青紫者应注意排除呼吸系统疾病，还要询问有无蹲踞、缺氧发作。一些后天获得性心血管疾病，如川崎病，主要见于3岁以下小儿，临床上的皮肤、黏膜、淋巴结等的表现独特。风湿性心脏病多见于年长儿，注意有无咽痛、游走性关节痛、舞蹈病等病史。对胸闷、心悸、心前区疼痛者应注意心律失常、心肌疾病。病史询问中还要注意母孕早期有无病毒感染、放射线接触、有害药物应用史及有无家族遗传性疾病史。许多先天性心脏病与遗传性疾病有关，肥厚型心肌病常有阳性家族史。

2.体格检查

(1)全身检查：评价生长发育，注意特殊面容及全身合并畸形、精神状态、体位和呼吸频率。检查口唇、鼻尖、指(趾)端等毛细血管丰富部位有无发绀，青紫6个月至1年后可出现杵状指(趾)。皮肤黏膜瘀点是感染性心内膜炎血管栓塞的表现；皮下小结、环形红斑是风湿热的主要表现之一。注意颈动脉搏动，肝颈静脉回流征，肝脾大小、质地及有无触痛，下肢有无水肿。

(2)心脏检查。①视诊：心前区有无隆起，心尖冲动的位置、强弱及范围。心前区隆起者多示有心脏扩大，应注意与佝偻病引起的鸡胸相鉴别。正常＜2岁的小儿，心尖冲动见于胸骨左缘第4肋间，其左侧最远点可达锁骨中线外1 cm；5～6岁时在胸骨左缘第5肋间，锁骨中线上。正常的心尖冲动范围不超过2～3 cm^2，若心尖冲动强烈、范围扩大，提示心室肥大。左心室肥大时，心尖冲动最强点向左下偏移；右心室肥大时，心尖冲动弥散，有时扩散至剑突下。心尖冲动减弱见于心包积液和心肌收缩力减弱。右位心的心尖冲动则见于右侧。消瘦者心尖冲动易见，而肥胖者相反。②触诊：进一步确定心尖冲动的位置、强弱及范围，心前区有无抬举感及震颤。胸骨左缘第5～6肋间锁骨中线外的抬举感为左心室肥大的佐证，胸骨左缘第3～4肋间和剑突下的抬举感提示右心室肥大。震颤的位置有助于判断杂音的来源。③叩诊：可粗略估计心脏的位置及大小。④听诊：注意心率的快慢、节律是否整齐，心音的强弱，是亢进、减弱还是消失，有无分裂，特别是肺动脉瓣区第二心音(P_2)意义更大。P_2亢进提示肺动脉高压，而减弱则支持肺动脉狭窄的诊断；正常儿童在吸气时可有生理性P_2分裂，P_2固定性分裂是房间隔缺损的独特体征。杂音对鉴别先天性心脏病的类型有重要意义，需注意其位置、性质、响度、时相及传导方向。

(3)周围血管征：比较四肢脉搏及血压，如股动脉搏动减弱或消失，下肢血压低于上肢，提示主动脉缩窄。脉压增宽，伴有毛细血管搏动和股动脉枪击音，提示动脉导管未闭或主动脉瓣关闭不全等。

(二)特殊检查

1.普通X线检查

X线平片是适用小儿先天性心脏病诊断的常用手段，具有价格低廉、方法简便、辐射量小和易于复查的优点，包括胸部透视和摄片。透视可动态观察心脏和大血管的搏动、位置、形态及肺血管的粗细、分布，但不能观察细微病变。摄片可弥补这一缺点，并留下永久记录，常规拍摄正位片，必要时辅以心脏三位片。分析心脏病X线片时，应注意以下几点。

(1)摄片质量要求：理想的胸片应为吸气相拍摄，显示肺纹理清晰，对比良好，心影轮廓清晰，心影后的胸椎及椎间隙可见。

(2)测量心胸比值：年长儿应小于50%，婴幼儿小于55%，呼气相及卧位时心胸比值增大。

(3)肺血管阴影，是充血还是缺血，有无侧支血管形成。

(4)心脏的形态、位置及各房室有无增大，血管有无异位，肺动脉段是突出还是凹陷，主动脉结是增大还是缩小。

(5)确定有无内脏异位症：注意肝、胃泡及膈的位置，必要时可拍摄增高电压(100～140 kV)

的高 kV 胸片,观察支气管的形态。

2.心电图

心电图对心脏病的诊断有一定的帮助,对各种心律失常具有特异性,对房室肥大、传导阻滞、电解质紊乱及药物中毒等有提示意义,对心脏位置及心肌病变也有重要的参考价值,24 小时动态心电图及各种负荷心电图可提供更多的信息。在分析小儿心电图时应注意年龄的影响。

(1)年龄越小,心率越快,各间期及各波的时限较短,有些指标的正常值与成人有差别。

(2)QRS 综合波以右心室占优势,尤其在新生儿及婴幼儿,随着年龄增长逐渐转为左心室占优势。

(3)右胸前导联的 T 波在不同年龄有一定改变,如生后第 1 天,V_1 导联 T 波直立,4～5 天后 T 波转为倒置或双相。

3.超声心动图

超声心动图是一种无创检查技术,不仅可以提供详细的心脏解剖结构信息,还能提供心脏功能及部分血流动力学信息,有以下几种。

(1)M 型超声心动图:能显示心脏各层结构,特别是瓣膜的活动,常用于测量心腔、血管内径,结合同步记录的心电图和心音图可计算多种心功能指标。

(2)二维超声心动图:是目前各种超声心动图的基础,可实时地显示心脏和大血管各解剖结构的活动情况及它们的空间毗邻关系。经食管超声检查使解剖结构显示更清晰,已用于心脏手术和介入性导管术中,进行监护及评估手术效果。

(3)多普勒超声:有脉冲波多普勒、连续波多普勒及彩色多普勒血流显像 3 种,可以检测血流的方向及速度,并换算成压力阶差,可用于评估瓣膜、血管的狭窄程度,估算分流量及肺动脉压力,评价心功能等。

(4)三维超声心动图:成像直观、立体感强、易于识别,还可对图像进行任意切割,充分显示感兴趣区,为外科医师模拟手术进程与切口途径选择提供了丰富的信息。

超声心动图检查已经能为绝大多数的先天性心脏病作出准确的诊断并为外科手术提供足够的信息,已部分取代了心脏导管及造影术,而且能在胎儿期作出部分先天性心脏病的诊断。

4.心导管检查

心导管检查是先天性心脏病进一步明确诊断和决定手术前的重要检查方法之一,根据检查部位不同分为右心导管检查、左心导管检查两种。右心导管检查系经皮穿刺股静脉,插入不透 X 线的导管,经下腔静脉、右心房、右心室至肺动脉;左心导管检查时,导管经股动脉、降主动脉逆行至左心室。检查时可探查异常通道,测定不同部位的心腔、大血管的血氧饱和度、压力,进一步计算心排血量、分流量及血管阻力。通过肺小动脉楔入压测定可以评价肺高压患者的肺血管床状态,对左心房入口及出口病变、左心室功能等有一定意义。连续压力测定可评价瓣膜或血管等狭窄的部位、类型、程度。此外经心导管检查还可进行心内膜活体组织检查、电生理测定。

5.心血管造影

心导管检查时,根据诊断需要将导管顶端送到选择的心腔或大血管,并根据观察不同部位病损的要求采用轴向(成角)造影,同时进行快速摄片或电影摄影,以明确心血管的解剖畸形,尤其对复杂性先天性心脏病及血管畸形,心血管造影仍是重要的检查手段。数字减影造影技术(DSA)的发展及新一代造影剂的出现降低了心血管造影对人体的伤害,使诊断更精确。

6.放射性核素心血管显像

小儿心血管疾病的放射性核素示踪技术主要用于心功能的测定、左向右分流定量分析和了解心肌缺血状况。常用的放射性核素为^{99m}Tc,静脉注射后,应用γ闪烁照相机将放射性核素释放的γ射线最终转换为点脉冲,所有的数据均由计算机记录、存储,并进行图像重组及分析。

7.磁共振成像

磁共振成像(MRI)具有无电离辐射损伤、多剖面成像能力等特点,有多种技术选择,包括自旋回波技术(SE)、电影MRI、磁共振血管造影(MRA)及磁共振三维成像技术等。常用于主动脉弓等流出道畸形的诊断,并已经成为复杂畸形诊断的重要补充手段。

8.计算机断层扫描

电子束计算机断层扫描(EBCT)和螺旋CT已应用于心血管领域。对下列心脏疾病有较高的诊断价值:心外大血管异常及其分支的病变;心脏瓣膜、心包和血管壁钙化,心腔肿块、心包缩窄、心肌病等。

(田　静)

第二节　心律失常

一、窦性心动过速

(一)临床要点

窦性心动过速是指窦房结发出激动的频率超过正常心率范围的下限。其原因有生理性,如哭闹、运动、情绪紧张等;病理性主要有发热、贫血、甲状腺功能亢进、心肌炎、风湿热、心力衰竭等。一般无临床症状,年长儿有时可心悸。

(二)心电图特征

窦性心律,心率超过该年龄正常心率范围。婴儿心率超过140次/分,1～6岁儿童心率超过120次/分,6岁以上儿童心率超过100次/分。

(三)治疗

心律失常主要针对病因。有症状者可用β受体阻滞剂或镇静剂。

二、窦性心动过缓

(一)临床要点

窦性心动过缓是指窦房结发出激动的频率低于正常心率。多由于迷走神经张力过高、颅内压增高、甲状腺功能减退、β受体阻滞剂作用所致,少数为窦房结本身的病变。一般无症状,心率显著缓慢时可有头晕、胸闷,甚至晕厥。

(二)心电图特征

窦性心律,心率低于该年龄正常心率范围;婴儿心率少于100次/分,14岁儿童少于80次/分,3～8岁儿童少于70次/分,8岁以上儿童少于60次/分。

(三)治疗

主要针对病因。心率明显缓慢或有症状者,可口服阿托品,剂量每次 0.01～0.02 mg/kg,每天3～4 次。

三、期前收缩

按其期前收缩起源部位的不同分为房性、房室交界区性及室性期前收缩。期前收缩既可见于明确病因,如各种感染、器质性心脏病、缺氧、药物作用及自主神经功能不稳定等,也可见于健康小儿。

(一)临床特点

多数小儿无症状,少数有心悸、胸闷、心前区不适。心脏听诊可听到心搏提早搏动之后有较长的间歇。脉搏短绌。期前收缩于运动后增多,提示同时有器质性心脏病。

(二)心电图特征

1.房性期前收缩

(1)提前出现的房性 P 波(P′波),P′波形态与窦性 P 波略有不同。P′-R＞0.10 秒。

(2)P′波后有 QRS 波,一般形态正常,P′引起 QRS 波有时增宽变形,似右束支传导阻滞图形,称房性期前收缩伴室内差异性传导。

(3)P′波后无 QRS 波时称为房性期前收缩未下传,P′波可出现在前一个窦性 T 波中,T 波形态轻度异常期前收缩后代偿间歇多为不完全性代偿间歇(图 8-4)。

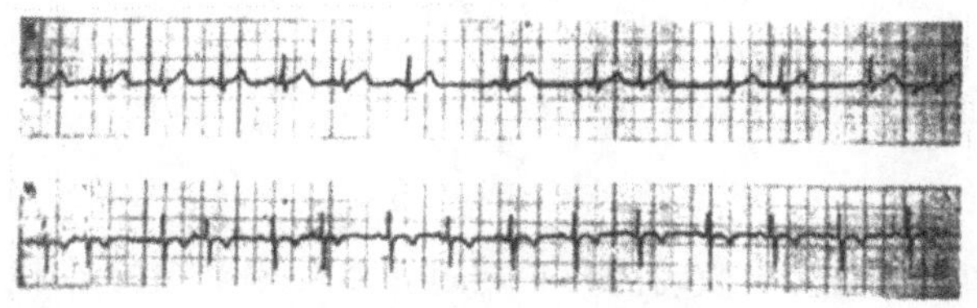

图 8-4 房性期前收缩

2.房室交界区性期前收缩

(1)提前出现的 QRS 波,形态正常。

(2)在 QRS 波之前、中或后有逆行 P′波,但 P′-R＜0.10 秒,QRS 波之后则 RP′＜0.20 秒。

(3)代偿间期往往为不完全性代偿间歇。

3.室性期前收缩

(1)提前出现的宽大畸形 QRS-T 波群,期前收缩前无 P′波;T 波与 QRS 主波方向相反。

(2)代偿间歇常为完全性代偿间歇。

(3)同一导联出现两种或两种以上形态的期前收缩,而配对间期固定者称多形性期前收缩。

(4)若同一导联出现两种或两种以上形态的期前收缩,且配对间期不相等者,称多源性期前收缩(图 8-5)。

室性期前收缩有以下情况应视为器质性期前收缩:①先天性或后天性心脏病基础上出现期前收缩或心功能不全出现期前收缩。②室性期前收缩、房性期前收缩或房室交界性期前收缩同时存在。③心电图同时有 Q-T 间期延长或 R-ON-T 现象(提前的 QRS 波落在 T 波上)。④有症状的多源、频发期前收缩,特别是心肌炎、心肌病等。对判断器质性室性期前收缩有困难时,应进行 24 小时动态心电图检测。

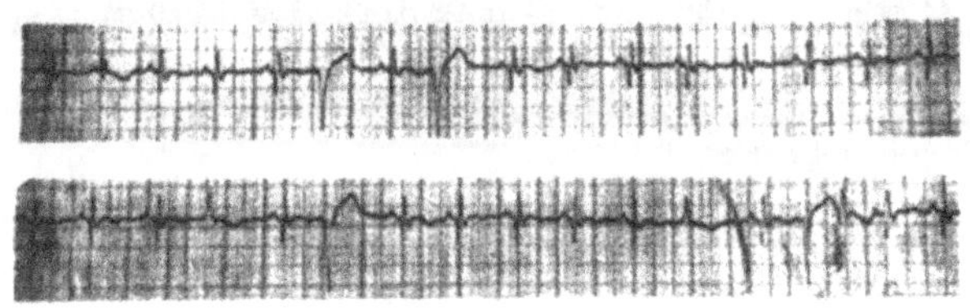

图 8-5 室性期前收缩

(三)治疗

包括病因治疗和应用抗心律失常药。

1.房性期前收缩

大多数偶发、无症状者属良性,不需药物治疗。如频发者可给予普罗帕酮(心律平)或β受体阻滞剂。1 岁以内的婴儿频发房性期前收缩,易发生心房扑动和室上性心动过速,可用地高辛,无效时可加用普萘洛尔(心得安)。

2.房室交界区性期前收缩

不需特殊治疗。

3.室性期前收缩

未发现器质性心脏病又无症状者不需用抗心律失常药。有器质性期前收缩应予治疗。可选用美西律(慢心律)口服,每天 2～5 mg/kg,每 8 小时一次。普罗帕酮每次 5～7 mg/kg,每 6～8 小时一次口服。胺碘酮每天 5～10 mg/kg,分 3 次,口服 1～2 周后逐渐减量至原来的 1/3,每天 1 次,服 5 天,停 2 天。普萘洛尔每天 1～3 mg/kg,分 3 次。洋地黄中毒和心脏手术后发生的室性期前收缩,选用苯妥英钠每次2～4 mg/kg,缓慢静脉注射,可于 15～20 分钟后重复一次,总量为 15 mg/kg。肥厚性心肌病的室性期前收缩,用钙离子拮抗剂维拉帕米(异搏定),每天 1～3 mg/kg,分 3 次口服。

四、阵发性室上性心动过速

阵发性室上性心动过速的发生机制多数为折返激动,其次为心房或房室结自律性增高。室上性心动过速多见于无器质性心脏病者,可因呼吸道感染、疲劳、情绪激动等诱发。室上性心动过速也可发生于某些器质性心脏病、心肌炎、洋地黄中毒、电解质紊乱、心导管检查及心脏手术后。预激综合征的患儿 50%～90%可发生阵发性室上性心动过速。

(一)临床要点

1.症状

阵发性室上性心动过速突然发生突然停止,婴儿常烦躁不安、拒食、呕吐、面色灰白、呼吸急速,肺部有啰音,心率每分钟 200～300 次,一次发作数秒钟或数小时,如发作时间长达 24 小时以上可导致心力衰竭或休克,易误诊为重症肺炎。儿童常心悸、头晕、疲乏、烦躁,伴有恶心、呕吐、腹痛,少数可有短暂昏厥,但较少发生心力衰竭和休克。

2.心电图特征

(1)心室率快而匀齐,婴儿常为 230～300 次/分,儿童常为 160～200 次/分,R-R 间期绝对匀齐。

(2)P′波可与 QRS 波重叠,若见到 P′波形态异常,为逆行 P′波。

(3)QRS 波群绝大多数形态正常,少数合并室内差异传导或逆向型房室折返心动过速时 QRS 波增宽。

(4)可有继发ST-T改变(图 8-6)。

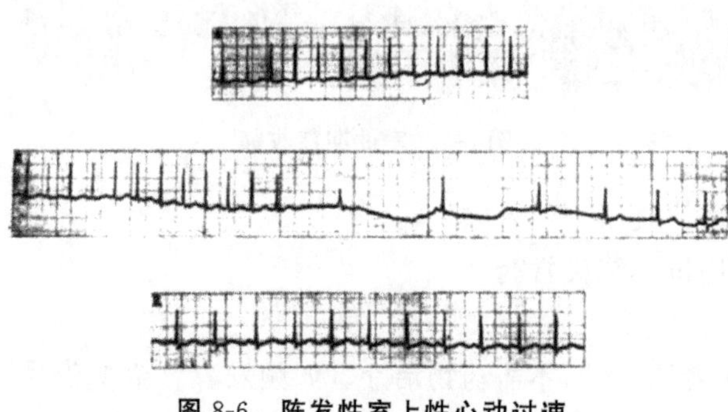

图 8-6 阵发性室上性心动过速

(二)治疗

包括终止发作和预防复发。

1.终止发作

(1)用兴奋迷走神经的方法:小婴儿用冰水毛巾敷面部,每次 10～15 秒。儿童可深吸气屏住呼吸;刺激咽后壁,使作呕;或压迫一侧颈动脉窦。

(2)抗心律失常药。①普罗帕酮:对折返性心动过速和自律性增高均有效,剂量为 1～2 mg/kg加入 10%葡萄糖溶液 10 mL 中缓慢静脉注射。首剂未转复者,隔 10 分钟可重复,不可超过 3 次。有心力衰竭或传导阻滞者忌用。②维拉帕米:为钙通道阻滞剂,通过延长房室结不应期而阻断折返。年龄大于1 岁且未并发心力衰竭者可选用。剂量为 0.1～0.2 mg/kg,一次量不超过 5 mg,加入葡萄糖溶液中缓慢静脉注射。未转复者间隔 15～20 分钟可重复一次,有心力衰竭、低血压、房室传导阻滞者忌用。③三磷酸腺苷(ATP):婴儿每次 3～5 mg,儿童每次 7～15 mg,加入 10%葡萄糖 1～5 mL 中于 2 秒内快速静脉推注。有时此药伴严重不良反应,如心脏停搏。④地高辛:有心力衰竭者宜选用,用量与治疗急性心力衰竭相同。⑤普萘洛尔:剂量为 0.1 mg/kg 加 10%葡萄糖溶液稀释,缓慢静脉注射。

(3)同步直流电击复律。

(4)射频消融术:对上述药物治疗难奏效或频繁复发者可用射频消融术治疗。

2.预防复发

在终止发作后继续口服药物,常用药物有地高辛、普萘洛尔、普罗帕酮、胺碘酮等,口服维持量6～12 个月。

五、阵发性室性心动过速

阵发性室性心动过速是一种严重的快速心律失常,可导致血流动力学障碍。根据波形特征,分单形和多形性室性心动过速。每次发作时间 30 秒内自行终止为非持续性室性心动过速;超过 30 秒或患者发生晕厥者为持续性室性心动过速。

(一)临床意义

室性心动过速急性多见于缺氧、酸中毒、感染、药物、高(低)血钾,慢性多见于有器质性心脏病者,如心肌炎、心肌病、二尖瓣脱垂、原发心脏肿瘤、Q-T 间期延长、心导管检查及心脏手术后、冠状动脉起源异常、右心室发育不全。少数小儿原因不明。特发性室性心动过速无器质性心脏病的临床证据，用射频消融治疗有效。

(二)诊断

1.临床要点

临床表现有突发、突止的特点，症状常有发作性头晕、心悸、疲乏、心前区疼痛，严重者可晕厥、抽搐或猝死。婴儿易出现心力衰竭或休克。

2.心电图特征

(1)连续3次或3次以上的期前QRS波群，时限增宽，形态畸形，心室率为150～250次/分，R-R间期可略有不齐。

(2)房室分离，可见窦性P′波与QRS波各自独立，无固定时间关系，呈干扰性房室脱节，心室率快于心房率。

(3)常出现心室夺获及室性融合波。

(三)治疗

包括终止室性心动过速发作，预防室性心动过速复发。

1.消除病因

如药物不良反应、电解质紊乱等。

2.危重患儿

首选同步直流电击复律，用量为2～5 ws/kg，婴儿每次小于50 ws，儿童每次小于100 ws，无效者间隔20～30分钟重复一次。洋地黄中毒者忌电击治疗。

3.抗心律失常药物

(1)利多卡因：首选，剂量1 mg/kg，稀释后缓慢静脉注射。无效者间隔5～10分钟可重复一次，总量3～5 mg/kg。室性心动过速纠正后每分钟20～30 mg/kg静脉滴注维持。

(2)普罗帕酮：1～2 mg/kg，稀释后缓慢静脉注射。无效可重复1～3次。

(3)苯妥英钠：2～4 mg/kg，加生理盐水稀释后缓慢静脉注射，无效可重复1～3次，总量为15 mg/kg。其对洋地黄中毒及心脏手术者效果较好。

(4)胺碘酮：对上述药物无效的顽固性室性心动过速可采用胺碘酮，每次1 mg/kg，静脉注射10分钟，无效者间隔5～10分钟重复同样剂量，总量24小时＜10 mg/kg。或用负荷量2.5～5 mg/kg，静脉注射30～60分钟，可重复1次，总量24小时≤10 mg/kg。

4.射频消融术

对顽固病例并被证实为折返激动所致，尤其是特发性室性心动过速可用射频消融治疗。

5.预防复发

对有复发倾向者可口服普罗帕酮、普萘洛尔、胺碘酮等有效药物。

六、房室传导阻滞

房室传导阻滞是小儿较常见的缓慢性心律失常，按房室传导阻滞的程度可分为Ⅰ、Ⅱ、Ⅲ度房室传导阻滞。病因有急性感染、心肌炎、心肌病、电解质紊乱、洋地黄或其他药物中毒及心脏手术等。少数为先天性房室结发育畸形或胎儿期房室结病变所致，称先天性完全性房室传导阻滞。Ⅰ度和Ⅱ度1型可为迷走神经张力增高所致。

(一)Ⅰ度房室传导阻滞

1.临床要点

Ⅰ度房室传导阻滞临床一般无症状,听诊第一心音低钝。有时健康小儿亦可出现Ⅰ度房室传导阻滞。

2.心电图特征

P-R 间期超过正常最高值,即:婴儿 P-R>0.14 秒,学龄前儿童 P-R>0.16 秒,学龄期儿童 P-R>0.18 秒,青春期儿童 P-R>0.20 秒。其正常值与心率有关(图 8-7)。

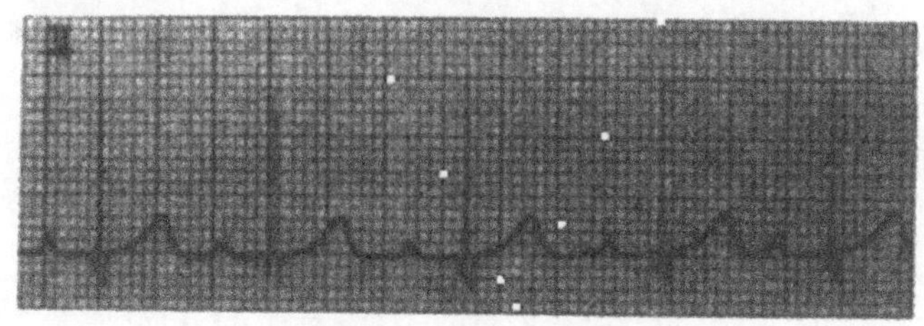

图 8-7 Ⅰ度房室传导阻滞

3.治疗

针对病因治疗,不需用抗心律失常药。随着病因的消除,Ⅰ度房室传导阻滞可消失。

(二)Ⅱ度房室传导阻滞

1.临床要点

Ⅱ度房室传导阻滞的临床症状视传导阻滞的严重程度及心室率的快慢而定,可无症状或有心悸、头晕等。

2.心电图特征

Ⅱ度房室传导阻滞分为 1 型(莫氏Ⅰ型)和 2 型(莫氏Ⅱ型)。

(1)Ⅱ度 1 型房室传导阻滞。①P-R 间期随每次心搏逐次延长,直至 P′波后脱落一个 QRS 波群(心室漏搏)。周而复始,呈规律性改变。②P-R 间期逐次延长的同时,R-R 间期逐次缩短,续以一个较长的 R-R 间期。③伴有心室漏搏的长 R-R 间期小于任何 2 个 R-R 间期之和(图 8-8)。

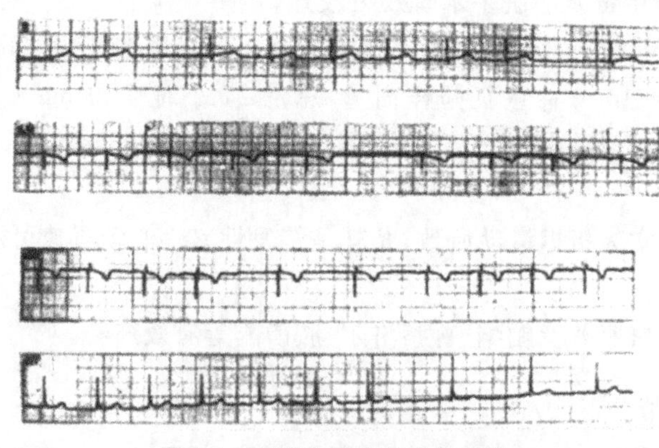

图 8-8 Ⅱ度 1 型房室传导阻滞

(2)Ⅱ度 2 型房室传导阻滞。①P-R 间期正常或稍延长,但固定不变。②P′波按规律出现,QRS 波呈周期性脱落,伴有心室漏搏的长 R-R 间隔为短 R-R 间隔的倍数。③房室间传导比例多为 2∶1 或 3∶1 下传(图 8-9)。

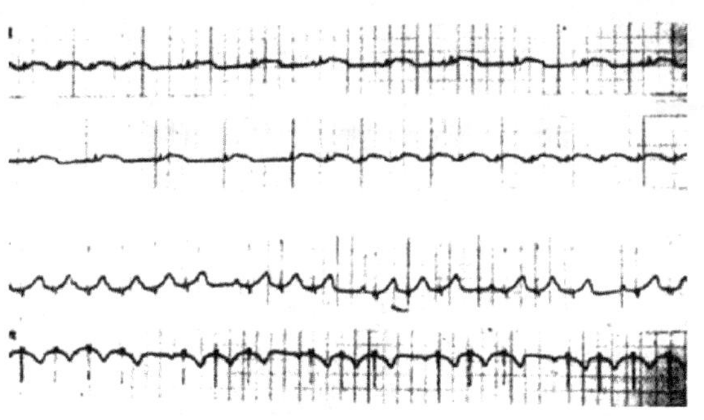

图 8-9　Ⅱ度 2 型房室传导阻滞

3.治疗

主要针对病因治疗，Ⅱ度 1 型房室传导阻滞是暂时的，多可恢复，而Ⅱ度 2 型房室传导阻滞可逐渐演变为Ⅲ度房室传导阻滞。

(三)Ⅲ度(完全性)房室传导阻滞

1.临床特征

Ⅲ度(完全性)房室传导阻滞除有原发病、病毒性心肌炎、先天性心脏病等的表现外，婴儿心率少于 80 次/分，儿童少于 60 次/分。当心室率少于 40 次/分时，患儿有疲乏、无力、眩晕，严重者可发生阿-斯综合征或心力衰竭。

2.心电图特征

P 波与 QRS 波无固定关系，心室率慢于心房率。QRS 波群形态与阻滞部位有关。若起搏点在房室束分支以上，QRS 波群不宽。若起搏点在希氏束以下，QRS 波群增宽(图 8-10)。

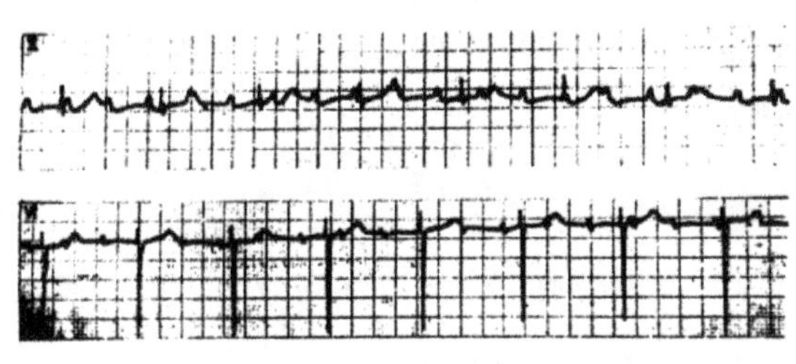

图 8-10　Ⅲ度(完全性)房室传导阻滞

3.治疗

(1)无症状先天性者不需治疗。

(2)病因治疗：如心肌炎或手术暂时损伤者，用肾上腺皮质激素治疗。

(3)提高心率：阿托品每次 0.01～0.03 mg/kg，每天 3～4 次，口服或皮下注射。异丙基肾上腺素加入 5%葡萄糖溶液按 0.1～0.25 mg/(kg・min)静脉滴注，或用 5～10 mg 舌下含服。

(4)放置人工起搏器的适应证。①阿-斯综合征或伴心力衰竭。②心室率持续显著缓慢，新生儿少于 55 次/分，婴儿 50 次/分，儿童低于 45 次/分。③室性心动过速心律失常，阻滞部位在希氏束以下。④对运动耐受量低的患儿。

(田　静)

第三节　小儿高血压

小儿血压超过该年龄组平均血压的2个标准差以上，即在安静情况下，若动脉血压高于以下限值并确定无人为因素所致，应视为高血压（表8-1）。

表8-1　各年龄组血压正常值

年龄组	正常值[kPa(mmHg)]	限值[kPa(mmHg)]
新生儿	10.7/6.7(80/50)	13.4/8(100/60)
婴儿	12.1/8(90/60)	14.7/9.4(110/70)
≤8岁	(12.1～13.4)/(8～9.4)[(90～100)/(60～70)]	16.1/10.2(120/70)
>8岁	(13.4～14.7)/(9.4～10.2)[(100～110)/(70～80)]	17.4/12.1(130/90)

小儿高血压主要为继发性，肾脏实质病变最常见。其中尤以各种类型的肾小球肾炎多见，其次为慢性肾盂肾炎、肾血管性疾病。此外，皮质醇增多症、嗜铬细胞瘤、神经母细胞瘤及肾动脉狭窄等亦是小儿高血压常见的病因。高血压急症是指血压（特别是舒张压）急速升高引起的心、脑、肾等器官严重功能障碍甚至衰竭，又称高血压危象。高血压危象发生的决定因素有血压增高的程度、血压上升的速度及是否存在并发症，而与高血压的病因无关。危象多发生于急进性高血压和血压控制不好的慢性高血压患儿。如既往血压正常者出现高血压危象往往提示有急性肾小球肾炎，而且血压不需上升太高水平即可发生。如高血压合并急性左心衰、颅内出血时即使血压只有中度升高，也会严重威胁患儿生命。

一、病因

根据高血压的病因，分为原发性高血压和继发性高血压。小儿高血压80%以上为继发性高血压。

（一）继发性高血压

小儿高血压继发于其他病因者为继发性高血压。继发性高血压中80%可能与肾脏疾病有关，如急性和慢性肾功能不全、肾小球肾炎、肾病综合征、肾盂肾炎。其他涉及心血管疾病，如主动脉缩窄、大动脉炎；内分泌疾病，如原发性醛固酮增多症、库欣综合征、嗜铬细胞瘤、神经母细胞瘤等；中枢神经系统疾病及铅、汞中毒等。

（二）原发性高血压

病因不明者为原发性高血压，与下列因素有关。

1.遗传

根据国内外有关资料统计，高血压的遗传度在60%～80%，随着年龄增长，遗传效果更明显。检测双亲均患原发性高血压的正常血压子女的去甲肾上腺素、多巴胺浓度明显高于无高血压家族史的相应对照组，表明原发性高血压可能存在有遗传性交感功能亢进。

2.性格

具有A型性格（A型性格行为的主要表现是具有极端竞争性、时间紧迫性、易被激怒或易对

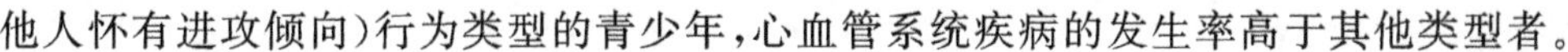

他人怀有进攻倾向)行为类型的青少年,心血管系统疾病的发生率高于其他类型者。

3.饮食

钠离子具有一定的升压作用,而食鱼多者较少患高血压病。因此,对高危人群应限制高钠盐饮食,鼓励多食鱼。

4.肥胖

肥胖者由于脂肪组织的堆积,毛细血管床增加,引起循环血量和心排血量增加,心脏负担加重,日久易引起高血压和心脏肥大。另外高血压的肥胖儿童,通过减少体重可使血压下降,亦证明肥胖对血压升高有明显影响。

5.运动

对少儿运动员的研究表明,体育锻炼使心排血量增加、心率减慢、消耗多余的热量,从而有效地控制肥胖、高血脂、心血管适应能力低下等与心脑血管疾病有关的危险因素的形成与发展,为成人期心脑血管疾病的早期预防提供良好的基础。

二、临床表现

轻度高血压患儿常无明显症状,仅于体格检查时发现。血压明显增高时可有头晕、头痛、恶心、呕吐等,随着病情发展可出现脑、心脏、肾脏、眼底血管改变的症状。

(1)脑部表现以头痛、头晕常见,血压急剧升高常发生脑血管痉挛而导致脑缺血,出现头痛、失语、肢体瘫痪;严重时引起脑水肿、颅内压增高,此时头痛剧烈,并有呕吐、抽搐或昏迷,这种情况称为高血压脑病。

(2)心脏表现有左心室增大,心尖部可闻及收缩期杂音,出现心力衰竭时可听到舒张期奔马律。

(3)肾脏表现有夜尿增多、蛋白尿、管型尿,晚期可出现氮质血症及尿毒症。

(4)眼底变化:早期见视网膜动脉痉挛、变细,以后发展为狭窄,甚至眼底出血和视神经盘水肿。

(5)某些疾病有特殊症状。①主动脉缩窄:发病较早,婴儿期即可出现充血性心力衰竭,股动脉搏动明显减弱或消失,下肢血压低于上肢血压;②大动脉炎多见于年长儿,有发热、乏力、消瘦等全身表现,体检时腹部可闻及血管性杂音;③嗜铬细胞瘤有多汗、心悸、血糖升高、体重减轻、发作性严重高血压等症状。

三、实验室检查

(一)常规检查

(1)尿常规、尿培养、尿儿茶酚胺定性。

(2)血常规和心电图、胸部正侧位片。

(3)血清电解质测定,特别是钾、钠、钙、磷。

(4)血脂测定。总胆固醇、三酰甘油、高密度脂蛋白胆固醇、低密度脂蛋白胆固醇、载脂蛋白A、载脂蛋白B。

(5)血浆肌酐、尿素氮、尿酸、空腹血糖测定。

(6)肾脏超声波检查。

(二)特殊检查

如血压治疗未能控制,或有继发性高血压的相应特殊症状、体征,经综合分析,可选择性进行下列特殊检查。

1.静脉肾盂造影

快速序列法,可见一侧肾排泄造影剂迟于对侧,肾轮廓不规则或显著小于对侧(直径相差1.5 cm以上),造影剂密度大于对侧,或输尿管上段和肾盂有压迹(扩张的输尿管动脉压迫所致)。由于仅能半定量估测肾脏大小和位置,且有假阳性和假阴性,目前已多不用。

2.放射性核素肾图

^{131}I-Hippuran(^{131}I-马尿酸钠)肾图测量^{131}I-Hippuran从尿中排泄率,反映有效肾血流量。^{99m}Tc-DTPA(^{99m}锝-二乙烯三胺戊乙酸)肾扫描,反映肾小球滤过率。肾动脉狭窄时双肾血流量不对称,一侧大于对侧40%～60%;一侧同位素延迟出现;双肾同位素浓度一致,排泄一致。

3.卡托普利-放射性核素肾图

卡托普利为血管紧张素转换酶(ACEI)抑制剂,由于阻止血管紧张素Ⅱ介导的肾小球后出球小动脉的收缩,因此服用卡托普利后行放射性核素肾图检查,可发现患侧肾小球滤过率急剧降低,而血浆流量无明显改变。

4.肾动脉造影

可明确狭窄是双侧或单侧,狭窄部位在肾动脉或分支,并可同时行球囊扩张肾动脉成形术。如患儿肌酐超过119 mmol/L,则造影剂总量应限制,并予适当水化和扩充容量。

5.肾静脉血浆肾素活性比测定

(1)手术前准备:口服呋塞米,成人每次40 mg,每天2次,小儿每次1 mg/kg,每天2次,共1～2天,并给予低钠饮食,停用β受体阻滞剂,30分钟前给予单剂卡托普利,口服。

(2)结果:患侧肾静脉肾素活性大于对侧1.5倍以上。

6.血浆肾素活性测定

口服单剂卡托普利60分钟后测定血浆肾素活性,如大于12 mg/(mL·h),可诊断肾血管性高血压,注意不能服用利尿剂等降压药物。

7.内分泌检查

血浆去甲肾上腺素、肾上腺素和甲状腺功能测定。

四、诊断

目前小儿血压尚缺乏统一的诊断标准,判断儿童高血压的标准常有3种。

(1)国内沿用的标准:学龄前期儿童高于14.6/9.3 kPa(110/70 mmHg),学龄期儿童高于16.0/10.7 kPa(120/80 mmHg),13岁及以上儿童则高于18.7/12.0 kPa(140/90 mmHg)。

(2)WHO标准:小于13岁儿童为高于18.0/11.3 kPa(135/85 mmHg),13岁及以上儿童为高于18.7/12 kPa(140/90 mmHg)。

(3)按Londe建议,收缩压和舒张压超过各年龄性别组的第95百分位数。目前倾向于应用百分位数。百分位是1996年美国小儿血压监控工作组推荐的,根据平均身高、年龄、性别组的标准,凡超过第95百分位为高血压。具体标准见表8-2。

表 8-2　小儿高血压的诊断标准[kPa(mmHg)]

年龄(岁)	男	女
3	14.5/8.7(109/65)	14.2/9.1(107/68)
5	14.9/9.5(112/71)	14.7/9.5(110/71)
7	15.3/10.1(115/76)	15.1/9.9(113/74)
9	15.3/10.5(115/79)	15.6/10.3(117/77)
11	16.1/10.7(121/80)	16.2/10.5(121/79)
15	17.4/11.1(131/83)	17.1/11.1(128/83)
17	18.1/11.6(136/87)	17.2/11.2(129/84)

诊断高血压后进一步寻找病因，小儿高血压多数为继发性。通过详细询问病史，仔细体格检查，结合常规检查和特殊检查，一般能做出明确诊断。经过各种检查均正常，找不出原因者可诊断为原发性高血压。

五、高血压急症的处理原则

(1)处理高血压急症时，治疗措施应该先于复杂的诊断检查。

(2)对高血压脑病、高血压合并急性左心衰等高血压危象应快速降压，旨在立即解除过高血压对靶器官的进行性损害。恶性高血压等长期严重高血压者需要比正常略高的血压方可保证靶器官最低限度的血流灌注，过快过度地降低血压可导致心、脑、肾及视网膜的血流急剧减少而发生失明、昏迷、抽搐、心绞痛或肾小管坏死等严重持久的并发症。故对这类疾病患儿降压幅度及速度均应适度。

(3)高血压危象是由全身细小动脉发生暂时性强烈痉挛引起的血压急骤升高所致。因此，血管扩张剂如钙通道阻滞剂、血管紧张素转换酶抑制剂及α-受体拮抗剂、β-受体拮抗剂的临床应用，是治疗的重点。这些药物不仅给药方便(含化或口服)，起效迅速，而且在降压同时，还可改善心、肾的血流灌注。尤其是降压作用的强度随血压下降而减弱，无过度降低血压之虑。

(4)高血压危象常用药物与药物的选择参考见表 8-3 和表 8-4。

表 8-3　高血压危象常用药物

药物	剂量及用法	起效时间	持续时间	不良反应	相对禁忌
硝苯地平	0.3～0.5 mg/kg	含化 5 分钟；口服 30 分钟	6～8 小时	心动过速，颜面潮红	
卡托普利	1～2 mg/(kg·d)	口服 30 分钟	4～6	皮疹，高钾血症，发热	肾动脉狭窄
柳胺苄心定	20～80 mg 加入糖水中，2 mg/min静脉滴注(成人剂量)	5～10 分钟		充血性心衰，哮喘，心动过速、AVB 二度以上	
硝普钠	1 μg/(kg·min)开始静脉滴注，无效可渐增至 8 μg/(kg·min)	即时	停后 2 分钟	恶心，精神症状，肌肉痉挛	高血压、脑病
二氮嗪	每次 5 mg/kg 静脉注射，无效 30 分钟可重复	1～2 分钟	4～24 小时	高血糖，呕吐	
肼屈嗪	每次 0.1～0.2 mg/kg 静脉注射或肌内注射	10 分钟	2～6 小时	心动过速，恶心呕吐	充血性心衰，夹层主动脉瘤

表 8-4 高血压急症药物选择

高血压危象	药物选择	高血压危象	药物选择
高血压脑病	NF、CP、LB、diazoxide、NP	急性左心衰竭	NP、CP、NF
脑出血	LB、CP、NF	急进性高血压	CP、NF、HD
蛛网膜下隙出血	NF、LB、CP、diazoxide	嗜铬细胞瘤	PM(酚妥拉明)、LB

六、高血压急症的表现

在儿童期高血压急症的主要表现为：①高血压脑病。②急性左心衰竭。③颅内出血。④嗜铬细胞瘤危象等。现分析如下。

(一)高血压脑病

高血压脑病为一种综合征，其特征为血压突然升高伴有急性神经系统症状。虽任何原因引起的高血压均发生本病，但最常见的原因为急性肾炎。

1.临床表现

头痛并伴有恶心、呕吐，出现精神错乱，定向障碍，谵妄，痴呆；亦可出现烦躁不安，肌肉阵挛性颤动，反复惊厥甚而呈癫痫持续状态。也可发生一过性偏瘫，意识障碍如嗜睡、昏迷；严重者可因颅内压明显增高发生脑疝。眼底检查可见视网膜动脉痉挛或视网膜出血。脑脊液压力可正常亦可增高，蛋白含量增加。

本症应与蛛网膜下腔出血、脑肿瘤、癫痫大发作等疾病鉴别。蛛网膜下腔出血常有脑膜刺激症状，脑脊液为血性而无严重高血压。脑肿瘤、癫痫大发作亦无显著的血压升高及眼底出血。临床确诊高血压脑病最简捷的办法是给予降压药治疗后病情迅速好转。

2.急症处理

一旦确诊高血压脑病，应迅速将血压降至安全范围之内为宜[17.4/12.1 kPa(131/90 mmHg)左右]，降压治疗应在严密的观察下进行。

(1)降压治疗。

常用的静脉注射药物为：①柳胺苄心定是目前唯一能同时阻滞 α、β 受体的药物，不影响心排血量和脑血流量。因此，即使合并心脑肾严重病变亦可取得满意疗效。本品因独具α受体和β受体阻滞作用，故可有效地治疗中毒性甲亢和嗜铬细胞瘤所致的高血压危象。②二氮嗪可引起水、钠潴留，可与呋塞米并用增强降压作用。又因本品溶液呈碱性，注射时不要溢到血管外。③硝普钠也颇为有效，但对高血压脑病不做首选。该药降压作用迅速，维持时间短，应根据血压水平调节滴注速度。使用时应避光并新鲜配制，溶解后使用时间不宜超过 6 小时，连续使用不要超过 3 天，当心硫氰酸盐中毒。

常用口服或含化药物为：①硝苯地平。通过阻塞细胞膜钙离子通道，减少钙内流，从而松弛血管平滑肌使血压下降。神志清醒，合作患儿可舌下含服，意识障碍或不合作者可将药片碾碎加水 0.5～1 mL 制成混悬剂抽入注射器中缓慢注入舌下。②硫甲丙脯酸为血管紧张素转换酶抑制剂，对于高肾素恶性高血压和肾血管性高血压降压作用特别明显，对非高肾素性高血压亦有降压作用。

(2)保持呼吸道通畅，镇静，制止抽搐。可用苯巴比妥钠(8～10 mg/kg，肌内注射，必要时

6 小时后可重复)、安定(0.3～0.5 mg/kg 肌内注射或静脉缓注,注射速度在3 mg/min以下,必要时30 分钟后可重复)等止惊药物,但须注意呼吸。

(3)降低颅内压:可选用 20%甘露醇(每次 1 g/kg,每 4 小时或 6 小时 1 次)、呋塞米(每次 1 mg/kg)及 25%清蛋白(20 mL,每天 1～2 次)等,减轻脑水肿。

(二)颅内出血

1.临床表现及诊断

(1)蛛网膜下腔出血起病突然,伴有严重头痛、恶心呕吐及不同程度意识障碍。若出血量不大,意识可在几分钟到几小时内恢复,但最后仍可逐渐昏睡或谵妄。若出血严重,可以很快出现颅内压增高的表现,有时可出现全身抽搐,颈项强直是很常见的体征,甚至是唯一的体征,伴有脑膜刺激征。眼底检查可发现新鲜出血灶。腰椎穿刺脑脊液呈均匀的血性,但发病后立即腰穿不会发现红细胞,要等数小时以后红细胞才到达腰部的蛛网膜下腔。1～3 天后可由于无菌性脑膜炎而发热,白细胞计数增高似与蛛网膜下腔出血的严重程度呈平行关系,因此,不要将诊断引向感染性疾病。CT 脑扫描检查无改变。

(2)脑实质出血起病时常伴头痛、呕吐,昏迷较为常见,腰椎穿刺脑脊液压力增高,血性者占80%以上。除此而外,可因出血部位不同伴有如下不同的神经系统症状。①壳核-内囊出血:典型者出现"三偏症",出血对侧肢体瘫痪和中枢性面瘫;出血对侧偏身感觉障碍;出血对侧的偏盲。②脑桥出血:初期表现为交叉性瘫痪,即出血侧面瘫和对侧上、下肢瘫痪,头眼转向出血侧。后迅速波及两侧,出现双侧面瘫痪和四肢瘫痪,头眼位置恢复正中,双侧瞳孔呈针尖大小,双侧锥体束征。早期出现呼吸困难且不规则,常迅速进入深昏迷,多于 24～48 小时内死亡。③脑室出血:表现为剧烈头痛呕吐,迅速进入深昏迷,瞳孔缩小,体温升高,可呈去大脑强直,双侧锥体束征。四肢软瘫,腱反射常引不出。④小脑出血:临床变化多样,但是走路不稳是常见的症状。常出现眼震颤和肢体共济失调症状。

颅内出血可因颅内压增高发生心动过缓,呼吸不规则,严重者可发生脑疝。多数颅内出血的患儿心电图可出现巨大倒置 T 波,QT 期间延长。血常规可见白细胞升高,尿常规可见蛋白、红细胞和管型,血中尿素氮亦可见升高。在诊断中尚需注意,颅内出血本身可引起急性高血压,即使患儿以前并无高血压史。此外,尚需与癫痫发作、高血压脑病及代谢障碍所致昏迷相区别。

2.急症处理

(1)一般治疗:绝对卧床,头部降温,保持气道通畅,必要时做气管内插管。

(2)控制高血压:对于高血压性颅内出血的患儿,应及时控制高血压。但由于颅内出血常伴颅内压增高,因此,使用的降压药物应避免短时间内血压下降速度过快和幅度过大,否则脑灌注压将受到明显影响。一般低压不宜低于出血前水平。舒张压较低,脉压过大者不宜用降压药物。降压药物的选择以硝苯地平、卡托普利和柳胺苄心定较为合适。

(3)减轻脑水肿:脑出血后多伴脑水肿并逐渐加重,严重者可引起脑疝。故降低颅内压,控制脑水肿是颅内出血急性期处理的重要环节。疑有继续出血者可先采用人工控制性过度通气、静脉注射呋塞米等措施降低颅内压,也可给予渗透性脱水剂如 20%甘露醇(1 g/kg,每 4～6 小时 1 次)、25%清蛋白(20 mL,每天 1～2 次)。短程大剂量激素有助于减轻脑水肿,但对高血压不利,故必须要慎用,更不宜长期使用。治疗中注意水、电解质平衡。

(4)止血药和凝血药:止血药对脑出血治疗尚有争议,但对蛛网膜下腔出血,对羧基苄胺及6-氨基己酸能控制纤维蛋白原的形成,有一定疗效,在急性期可短时间使用。

(5)其他:经检查颅内有占位性病灶者,条件允许时可手术清除血肿,尤其对小脑出血、大脑半球出血疗效较好。

(三)高血压合并急性左心衰竭

1.临床表现及诊断

儿童期血压急剧升高时,造成心脏后负荷急剧升高。当血压升高到超过左心房所能代偿的限度时就出现左心衰竭及急性水肿。急性左心衰竭时,动脉血压,尤其是舒张压显著升高,左室舒张末期压力、肺静脉压力、肺毛细血管压和肺小动脉楔压均升高,并与肺瘀血的严重程度呈正相关。当肺小动脉楔压超过4.0 kPa(30 mmHg)时,血浆自肺毛细血管大量渗入肺泡,引起急性肺水肿。急性肺水肿是左心衰竭最重要的表现形式。患儿往往面色苍白、口唇青紫、皮肤湿冷多汗、烦躁、极度呼吸困难,咯大量白色或粉红色泡沫痰,大多被迫采取前倾坐位,双肺听诊可闻及大量水泡音或哮鸣音,心尖区特别在左侧卧位和心率较快时常可闻及心室舒张期奔马律等。在诊断中应注意的是,即使无高血压危象的患儿,急性肺水肿本身可伴有收缩压及舒张压升高,但升高幅度不会太大,且肺水肿一旦控制,血压就自行下降。而急性左心衰竭肺水肿患儿眼底检查如有出血或渗出时,考虑合并高血压危象。

2.急症处理

(1)体位:患儿取前倾坐位,双腿下垂(休克时除外),四肢结扎止血带。止血带压力以低于动脉压又能阻碍静脉回流为度,相当于收缩压与舒张压之间,每 15 分钟轮流将一肢体的止血带放松。该体位亦可使痰较易咳出。

(2)吗啡:吗啡可减轻左心衰竭时交感系统兴奋引起的小静脉和小动脉收缩,降低前、后负荷。对烦躁不安、高度气急的急性肺水肿患儿,吗啡是首选药物,可皮下注射盐酸吗啡 0.1~0.2 mg/kg,但休克、昏迷及呼吸衰竭者忌用。

(3)给氧:单纯缺氧而无二氧化碳潴留时,应给予较高浓度氧气吸入,活瓣型面罩的供氧效果比鼻导管法好,提供的 FiO_2 可达 0.3~0.6。肺水肿时肺部空气与水分混合,形成泡沫,妨碍换气。可使氧通过含有乙醇的雾化器,口罩给氧者乙醇浓度为 30%~40%,鼻导管给氧者乙醇浓度为 70%,一次不宜超过20 分钟。但乙醇的去泡沫作用较弱且有刺激性。近年有报道用二甲硅油消泡气雾剂治疗,效果良好。应用时将瓶倒转,在距离患儿口腔 8~10 cm 处,于吸气时对准咽喉或鼻孔喷雾 20~40 次。一般 5 分钟内生效,最大作用在15~30 分钟。必要时可重复使用。如低氧血症明显,又伴有二氧化碳潴留,应使用间歇正压呼吸配合氧疗。间歇正压呼吸改善急性肺水肿的原理,可能由于它增加肺泡压与肺组织间隙压,降低右心房充盈压与胸腔内血容量;增加肺泡通气量,有利于清除支气管分泌物,减轻呼吸肌工作,减少组织氧耗量。

(4)利尿剂:宜选用速效强效利尿剂,可静脉注射呋塞米(每次 1~2 mg/kg)或利尿酸钠(1 mg/kg,20 mL 液体稀释后静脉注射),必要时 2 小时后重复。对肺水肿的治疗首先由于呋塞米等药物有直接扩张静脉作用,增加静脉容量,使静脉血自肺部向周围分布,从而降低肺静脉压力,这一重要特点在给药5 分钟内即出现,其后才发挥利尿作用,减少静脉容量,缓解肺瘀血。

(5)洋地黄及其他正性肌力药物:对急性左心衰竭患儿几乎都有指征应用洋地黄。应采用作用迅速的强心剂如毛花苷 C(西地兰)静脉注射,一次注入洋地黄化量的 1/2,余 1/2 分为 2 次注射,每 4~6 小时一次。如需维持疗效,可于 24 小时后口服地高辛维持量。如仍需继续静脉给药,每 6 小时注射一次 1/4 的洋地黄化量。毒毛花苷 K,0.007~0.01 mg/kg,一次静脉注射,如需静脉维持给药,可8~12 小时重复 1 次。使用中注意监护,以防洋地黄中毒。

多巴酚丁胺为较新、作用较强、不良反应较小的正性肌力药物。用法：静脉点滴 5～10 mg/(kg · min)。

(6)降压治疗：应采用快速降压药物使血压速降至正常水平以减轻左心室负荷。硝普钠为一种强力短效血管扩张剂，直接使动脉和静脉平滑肌松弛，降低周围血管阻力和静脉贮血。因此，硝普钠不仅降压迅速，还能减低左室前、后负荷，改善心脏功能，为高血压危象并急性左心衰竭较理想的首选药物。一般从1 μg/(kg · min)开始静脉滴注，在监测血压的条件下，无效时每 3～5 分钟调整速度渐增至8 μg/(kg · min)。此外，也可选用硝苯地平或卡托普利，但忌用柳胺苄心定和肼屈嗪，因柳胺苄心定对心肌有负性肌力作用，而后者可反射性增快心率和心排血量，加重心肌损害。

(田　静)

第四节　病毒性心肌炎

病毒性心肌炎是病毒侵犯心脏所致的、以心肌炎性病变为主要表现的疾病，有的可伴有心包或心内膜炎症改变。本病临床表现轻重不一，预后大多良好，但少数可发生心力衰竭、心源性休克，甚至猝死。

一、病因与发病机制

近年来经动物实验及临床观察证明，可引起心肌炎的病毒有柯萨奇病毒(B 组和 A 组)、埃可病毒、脊髓灰质炎病毒、腺病毒、传染性肝炎病毒、流感和副流感病毒、麻疹病毒、单纯疱疹病毒及流行性腮腺炎病毒等，其中以柯萨奇病毒 B 组(1～6 型)最常见。

本病的发病机制尚不完全清楚。一般认为在疾病早期，病毒及其毒素可经由血液循环直接侵犯心肌细胞产生病理变化。临床上可从心肌炎患者的鼻咽冲洗物或粪便中分离出病毒，并在恢复期血清中检测到相应病毒的中和抗体有 4 倍以上的升高，更重要的是从心肌炎死亡病例的心肌组织中直接分离出病毒，并可应用荧光抗体染色技术在心肌组织上找到特异性病毒抗原。这些均有力地支持病毒直接侵犯心脏的学说。另外，临床上在病毒感染后，往往经过一段潜伏期才出现心脏受累的征象，符合变态反应性疾病的规律；患者血中可测到抗心肌抗体的增加。部分患者表现为慢性心肌炎，符合自身免疫反应；这类病例的尸解中常可在心肌肉发现免疫球蛋白(IgG)及补体的沉淀等。以上现象说明本病的发病机制有变态反应或自身免疫反应参与。

二、病理

病变分布可为局灶性、散在或弥漫性，性质多以心肌间质组织和附近血管周围单核细胞、淋巴细胞及中性粒细胞浸润为主，少数为心肌变性，包括肿胀、断裂、溶解及坏死等变化。慢性病例多有心脏扩大、心肌间质炎症浸润及心肌纤维化形成的瘢痕组织，心包可有浆液渗出，个别发生粘连。病变可波及传导系统，甚至导致终生心律失常。

三、临床表现

患者多有轻重不等的前驱症状，主要为发热、周身不适、咽痛、肌痛、腹泻及皮疹等，某些病毒感染疾病，如麻疹、流行性腮腺炎等，则可有其特异性征象。

轻型患儿一般无明显症状，心电图可见期前收缩或T波降低等改变。心肌受累明显时，患儿常诉心前区不适、胸闷、心悸、头晕及乏力等，心脏有轻度扩大，伴心动过速、心音低钝及奔马律等。心电图多表现为频发早搏、阵发性心动过速或Ⅱ度以上房室传导阻滞，可导致心力衰竭及昏厥等。重症患者可突然发生心源性休克，表现为烦躁不安、面色苍白、四肢湿冷及末梢发绀等，可在数小时或数天内死亡。如反复发作心力衰竭，则心脏明显扩大，可并发严重心律失常或栓塞等，预后很差。

体征主要为心尖区第一音低钝，部分有奔马律，一般无明显器质性杂音，伴心包炎者可听到心包摩擦音，心界明显扩大。危重病例可能脉搏微弱、血压下降，两肺出现啰音及肝、脾大提示循环衰竭。

四、辅助检查

（一）心电图检查

多数表现为ST段偏移和T波低平、双向或倒置，可有QRS波群低电压。QT间期延长多发生在重症病例。窦房、房室或室内传导阻滞颇为常见，其中以Ⅰ度房室传导阻滞最多见。各种期前收缩中以室性早搏最常见，部分呈多源性；可有阵发性心动过速、心房扑动或颤动，甚至心室颤动。

以上改变虽非特异性，但极为常见，因而成为临床诊断的重要依据。

（二）X线检查

一般轻型病例心影属正常范围，伴心力衰竭或反复迁延不愈者心脏均有较明显的扩大，合并大量心包积液时则心影显著增大。心脏搏动大多减弱，可伴有肺瘀血或肺水肿，有时可见少量胸腔积液。

（三）实验室检查

1.一般化验

急性期白细胞总数多增高，以中性粒细胞为主，部分病例血沉轻度增快。

2.血清酶的测定

谷草转氨酶（SGOT）和门冬氨酸氨基转移酶（AST）在急性期大多增高，但恢复较快。肌酸激酶（CK）在早期多有增高，其中以来自心肌的同工酶（CK-MB）为主，且较敏感。乳酸脱氢酶（SLDH）特异性较差，但其同工酶在心肌炎早期亦多增高。

3.病毒学诊断

疾病早期可从咽拭子、咽冲洗液、粪便、血液、心包液中分离出病毒，但需结合血清抗体测定才更有意义。一般采用病毒中和试验、补体结合试验及血凝抑制试验，如恢复期血清抗体滴度比急性期有4倍以上增高，则有助于病原诊断。此外，尚可应用免疫荧光技术及免疫电子显微镜检查等方法证实心肌标本中确有某一型病毒存在。

五、诊断与鉴别诊断

病毒性心肌炎的主要临床诊断依据有下列几项。①急、慢性心功能不全或心脑综合征。

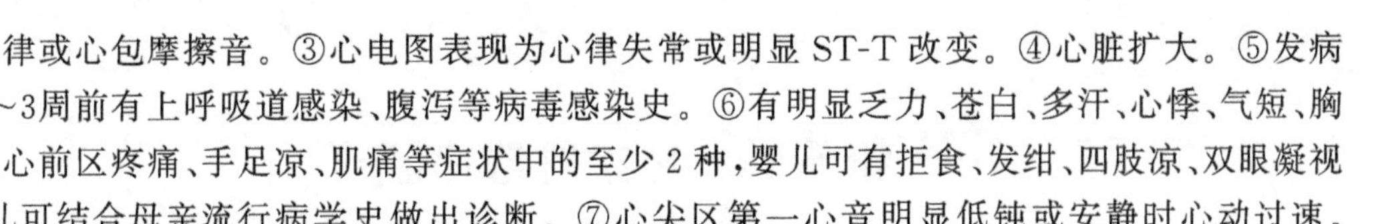

②有奔马律或心包摩擦音。③心电图表现为心律失常或明显 ST-T 改变。④心脏扩大。⑤发病同时或1～3周前有上呼吸道感染、腹泻等病毒感染史。⑥有明显乏力、苍白、多汗、心悸、气短、胸闷、头晕、心前区疼痛、手足凉、肌痛等症状中的至少 2 种，婴儿可有拒食、发绀、四肢凉、双眼凝视等，新生儿可结合母亲流行病学史做出诊断。⑦心尖区第一心音明显低钝或安静时心动过速。⑧病程早期血清肌酸激酶、谷草转氨酶或乳酸脱氢酶增高。以上各项中尤以前四项诊断意义较大。至于病原体诊断，由于标本取材不易，操作较复杂且需时较长，故多数不能及时做出结论。

临床上需与风湿性心肌炎、先天性心脏病及心内膜弹力纤维增生症等疾病相鉴别。

六、治疗

本病目前尚无特效治疗，可结合具体情况适当选择下列治疗措施。

(一)休息

在急性期至少应休息到热退后 3～4 周。有心功能不全及心脏扩大者应强调绝对卧床休息，以减轻心脏负担。一般总的休息时间不少于 3～6 个月，随后根据具体情况逐渐增加活动量。

(二)激素

可提高心肌糖原含量，促进心肌中酶的活力，改善心肌功能，同时可减轻心肌的炎性反应，并有抗休克作用。一般用于较重的急性病例，病程早期及轻症病例多不主张应用。常用泼尼松(强的松)剂量为每天 1～1.5 mg/kg，用 3～4 周，症状缓解后逐渐减量停药，对急症抢救病例可应用地塞米松每天0.2～0.4 mg/kg或氢化可的松每天 15～20 mg/kg 静脉滴注。

(三)控制心力衰竭

常用地高辛或毛花苷 C(西地兰)等。由于心肌炎患儿对洋地黄制剂较敏感，容易中毒，故剂量应偏小，一般用有效剂量的 1/2～2/3 即可。重症加用利尿剂，但需警惕电解质紊乱而引起心律失常。烦躁不安者宜给予苯巴比妥、地西泮(安定)等镇静剂。

(四)大剂量维生素 C 及能量合剂

维生素 C 可能增加冠状动脉血流量，改善心肌代谢，有助于心肌损害的恢复。一般应用3～5 g/d，以葡萄糖液稀释成 10%～25%溶液静脉注射，每 2～3 周为 1 个疗程。

能量合剂有加强心肌营养、改善心肌功能的作用，常用三磷酸腺苷 20 mg、辅酶 A 50 U、胰岛素4～6 U、10%氯化钾 8 mL 溶于 10%葡萄糖液 250 mL 中，静脉滴注，每天或隔天 1 次。

(五)抢救心源性休克

加速静脉滴注大剂量肾上腺皮质激素或静脉推注大剂量维生素 C 常可获得积极效果。及时应用调节血管紧张度药物，如多巴胺、异丙肾上腺素及间羟胺(阿拉明)等加强心肌收缩力，维持血压及改善微循环。

近年来应用血管扩张剂硝普钠取得良好疗效，常用剂量为 5～10 mg 溶于 100 mL 5%葡萄糖溶液中，开始按每分钟 0.2 μg/kg 的速度滴注，以后每隔 5 分钟增加 0.1 μg/kg，直到获得疗效或血压降低。最大剂量不超过每分钟 4～5 μg/kg。不良反应有疲乏、出汗、恶心、头痛、肌痉挛等，停药后即消失。亦可应用酚妥拉明，剂量为每分钟 1～20 μg/kg，主要扩张小动脉，可增强心肌收缩力。

(田　静)

第五节　感染性心内膜炎

一、病因及发病机制

(一)病因

1.心脏的原发病变

感染性心内膜炎患儿中绝大多数均有原发性心脏病,其中以先天性心脏病最为多见。室间隔缺损最易罹患心内膜炎,其他依次为法洛四联症、主动脉瓣狭窄、主动脉瓣二叶畸形,动脉导管未闭、肺动脉瓣狭窄等。后天性心脏病中,风湿性瓣膜病占14%,通常为主动脉瓣及二尖瓣关闭不全。二尖瓣脱垂综合征也可并发感染性心内膜炎。发生心内膜炎的心脏病变常因心室或血管内有较大的压力阶差,产生高速的血液激流,而经常冲击心内膜面使之遭受损伤所致。心内膜下胶原组织暴露,血小板及纤维蛋白在此凝聚、沉积,形成无菌性赘生物。当菌血症时,细菌在上述部位黏附、定居并繁殖,形成有菌赘物,受累部位多在压力低的一例,如室间隔缺损感染性赘生物在缺损的右缘,三尖瓣的隔叶与肺动脉瓣、动脉导管未闭在肺动脉侧,主动脉关闭不全在左心室等。约8%患儿无原发性心脏病变,通常由于毒力较强的细菌或真菌感染引起,如金黄色葡萄状球菌、假丝酵母等,见于2岁以下婴儿及长期应用免疫抑制剂者。

2.病原体

过去以草绿色(即溶血性)链球菌最多见,约占半数以上。近年来,葡萄球菌有增多趋势;其次为肠球菌、肺炎链球菌、β溶血性链球菌,还有大肠埃希菌、铜绿假单胞菌及嗜血杆菌。真菌性心内膜炎的病原体以假丝酵母菌属(念珠菌属)、曲霉菌属及组织胞浆菌属较多见。人工瓣膜和静脉注射麻醉剂的药瘾者以金黄色葡萄球菌、铜绿假单胞菌及假丝酵母属感染多见。

3.致病因素

在约1/3患儿的病史中可追查到致病因素,主要为纠治牙病及扁桃体摘除术。口腔及上呼吸道手术后发生的心内膜炎多为草绿色链球菌感染;脓皮病、导管检查及心脏手术之后的心内膜炎,常为金黄色或白色葡萄球菌感染;而肠道手术后的心内膜炎,则多为肠球菌或大肠埃希菌感染。

(二)发病机制

1.喷射和文丘里效应

机械和流体力学原理在发病机制中似乎很重要。实验证明,将细菌气溶胶通过文丘里管喷至气流中,可见高压源将感染性液体推向低压槽中,形成具有特征性的菌落分布。在喷出高压源小孔后的低压槽中总是出现最大的沉淀环。这一模型有助于解释发生在不同心瓣膜和室间隔病损分布,亦可解释二尖瓣关闭不全发生感染性心内膜炎时瓣膜心房面邻近部位的特征性改变。当血流从左心室通过关闭不全的二尖瓣膜时,可发生文丘里效应,即血流通过狭窄的瓣膜孔后,压强降低,射流两侧产生涡流,悬浮物沉积两侧,使心房壁受到损害。主动脉瓣关闭不全时赘生物易发生在主动脉小叶心室面或腱索处。小型室内隔缺损,损害常发生右室面缺损处周围或与缺损相对的心室壁,后者为高速血流喷射冲击引起的损伤。其他如三尖瓣关闭不全、动静脉瘘、

动脉导管未闭亦可根据文丘里效应预测其心内膜受损的部位。心脏先天性缺损血液分流量小或充血性心衰时，因缺损两侧压力阶差不大，故不易发生心内膜炎，这可能就是为什么单纯性房间隔缺损罕见心内膜炎，而小型室间隔缺损较易发生的原因。

2.血小板-纤维素栓

喷射文丘里效应损伤心脏心内膜面。在此基础上发生血小板-纤维素栓，而形成无菌性赘生物。

3.菌血症和凝集抗体

正常人可发生一过性菌血症，多无临床意义。但当侵入细菌的侵袭力强，如有循环抗体凝集素可有大量细菌黏附于已有的血小板-纤维素血栓上定居、繁殖，即可发病。

4.免疫学因素

感染性心内膜炎的发病与免疫学因素有关。许多感染性心内膜患者血液中 IgG、IgM、巨球蛋白、冷球蛋白升高，类风湿因子阳性。肾脏损害，动脉内膜炎均支持免疫发病机制。有人对该症的瘀血、条纹状出血、皮下小结做镜检，发现血管周围有细胞浸润及其他血管炎的表现。认为可能为过敏性血管炎。

二、临床表现及辅助检查

（一）临床表现

1.病史

大多数患者有器质性心脏病，部分患者发病前有龋齿、扁桃体炎、静脉插管或心内手术史。

2.临床症状

可归纳为三方面：①全身感染症状；②心脏症状；③栓塞及血管症状。

（1）一般起病缓慢，开始时仅有不规则发热，患者逐渐感觉疲乏、食欲减退，体重减轻，关节痛及肤色苍白。病情进展较慢，数天或者数周后出现栓塞征象，瘀点见于皮肤和黏膜，指甲下偶尔见线状出血，或偶尔在指/趾的腹面皮下组织发生小动脉血栓，可摸到隆起的紫红色小结节，略有触痛，称欧氏小结。病程较长者则见杆状指/趾，故非青紫型先天性心脏病患儿出现杵状指/趾时，应考虑本病。

（2）心脏方面：若原有杂音，其性质可因心瓣膜的赘生物而有所改变，变为较响较粗；若原无杂音，此时可出现杂音，杂音特征为乐音性且易多变。约一半患儿由于心瓣膜病变、中毒性心肌炎、心肌脓肿等而导致充血性心力衰竭。

（3）其他症状：视栓塞累及的器官而异，一般为脾脏增大、腹痛，便血、血尿等，脾增大有时很显著，但肝的增大则不明显。并发于先天性心脏病时，容易发生肺栓塞，则有胸部剧痛、频咳与咯血，叩诊有实音或浊音，听诊时呼吸音减弱，须与肺炎鉴别。往往出现胸腔积液，可呈血色，并在短期内屡次发作上述肺部症状，约 30％的患者发生脑动脉栓塞，出现头痛、呕吐，甚至偏瘫、失语、抽搐及昏迷等。由脑栓塞引起的脑膜炎，脑脊液细曲培养往往阴性，糖及氯化物也可正常，与结核性或病毒性脑膜炎要仔细鉴别。神经症状的出现一般表示患者垂危。

（4）毒力较强的病原体如金黄色葡萄球菌感染，起病多急骤，有寒战、高热、盗汗及虚弱等全身症状，以脓毒败血症为主：肝、肾、脾、脑及深部组织可发生脓疡，或并发肺炎、心包炎、脑膜炎、腹膜炎及骨髓炎等，累及心瓣膜时可出现新杂音、心脏扩大及充血性心力衰竭，栓塞现象较多见。病情进展急剧时，可在数天或数周危及生命。如早期抢救，可在数周内恢复健康。心瓣膜损伤严重者，恢复后可遗留慢性心脏瓣膜病。

(二)辅助检查

1.一般血液检查

常见的血象为进行性贫血与白细胞增多，中性粒细胞升高。血沉增快，C反应蛋白阳性。血清球蛋白常常增多，甚至清蛋白、球蛋白比例倒置，免疫球蛋白升高，循环免疫复合物及类风湿因子阳性。

2.血培养

血液培养是确诊的关键，对疑诊者不应急于用药，宜于早期重复地做血培养，并保留标本至2周之久，从而提高培养的阳性率，并做药敏试验。有人认为，在体温上升前1～2小时，10～15分钟采血1次，连续6次，1～2天内多次血培养的阳性率较分散于数天做血培养为高。血培养阳性率可达90%，如已用抗生素治疗，宜停用抗生素3天后采取血标本做培养。

3.超声心动图

能检出赘生物的额外回波，大于2 mm的赘生物可被检出。应用M型超声心动图仪或心脏超声切面实时显像可探查赘生物的大小及有关瓣膜的功能状态，后者显示更佳。超声检查为无害性方法，可重复检查，观察赘生物大小及瓣膜功能的动态变化，了解瓣膜损害程度，对决定是否做换瓣手术有参考价值。诊断依据以上临床表现，实验室检查栓塞现象和血培养阳性者即可确诊。

三、治疗

(一)抗生素

应争取及早应用大剂量抗生素治疗，不可因等待血培养结果而延期治疗，但在治疗之前必先做几次血培养，因培养出的病原菌及其药物敏感试验的结果，对选用抗生素及剂量有指导意义；抗生素选用杀菌力强，应两种抗生素联合使用，一般疗程为4～6周。对不同的病原菌感染应选用不同的抗生素，参考如下。

1.草绿色链球菌

首选青霉素G 20～30万U/(kg·d)，最大量2 000万U/d，分4次静脉滴注，1次/6小时，疗程4～6周。并加用庆大霉素4～6 mg/(kg·d)，静脉滴注，1次/8小时，疗程2周。疗效不佳，可于5～7天后加大青霉素用量。对青霉素过敏者，可换用头孢菌素类或万古霉素。

2.金黄色葡萄球菌

对青霉素敏感者选用青霉素2 000万U/d，加庆大霉素，用法同草绿色链球菌治疗，青霉素疗程为6～8周。耐药者用苯唑西林或萘夫西林钠200～300 mg/(kg·d)，分4次静脉滴注，每6小时一次，疗程为6～8周，加用庆大霉素静脉滴注2周。或再加利福平口服15～30 mg/(kg·d)，分2次，疗程6周。治疗不满意或对青霉素过敏者可用头孢菌素类，选用头孢噻吩、头孢唑啉或头孢拉定200 mg/(kg·d)，分4次，每6小时一次，静脉滴注，疗程为6～9周，或用万古霉素40～60 mg/(kg·d)，每天总量不超过2 g，每8～12小时一次，分2～3次静脉滴注，疗程为6～8周。表皮葡萄球菌感染治疗同金黄色葡萄球菌。

3.革兰氏阴性杆菌或大肠埃希菌

用氨苄西林300 mg/(kg·d)。分4次静脉滴注，每6小时一次，疗程为4～6周；或用第二代头孢菌素类，选用头孢哌酮或头孢曲松200 mg/(kg·d)，分4次静脉滴注，每6小时一次；头孢曲松可分 2 次注射，疗程 4～6 周；并加用庆大霉素 2 周，铜绿假单胞菌感染也可加用阿莫西林 200～400 mg/(kg·d)，分 4 次静脉滴注。

4.肠球菌

用青霉素 2 000 万 U/d，或氨苄西林 300 mg/(kg·d)，分 4 次，每 6 小时一次，静脉滴注，疗程为6～8周，并加用庆大霉素。对青霉素过敏者，可换用万古霉素或头孢菌素类。

5.真菌

用两性霉素 B，开始用量 0.1～0.25 mg/(kg·d)，以后每天逐渐增加 1 mg/(kg·d)，静脉滴注 1 次。可合用 5-氟胞嘧啶 50～150 mg/(kg·d)，分 3～4 次服用。

6.病菌不明或术后者

用萘夫西林钠加氨苄西林及庆大霉素；或头孢菌素类(头孢曲松或头孢哌酮)；或用万古霉素。

(二)其他治疗

其他治疗包括休息、营养丰富的饮食、铁剂等，必要时可输血。并发心力衰竭时，应用洋地黄、利尿剂等。并发于动脉导管未闭的感染性动脉内膜炎病例，经抗生素治疗仍难以控制者，手术矫正畸形后，继续抗生素治疗常可迅速控制并发动脉内膜炎。

在治疗过程中，发热先退，自觉症状好转，接着瘀斑消退，尿中红细胞消失较慢，约需 1 个月或更久；白细胞恢复也较慢，血沉恢复需 1.5 个月左右，终止治疗的依据为：体温、脉搏正常，自觉情况良好，体重增加，栓塞现象消失，血常规及血沉恢复正常等，如血培养多次阴性，则更可靠。停止治疗后，应随访 2 年。以便对复发者及时治疗。

(田　静)

第六节　原发性心肌病

原发性心肌病分为扩张(充血)型心肌病、肥厚型心肌病和限制型心肌病。扩张型以心肌细胞肥大、纤维化为主，心脏和心腔扩大，心肌收缩无力。肥厚型以心肌肥厚为主，心室腔变小，舒张期容量减少。若以心室壁肥厚为主，为非梗阻性肥厚型心肌病；以室间隔肥厚为主，左室流出道梗阻，为梗阻性肥厚型心肌病。限制型以心内膜及心内膜下心肌增厚、纤维化，心室以舒张障碍为主，此型小儿少见。中医认为本病因心气、心阴不足，心脉瘀阻，心肾阳虚而致病，可归属于“心悸”“怔忡”“心痹”“喘咳”等范畴。

一、诊断要点

(一)扩张(充血)型心肌病

1.临床表现

多见于学龄前及学龄儿童，部分病例可能是病毒性心肌炎发展而来。缓慢起病，早期活动时感乏力，头晕，进而出现呼吸困难、咳嗽、心慌、胸闷、水肿、肝大等心力衰竭症状。心动过速，心律失常，心尖部第一心音减弱，有奔马律，脉压低。易出现脑、肺及肾栓塞。

2.X 线检查

心影增大如球形，心搏减弱，肺瘀血。

3.心电图

左心室肥大最多，ST 段、T 波改变，可有室性期前收缩、房室传导阻滞等。

4.超声心动图

心腔普遍扩大，左心室为著。左心室壁运动幅度减低。

（二）肥厚型心肌病

1.临床表现

可有家族史，缓慢起病，非梗阻型症状较少，以活动后气喘为主。梗阻型则有气促、乏力、头晕、心绞痛或昏厥，可致猝死。心脏向左扩大，胸骨左缘 2～4 肋间有收缩期杂音。

2.X 线检查

心影稍大，以左室增大为主。

3.心电图

左室肥厚及 ST 段、T 波改变，Ⅰ、aVL 及 V_5、V_6 导联可出现 Q 波（室间隔肥厚所致），室性期前收缩等心律失常。

4.超声心动图

心肌非对称性肥厚，向心腔突出；室间隔厚度与左室后壁厚度的比值大于 1.3∶1；左室流出道狭窄，左室内径变小；收缩期二尖瓣前叶贴近增厚的室间隔。

（三）限制型心肌病

1.临床表现

缓慢起病，活动后气促。以右室病变为主者，出现类似缩窄性心包炎表现，如肝大、腹水、颈静脉怒张及浮肿；以左室病变为主者，有咳嗽、咳血、端坐呼吸等。

2.X 线检查

心影扩大，肺瘀血。

3.心电图

P 波高尖，心房肥大，房性期前收缩，心房纤颤，ST-T 改变，P-R 间期延长及低电压。

4.超声心动图

示左右心房扩大；心室腔正常或略变小；室间隔与左室后壁有向心性增厚；心内膜回声增粗；左室舒张功能异常。

二、鉴别诊断

（1）扩张（充血）型心肌病应与风湿性心脏病、先天性心脏病、心包积液相鉴别。风心病有风湿热及瓣膜性杂音；先心病常较早出现症状，心脏杂音大多较响；心包积液在超声心动图检查时可见积液。

（2）肥厚型心肌病应与主动脉瓣狭窄相鉴别。主动脉瓣狭窄有主动脉瓣区收缩期喷射性杂音，第二心音减弱，X 线检查示升主动脉可见主动脉瓣狭窄后扩张，超声心动图检查示主动脉瓣开口小。

（3）限制型心肌病应与缩窄性心包炎相鉴别。缩窄性心包炎有急性心包炎病史，X 线心包膜钙化，超声心动图示心包膜增厚。

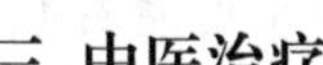

三、中医治疗

(一)辨证论治

1.心脾气虚

主证:心悸善惊,心神不安,头晕乏力,动则气促,时有咳喘,面色苍白,腹胀纳呆,舌淡苔白,脉细数无力。

治法:健脾养心。

方药:养心汤加减。柏子仁、酸枣仁、远志、茯神、当归、川芎、党参、黄芪、桂枝、甘草、法半夏、五味子。

2.心阴不足

主证:心悸气短,心烦胸闷,颧红盗汗,手足心热,口舌干燥,舌红少苔,脉细数或结、代。

治法:滋养心阴。

方药:生脉散加减。西洋参、麦冬、五味子、玄参、丹参、茯神、酸枣仁、甘草。

3.心血瘀阻

主证:心悸气短,心胸闷痛,痛有定处,头晕昏厥,面色暗晦,肝大腹胀,肢麻乏力,唇口发绀,舌质暗,有瘀点、瘀斑,脉细涩、结、代。

治法:理气活血。

方药:丹参饮加味。丹参、檀香、砂仁、当归、川芎、参三七、大腹皮、茯神、甘草。

4.心肾阳虚

主证:心慌气促,动则尤甚,咳喘心悸,端坐呼吸,形寒肢冷,面色苍白,肢体浮肿,舌质暗淡,苔白而腻,脉细涩、结、代。

治法:温阳利水。

方药:苓桂术甘汤合真武汤加减。茯苓、桂枝、附子、白术、大腹皮、甘草、人参、葶苈子。

(二)其他疗法

(1)丹参注射液:每次0.25～0.5 mL/kg,加入10%葡萄糖溶液100～250 mL中静脉滴注,每天1次,2～4周为1个疗程,用于心血瘀阻。

(2)生脉注射液:20～40 mL,加入10%葡萄糖溶液250 mL中静脉滴注,每天1次,2～4周为1个疗程,用于心气心阴不足。

(3)参附注射液(红参、附子、丹参)20～40 mL,加入10%葡萄糖溶液250 mL中静脉滴注,每天1～2次,用于心肾阳虚。

四、西医治疗

(1)有感染时应积极控制感染。

(2)心律失常治疗参见“心律失常”相关内容。

(3)促进心肌能量代谢药如三磷酸腺苷、辅酶A、细胞色素C、辅酶Q_{10}、维生素C、极化液(10%葡萄糖溶液250 mL、胰岛素6 U、10%氯化钾5 mL),有辅助治疗作用。

(4)心力衰竭时按心力衰竭处理,但洋地黄类药剂量宜偏小(用一般量的1/2～2/3),并宜长期服用维持量。

(5)对发病时间较短的早期患儿,或并发心源性休克、严重心律失常或严重心力衰竭者,可用泼尼松开始量 2 mg/(kg·d)，分 3 次口服，维持 1～2 周逐渐减量，至 8 周左右减量至 0.3 mg/(kg·d)，并维持此量至 16～20 周，然后逐渐减量至停药，疗程半年以上。

(6)梗阻性肥厚型心肌病，可用β-受体阻滞药降低心肌收缩力，以减轻流出道梗阻，并有抗心律失常作用，可选用普萘洛尔 3～4 mg/(kg·d)，分 3 次口服，根据症状及心律调节剂量，可增加到每天120 mg，分 3 次服。一旦确诊，调节适当剂量后，应长期服用。因洋地黄类药及异丙肾上腺素等可加重流出道梗阻，应避免使用，利尿药和血管扩张药物均不宜用。流出道梗阻严重的可行手术治疗或心脏移植。

（田　静）

第七节　急性心包炎

急性心包炎常为全身性疾病的一部分。在新生儿期，急性心包炎的主要原发病为败血症，在婴幼儿期常为肺炎、脓胸，但也以败血症为多。4～5 岁以上儿童多数为风湿热、结核病及化脓感染。致病的化脓性细菌中以葡萄球菌为多见，肺炎球菌、链球菌、大肠埃希菌也较常见。病毒性心包炎亦称特发性心包炎，多见于儿童，引起的病毒有柯萨奇 B 组病毒、流感病毒、腺病毒、乙型肝炎病毒及传染性单核细胞增多症病毒等。偶尔见组织脑浆菌病可致此症，以后转为缩窄性心包炎。有时并发于风湿热类风湿病及其他结缔组织病、白血病、恶性淋巴瘤、尿毒症、肺吸虫病、局部创伤、食管异物或心脏附近器官疾病的过程中。

一、病因及发病机制

根据病理变化可分为纤维蛋白性及渗液性心包炎。渗液可为浆液纤维蛋白性、浆液血性、出血性或化脓性等，心包的脏层及壁层上出现纤维蛋白沉着，状似绒毛，并有由纤维蛋白、白细胞及少许内皮细胞组成的渗出物。此渗出物可局限于一处，或布满整个心脏表面。风湿性心包炎产生稀薄渗出液，含有纤维素和白细胞，此液常被吸收。渗出物浓厚时，可留下疏松的粘连。由化脓性细菌感染者，心包积聚脓液，其中含纤维素、多形核白细胞、红细胞及病原菌。结核性心包炎的早期见小量浆液或血性渗出液，有时很快产生大量，如不及早治疗，常引起广泛粘连。病毒性心包炎常同时有心肌炎，心包渗出液较少，一般不形成缩窄性心包炎，少数病例也可发展成缩窄性心包炎。

正常心包腔压力与胸膜腔压力一致，吸气时为负压，呼气时为正压。正常小儿心包腔内有 10～15 mL液体。随着心包内积液增加，心包腔压力升高。急性心包炎对循环功能的影响，主要取决于心肌功能和心包渗出液的容量及发生的快慢。如心肌功能不好，同时又急骤发生 100～200 mL的心包积液，便可引起严重的循环衰竭，风湿性心包炎病例中常有此种情况。反之，如心肌正常，心包液体发生缓慢，即使有数百毫升的心包积液，循环功能可无明显改变。在快速发生大量心包积液时，即使心肌正常，也可引致循环衰竭。

大量心包积液可引起心脏压塞。由于心包内液体聚积，心包内的压力增加，使心室在舒张期不能充分扩张、心室充盈不足、心搏量减少。如心搏量进一步减少，导致收缩压下降，末梢血管收缩，使舒张压上升，脉压变小。另一方面，由于心包内压力增加，使静脉血液回流至右心受阻，故静脉压升高。如心包渗液积聚极快，引起急性心脏压塞、心搏量急骤减少，可发生心源性休克；如渗液积聚较慢，引起亚急性或慢性心脏压塞，则出现颈静脉怒张、肝大、水肿及奇脉等症状。

二、临床表现及辅助检查

(一)临床表现

(1)较大儿童或自诉心前区刺痛或压迫感，平卧时加重，坐位或前俯位可减轻。疼痛可向肩背及腹部放射。婴儿则表现为烦躁不安。心包炎通常为某些全身性疾病的一种表现。可见原发病症状的恶化，常有呼吸困难、咳嗽、发热等。

(2)最重要的体征为心包摩擦音，在整个心前区均可听到，以胸骨左缘下端最为清楚。其特点为声音粗糙，似于耳际摩擦皮革，和心音一致而与呼吸的节律无关。摩擦音来去不定，较常出现于疾病初期，当心包积液增多时消失。但在结核病例中，虽心包膜已有大量渗液，但摩擦音有时还继续存在。

(3)心包腔渗液的症状为晕眩、气促与气闷，有大量积液时可压迫食管或喉返神经，引起吞咽困难与失声。体征方面为心尖冲动微弱或消失，心界扩大，卧位时与端坐时在右第 2 至第 3 肋间的心浊音区大小不同(卧位时扩大)，心音遥远。在左肩胛骨角下与胸椎之间，叩诊可得浊音，听诊可闻管状呼吸音与捻发音(Ewart 征)，因大量心包积液压迫左肺下叶，产业肺不张，引起肝脏肿大，可见腹水及下肢水肿。

(4)心包积液骤升或过多时，出现心脏压塞，患者呈急性重病容，如呼吸困难，心率加快、发绀，动脉压下降、脉压变小、静脉压升高、颈静脉怒张、心界扩大、心搏消失、心音遥远。吸气时脉搏幅度减弱，即所谓奇脉。奇脉为心脏压塞重要体征之一，用血压计检查较为可靠。首先测量正常呼气时的收缩压，然后使气囊缓慢放气，血压计水银柱随之下降，直至吸气相和呼气相均可听到声音，再记录此收缩压，两次收缩压之差即反映奇脉的程度。正常人吸气时收缩压轻度下降，两者之差不超过1.3 kPa(10 mmHg)，超过1.3 kPa(10 mmHg)即为奇脉。发生奇脉的机制为吸气时胸腔内压力降低，右心回流增加而左室充盈降低，右室充盈增加，使室间隔向后移位，从而限制左室充盈；另外，吸气时胸腔内压力降低，血流相对较易流入顺应性较大的肺静脉，血流暂时滞留在肺静脉，因此左室充盈减少。在心律失常及低血压时，奇脉往往不明显。在肺气肿、哮喘症及应用正压辅助呼吸器的病儿亦可出现奇脉。如迅速发生大量心包积液而使心排血量急剧下降时，可导致心源性休克。如心包渗液缓慢发生，则肝大，水肿及腹水较为明显。

(二)辅助检查

1.X 线检查

心影呈梨形或烧瓶状，左、右心缘各弓消失，腔静脉影增宽。卧位与立位心影显著差异，卧位时心底部变宽为心包积液的另一指征。透视下心搏减弱或消失。肺野大多清晰，可伴右胸腔积液；心包积液时，心影于短期(1～4 周)内迅速增大，与其他心脏病之心影逐渐增大不同。

2.心电图检查

急性心包炎时由于心包渗液及心外膜下心肌损伤，故产生多种心电图改变，前者发生 QRS 低电压，后者引起 ST 段及 T 波的改变。连续观察心电图可看到以下 ST-T 演变的过程：①起病初始出现 ST 段抬高，除 aVR 及 V_1 导联外，其余各导联 ST 段均呈弓背向下型上升，持续数天即恢复。②ST 段恢复到基线，T 波普遍性低平。③T 波由平坦变为倒置，可持续数周或数月之久。

3.超生心动图检查

超声心动图检查对心包渗液的诊断有很重要价值。此法操作简便,诊断迅速,无创伤,可重复检查;它不仅能探知有无心包积液,而且能判断积液量多少。心包积液时,在左室后壁心外膜和心包之间及右室前壁与胸壁之间出现无回波区。少量积液时,表现为左室后壁心外膜与心包间无回波区;心包积液增多时,则左室后壁心外膜与心包之间无回波区增宽,而且在右室前壁与胸壁之间也出现无回波区。由于心包积液,心脏活动失去限制,产生心脏摇摆现象,使右室前壁、室间隔及左室后壁随心动周期出现异常运动或运动幅度增大,并有假性二尖瓣脱垂症;大量积液时心内结构常不能清楚显示,而心尖部探查时,出现心脏击征:于心脏收缩时,心尖上抬,声束穿过心尖产生回波;在心脏舒张时,心尖离开声束,则只见无回声区。

4.心包穿刺

经检查提示有心包积液时,可进行心包穿刺,其目的为了解渗液的性质和致病菌。解除心脏压塞及治疗化脓性心包炎,可局部注射抗生素和引流,心包穿刺有一定危险性,可误穿心脏引起心包积血,发生心脏压塞,为避免损伤心肌,心包穿刺可在心电图监测下进行,穿刺针与心电图机的胸导联线相连接,如针头刺伤右室壁,则出现急性 ST 段抬高及室性早搏,应将穿刺针退出少许,偶尔针头刺伤右房壁则出现 P-R 段升高。

三、诊断与鉴别诊断

(一)诊断

依据临床表现和辅助检查即可诊断,但要注意鉴别诊断。

(二)鉴别诊断

(1)急性心包炎与急性心肌炎在小儿病例的鉴别比较困难,因两者的临床症状、X 线及心电图表现均相似,但如出现心包摩擦音及奇脉,则有利于心包炎的诊断,超声心动图检查也有参考价值,即心包积液时可有无回波区,心肌炎则无。心脏血流扫描检查,如为心包积液,则 Q 值在 0.75 以下,心肌炎 Q 值在0.80以上,可资鉴别。

(2)纵隔肿瘤:如恶性淋巴瘤或畸胎瘤等,可压迫上腔静脉、气管或支气管等,出现颈静脉怒张及呼吸困难等症状,有时误认为心包积液,但 X 线检查可见结节状肿瘤,心脏搏动正常。至于心包积液与胸腔积液的鉴别,则主要依靠 X 线透视及摄片。

(3)应注意鉴别各种急性心包炎。发生于结核病小儿的渗出性心包炎,一般先考虑为结核性;心内膜不被波及,听不到杂音,常产生较大量浑浊的黄色或血样渗液,反之,风湿性心包炎伴有心肌炎症状,可听到器质性心脏杂音,渗液量较少,一般无须心包穿刺。化脓性心包炎不但有心包渗液的症状,而且引起严重的全身脓毒症状,或并发于肺炎、脓胸。宜做血培养以证实败血症,便于选择适宜的抗生素。此外,急性病毒性心包炎,通常与病毒感染同时发生。引起的病毒有柯萨奇病毒、流感病毒、埃可病毒及腺病毒等。可为病毒直接感染心包或机体对病毒感染的免疫反应,可同时累及心肌发生心包心肌炎,以发热、心前区疼痛及呼吸困难为主要症状,常伴有心包摩擦音,心包渗液的症状不明显。本病为自限性。病程数月,预后较好,极少数病例仍可复发,病程迁延数月或 1～2 年,糖皮质激素或吲哚美辛治疗,多数恢复,极少形成缩窄性心肌炎、在心包损伤或心包切开术后 1～2 周,部分患者发生心包损伤后综合征,患者出现心前区疼痛、发热、心包摩擦音,个别病例发生心脏压塞。其发病机制可能为机体对损伤的心包膜发生免疫反应,多数患者血清中出现抗心肌抗体。少数特异病毒抗体滴度升高,而认为本病系在心包创伤的条件

下，潜伏在机体内的病毒引起了心包感染。应用阿司匹林治疗1～3个月，可逐渐恢复，偶尔个别有1年后复发。尿毒症性心包炎为尿毒症患者的临终表现。

四、治疗

(1)应针对病因进行治疗。患者应卧床休息，呼吸困难时采取半卧位并吸氧，胸痛应予对症治疗，可用阿司匹林、磷酸可待因，必要时可注射哌替啶或吗啡。

(2)化脓性心包炎应尽早应用与病原菌相适应的大剂量抗生素静脉滴入，葡萄球菌感染一般选用大剂量青霉素、万古霉素、氯霉素、红霉素、头孢菌素等，采用2种抗生素联合使用，并每隔1～2天心包穿刺排脓；也可同时用生理盐水冲洗，并于心包腔内注入适当抗生素及醋酸氢化可的松，如用生理盐水(不稀释)20 mL，慢慢注射。可用硅胶管置心包腔内，反复抽脓，避免反复心包穿刺。如经以上治疗效果不好，应及早采用心包切开引流术。

(3)结核性心包炎宜用抗结核疗法，必要时进行心包穿刺抽出渗液以减轻严重症状。风湿性心包积液往往自行消退，不需任何手术；大部分症状是由于心肌炎及心内膜炎引起，因此，治疗应按风湿热处理原则进行。以上所述3种心包炎发生积液时，均宜加用糖皮质激素(口服或局部用)，以促进渗出液或脓液的吸收，从而减少继发缩窄性心包炎。肌内注射α糜蛋白酶也可促进脓液吸收，减少粘连。对病毒性心包炎，一般采用对症治疗，症状明显者可用阿司匹林，但遇复发时则宜用糖皮质激素治疗。心包损伤综合征应大宜对症处理。治疗组织胞浆菌病所致的心包炎可用两性霉素B。

(4)心脏压塞应按急症处理，需要紧急抢救，进行心包穿刺或心包切开引流术，以解除心包积液。

（田　静）

第八节　风湿性心脏病

一、概述

风湿性心脏病是风湿热反复发作造成的心脏损害，是后天获得性心脏病的主要疾病之一。急性期表现为风湿性心肌炎，如累及心脏瓣膜而引起瓣膜的炎症反应，经过渗出期、增生期和瘢痕期，可造成瓣膜永久性的病变，导致瓣膜口狭窄和关闭不全，继而引起心脏扩大、心力衰竭和心律失常，二尖瓣最常受累，其次为主动脉瓣，为慢性风湿性心瓣膜病。

二、病因

风湿性心脏病是由A族β溶血性链球菌感染后所发生的自身免疫性疾病。不断的链球菌感染、风湿热反复发作或持续时间长，风湿性心脏病的发生率明显增加。一般认为本病的发生与3个因素的相互作用有关：①A族β溶血性链球菌致病的抗原性：链球菌M蛋白与人体组织特别是心肌组织的抗原有交叉的免疫反应。②易感组织器官的特性及免疫机制：通过急性风湿热患者瓣膜表面的内皮细胞研究发现，除了抗体和补体触发炎症之外，还发现T细胞通过活化瓣膜表面的内皮细胞浸润，在组织内参与了炎症反应。③宿主易感性：以往的研究发现，即使是较严重的A族链球菌感染流行，也仅有1%～3%未治疗的A族链球菌感染咽炎患者患病，提示存在宿主易感性。

三、诊断

根据病史、临床表现及辅助检查即可做出诊断。在诊断过程中，要注意评判是否伴发风湿活动。注意发现并发症，如心力衰竭、感染性心内膜炎、心律失常、栓塞等。

（一）病史

风湿性心脏病多有风湿热病史，部分呈隐匿经过。

（二）临床表现

1.二尖瓣关闭不全

二尖瓣关闭不全是儿童期风湿性心脏病最常见的瓣膜病，轻度关闭不全可无症状，中、重度关闭不全可出现疲倦、乏力等症状，疾病进展可出现心力衰竭症状。查体心前区隆起，心尖冲动弥散，可触及收缩期震颤，心界向左下扩大，第一心音降低，第二心音亢进且明显分裂，可闻及第三心音。心尖区闻及Ⅲ/6级全收缩期粗糙的吹风样杂音，向左腋部及背部、肩胛下传导，左室扩大者产生二尖瓣相对狭窄，心尖部可闻及舒张中期杂音。

2.二尖瓣狭窄

由于瓣膜口狭窄的程度、病情进展速度及代偿的差异，临床表现可有不同，主要症状包括呼吸困难、咳嗽、反复呼吸道感染、生长发育迟缓、心力衰竭等。查体第一心音亢进，心尖部及胸骨左缘第4肋间处可闻及开瓣音，心尖部舒张期隆隆样杂音，随着二尖瓣口狭窄加重，肺动脉瓣区第二心音亢进。

3.主动脉瓣关闭不全

往往伴有二尖瓣病变，很少单独存在。轻度患者可无症状，重度患者在病变多年后出现症状。心悸为早期症状，严重者可出现心绞痛症状，多在左心衰竭后出现。体征包括周围血管征及主动脉瓣听诊区或胸骨左缘3、4肋间闻及叹气样高频舒张期杂音，呈递减型；严重关闭不全时心尖部可闻及低频、舒张早期隆隆样杂音，即Austin-Flint杂音。

4.主动脉瓣狭窄

轻症可无症状，中重度可出现发育迟缓、易疲劳、活动后气促、胸痛、晕厥等。查体主动脉瓣区可触及收缩期震颤，闻及喷射性收缩期杂音，伴有收缩期喀喇音。

（三）辅助检查

1.心电图

可明确患者的心律，有无心肌缺血改变，是否合并有心房颤动等。

2.胸部X线

可以了解心脏大小和肺部的改变。

3.超声心动图

作为一种无创方法，已经是评价各瓣膜病变的主要手段之一，不仅可以测定心腔大小、心室功能，也可以测定跨瓣膜压差、瓣膜开口面积、肺动脉压力等指标。

4.心导管造影

目前超声心动图技术已能比较全面地观察瓣膜的厚度、活动度及狭窄等情况，如合并重度肺

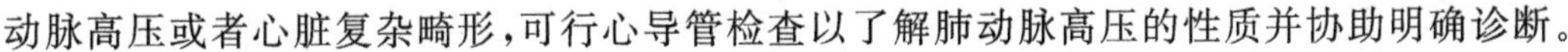

动脉高压或者心脏复杂畸形，可行心导管检查以了解肺动脉高压的性质并协助明确诊断。

四、鉴别诊断

风湿性心脏病应与以下疾病鉴别。

（1）左房黏液瘤：本病可出现与风湿性心脏病相似体征，但杂音往往呈间歇性出现，随体位而改变，无风湿热史，有昏厥史，易出现反复动脉栓塞现象。超声心动图可见左房内有云雾状光团往返于左房和二尖瓣口。

（2）尚需与左向右分流型先天性心脏病、贫血性心脏病、扩张型心脏病等所致的相对性二尖瓣狭窄相鉴别。根据病史、体格检查及超声心动图检查，不难做出鉴别。

五、治疗

（一）一般治疗

慢性心脏瓣膜病轻者可不必严格限制活动，中重度者需严格限制活动，避免剧烈活动诱发的心力衰竭、心绞痛及晕厥。

饮食方面，除高热量膳食外，应给予足够的蛋白质及维生素 A 和维生素 C。

（二）抗生素治疗

（1）风湿热诊断明确后尽早开始治疗，应立即给予 1 个疗程的青霉素治疗（对青霉素无过敏史者）以清除链球菌。

（2）长期足疗程的抗生素治疗，预防风湿热复发，抗生素疗程不少于 5 年，最好到成人期。

（三）抗风湿治疗

对于风湿活动者，抗风湿治疗是必要的。常用药物为水杨酸制剂及肾上腺皮质激素。

（四）充血性心力衰竭的治疗

除给予吸氧、镇静外，可给予利尿剂、血管扩张剂和强心剂的治疗，洋地黄制剂的剂量应偏小（1/3～1/2 量）。

（五）心律失常的药物治疗

根据病情选用胺碘酮、洋地黄、β 受体阻滞剂等。合并慢性心房颤动者，宜长期口服阿司匹林以抗血小板聚集。

（六）外科治疗

风湿性心瓣膜病变内科治疗无效者应行外科手术或介入手术，包括瓣膜修复成形术、瓣膜置换术或球囊扩张术等。手术一般在心力衰竭症状有所改善、病情稳定后进行，风湿活动或感染性心内膜炎者在治愈后 3～6 个月才能手术。

（王胜义）

第九章

内分泌系统疾病

第一节　概　　述

从胚胎形成至青春发育期，机体处于不断生长、发育和成熟的阶段，内分泌系统本身也在不断发育和成熟。在此过程中，内分泌激素的产生、分泌、结构和功能异常均可导致儿童内分泌疾病。

下丘脑、垂体是内分泌系统的中枢。下丘脑可以分泌促甲状腺激素释放激素（TRH）、促肾上腺激素释放激素（CRH）、促性腺激素释放激素（GnRH）、促生长激素释放激素（GHRH）、生长抑素（SS）。腺垂体可以分泌促甲状腺激素（TSH）、促肾上腺皮质激素（ACTH）、促性腺激素（LH、FSH）、生长激素（GH），神经垂体可分泌垂体后叶素（AVP），分别调控甲状腺、肾上腺、性腺等内分泌器官的活动。如先天性下丘脑-垂体发育不良，则会造成上述激素的分泌失常，从而引起相应的临床症状。另外，在下丘脑-垂体-靶腺轴的任一环节出现问题均可导致内分泌功能异常，引起儿童内分泌疾病。

儿童内分泌系统具有自身发育的特点，在评估下丘脑-垂体-靶腺轴功能时，应紧密结合上述发育特点进行分析。

一、下丘脑-垂体-甲状腺轴

胎儿甲状腺的发育开始于孕 3 周，起源于咽底部。孕 10 周，甲状腺下降至正常位置，开始具有摄碘和合成激素的功能。孕 12～30 周，TSH 合成增加，并与下丘脑-垂体轴的成熟有关，而且 T_4 也增加，直至出生。生后 1～6 小时，T_3、T_4、TSH 的水平增加，TSH 甚至可以达到 100 mU/L。经过一段由于新生儿高促甲状腺激素血症导致的外周血甲状腺激素水平升高后，T_3、T_4 水平随年龄增长而下降，游离甲状腺激素的水平也下降。在生后 5～7 天，早产儿 FT_4、T_3 浓度达到最低点，并与胎龄相关，年龄越小，水平越低。新生儿期甲状腺激素的水平位于成人甲亢的范围，随年龄增加，T_3、T_4 水平下降，游离甲状腺激素的水平也下降。在婴儿期和儿童期，T_3、T_4、游离甲状腺激素的水平进行性下降，但 TSH 浓度在生后短暂上升后则相对较稳定。甲状腺激素的水平与性别无关，但与青春期发育有一定相关性。青春发育晚期（Tanner 分期＞3 期），TT_3、TT_4 轻微上升，青春期后又有所下降，可能与青春晚期 TBG 水平升高有关。

甲状腺激素可影响胎儿神经系统的发育和成熟，促进儿童的生长发育和调节新陈代谢。若下丘脑-垂体-甲状腺轴功能异常导致甲状腺激素分泌不足，则可引起智能落后、身材矮小等症状。在评价新生儿下丘脑-垂体-甲状腺轴功能时，应注意结合抽血时间点进行分析。

二、下丘脑-垂体-性腺轴

在胎儿及婴儿期，下丘脑-垂体-性腺轴（HPG）处于较为活跃的状态，即所谓的“微小青春期”，外周血性激素处于青春发育早期的水平。随后，下丘脑-垂体-性腺轴进入相对静止或休眠状态。直至青春期出现下丘脑-垂体-性腺轴的再激活。当青春期发育启动后，促性腺激素释放激素的脉冲分泌频率和峰值逐渐增加，LH 和 FSH 的脉冲分泌峰也随之增高，因而出现性征和性器官发育。下丘脑-垂体-性腺轴功能异常的儿童可出现性发育异常，如：性腺功能减退、性腺发育障碍、性早熟等。另外，因外源性雌激素摄入引起乳腺发育的病例临床并不少见，患儿多有明确的误服含雌激素的药物、食物或接触含雌激素的化妆品等病史，随之出现乳腺发育并伴有乳头、乳晕色素沉着。儿童性发育迟缓的评价过程中，尤应注意排除体质性青春期延迟。

三、下丘脑-GH-IGF1 轴

下丘脑-GH-IGF1 轴在儿童生长发育的过程中起着非常重要的作用。垂体分泌的 GH 可以直接作用于细胞发挥生物效应，但其大部分功能必须通过 IGF1 介导发挥生理作用。下丘脑-垂体功能障碍或靶细胞对 GH、IGF1 无应答反应等均会造成生长落后，如 GHRH 分泌不足、垂体生长激素缺乏、GHR 缺陷、IGF1 缺乏、IGFR 缺陷等均可引起儿童身材矮小。

四、下丘脑-垂体-肾上腺轴

皮质醇的分泌具有昼夜节律，早晨 4～6 时，皮质醇的分泌达高峰，夜间其水平通常≤凌晨的 50%。检测基础皮质醇的浓度通常可在早晨 8～9 时和晚 8～12 时。出生时，黄体酮、17-OHP、皮质酮、11-去氧皮质酮水平升高；生后第一周及婴儿期晚期，黄体酮、17-OHP、降低 2～3 个数量级，而皮质醇、皮质酮仍处于高水平。

下丘脑-垂体-肾上腺轴除应注重肾上腺皮质功能的检测，如功能减退（原发性、继发性）、功能亢进（Cushing 综合征、肾上腺肿瘤）等，还应注意分析酶的缺陷（各种类型的肾上腺皮质增生、多巴胺 β-羟化酶缺陷）、各种动态试验、影像学检查，以明确病因及定位诊断。

儿童内分泌疾病的种类与成人不同，部分内分泌疾病的临床特征、发病机制、治疗手段也与成人有较大区别，而且儿童内分泌疾病在不同的年龄阶段各有特点。儿童常见的内分泌疾病主要有生长迟缓、性分化异常、性早熟、甲状腺疾病、糖尿病、肾上腺疾病、尿崩症等。若患儿在出生后即存在生化代谢紊乱和激素功能障碍，则可能严重影响其体格和智能发育。如果未能早期诊治，易造成残疾甚至夭折。如先天性甲状腺功能减退症、先天性肾上腺皮质增生症（失盐型）等。许多环境因素也可引起内分泌疾病，如生态环境中碘缺乏导致地方性甲状腺肿及甲状腺功能减退症，经济发达地区高热量饮食导致肥胖症等。此外还有一些是遗传因素和环境因素共同作用下引起的内分泌疾病，如糖尿病等。由环境因素所致的内分泌疾病也常有遗传学背景，但非单基因缺陷，而是多基因（包括多态性）异常所致。

儿童内分泌疾病一旦确诊，常常需要长期甚至终身治疗，治疗剂量需个体化，并根据病情和生长发育情况及时调整。在治疗过程中需要密切随访，以保证患儿的正常生长发育。

（陈　娟）

第二节　儿童糖尿病

糖尿病是由于胰岛素绝对或相对缺乏所造成的糖、脂肪、蛋白质代谢紊乱，致使血糖增高、尿糖增加的一种疾病。糖尿病可分为1型、2型和其他类型糖尿病，儿童糖尿病大多为1型。

一、病因及发病机制

(一)病因

1型糖尿病的发病机制目前尚未完全阐明，认为与遗传、自身免疫反应及环境因素等有关。其中，环境因素可能有病毒感染(风疹、腮腺炎、柯萨奇病毒)、化学毒素(如亚硝铵)、饮食(如牛奶)、胰腺遭到缺血损伤等因素的触发。机体在遗传易感性的基础上，病毒感染或其他因子触发易感者产生由细胞和体液免疫都参与的自身免疫过程，最终破坏了胰岛G细胞，使胰岛分泌胰岛素的功能降低以致衰竭。

(二)发病机制

人体中有6种涉及能量代谢的激素：胰岛素、胰高糖素、肾上腺素、去甲肾上腺素、皮质醇和生长激素。胰岛素是其中唯一降低血糖的激素(促进能量储存)，其他5种激素在饥饿状态时均可升高血糖，为反调节激素。1型糖尿病患儿β细胞被破坏，致使胰岛素分泌不足或完全丧失，是造成代谢紊乱的主要原因。

胰岛素能够促进糖的利用，促进蛋白质、脂肪合成，抑制肝糖原和脂肪分解等。当胰岛素分泌不足时，葡萄糖的利用量减少，而增高的胰高糖素、生长激素和氢化可的松等又促进肝糖原分解和糖异生作用，脂肪和蛋白质分解加速，使血液中的葡萄糖增高，当血糖浓度超过肾糖阈值时(10 mmol/L或180 mg/dL)导致渗透性利尿，引起多尿，可造成电解质紊乱和慢性脱水；作为代偿，患儿渴感增加，导致多饮；同时由于组织不能利用葡萄糖，能量不足而使机体乏力、软弱，易产生饥饿感，引起多食；同时由于蛋白质合成减少，体重下降，生长发育延迟和抵抗力降低，易继发感染。胰岛素不足和反调节激素增高促进了脂肪分解，使血中脂肪酸增高，机体通过脂肪酸供能来弥补不能有效利用葡萄糖产生能量，而过多的游离脂肪酸在体内代谢，导致乙酰乙酸、β-羟丁酸和丙酮酸等在体内堆积，形成酮症酸中毒。

二、临床表现

(一)儿童糖尿病特点

起病较急剧，部分患儿起病缓慢，表现为精神不振、疲乏无力、体重逐渐减轻等。多数患儿表现为多尿、多饮、多食和体重下降等“三多一少”的典型症状。学龄期儿童可因遗尿或夜尿增多而就诊。

约有40％的患儿首次就诊即表现为糖尿病酮症酸中毒，常由于急性感染、过食、诊断延误或突然中断胰岛素治疗等而诱发，且年龄越小者发生率越高。表现为恶心、呕吐、腹痛、食欲缺乏等胃肠道症状及脱水和酸中毒症状：皮肤黏膜干燥，呼吸深长，呼吸中有酮味(烂苹果味)，脉搏细速，血压下降，随即可出现嗜睡、昏迷甚至死亡。

(二)婴幼儿糖尿病特点

遗尿或夜尿增多,多饮多尿不易被察觉,很快发生脱水和酮症酸中毒。

三、辅助检查

(一)尿液检查

尿糖阳性,通过尿糖试纸的呈色强度或尿常规检查可粗略估计血糖水平;尿酮体阳性提示有酮症酸中毒;尿蛋白阳性提示可能有肾脏的继发损害。

(二)血糖

空腹全血≥6.7 mmol/L(120 mg/dL)或血浆血糖≥7.8 mmol/L(140 mg/dL)。一天内任意时间(非空腹)血糖≥11.1 mmol/L(200 mg/dL)。

(三)糖耐量试验

本试验适用于空腹血糖正常或正常高限,餐后血糖高于正常而尿糖偶尔阳性的患儿。试验方法:试验前避免剧烈运动、精神紧张,停服氢氯噻嗪、水杨酸等影响糖代谢的药物,试验当日自0时起禁食;清晨按 1.75 g/kg 口服葡萄糖,最大量不超过 75 g,每克加温水 2.5 mL,于 3～5 分钟内喝完;喝糖水时的速度不宜过快,以免引起恶心、呕吐等胃肠道症状;在口服前(0 分)和服后60 分钟、120 分钟、180 分钟各采血测定血糖和胰岛素含量。结果判定见表 9-1。

表 9-1　糖耐量试验结果判定

	0 分钟	60 分钟	120 分钟
正常人	<6.2 mmol/L(110 mg/dL)	<10 mmol/L(180 mg/dL)	<7.8 mmol/L(140 mg/dL)
糖尿病患儿	>6.2 mmol/L(110 mg/dL)	—	>11 mmol/L(200 mg/dL)

(四)糖化血红蛋白(HbA1c)检测

该指标反应患儿抽血前 2～3 个月血糖的总体水平。糖尿病患儿此指标明显高于正常(正常人<7%)。

(五)血气分析

pH<7.30,HCO_3^-<15 mmol/L 时证实患儿存在代谢性酸中毒。

(六)其他

胆固醇、三酰甘油及游离脂肪酸均增高,胰岛细胞抗体可呈阳性。

四、诊断

典型病例根据“三多一少”症状,结合尿糖阳性,空腹血糖≥7.0 mmol/L(126 mg/dL)即可诊断。糖化血红蛋白等测定有助于诊断。

五、鉴别诊断

(一)婴儿暂时性糖尿病

病因不明。多数在出生后 6 周左右发病。表现为发热、呕吐、体重不增、脱水等症状。血糖升高,尿糖和酮体阳性。经补液等一般处理后即可恢复。

(二)非糖尿病性葡萄糖尿症

Fanconi 综合征、肾小管酸中毒等患儿都可发生糖尿,鉴别主要靠空腹血糖测定,肾功能检查，必要时行糖耐量试验。

(三)与酮症酸中毒昏迷相鉴别的疾病

如重度脱水、低血糖、某些毒物的中毒等。可根据原发病及病史鉴别。

六、治疗

(一)治疗原则与目标

包括：①消除糖尿病症状；②防止酮症酸中毒、避免低血糖；③保证患儿正常生长发育和青春期发育，防止肥胖；④早期诊断与预防急性并发症，避免和延缓慢性并发症的发生和发展；⑤长期、系统管理和教育，包括胰岛素的应用、计划饮食、身体锻炼和心理治疗，并使患儿和家属学会自我管理，保持健康心理，保证合理的学习生活能力。

(二)胰岛素的应用

1 型糖尿病患儿必须终身使用胰岛素治疗。

1.常用制剂及用法

(1)制剂：短效的常规胰岛素(RI)、中效的珠蛋白胰岛素(NPH)和长效的鱼精蛋白锌胰岛素(PZI)三类制剂。PZI 在儿童中很少单独使用。

(2)应用方法：①短效胰岛素(RI)初剂量 0.5～1.0 U/(kg·d)，3 岁以下儿童用 0.25 U/(kg·d)，分3～4 次，于早、中、晚餐前 30 分钟及睡前皮下注射(睡前最好用 NPH)；②NPH 与 RI 混合(NPH 占 60%，RI 占 40%)在早、晚餐前 30 分钟分 2 次注射，早餐前注射总量的2/3，晚餐前用 1/3。根据尿糖定性，每2～3 天调整剂量一次，直至尿糖定性不超过＋＋。每次调整2～4个单位为宜。也有人主张年幼儿使用每天 2 次的方法，年长儿每天注射 3～4 次。

2.胰岛素笔

为普通注射器的改良，用喷嘴压力和极细的针头将胰岛素推入皮下，操作简便，注射剂量准确。

3.胰岛素泵

即人工胰岛，通过模拟正常人胰岛 β 细胞，按照不同的速度向体内持续释放胰岛素，适用于血糖波动较大、分次胰岛素注射不易控制者。

4.胰岛素治疗中易发生的问题

(1)注射部位萎缩：由于反复在同一部位注射所致，影响胰岛素的治疗效果。应选用双上臂前外侧、双下肢大腿前外侧、脐两侧和臀部轮换注射，每针间距 2 cm，1 个月内不应在同一部位重复注射。

(2)低-高血糖反应(Somogyi 现象)：由于慢性胰岛素过量，夜间低血糖后引发的高血糖现象。此时应逐步减少胰岛素用量使血糖稳定。

(3)黎明现象：是一种在早晨 5～9 点空腹血糖升高，而无夜间低血糖发生的情况，为晚间胰岛素用量不足所致。可加大晚间胰岛素剂量或将 NPH 注射时间稍往后移即可。

(4)低血糖：胰岛素用量过大，或使用胰岛素后未按时进食，或剧烈运动后，均易发生低血糖。久病者肾上腺素分泌反应延迟，也是易发生低血糖的因素。严重的低血糖很危险，可造成永久性脑组织损伤，如不及时抢救，可危及生命。一旦发生，立即给予葡萄糖口服或静脉注射。

(三)饮食管理

合理的饮食是治疗糖尿病的重要环节之一，在制订饮食计划时，既要使血糖控制在正常范

围，又要满足小儿生长发育的需要。每天所需热量(kcal)为1 000+(年龄×80～100)。饮食供热量按蛋白质占15%～20%，糖类占50%～55%，脂肪占30%。蛋白质宜选用动物蛋白，脂肪应以植物油为主，糖类最好以米饭为主。全日热量分三餐供应，分别占1/5、2/5、2/5，并由每餐中留少量食物作为餐间点心。

（四）运动疗法

胰岛素注射、计划饮食和运动锻炼被称为糖尿病治疗的三要素。运动可使热量平稳并控制体重，减少冠心病的发生。但糖尿病患儿必须在血糖得到控制后才能参加运动，运动应安排在胰岛素注射及进餐后2小时之间，防止发生低血糖。若发生视网膜病变时应避免头部剧烈运动，以防发生视网膜出血。

（五）糖尿病的长期管理和监控

由于本病需要终生饮食控制和注射胰岛素，给患儿带来各种压力和心理负担，因此医务人员应介绍有关知识，定期讲座，帮助患儿树立信心，使其坚持有规律的治疗和生活。国内有举办糖尿病夏令营的经验，证实这种活动有助于患儿身心的康复。

对患儿的监控内容主要包括以下几项。

1.建立病历

定期复诊，做好家庭治疗记录。

2.监控内容和时间

包括：①血糖或尿糖和尿酮体：尿糖应每天测4次(三餐前和睡前，至少2次)，每周一次凌晨2～3点钟的血糖。无血糖仪者测尿糖同时测酮体。定期测24小时尿糖，至少每年1次。②糖化血红蛋白：每2～3个月一次，1年至少4～6次。③尿微量清蛋白：病情稳定后2～3个月或每年1～2次。④血脂：最好每半年一次，包括总胆固醇、三酰甘油、HDL、LDL、VLDL。⑤体格检查：每次复诊均应测量血压、身高、体重和青春期发育状况。⑥眼底：病程5年以上或青春期患者每年一次。

3.控制监测

主要目的是使患儿维持尿糖定性在(+)～(-)；尿酮体(-)，24小时尿糖≤5 g；保证小儿正常生长发育，并早期发现并发症。予以及时处理：关于血糖的监测见表9-2。

表9-2　糖尿病患儿血糖控制监测表

项目	理想	良好	差	需调整治疗
空腹血糖(mmol/L)	3.6～6.1	4.0～7.0	>8	>9
餐后2小时血糖(mmol/L)	4.0～7.0	5.0～11.0	11.1～14.0	>14
凌晨2～4时血糖(mmol/L)	3.6～6.0	≥3.6	<3.0或>9	>9
糖化血红蛋白(%)	<6.05	<7.6	7.9～9.0	>9.0

（六）移植治疗

1.胰腺移植

多采用节段移植或全胰腺移植，文献报道1年成活率可达80%，肾、胰腺联合移植成活率更高。

2.胰岛移植

采用人或猪胚胎胰岛细胞，可通过门静脉或肾被膜下移植于IDDM患者，移植后的胰岛细胞可以生存数月,可停止或减少胰岛素用量。

(七)酮症酸中毒的治疗

原则为纠正脱水,控制高血糖,纠正电解质紊乱和酸碱失衡;消除诱因,防治并发症。

酮症酸中毒是引起儿童糖尿病急症死亡的主要原因。主要治疗措施是补充液体和电解质、胰岛素治疗和重要并发症的处理。

1.液体和电解质的补充

治疗酮症酸中毒最重要的是扩充血容量以恢复心血管功能和排尿。

(1)纠正丢失的液体按100 mL/kg计算,输液开始的第1小时,按20 mL/kg输入0.9%氯化钠溶液,在第2~3小时,输入0.45%氯化钠溶液,按10 mL/kg静脉滴注。当血糖<17 mmol/L时用含有0.2%氯化钠的5%葡萄糖溶液静脉滴注,治疗最初12小时内补充丢失液体总量的50%~60%,以后的24小时内补充继续丢失量和生理需要量。

(2)钾的补充:在患儿开始排尿后应立即在输入液体中加入氯化钾作静脉滴注,其浓度为0.1%~0.3%。一般按每天2~3 mmol/kg(150~225 mg/kg)补给。

(3)纠正酸中毒:碳酸氢钠不宜常规使用,仅在血pH<7.1、HCO_3^-<12 mmol/L时,按2 mmol/kg给予1.4%碳酸氢钠溶液静脉滴注,当pH≥7.2时即停用。

2.胰岛素治疗

现多数采用小剂量胰岛素静脉滴注,常规胰岛素(RI)最初剂量0.1 U/kg静脉注射,继之持续滴注0.1 U/(kg·h),即将常规胰岛素25 U加入等渗盐水250 mL中输入。当血糖低于17 mmol/L时,改输含0.2%氯化钠的5%葡萄糖溶液,RI改为皮下注射,每次0.25~0.5 U/kg,每4~6小时一次,根据血糖浓度调整胰岛素用量。

(陈　娟)

第三节　持续低血糖症

低血糖是指某些病理或生理原因使血糖下降至低于正常水平。低血糖症的诊断标准是血糖在婴儿和儿童低于2.8 mmol/L,足月新生儿低于2.2 mmol/L,当出生婴儿血糖低于2.2 mmol/L就应开始积极治疗。

正常情况下,血糖的来源和去路保持动态平衡,血糖水平在正常范围内波动,当平衡被破坏时可引起高血糖或低血糖。葡萄糖是脑部的主要能量来源,由于脑细胞储存葡萄糖的能力有限,仅能维持数分钟脑部活动对能量的需求,且不能利用循环中的游离脂肪酸作为能量来源,脑细胞所需要的能量几乎全部直接来自血糖。因此,持续时间过长或反复发作的低血糖可造成不可逆性脑损伤,甚至死亡,年龄越小,脑损伤越重,出现低血糖状态时需要紧急处理。

一、诊断

(一)病史采集要点

1.起病情况

临床症状与血糖下降速度、持续时间长短、个体反应性及基础疾病有关。通常血糖下降速度越快，持续时间越长，原发病越严重，临床症状越明显。

2.主要临床表现

交感神经过度兴奋症状：恶心、呕吐、饥饿感、软弱无力、紧张、焦虑、心悸、出冷汗等。

急性脑功能障碍症状：轻者仅有烦躁不安、焦虑、淡漠，重者出现头痛、视物不清，反应迟钝，语言和思维障碍，定向力丧失，痉挛、癫痫样小发作，偶可偏瘫。新生儿和小婴儿低血糖的症状不典型，并且无特异性，常被忽略。

小婴儿低血糖可表现为青紫发作、呼吸困难、呼吸暂停、拒乳，突发的短暂性肌阵挛、衰弱、嗜睡和惊厥，体温常不正常。儿童容易出现行为的异常，如注意力不集中，表情淡漠、贪食等。

(二)体格检查要点

面色苍白、血压偏高、手足震颤，如低血糖严重而持久可出现意识模糊，甚至昏迷，各种反射消失。

(三)门诊资料分析

血糖：婴儿和儿童低于 2.8 mmol/L，足月新生儿低于 2.2 mmol/L 时说明存在低血糖症。

(四)进一步检查

1.同时测血糖和血胰岛素

当血糖低于 2.24 mmol/L(40 mg/dL)时，正常人血胰岛素应低于 5 mU/L，而不能高于 10 mU/L。如果有2 次以上血糖低而胰岛素高于 10 mU/L 即可诊断为高胰岛素血症。

2.血酮体和丙氨酸检测

禁食 8～16 小时出现低血糖症状，血和尿中酮体水平明显增高，并有血丙氨酸降低时应考虑酮症性低血糖。

3.血促肾上腺皮质激素(ACTH)、皮质醇、甲状腺素和生长激素监测

如检测的水平减低说明相应的激素缺乏。

4.酮体、乳酸、丙酮酸及 pH、尿酮体

除低血糖外还伴有高乳酸血症，血酮体增多，酸中毒时要考虑是否为糖原累积病。

5.腹部 CT

发现胰岛细胞腺瘤有助诊断。

6.腹部 B 超

发现腺瘤回声图有助于诊断。

二、诊断

(一)诊断要点

有上述低血糖发作的临床表现，立即检测血糖，在婴儿和儿童低于 2.8 mmol/L，足月新生儿低于 2.2 mmol/L，给予葡萄糖后症状消除即可诊断。

(二)病因鉴别诊断要点

低血糖发作确诊后必须进一步查明病因，然后才能针对病因进行治疗和预防低血糖再发。

1.高胰岛素血症

高胰岛素血症可发生于任何年龄，患者血糖低而胰岛素仍高于 10 mU/L，可因胰岛 β 细胞增生、胰岛细胞增殖症或胰岛细胞腺瘤所引起。胰岛细胞腺瘤的胰岛素分泌是自主性的，胰岛素呈间断的释放，与血糖浓度无相关关系。胰岛细胞增生是分泌胰岛素的 β 细胞增生，胰岛细胞增

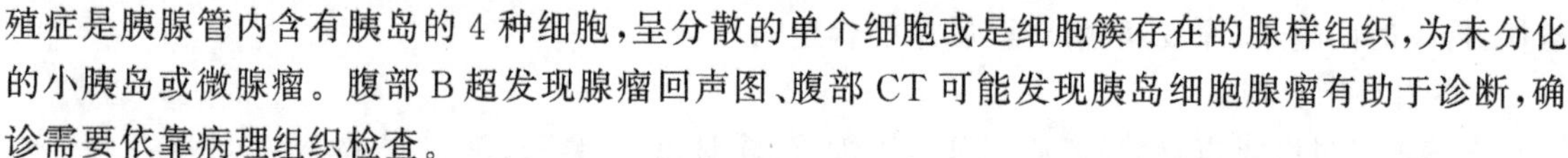

殖症是胰腺管内含有胰岛的4种细胞，呈分散的单个细胞或是细胞簇存在的腺样组织，为未分化的小胰岛或微腺瘤。腹部B超发现腺瘤回声图、腹部CT可能发现胰岛细胞腺瘤有助于诊断，确诊需要依靠病理组织检查。

2.酮症性低血糖

为最多见的儿童低血糖，多在晚餐进食过少或未进餐，伴有感染或胃肠炎时发病。次日晨可出现昏迷、惊厥，尿酮体阳性。患儿发育营养较差，不耐饥饿，禁食12～18小时就出现低血糖，空腹血丙氨酸降低，注射丙氨酸2 mg/kg可使血葡萄糖、丙酮酸盐及乳酸盐上升。至7～8岁可能因肌肉发育其中所含丙氨酸增多，可供糖异生之用而自然缓解。

3.各种升糖激素缺乏

生长激素、皮质醇不足及甲状腺激素缺乏均可出现低血糖。由于这些激素有降低周围组织葡萄糖利用，动员脂肪酸和氨基酸以增加肝糖原合成，并有拮抗胰岛素的作用。根据症状和体征临床疑诊升糖激素缺乏者可测定相应的激素，包括生长激素激发试验，血甲状腺激素、ACTH、皮质醇及胰高糖素水平检测。

4.糖类代谢障碍

(1)糖原累积病：除低血糖外还有高乳酸血症，血酮体增多和酸中毒。其Ⅰ型、Ⅲ型、Ⅳ型和O型均可发生低血糖，以Ⅰ型较为多见。Ⅰ型为葡萄糖-6-磷酸酶缺乏，该酶是糖原分解和糖异生最后一步产生葡萄糖所需的酶，此酶缺乏使葡萄糖的产生减少而发生严重的低血糖。Ⅲ型为脱氢酶缺乏，使糖原分解产生葡萄糖减少，但糖异生途径正常，因此低血糖症状较轻。Ⅳ型为肝磷酸化酶缺乏，可发生于糖原分解中激活磷酸化酶的任何一步，偶有低血糖发生，肝功有损害。O型为糖原合成酶缺乏，肝糖原合成减少，易发生空腹低血糖和酮血症，而餐后有高血糖和尿糖。

(2)糖异生的缺陷：糖异生过程中所需要的许多酶可发生缺陷，如果糖-1,6-二磷酸醛缩酶缺乏时可发生空腹低血糖，以磷酸烯醇式丙酮酸羧化酶缺乏时低血糖最为严重，此酶为糖异生的关键酶，脂肪和氨基酸代谢的中间产物都不能转化成葡萄糖，因而发生空腹低血糖。

(3)半乳糖血症：是一种常染色体隐性遗传病，因缺乏1-磷酸半乳糖尿苷转移酶，使1-磷酸半乳糖不能转化成1-磷酸葡萄糖，前者在体内积聚，抑制磷酸葡萄糖变位酶，使糖原分解出现急性阻滞，患儿于食乳后发生低血糖。患儿在食乳制品或人乳后发生低血糖，同时伴有呕吐腹泻、营养差、黄疸、肝大、酸中毒、尿糖及尿蛋白阳性、白内障，给予限制半乳糖饮食后尿糖、尿蛋白转阴，肝脏回缩，轻度白内障可消退，酶学检查有助于确诊。

(4)果糖不耐受症：因缺乏1-磷酸果糖醛缩酶，1-磷酸果糖不能进一步代谢，在体内积聚。本病主要表现在进食含果糖食物后出现低血糖和呕吐。患儿食母乳时无低血糖症状，在添加辅食后由于辅食中含果糖，不能进行代谢，临床出现低血糖、肝大和黄疸等。血中乳酸、酮体和游离脂肪酸增多，三酰甘油减低。

5.氨基酸代谢障碍

因支链氨基酸代谢中α酮酸氧化脱羧酶缺乏，亮氨酸、异亮氨酸和缬氨酸的α酮酸不能脱羧，以致这些氨基酸及其α酮酸在肝内积聚，引起低血糖和重度低丙氨酸血症。临床多有酸中毒、吐泻、尿味异常，可查血、尿氨基酸确诊。

6.脂肪代谢障碍

各种脂肪代谢酶的先天缺乏可引起卡尼丁缺乏或脂肪酸代谢缺陷，使脂肪代谢中间停滞而不能生成酮体，发生低血糖、肝大、肌张力低下、心肌肥大，除低血糖外可合并有酸中毒，血浆卡尼汀水平降低，酮体阴性，亦可有惊厥。

7.新生儿暂时性低血糖

新生儿尤其早产儿和低出生体重儿低血糖发生率较高，主要原因是糖原贮备不足，体脂储存量少，脂肪分解成游离脂肪酸和酮体均少，因而容易发生低血糖。糖尿病母亲婴儿由于存在高胰岛素血症及胰高糖素分泌不足，内生葡萄糖产生受抑制而易发生低血糖。

8.糖尿病治疗不当

糖尿病患者因胰岛素应用不当而致低血糖是临床最常见的原因，主要是胰岛素过量，其次与注射胰岛素后未能按时进餐、饮食量减少、剧烈活动等因素有关。

9.其他

严重的和慢性的肝脏病变、小肠吸收障碍等亦可引起低血糖。

三、治疗对策

（一）治疗原则

（1）一经确诊低血糖，应立即静脉给予葡萄糖。

（2）针对病因治疗。

（二）治疗计划

1.尽快提高血糖水平

静脉推注 25%（早产儿为 10%）葡萄糖，每次 1～2 mL/kg，继以 10%葡萄糖液滴注，按 5～8 mg/(kg · min) 用输液泵持续滴注，严重者可给 15 mg/(kg · min)，注意避免超过 20 mg/(kg · min) 或一次静脉推注 25%葡萄糖 4 mL/kg。一般用 10%葡萄糖，输糖量应逐渐减少，直至胰岛素不再释放，防止骤然停止引起胰岛素分泌再诱发低血糖。

2.升糖激素的应用

如输入葡萄糖不能有效维持血糖正常，可用皮质激素增加糖异生，如氢化可的松 5 mg/(kg · d)，分3 次静脉注射或口服，或泼尼松 1～2 mg/(kg · d)，分 3 次口服。效果不明显时改用胰高糖素 30 μg/kg，最大量为 1 mg，促进肝糖原分解，延长血糖升高时间。肾上腺素可阻断葡萄糖的摄取，对抗胰岛素的作用，用量为 1 ∶ 2 000 肾上腺素皮下注射，从小量渐增，每次少于 1 mL。二氮嗪 10～15 mg/(kg · d) 分3～4 次口服，对抑制胰岛素的分泌有效。

3.高胰岛素血症的治疗

（1）糖尿病母亲婴儿由于存在高胰岛素血症，输入葡萄糖后又刺激胰岛素分泌可致继发性低血糖，因此葡萄糖的输入应维持到高胰岛素血症消失才能停止。

（2）非糖尿病母亲的新生儿、婴儿或儿童的高胰岛素血症时应进行病因的鉴别，应按以下步骤进行治疗，静脉输入葡萄糖急救后开始服用皮质激素，效果不明显时试用人生长激素每天肌内注射 1 U，或直接改服二氮嗪，连服 5 天。近年报道，长效生长抑素治疗能抑制胰岛素的释放和纠正低血糖。药物治疗效果不明显时需剖腹探查，发现胰腺腺瘤应切除，如无胰腺瘤时切除 85%～90%的胰腺组织。

4.酮症性低血糖的治疗

以高蛋白质、高糖饮食为主，在低血糖不发作的间期应监测尿酮体，如尿酮体阳性，预示数小时后将有低血糖发生，可及时给含糖饮料，防止低血糖的发生。

5.激素缺乏者治疗

应补充有关激素。

6.糖原代谢病的治疗

夜间多次喂哺或胃管连续喂食,后者给予每天食物总热量的1/3,于8～12小时连续缓慢滴入,尚可服用生玉米淀粉液,粉量为每次1.75 g/kg,每6小时1次,于餐间、睡前及夜间服用,可使病情好转。

7.枫糖尿症患者

饮食中应限制亮氨酸、异亮氨酸及缬氨酸含量,加服维生素 B_1;遇感染易出现低血糖时输注葡萄糖。

(陈　娟)

第四节　生长激素缺乏症

一、概述

生长激素缺乏症(growth hormone deficiency,GHD)是由于腺垂体合成和分泌生长激素(growth hormone,GH)部分或完全缺乏,或由于GH分子结构异常等所致的生长发育障碍性疾病。患者身高处于同年龄、同性别正常健康儿童生长曲线第3百分位数以下或低于平均数减去2个标准差,符合矮身材标准。

二、病因

下丘脑-垂体功能障碍或靶细胞对GH无应答反应等均会造成生长落后,根据病因可分为以下几类。

(一)原发性

1.下丘脑-垂体功能障碍

垂体发育异常,如不发育、发育不良或空蝶鞍均可引起生长激素合成和分泌障碍,其中有些伴有视隔发育不全、唇裂、腭裂等畸形。由下丘脑功能缺陷造成的生长激素缺乏症远较垂体功能不足导致者为多。其中因神经递质-神经激素功能途径的缺陷,导致GHRH分泌不足引起的身材矮小者称为生长激素神经分泌功能障碍,这类患儿的GH分泌功能在药物刺激试验中可能表现正常。

2.遗传性生长激素缺乏(HGHD)

GH基因缺陷引起单纯性生长激素缺乏症(IGHD),而垂体Pit-1转录因子缺陷导致多种垂体激素缺乏症(MPHD),临床表现为多种垂体激素缺乏。

(二)继发性

多为器质性,常继发于下丘脑、垂体或其他颅内肿瘤、感染、细胞浸润、放射性损伤和头颅创伤等。

(三)暂时性

体质性生长及青春期延迟、社会心理性生长抑制、原发性甲状腺功能减退等均可造成暂时性GH分泌功能低下。

三、诊断

生长激素缺乏症的诊断依据:①患儿出生时身长和体重均正常,1岁以后出现生长速度减慢,身高落后于同年龄、同性别正常健康儿童身高的第3百分位数或2个标准差以下。②年生长速率<7 cm/年(3岁以下);<5 cm/年(3岁～青春期);<6 cm/年(青春期)。③匀称性矮小、面容幼稚。④智力发育正常。⑤骨龄落后于实际年龄。⑥两项GH药物激发试验GH峰值均<10 μg/L。⑦血清IGF1水平低于正常。

部分生长激素缺乏症患儿同时伴有一种或多种其他垂体激素缺乏,这类患儿除生长迟缓外,尚有其他伴随症状:①伴有促肾上腺皮质激素(ACTH)缺乏者容易发生低血糖。②伴促甲状腺激素(TSH)缺乏者可有食欲缺乏、活动较少等轻度甲状腺功能不足的症状。③伴有促性腺激素缺乏者性腺发育不全,出现小阴茎,至青春期仍无性器官和第二性征发育等。

器质性生长激素缺乏症可发生于任何年龄,其中由围生期异常情况导致者,常伴有尿崩症。颅内肿瘤导致者则多有头痛、呕吐、视野缺损等颅内压增高及视神经受压迫的症状和体征。

GH的自然分泌呈脉冲式,每2～3小时出现一个峰值,夜间入睡后分泌量增高,且与睡眠深度有关。这种脉冲式分泌与下丘脑、垂体、神经递质及大脑结构和功能的完整性有关,有明显的个体差异,并受睡眠、运动、摄食和应激的影响,故单次测定血GH水平不能真正反映机体的GH分泌情况。对疑诊患儿必须进行GH刺激试验,以判断其垂体分泌GH的功能。

经典的GH刺激试验包括生理性刺激试验(睡眠试验、运动试验)和药物刺激试验。生理性刺激试验要求一定的条件和设备:睡眠试验必须在脑电图的监测下,于睡眠的第Ⅲ期或Ⅳ期采血测GH才能得到正确的结果;运动试验则必须达到一定的强度,才能产生促进GH分泌的作用。因此,生理性刺激试验在儿童中难以获得可靠的资料。GH药物激发试验是目前临床诊断GHD的重要依据。因任何一种激发试验都有15%的假阳性率,故必须在两项药物(作用机制不同的2种药物)激发试验结果都不正常时,方能诊断GHD。

血清IGF1因无明显脉冲式分泌和昼夜节律,相对稳定,能较好地反映内源性GH分泌状态,因此一度被认为是GHD的筛查指标。但IGF1受性别、年龄、青春期、营养状态及遗传因素的影响,各实验室宜建立自己相应的正常参考值。

GHD诊断的过程中,还需评价下丘脑-垂体-其他内分泌轴功能。对已确诊GHD的患儿,均需行垂体MRI,明确是否为器质性GHD。

四、鉴别诊断

引起生长落后的原因很多,需与生长激素缺乏症鉴别的主要有以下几方面。

(一)家族性身材矮小

父母身高均矮,小儿身高常在第3百分位数左右,但其年生长速率超过5 cm,骨龄和年龄相称,智能和性发育正常。

(二)体质性生长及青春期延迟

多见于男孩。青春期开始发育的时间比正常儿童迟3～5年,青春期前生长缓慢,骨龄也相应落后，但身高与骨龄一致，青春期发育后其最终身高正常。父母一方往往有青春期发育延迟病史。

(三)特发性矮身材

特发性矮身材是一组目前病因未明的导致儿童身材矮小疾病的总称。患儿出生时身长和体重正常；生长速率稍慢或正常，一般年生长速率<5 cm；两项 GH 激发试验的 GH 峰值≥10 μg/L，IGF1 浓度正常；骨龄正常或延迟。无明显的慢性器质性疾病（肝、肾、心、肺、内分泌代谢病和骨骼发育障碍），无心理和严重的情感障碍，无染色体异常。

(四)先天性卵巢发育不全综合征(Turner 综合征)

女孩身材矮小时应考虑此病。本病的临床特点为：身材矮小；性腺发育不良；具有特殊的躯体特征，如颈短、颈蹼、肘外翻、后发际低、乳距宽、色素痣多等。典型的 Turner 综合征与生长激素缺乏症不难区别，但嵌合型或等臂染色体所致者因症状不典型，需进行染色体核型分析以鉴别。文献报道有 30%～40%的 Turner 综合征患者可出现自发性性发育，因此对已经出现性发育的矮身材女性患儿仍应注意进行染色体核型分析。

(五)先天性甲状腺功能减退症

该症除有生长发育落后、骨龄明显落后外，还有特殊面容、基础代谢率低、智能低下，故不难与生长激素缺乏症鉴别。但有些晚发性病例症状不明显，需借助血 T_4 降低、TSH 升高等指标鉴别。

(六)骨骼发育障碍性疾病

各种骨、软骨发育不全等，均有特殊的面容和体态，可选择进行骨骼 X 线片检查以鉴别。

(七)其他内分泌及遗传代谢病引起的生长落后

先天性肾上腺皮质增生症、性早熟、皮质醇增多症、黏多糖病、糖原累积症等各有其特殊的临床表现，易于鉴别。

五、治疗

(一)生长激素

基因重组人生长激素(rhGH)替代治疗已被广泛应用，目前大都采用 0.1 U/kg，每晚临睡前皮下注射 1 次(或每周总剂量分 6～7 次注射)的方案。为改善身高，GHD 患儿的 rhGH 治疗疗程宜长，可持续至身高满意或骨骺融合。治疗时年龄越小，效果越好，以第 1 年效果最好，身高增长可达到每年 10～12 cm 以上，以后生长速率可有下降。

30%～50%的 GHD 患儿成人后生长激素缺乏状态仍持续存在，发展为成人 GHD。一旦成人 GHD 诊断确立，为改善脂代谢紊乱、骨代谢异常、心功能等，应继续 rhGH 治疗。但治疗剂量较小。

rhGH 治疗过程中可能出现甲状腺功能减退，故须进行常规监测，必要时加用左甲状腺素维持甲状腺功能正常。治疗前需全面评价甲状腺功能，若存在甲状腺功能减退，在 rhGH 治疗前，需调整甲状腺功能至正常。

rhGH 长期治疗可降低胰岛素敏感性，增加胰岛素抵抗，部分患者出现空腹血糖受损、糖耐量受损。但多为暂时可逆的，极少发展为糖尿病。绝大多数患者在 rhGH 治疗过程中血糖维持在正常范围。在 rhGH 治疗前及治疗过程中均需定期进行空腹血糖、胰岛素水平的检查，必要时行 OGTT 试验，排除糖尿病及糖代谢异常。有糖尿病、高血脂等代谢性疾病家族史的患者及

TS、PWS、SGA 等 2 型糖尿病的高危人群，应根据病情权衡利弊，在充分知情同意的前提下决定是否进行 rhGH 治疗，并在治疗过程中密切监测患儿糖代谢相关指标。

血清 IGF1 水平检测可作为 rhGH 疗效和安全性评估的指标。在治疗过程中应维持 IGF1 水平在正常范围内。在依从性较好的情况下，若生长情况不理想，且 IGF1 水平较低，可在批准剂量范围内增加 rhGH 剂量；在最初治疗 2 年后，若血清 IGF1 水平高于正常范围，特别是持续高于 2.5SDS，可考虑减量。

应用 rhGH 治疗的不良反应较少，主要有：①注射局部红肿，与 rhGH 制剂纯度不够和个体反应有关，停药后可消失。②少数患者注射后数月会产生抗体，但对促生长疗效无显著影响。③暂时性视盘水肿、颅内高压等，比较少见。④股骨头骺部滑出和坏死，但发生率甚低。

目前临床资料未显示 rhGH 治疗可增加肿瘤发生、复发的危险性或导致糖尿病的发生，但对恶性肿瘤及严重糖尿病患者建议不用 rhGH 治疗。rhGH 治疗前应常规行头颅 MRI 检查，以排除颅内肿瘤。

(二)其他

同时伴有性腺轴功能障碍的生长激素缺乏症的患儿骨龄达 12 岁时可开始用性激素治疗：男性可注射长效庚酸睾酮 25 mg，每月 1 次，每 3 个月增加 25 mg，直至每月 100 mg；女性可用炔雌醇 1～2 μg/d，或妊马雌酮，自每天 0.3 mg 起酌情逐渐增加，同时需监测骨龄。

(陈 娟)

第五节 先天性甲状腺功能减退症

一、概述

先天性甲状腺功能减退症简称先天性甲减，是由于甲状腺激素合成不足或其受体缺陷所造成的一种疾病，是引起儿童智力发育及体格发育落后的常见小儿内分泌疾病之一，新生儿筛查患病率约为 1/2 050。

二、病因

先天性甲减的分类按病变部位可分为原发性甲减、继发性甲减和外周性甲减。

(一)原发性甲减

即为甲状腺本身的疾病所致，其特点是促甲状腺激素(thyroid-stimulating hormone，TSH)升高和游离甲状腺激素(free thyroxine，FT_4)降低。甲状腺先天性发育异常是最常见的病因，包括甲状腺发育异常(甲状腺缺如、甲状腺发育不良、单叶甲状腺、甲状腺异位等)，甲状腺异位是甲状腺在下移过程中停留在其他部位形成异位甲状腺，引起甲状腺功能部分或完全丧失。甲状腺发育异常绝大部分为散发，造成甲状腺发育异常的原因尚未阐明，近年发现部分原因与遗传性基因突变有关，例如 TTF-1、TTF-2 和 PAX8 等基因异常可造成甲状腺发育异常。甲状腺激素合成障碍多见于甲状腺激素合成和分泌过程中的酶(碘钠泵、甲状腺过氧化物酶、甲状腺球蛋白、碘化酪氨酸脱碘酶、过氧化氢合成酶等)基因突变，造成甲状腺素合成不足。多为常染色体隐性遗传病，临床表现常有甲状腺肿大。

地方性甲减多见于甲状腺肿流行的山区，是由于该地区水、土和食物中缺乏碘，甲状腺激素合成缺乏原料——碘所致，临床表现常有甲状腺肿大。随着我国碘化食盐的广泛应用，其发病率已明显下降。

（二）继发性甲减

病变部位在下丘脑和垂体，亦称中枢性甲减或下丘脑-垂体性甲减，因垂体分泌 TSH 障碍而引起，特点为 FT_4 降低，TSH 正常或者下降。继发性甲减包括：TSH 缺乏（β 亚单位突变），腺垂体发育相关的转录因子缺陷（PROP1、PIT-1、LHX4、HESX1 等），TRH 分泌缺陷（垂体柄中断综合征、下丘脑病变），TRH 抵抗（TRH 受体突变）。以 TRH 不足较多见。TSH 单一缺乏者少见，常与 GH、催乳素（PRL）、黄体生成素（LH）等其他垂体激素缺乏并存，临床上称之为多种垂体激素缺乏症（MPHD）。

（三）外周性甲减

因甲状腺激素受体功能缺陷，甲状腺或靶器官对甲状腺激素反应低下，包括甲状腺激素抵抗（甲状腺受体 β 突变或信号传递通路缺陷）、甲状腺激素转运缺陷（MCT8 突变）等，临床较为罕见。

先天性甲减按疾病转归又可分为持续性甲减及暂时性甲减。持续性甲减指由于甲状腺激素持续缺乏，患者需终生替代治疗，甲状腺先天性发育异常、甲状腺激素合成和分泌过程中酶缺陷、下丘脑-垂体缺陷导致的继发性甲减都属这一类。暂时性甲减指由于母亲甲状腺疾病，例如母亲用抗甲状腺药物治疗、母源性 TSH 受体阻断抗体（TRB-Ab）、母亲缺碘等，或者早产儿发育不成熟、感染、窒息等各种原因，致使出生时甲状腺激素分泌暂时性缺乏，甲状腺功能可恢复正常的患者。

在新生儿筛查和临床中会发现部分患者血 TSH 增高而 FT_4 水平在正常范围，称为高 TSH 血症。高 TSH 血症的临床转归可能为 TSH 恢复正常、高 TSH 血症持续及 TSH 进一步升高，FT_4 水平下降，发展到甲减状态。

三、诊断

（一）病史

需询问母亲孕期甲状腺疾病史，了解地方性碘缺乏流行病史，极少部分患儿有家族史。有的患儿母亲怀孕时常感到胎动少，新生儿常为过期产、巨大儿。

（二）临床表现

1.新生儿期

多数患儿出生时无特异性临床症状或症状轻微，生后可出现黄疸较重或黄疸消退延迟、嗜睡、少哭、哭声低下、纳呆、吸吮力差、皮肤花纹（外周血液循环差）、面部臃肿、前后囟较大、便秘、腹胀、脐疝、心率缓慢、心音低钝等。如果中枢性甲减合并其他垂体促激素缺乏，可表现为低血糖、小阴茎、隐睾及面中线发育异常，如唇裂、腭裂、视神经发育不良等。

2.婴幼儿及儿童期

临床主要表现为智力落后及体格发育落后。患者常有严重的身材矮小，可有特殊面容（眼距宽、塌鼻梁、唇厚舌大、面色苍黄）、皮肤粗糙、黏液性水肿、反应迟钝、脐疝、腹胀、便秘、心功能和消化功能低下、贫血等表现。

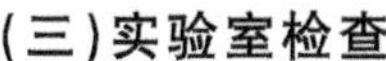

(三)实验室检查

1.新生儿筛查

采用出生 72 小时的新生儿干血滴纸片检测 TSH 浓度，一般结果大于 10 mU/L(须根据筛查实验室阳性切割值决定)时，再检测血清 T_4、TSH 以确诊。该筛查方法只能检出 TSH 增高的原发性甲减，无法检出中枢性甲减及 TSH 延迟升高的患儿。因此，对筛查阴性的临床病例，如有可疑症状，仍应采血检测甲状腺功能。

2.血清 FT_4、FT_3、TSH 测定

任何新生儿筛查结果可疑或临床可疑的小儿都应检测血清 FT_4、TSH 浓度。如 FT_4 降低、TSH 明显升高，诊断为先天性甲减。若血 TSH 持续增高、FT_4 正常，可诊断为高 TSH 血症。若 TSH 正常或降低，FT_4 降低，诊断为继发性甲减或者中枢性甲减。

3.甲状腺 B 超

可评估甲状腺发育情况，但对异位甲状腺判断不如放射性核素显像。甲状腺肿大常提示甲状腺激素合成障碍或缺碘。

4.核素检查

甲状腺放射性核素显像可判断甲状腺的位置、大小、发育情况及摄取功能。甲状腺摄碘缺乏结合B 超可以明确甲状腺是否缺如。碘-123(^{123}I)或锝-99 m(^{99m}Tc)由于放射性低常用于新生儿甲状腺核素扫描。需注意不要因为做此检查而推迟新生儿甲减的开始治疗时间。甲状腺摄碘缺乏也可见于 TSHβ 基因缺陷或受体缺陷、碘转运障碍，结合甲状腺 B 超和血清甲状腺球蛋白检测，可对先天性甲减的病因进行进一步分析判断。若核素扫描提示甲状腺增大，需除外甲状腺激素合成障碍，结合过氯酸盐排泄试验明确甲状腺碘的氧化和有机化缺陷。

5.甲状腺球蛋白(TG)测定

TG 可反映甲状腺组织存在和活性，甲状腺发育不良患者 TG 水平明显低于正常对照。甲状腺摄碘缺乏而 TG 升高者提示甲状腺存在，需考虑 TSH 受体突变、碘转运障碍或存在母源性 TRB-Ab，而非甲状腺发育不良。

6.其他检查

中枢性甲减应做其他垂体激素检查，如 ACTH、皮质醇、促性腺激素等，以及下丘脑-垂体部位磁共振(MRI)检查。

四、鉴别诊断

根据典型的临床症状和甲状腺功能测定，诊断不难。但在新生儿期临床表现无特异性，不易确诊，应对新生儿进行群体筛查。年长儿应与下列疾病鉴别。

(一)先天性巨结肠

患儿出生后即开始便秘、腹胀，并常有脐疝，但其面容、精神反应及哭声等均正常，钡灌肠可见结肠痉挛段与扩张段，甲状腺功能测定可鉴别。

(二)21-三体综合征

患儿智能及动作发育落后，但有特殊面容：眼距宽、外眼眦上斜、鼻梁低、舌伸出口外，皮肤及毛发正常，无黏液性水肿，且常伴有其他先天畸形。染色体核型分析可鉴别。

(三)佝偻病

患儿有动作发育迟缓、生长落后等表现。但智能正常，皮肤正常，有佝偻病的体征，血生化、

X线片及甲状腺功能测定可鉴别。

(四)骨骼发育障碍的疾病

如骨软骨发育不良、黏多糖病等都有生长迟缓症状，骨骼X线片和尿中代谢物检查可资鉴别。

五、治疗

无论是先天性原发性甲减还是继发性甲减，一旦确定诊断都应该立即治疗。新生儿筛查发现的阳性患者应早期诊断，尽早治疗，以避免先天性甲减对脑发育的损害。一旦诊断确立，应终身服用甲状腺制剂。

治疗首选左甲状腺素(L-T_4)，新生儿期初始治疗剂量10～15 μg/(kg·d)，每天1次口服，尽早使FT_4、TSH恢复正常，FT_4最好在治疗2周内，TSH在治疗后4周内达到正常。对于伴有严重先天性心脏病的患儿，初始治疗剂量应减少。治疗后2周抽血复查，根据血FT_4、TSH浓度调整治疗剂量。

在随后的随访中，甲状腺激素维持剂量须个体化。血FT_4应维持在平均值至正常上限范围之内，TSH应维持在正常范围内。L-T_4治疗剂量应随静脉血FT_4、TSH值调整，婴儿期一般在5～10 μg/(kg·d)，1～5岁5～6 μg/(kg·d)，5～12岁4～5 μg/(kg·d)。

患儿一般治疗数周后食欲好转，腹胀消失，心率维持在正常范围，活动增多，语言进步，智能及体格发育改善。药物过量患儿可有颅缝早闭和甲状腺功能亢进的临床表现，如烦躁、多汗等，需及时减量，4周后再次复查。

对于TSH大于10 mU/L，而FT_4正常的高TSH血症，复查后TSH仍然增高者应予治疗，L-T_4起始治疗剂量可采用维持剂量，4周后根据TSH水平调整。对于TSH始终维持在6～10 mU/L的婴儿的处理方案目前仍存在争议，在出生头几个月内TSH可有生理性升高。对这种情况的婴儿，需密切随访甲状腺功能。

对于FT_4和TSH测定结果正常，而总T_4降低者，一般不需治疗。多见于TBG缺乏、早产儿或者新生儿有感染时。

对于幼儿及年长儿下丘脑-垂体性甲减，L-T_4治疗需从小剂量开始。如伴有肾上腺皮质功能不足者，需同时给予生理需要量的糖皮质激素治疗，防止突发性肾上腺皮质功能衰竭。如发现有其他内分泌激素缺乏，应给予相应替代治疗。

(彭经纬)

第十章

儿科常见危重症

第一节　早产儿呼吸暂停

早产儿呼吸暂停为呼吸停止 20 秒以上伴心动过缓(心率＜100 次/分)及发绀。心动过缓及发绀常在呼吸停止 20 秒后出现，当呼吸停止 30～40 秒后出现苍白、肌张力低下，此时婴儿对刺激反应可消失。

胎龄越小呼吸暂停的发作越多，发作持续时间并不一致，但到达 37 周时即停止发作。严重反复发作的呼吸暂停如处理不当可因脑缺氧损害造成脑室周围白质软化和耳蜗背侧神经核受损，导致脑性瘫痪及高频性耳聋，故呼吸暂停必须及时发现，迅速纠正。

一、病因及发病机制

早产儿呼吸暂停可分为特发性及继发性两类。

(一)特发性呼吸暂停

特发性呼吸暂停是指无任何原发疾病而发生的呼吸暂停，发病机制可能与下列因素有关。

1.与脑干神经元的功能有关

早产儿脑干神经细胞间树状突少，神经元细胞间突触少，呼吸控制不稳定，当神经元传入冲动少时，呼吸中枢传出冲动也少，即引起呼吸暂停，胎龄越小，中枢越不成熟，脑干听觉诱发反应显示传导时间延长，随着胎龄增加传导时间缩短，呼吸暂停发作亦随之减少。

2.与胎龄大小及对 CO_2 的敏感性有关

胎龄越小中枢越不成熟，对 CO_2 升高的反应敏感性低，尤其低氧时化学感受器对 CO_2 的刺激反应更低易使呼吸抑制。

3.与快速眼动相睡眠期有关

早产儿快速眼动相睡眠期占优势，此期内呼吸不规则，肋骨下陷，肋间肌抑制，潮气量降低，肺容量降低 30%，PaO_2 下降后呼吸功增加，早产儿膈肌的氧化纤维数量少易疲劳而产生呼吸暂停。

4.与上气道呼吸肌张力有关

上气道呼吸肌，如颏舌肌，能起着吸气时保持咽部开放的作用，早产儿颏舌肌张力低下，快速眼动睡眠期常可引起梗阻性呼吸暂停发作。

5.与神经递质有关

早产儿神经递质儿茶酚胺量低,致使化学感受器敏感性差,易造成低通气及呼吸暂停。

(二)继发性呼吸暂停

1.低氧血症

早产儿肺透明膜病当肺广泛萎陷时,动脉导管开放左向右分流肺血流增加肺顺应性降低时,感染性肺炎时的低氧血症均可导致呼吸暂停发作,当上述疾病出现呼吸暂停发作时常为疾病恶化的象征。

2.中枢疾病

早产儿易发生脑室及脑室周围出血,严重时可发生呼吸暂停。严重的中枢缺氧性损害及中枢感染时均易导致呼吸暂停发作。

3.异常高反射

由于贲门、食管反流或其他因素所致的咽部分泌物积聚,通过喉上神经可反射性抑制呼吸,吮奶时奶汁刺激迷走神经,小于32周龄者吞咽常不协调及放置胃管刺激咽部时均可引起呼吸暂停。

4.早产儿贫血

医源性失血,超过总血容量的10%时,因中枢灌注压降低可引起呼吸暂停发作,早产儿晚期贫血亦可导致严重呼吸暂停发作。

5.感染

如败血症时。

6.代谢紊乱

早产儿易倾向发生低血糖、低血钙、代谢性酸中毒等均易导致呼吸暂停发作。

7.环境温度

相对高的控制环境温度可诱发呼吸暂停发作。

8.体位不当

颈部过度屈曲或延伸时,因上气道梗阻可引起呼吸暂停。

9.药物抑制

镇静剂用量太大,速度太快时可引起呼吸暂停。

继发于上述病因呼吸暂停发作时又分3种类型:第一类为中枢性呼吸暂停,发作时无吸气动作;第二类为梗阻性呼吸暂停,发作时有呼吸动作但因气道阻塞而无气流进入;第三类为混合性呼吸暂停,先为气流阻塞性呼吸暂停继之发生中枢性呼吸暂停。

二、监护

所有小于34周龄的婴儿生后的第1周内,条件许可时必须以呼吸暂停监护仪监护,或以心、肺监护仪监护心率及呼吸,并设置好心率的呼吸暂停时间报警值,当心率小于100次/分出现报警时应检查患儿有无呼吸运动以及有呼吸运动而无气流进入,每个有呼吸暂停发作的婴儿均应详细记录呼吸暂停发作的时间、发作时的严重情况及经过处理等。

三、诊断

根据上述定义即可诊断。

早产儿特发性呼吸暂停往往在生后第 2～6 天发生，生后第一天或一周后出现呼吸暂停发作者常有原因可以找到，在做出早产儿特发性呼吸暂停诊断时必须排除可能存在的继发因素，应从病史、体检着手考虑，出生第一天发生呼吸暂停常提示肺炎、败血症或中枢缺氧缺血性损害；根据不同情况考虑行动脉血气、血糖、血钙、血电解质、血细胞比容、胸片、血培养及头颅 B 超检查以明确病因诊断。

四、治疗

早产儿频繁发作的呼吸暂停(指每小时发作 2～3 次以上者)无继发因素可查得时可按下列步骤进行治疗。

(一)增加传入神经冲动，防止触发因素

1.给予刺激增加传入冲动

发作时可先用物理刺激如弹/拍足底，摇动肩胸部等，并可置振荡水袋于患儿背部，定时加以振荡刺激(给予前庭及本体感受刺激)以减少呼吸暂停发作。

2.防止触发因素

置于低限的中性环境温度中，保持皮肤温度于 36.2 ℃可减少发作，避免寒冷刺激面部，面罩或头罩吸氧均需加温湿化，避免咽喉部用力吸引，摆好头位，不要屈颈及过度延伸头颈部，以免引起气道梗阻。

(二)给氧

反复发作、有低氧血症倾向者在监测 PaO_2 情况下(可用经皮测氧分压、脉搏血氧饱和度仪及血气)可给予低浓度氧，一般吸入氧浓度不超过 25%，将 PaO_2 保持在 6.65～9.31 kPa。SpO_2 保持在 85%～95%；轻度低氧引起呼吸暂停发作者给氧可减少呼吸功和(或)可减少中枢因低氧所致的抑制反应。

(三)俯卧位

俯卧位可改善肺的通气功能，可减少呼吸暂停发作。

(四)皮囊加压手控通气

上述治疗无效，发作严重时需以面罩皮囊加压手控通气，使呼吸立刻恢复，并可同时加用药物治疗。

(五)药物治疗

可用甲基黄嘌呤类药物(茶碱、氨茶碱、咖啡因)。

1.茶碱或氨茶碱(含茶碱量 85%)

国内常用氨茶碱，可静脉注射或口服，剂量随孕周龄、生后年龄而异，推荐负荷量为 4～6 mg/kg，隔 6～8 小时后用维持量每次 1.4～2 mg/kg，作用机制包括：①增加延髓化学感受器对 CO_2 的敏感性，使呼吸规则，潮气量增加；②抑制磷酸二酯酶，增加环磷酸腺苷水平，作用于多种神经介质；③增加呼吸的驱动作用；④增加膈肌收缩减少膈肌疲劳；⑤增加儿茶酚胺的作用，从而增加心脏搏出，改善组织氧合。应用茶碱或氨茶碱时如条件许可应行血药浓度监测，血药浓度应保持在6～12 μg/mL，峰浓度应在用维持量 3 剂后测定，静脉给药者在给药后 0.5～1 小时采血

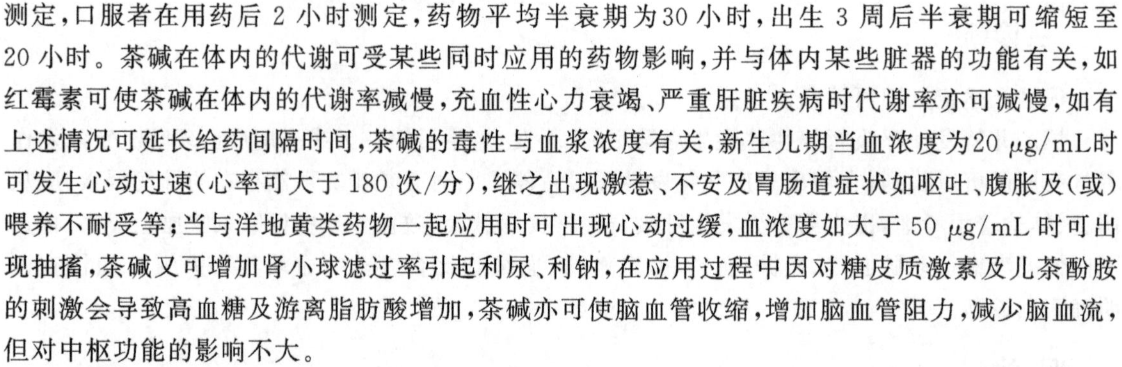

测定，口服者在用药后 2 小时测定，药物平均半衰期为30 小时，出生 3 周后半衰期可缩短至 20 小时。茶碱在体内的代谢可受某些同时应用的药物影响，并与体内某些脏器的功能有关，如红霉素可使茶碱在体内的代谢率减慢，充血性心力衰竭、严重肝脏疾病时代谢率亦可减慢，如有上述情况可延长给药间隔时间，茶碱的毒性与血浆浓度有关，新生儿期当血浓度为20 μg/mL时可发生心动过速(心率可大于 180 次/分)，继之出现激惹、不安及胃肠道症状如呕吐、腹胀及(或)喂养不耐受等；当与洋地黄类药物一起应用时可出现心动过缓，血浓度如大于 50 μg/mL 时可出现抽搐，茶碱又可增加肾小球滤过率引起利尿、利钠，在应用过程中因对糖皮质激素及儿茶酚胺的刺激会导致高血糖及游离脂肪酸增加，茶碱亦可使脑血管收缩，增加脑血管阻力，减少脑血流，但对中枢功能的影响不大。

2.咖啡因

常用枸橼酸咖啡因(10 mg 枸橼酸咖啡因中含咖啡因基质 5 mg)，此药对中枢的刺激作用较茶碱强，但不良反应较茶碱弱。治疗量与中毒量间的范围较大，较为安全。负荷量为枸橼酸咖啡因20 mg/kg，口服或静脉注射，负荷量应用 24 小时后用维持量 5～10 mg/kg，一天一次(或可分为一天二次)，口服能完全吸收。作用机制与茶碱同，能增加中枢对呼吸的驱动作用及增加对 CO_2 的敏感性，有条件时应做血浓度监测，将浓度维持在 10～20 μg/mL，血液平均半衰期为 100 小时，毒性小无心血管、胃肠道不良反应，降低药物代谢的因素与茶碱相同。血浓度大于 50 μg/mL时有激惹不安，静脉给药时亦可产生高血糖及游离脂肪酸增加。

(六)持续气道正压(CPAP)

可用鼻塞或气管插管进行，压力可置于 0.196～0.392 kPa，由于用 CPAP 后能将气体阻滞于肺内，增加功能残气量可改变肺的牵张感受器，达到稳定胸壁顺应性，消除吸气时对肋间反射的抑制，使呼吸暂停发作的次数减少。

(七)机械通气

上述治疗无效者，严重反复发作持续较长时间者可用机械通气，无肺部疾病者呼吸机初调值：吸气峰压 1.47～1.76 kPa，吸气时间 0.75～1 秒，呼吸率 20～25 次/分，吸入氧浓度 0.25 左右(一般与应用呼吸机前一致)。

(八)病因治疗

如短期内医源性失血量达总血液量的 10%时应及时输血。

生后 1 个月左右一般情况良好的早产儿吸暂停缓解后再次出现时，必须检查血红蛋白或细胞比容以排除贫血引起的呼吸暂停，有贫血时输血治疗可使呼吸暂停迅速停止。

(九)警惕婴儿猝死综合征

对于一般情况良好、体重已达 2 kg 左右的待出院早产儿，如再次出现呼吸暂停又无病因可查得时，可重新应用氨茶碱治疗，条件许可对于这类患儿应作脑干听觉诱发反应测定，如脑干功能异常除继续应用氨茶碱外，应警惕婴儿猝死综合征的发生，出院时应教会其父母亲或家属作正确的心肺复苏。

(刘选成)

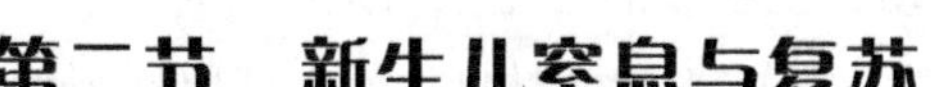

第二节　新生儿窒息与复苏

新生儿窒息是指婴儿出生 1 分钟内未起动自主呼吸或未建立有效通气的呼吸动作，呈现外周性（四肢肢端）及（或）中央性（面部、躯干和黏膜）发绀甚至肤色苍白，肌张力不同程度的降低（严重时四肢松软），心率可能下降至 100 次/分以下，甚至 60 次/分以下，血压正常或下降，最严重者甚至无心跳。主要是由于产前或产程中胎儿与母体间的血液循环和气体交换受到影响，致使胎儿发生进行性缺氧、血液灌流降低，称胎儿窒息或宫内窘迫。少数是出生后的因素引致的。产前、产时或产后因素导致的窒息可统称为围生期窒息。

几十年来，为降低围产新生儿窒息的发生率、病死率和致残率，我国围产新生儿学工作者进行了十分艰苦的努力。近年来在卫健委和中华医学会的领导和组织下，参照国外成功的经验，成立了“中国新生儿复苏专项专家组”，制订了新生儿窒息复苏指南，广泛开展复苏的人员培训，同时大力推动复苏所需设备、用品的国产化，我国新生儿窒息复苏工作揭开了崭新的一页，各地纷纷报道执行复苏指南取得的成效。然而，在许多地区新生儿窒息仍是新生儿死亡和导致智力障碍的主要因素之一。如何做到凡有婴儿出生的地方，都有经过复苏培训的人员，都具备合适的复苏场所和应有的设备、用品，还需要我们继续进行十分艰苦的努力。

一、病因

产前或产程中，常见的因素如下。

（一）母亲因素

任何导致母体血氧含量降低的因素都会引致胎儿缺氧，如急性失血，贫血（Hb＜100 g/L）、一氧化碳中毒，低血压，妊娠期高血压疾病，慢性高血压或心、肾、肺疾病，糖尿病等。另外要注意医源性因素：①孕妇体位，仰卧位时子宫可压迫下腔静脉和腹主动脉，前者降低回心血量，后者降低子宫动脉血流；②孕妇用药：保胎用吲哚美辛可致胎儿动脉导管早闭，妊娠期高血压疾病用心痛定可降低胎盘血流，孕妇用麻醉药，特别是腰麻和硬膜外麻可致血压下降。

（二）脐带因素

脐带超过 75 cm（正常 30～70 cm）时易发生打结、扭转、绕颈、脱垂等而致脐血流受阻或中断。

（三）胎盘因素

胎盘功能不全、胎盘早剥、前置胎盘等。

（四）胎儿因素

宫内发育迟缓，早产，过期产，宫内感染。

（五）生产和分娩因素

常见的因素是滞产，现代妇产科学将第一产程分潜伏期和活跃期，初产妇潜伏期正常约需 8 小时，超过 16 小时称潜伏期延长；初产妇活跃期正常需 4 小时，超过 8 小时称活跃期延长；或进入活跃期后宫口不再扩张达 2 小时以上称活跃期停滞；而第二产程达 1 小时胎头下降无进展称第二产程停滞。以上情况均可导致胎儿窘迫。其他因素有急产、胎位异常、多胎、头盆不称、产力异常等。

少数婴儿出生后不能启动自主呼吸的常见原因是中枢神经受药物抑制(母亲分娩前 30 分钟至2 小时接受镇静剂或麻醉药)、早产儿、颅内出血、先天性中枢神经系统疾病、先天性肌肉疾病、肺发育不良等。

二、病理生理

(一)生化改变

由于缺氧,糖原进入无氧酵解,导致大量乳酸堆积,即代谢性酸中毒。同时二氧化碳潴留致高碳酸血症,即呼吸性酸中毒。故婴儿出现严重混合性酸中毒和低氧血症,血气分析可见 PaO_2↓、SaO_2↓、$PaCO_2$↓、pH↓、BE↓。此外,很快出现低血糖(由于糖源耗竭)、低血钙和高血钾,并见氧自由基、心钠素等释放,以及血清肌酸激酶同工酶(CPK-MB)和乳酸脱氢酶增高。

(二)血流动力学改变

新生儿窒息后,回复到胎儿型循环,此时肺血管收缩,阻力增加,肺血流量减少,故左心房血流量亦减少,压力降低,通过卵圆孔右向左分流增加,新生儿即出现青紫。如此状态持续则可诊断为“持续胎儿循环”或“肺动脉高压”。另外,窒息初期,血液重新分配,肠、肾、皮肤、肌肉、肺血管收缩,心排血量和血压基本正常,保证了脑、心、肾上腺的血液供应。但这种代偿时间短暂,随着窒息持续,缺氧、酸中毒和低血糖等代谢紊乱造成脑和心等重要脏器损伤,血压、心率下降,加重缺氧、酸中毒和器官损伤,形成恶性循环。

(三)再灌注损伤

近年来研究发现,窒息过程的缺氧、缺血、酸中毒等对重要脏器(如脑)的损伤只是初步的,更重要的损伤往往发生在经过复苏、血液再灌注之后,由于一些有害的兴奋氨基酸的释放、钙内流及大量氧自由基产生,造成重要脏器更多细胞凋亡和坏死。

(四)重要脏器损伤

1.脑

对缺氧最敏感。动物实验发现,窒息 8 分钟,部分动物出现脑损伤;窒息 12.5 分钟,全部动物发生脑损伤。主要改变是脑水肿、出血、脑实质坏死和白质软化。

2.心脏

缺氧、酸中毒、ATP 减少、钙离子内流及心肌糖源耗竭均可致心肌受损,使心排血量、血压和心率下降。有报道缺氧可致心脏乳头肌坏死,导致房室瓣反流而发生心力衰竭。

3.肾脏

窒息后不少新生儿出现尿少[尿量<1 mL/(kg·h)]、血尿、蛋白尿和管型尿,少数因重度窒息致肾皮质及(或)肾小管坏死而致肾衰竭,监测尿 α_1 及 β_2 微球蛋白有助早期发现肾功能减退。

4.胃肠道

可发生应激性溃疡并出血,早产儿窒息可诱发坏死性小肠结肠炎。

5.肝脏

缺氧可全面影响肝脏功能,包括转氨酶升高、黄疸加重、凝血因子生成障碍而引起出血等。

6.肺脏

缺氧、酸中毒可引起肺血管收缩及血管活性介质释放,而导致持续肺动脉高压;又由于肺泡上皮细胞坏死、脱落,形成透明膜,而发生肺透明膜病;同时肺毛细血管受损伤,如凝血因子减少

(肝脏受损所致),加上医源性因素(如心功能受损情况下,仍大量输入碳酸氢钠、全血、清蛋白等),可发生肺出血;如窒息同时有胎粪吸入,则可发生肺不张、张力性气胸等严重并发症。

三、临床表现

正常分娩过程,胎儿要经历短暂缺氧,这是由于子宫阵阵收缩,子宫、胎盘和脐带受到挤压而使血流间歇性减少甚或中断,致胎儿间歇性缺氧,即窒息。但时间短暂,每次宫缩平均历时50～75秒,宫缩停止,血流便恢复。90%的胎儿可以耐受此过程,娩出后2～5秒内便发出第一声哭声,起动自主呼吸,1分钟内出现规律呼吸。约10%的胎儿受到一些病理因素的影响,出生后起动自主呼吸有困难,表现为轻或中度窒息:发绀,心率100次/分左右,肌张力尚可或稍差,需简单复苏支持。其中约1%的胎儿因缺氧严重,表现为重度窒息:中央性发绀,甚或肤色苍白,肌张力低,心率低于100次/分甚至低于60次/分,需强有力的复苏措施。90%的新生儿窒息发生在产前或产时,前者称孕期胎儿窘迫,多为慢性缺氧;后者称产时胎儿窘迫,多为急性缺氧或慢性缺氧急性加重。

(一)慢性缺氧或慢性窒息

较多见。由于上述各种致病因素影响,使胎儿间歇发生缺氧缺血。开始通过血液重新分配进行代偿,如病因不去除,胎儿由于缺氧和酸中毒逐渐加重,出现胎动异常,胎心率不规则(<120次/分或>160次/分),排出胎粪。如生物物理学监测(包括胎儿呼吸、胎动、肌张力、胎儿心率反应、羊水量等)异常、心音图异常或胎儿头皮血pH<7.2(正常7.25～7.35),接近足月,应考虑结束妊娠。此时婴儿娩出,多为轻度窒息,发绀可能主要是外周性(四肢肢端),呼吸轻度抑制,对复苏反应良好,少有后遗症。如胎儿窘迫持续,发展为严重酸中毒和低血压,必然导致重要脏器损伤。此时婴儿娩出,虽经积极复苏抢救,难免发生并发症和后遗症。可见,早期检出胎儿窘迫并密切观察十分重要,这有待产科医师、儿科医师密切合作,共同研究,必要时提早分娩,即宁要一健康的、接近足月的早产儿,而不应等发生了脑损伤才让婴儿娩出,此时娩出的可能是一个足月儿,但将来可能是个智残儿,这是我们一定要避免发生的。

(二)急性缺氧或急性窒息

临床上并不少见,如产程中突然发现持续的脐血流受阻或中断。急性窒息的典型过程,根据在猕猴所做的实验(正常、足月猕猴胎儿剖宫产娩出,未开始呼吸便将其头放入一袋盐水内),分为4个期。①原发性呼吸增快:1～2分钟,一阵阵喘气,肢体挣扎,皮色红,反应良好、活跃。②原发性呼吸停止:约1分钟,发绀,心率下降,约100次/分,肌张力及对刺激反应尚可,刺激它可恢复自主呼吸。③继发性呼吸增快:5～6分钟,深而不规则的连续喘气,发绀加重,血压开始下降。④继发性(终末性)呼吸停止:约在窒息开始后8分钟出现,呼吸动作完全停止,刺激不能诱发自主呼吸,肌张力进行性降低,显著苍白,心率和血压进一步下降。如不复苏抢救,于数分钟内死亡。

在实验性窒息过程中,PaO_2在3分钟内从3.3 kPa(25 mmHg)降至0,$PaCO_2$按1.3 kPa(10 mmHg)/min速度升高,即在10分钟内从6.0 kPa(45 mmHg)升至20.0 kPa(150 mmHg),血中乳酸含量从15 mmol/L升至10 mmol/L,pH在10分钟内从7.3降至6.8～6.5。终末期并出现高钾血症,血钾高达15 mmol/L。

临床上很难准确判定一名窒息婴儿是处在原发性呼吸停止或继发性(终末性)呼吸停止。若婴儿出生后无呼吸或只阵发性喘气(无效的呼吸动作),说明婴儿极需辅助通气,故均应认真进行复苏抢救。有条件者,可测血中 pH,如 pH>7.25,则多属原发性呼吸停止,即轻或中度窒息,经处理很快出现自主呼吸;如 pH 在 7.0~7.10,可能是原发性也可能是继发性呼吸停止,经刺激可能出现微弱自主呼吸,但不足以建立肺泡通气,需短时间的复苏支持;如 pH<7.0,多为严重窒息,肌肉松弛,心率低于60 次/分,肯定是处在继发性(终末性)呼吸停止阶段,如仍得不到正确的复苏抢救,婴儿最终死亡,全过程在足月儿约 20 分钟。

四、诊断

主要根据临床表现做出诊断,并决定是否需要进行复苏。

新生儿窒息的诊断标准至今尚未统一。1953 年美国麻醉科医师 Virginia Apgar 提出 Apgar 评分(表 10-1),包括 5 个项目,每一项目分 0 分、1 分和 2 分 3 个分度。婴儿娩出后 1 分钟、5 分钟各进行一次评分,1 分钟评分在 4~7 分为轻度窒息,0~3 分为重度窒息;如 1 分钟评分正常(8 分及以上),但 5 分钟评分在 7 分或以下,仍应诊断为窒息。必要时在 10 分钟、15 分钟和 20 分钟再行评分。Apgar 评分提出后在国外继而在国内广为应用,对及时发现和处理窒息及不良预后的判断起了很好的作用。但现在人们认识到,婴儿出生后第一秒便要进行初步评估,以确定该婴儿是正常分娩或需要复苏支持;一名窒息婴儿生后1 分钟已经历了至少 2 次甚至 3 次评估及一系列的处理,故 1 分钟 Apgar 评分已不可能反映婴儿出生时状况,但是 5 分钟、10 分钟、15 分钟和 20 分钟的 Apgar 评分,对估计婴儿对复苏的反应及对不良预后的判断仍有参考价值。在实际工作中,除使用 Apgar 评分,将当时的复苏情况予以详细记录也十分重要。

由于 Apgar 评分存在局限性,美国儿科学会(AAP)和美国妇产科学会(ACOG)1996 年共同制订了新生儿窒息诊断标准:①脐动脉血显示严重代谢性或混合性酸中毒,pH<7.0;②Apgar 评分 0~3 分,并且持续时间>5 分钟;③有神经系统表现,如惊厥、昏迷或肌张力低;④多脏器损伤。我国也有学者在探讨新生儿窒息的诊断标准,这有待大家展开讨论,最后由有关学会共同商定。制订统一的新生儿窒息诊断标准十分必要。

表 10-1　Apgar 评分表

体征	评分		
	0	1	2
心率(次/分)	0	<100	>100
呼吸	无	不规则,喘气	规则,哭声响亮
肌张力	松软	降低或正常,但无活动	正常伴活跃动作
对咽插管反应	无	面部有少许反应	反应好,咳嗽
躯干颜色	苍白	紫蓝	红润

五、新生儿窒息的复苏术

美国心脏协会(AHA)和美国儿科学会(AAP)于 2006 年发表他们 2005 年修订的“新生儿复苏指南”[以下简称“美国指南(05)”]。我国参照美国的方案,于 2007 年发表由“中国新生儿复苏项目专家组”修订的“新生儿窒息复苏指南”[以下简称“指南(07)”],这是我国实施新生儿窒息复苏的指导性文件。以下简要介绍“指南(07)”的一些特点及一些参考意见。

(1)首先强调 3 个 30 秒:第 1 个 30 秒决定是否要复苏,不要等待 1 分钟进行 Apgar 评分后

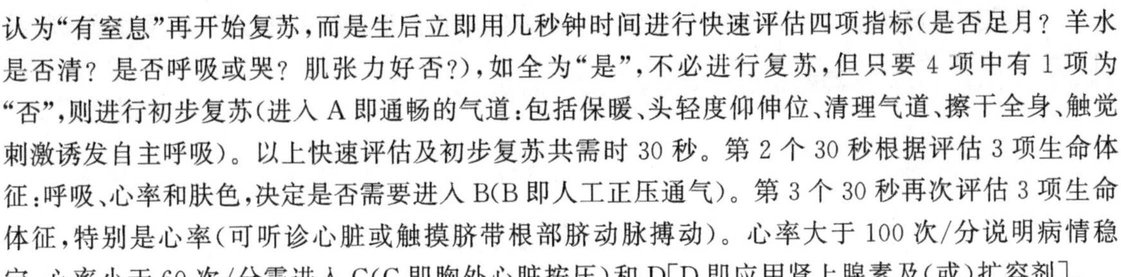

认为“有窒息”再开始复苏，而是生后立即用几秒钟时间进行快速评估四项指标(是否足月？羊水是否清？是否呼吸或哭？肌张力好否？)，如全为“是”，不必进行复苏，但只要4项中有1项为“否”，则进行初步复苏(进入A即通畅的气道：包括保暖、头轻度仰伸位、清理气道、擦干全身、触觉刺激诱发自主呼吸)。以上快速评估及初步复苏共需时30秒。第2个30秒根据评估3项生命体征：呼吸、心率和肤色，决定是否需要进入B(B即人工正压通气)。第3个30秒再次评估3项生命体征，特别是心率(可听诊心脏或触摸脐带根部脐动脉搏动)。心率大于100次/分说明病情稳定，心率小于60次/分需进入C(C即胸外心脏按压)和D[D即应用肾上腺素及(或)扩容剂]。

(2)羊水胎粪污染的处理问题：国内、外对是否早期插管吸引或用表面活性物质冲洗等存在不同意见。指南(07)和美国指南(05)都明确规定：羊水胎粪污染不论稀或稠，不再推荐头娩出后肩娩出前插管吸引，只要婴儿有活力(呼吸规则或哭声响亮，肌张力好，心率大于100次/分)，则继续初步复苏而不插管，如无活力(上述3项中有1项不好者)，立即插管吸引。

(3)用氧或空气复苏问题：国内、外近年来都有用空气(含21%的氧)进行新生儿窒息复苏的成功经验，主要是用于足月儿，至于对早产儿，其安全性及效果尚不清楚。总之，对用空气进行复苏尚需进行更深入的研究。

(4)用药问题：复苏一般不再推荐使用碳酸氢钠，但经加压通气及心脏按压改善通气和循环以后，如确定存在代谢性酸中毒，特别是较重的酸中毒，可以适当使用碳酸氢钠。纳洛酮一般也不再推荐使用，除非指征明确：①正压人工呼吸使心率和肤色恢复正常后，出现严重的呼吸抑制。②母亲分娩前4小时有注射麻醉药史；则推荐静脉内给药。若母亲是吸毒者，则一定不能使用纳洛酮，否则会使病情加重。肾上腺素要静脉内给药，药量是1∶10 000，每次0.1～0.3 mL/kg。

(5)专项强调早产儿[特别是出生体重低于1 500 g的极低出生体重(VLBW)儿和低于1 000 g的超低出生体重(ELBW)儿]，复苏需关注的6个方面，如保暖特别重要。初步复苏中的擦干身只适用于足月儿，对早产儿(特别是VLBW儿和ELBW儿)则不应费时去擦身，而是除头颅外，全身立即放入聚乙烯塑料袋(保鲜袋)内并放在辐射保暖台上。但无论是早产儿或足月儿都要避免高体温，缺血后高体温可加重脑损伤。

(6)人工正压通气问题：新生儿窒息复苏首先是要让肺泡有良好的通气和换气，建立稳定的功能残气量，避免肺内分流。要达此目标就要正确进行人工正压通气，正确应用PEEP和CPAP，特别是早产儿及早应用CPAP可减少插管和正压通气的并发症。

(7)强调每次高危分娩都有一名熟悉新生儿复苏的人员参加，要达此目标：①要有计划广泛开展理论与实践相结合的人员培训，让各级医疗机构凡有分娩的地方都要有人熟悉进行新生儿复苏；人员掌握的技术可分两个层次：多数人掌握保持气道通畅和让肺膨胀的技术(如用面罩气囊加压通气)，少数人掌握较全面的复苏技术如气管插管、正压通气、胸外按压及用药等。②要建立良好的产儿合作机制，提高预见性，及早发现高危分娩。③国外用复苏现场录影带做回顾研究，发现即使是高年资的顾问医师在复苏时都有不规范的动作，因此强调复训的重要性。

(8)强调事前做好准备，包括场所(保暖、抢救台、光照、电源等)、设备、药物及各种用品等。

(9)强调各级政府和医疗机构的有力领导和支持，才有可能保证上述各项的实现。

(10)新生儿窒息复苏成功的关键在于：①预见性，根据存在的高危因素预测婴儿出生时需要复苏；②足够的准备，包括熟悉复苏的人员、场所、设备、药品和用品等；③正确的评估；④迅速开始各项支持措施。

(11)特别强调复苏后继续监护,包括体温、生命体征、血液生化与血气分析,以及各重要脏器的功能,并积极防止感染。

(刘选成)

第三节　新生儿休克

体克是由各种病因引起的全身器官微循环障碍,导致以组织细胞缺氧缺血、代谢紊乱和脏器功能损害为特征的危重临床综合征,休克是新生儿常见的急症。与其他年龄小儿相比,新生儿休克的病因更复杂,病情进展迅速,死亡率高达50%。早期症状不明显,至血压下降、症状明显时,病情常难以逆转,且在病因、病理生理及临床诸方面都有其特殊性。因此临床最重要的问题是早期诊断及时治疗。

一、病因

(一)心源性休克

主要见于心肌功能不全、窒息缺氧、先天性心脏病及心律失常等导致心脏功能的衰竭。

(二)感染性休克

由于内源性或外源性感染,导致细菌释放内、外毒素进入循环血内所致。以革兰氏阴性细菌感染最常见。

(三)低血容量性休克

由于产时出血、新生儿期出血等因素造成患儿急性、亚急性失血所致。

(四)神经源性休克

分娩所致的脑损害,如大量的颅内出血或严重的缺氧缺血性脑病。

(五)药源性休克

较少见,多由血管扩张剂等的不适当应用所致。

其中以感染引起的新生儿感染性休克与窒息引起的新生儿心源性休克最为常见。

二、临床表现

(一)心排血量减少所致的症状及体征

早期血压正常或略升高,以后血压下降,新生儿平均动脉压小于其胎龄,股动脉搏动弱或未能触及,心音低钝,心率增快超过160次/分或心率减慢低于100次/分。

(二)微循环障碍所致的症状和体征

皮肤颜色苍白或青灰,可有花斑纹;肢端发凉,上肢达肘部,下肢达膝部,指端与肛门温度相差6 ℃以上;皮肤毛细血管再充盈时间延长(足跟部≥5秒、前臂内侧≥3秒)。

(三)脏器灌注不良所致的症状和体征

反应低下,表现嗜睡或昏睡,也可有先激惹后转为抑制的表现,肢体肌张力减弱;气促,出现三凹征,有时肺部可闻及啰音,是因肺顺应性降低,肺水肿所致;尿量减少[<1 mL/(kg·h)],连续8小时,表示肾小球滤过率降低,肾小管上皮受损,可导致急性肾衰竭和电解质紊乱;感染性休

克时，胃肠道黏膜最先且最易受累，表现为应激性溃疡出血、腹胀及中毒性肠麻痹。

上述症状及体征并非每个患儿都出现，尤其是早期轻症患儿。切记血压降低是晚期重症休克的表现，此时治疗已较困难。

三、辅助检查

（一）血气分析

休克时存在复杂的血气与酸碱平衡失调，常有阴离子间隙增高。代谢性酸中毒是最早、最敏感的变化，且与休克呈正相关，血 pH＜7.0 已为严重休克，pH＜6.8 则预后不良。通常休克患儿的 $PaCO_2$ 并不升高，如 $PaCO_2$ 突然升高，注意合并肺水肿可能。

（二）体液因子、细胞因子及炎症介质检查

前炎症介质如肿瘤坏死因子（TNF）、白细胞介素（IL）、凝血因子如组织因子（TF）、抗凝血酶（AT）等均可见不同程度升高或下降。

（三）中心静脉压（CVP）

CVP 是监护休克患儿液体需要量的重要指标，其反映右房充盈压，新生儿的 CVP 应维持在 0.7～1.1 kPa（5～8 mmHg）。测量 CVP 有助于判定休克的种类、输液的量及利尿剂的应用，如 CVP＜0.7 kPa（5 mmHg），考虑低血容量性休克或液体量不足，可以继续扩容。如 CVP＞1.1 kPa（8 mmHg），考虑心源性休克或血容量已足，继续扩容可加重心脏负担，使休克恶化。

（四）其他

胸片，心电图，心脏、腹部、头颅 B 超，凝血全套，DIC 全套检查，电解质及肾功能检查，血常规，血培养等均有助于病因或病情的诊断。

四、诊断

（一）临床诊断

根据病史、详细体检，一般可诊断。对有可能发生休克的新生儿，应密切观察和监测休克的早期诊断指标，如皮肤颜色苍白，肢端凉至膝关节、肘关节以下，及前臂内侧皮肤毛细血管再充盈时间超过 3 秒，股动脉搏动减弱等，及早做出诊断和治疗。

（二）病因诊断

1.心源性休克

有心脏原发病，常伴有心功能不全、心律失常和肺动脉高压症状，须注意心力衰竭方面的表现与检查，如心电图、胸片、心脏彩超等。

2.低血容量性休克

可见皮肤苍白、CVP 下降。失血引起的休克有贫血，血细胞比容下降。

3.感染性休克

早期表现为发热，呼吸、心率增快，持续性酸中毒，血乳酸明显升高，晚期为低血压，严重者可导致多器官功能衰竭，CVP 增高。

4.窒息性休克

有严重的窒息史，心脏扩大，心肌酶学异常，心电图多有心肌缺血改变，CVP 升高。

（三）分度诊断

目前新生儿休克程度的判断常依据 cabal 休克评分法分度，见表 10-2。

表 10-2　新生儿休克评分标准

评分	皮肤颜色	皮肤再充盈时间(S)	四肢温度	股动脉搏动	收缩压(mmHg)
0	正常	<3	肢端温暖	正常	>60
1	苍白	3～4	凉至膝关节、肘关节以下	弱	45～60
2	花纹	>4	凉至膝关节、肘关节以上	触不到	<45

轻度:3 分;中度:4～7 分;重度:8～10 分。

五、治疗

(一)治疗原则

近年来提出“休克复苏”概念,强调休克应尽早治疗。早期复苏能有效改善器官组织的低灌注,纠正组织缺氧。休克的血流动力学的氧代谢紊乱纠正以后,仍然有部分患儿因全身炎症反应、缺血再灌注和肠道细菌、毒素移位而最终发生多器官功能障碍(MODS)。因此,防治 MODS 是休克复苏治疗的根本目标。

(二)治疗方案

新生儿休克的治疗方案通常包括扩容、升压、强心。

1.扩容

目前研究发现用等渗晶体液比用清蛋白胶体液进行急性扩容好,因为等渗晶体液更容易获得,成本更低,感染等并发症更少。更重要的是并未发现清蛋白比生理盐水治疗低血压更有效。考虑低血容量时10～20 分钟内注入生理盐水 10～20 mL/kg 扩容,然后根据心率、血压及毛细血管再充盈时间等血流动力学指标评估是否继续输液。若循环无明显改善,可再予第 2 次及第 3 次 10～20 mL/kg 的扩容。如果大量失血或弥散性血管内凝血时,建议输注浓缩红细胞和新鲜冷冻血浆。

2.纠正负性肌力因素

窒息、酸中毒、低血糖等其他代谢异常需及时给予纠正,这样可以提高心排血量。此外,循环衰竭的婴儿经常会出现低血钙症,尤其是输入大量液体复苏时,必须纠正低钙血症。这种情况下补钙经常会有正性肌力作用。

3.血管活性药物

用以升压、强心、改善器官灌注。当给予充分的液体复苏,血容量难以迅速恢复,血压仍低于正常时使用。近年来,应用血管活性药物的目的发生很大变化,不仅要升高动脉压,更需要改善内脏血流灌注。多巴胺和肾上腺素尽管有理想的升压效应,但明显增加肠道和肾脏缺血,而去甲肾上腺素既可升高动脉压,又可改善内脏血流灌注,逐渐成为抗休克的主要药物,但新生儿休克目前仍首选多巴胺。

轻、中度休克可应用多巴胺 5～10 μg/(kg·min)至休克纠正后 24 小时。重度休克多巴胺起始剂量 10 μg/(kg·min),如 15 分钟后血压不回升,可每 10～15 分钟增加 2.5 μg/(kg·min),直至多巴胺剂量达 20 μg/(kg·min)。如仍无效,可使用去甲肾上腺素,起始剂量 0.05～0.1 μg/(kg·min),每 10～15 分钟增加 0.05 μg/(kg·min)直至剂量达 1 μg/(kg·min)。心源性休克时,为增强心肌收缩力,可使用多巴酚丁胺 5～15 μg/(kg·min)。若心率小于 120 次/分,可使用异丙肾上腺素 0.05～0.5 μg/(kg·min),从小剂量开始,维持心率约 160 次/分。

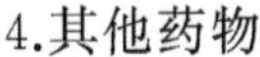

4.其他药物

糖皮质激素对于胎龄及体重低的早产儿，在存在扩容剂和升压药无效的低血压时使用可能有效。上述作用通过多种机制实现，包括纠正早产儿肾上腺素皮质激素不足状态，抑制儿茶酚胺代谢，降低血儿茶酚胺浓度，恢复血管对儿茶酚胺敏感性等。使用方法：氢化可的松3～5 mg/(kg·d)或甲泼尼龙2～3 mg/(kg·d)，分2～3次，疗程1周。

六、预后

休克的病死率各家报道不一致，其预后与下列因素有关。①与休克分度有关：轻、中度休克病死率为12%，重度休克为82%。②与休克类型有关：心源性者68%，感染性者20%。③与器官衰竭数目有关：>2个者为55%。④与血pH有关：pH>7.15者为20%，pH<7.15者为75%。⑤与原发病能否矫正有关。此外，发病日龄越早，体重越低，诊治越晚，或合并严重皮肤硬肿等均预后不佳。

（刘选成）

第四节　急性呼吸衰竭

由于直接或间接原因导致的呼吸功能异常，使肺脏不能满足机体代谢的气体交换需要，造成动脉血氧下降和（或）二氧化碳潴留称为呼吸衰竭。呼吸衰竭有着明确的病理生理含义，单靠临床难以确诊，要根据血气分析做诊断。正常人动脉氧分压（PaO_2）为11.3～14.0 kPa(85～105 mmHg)，二氧化碳分压（$PaCO_2$）为4.7～6.0 kPa(35～45 mmHg)，pH7.35～7.45。若PaO_2低于10.6 kPa(80 mmHg)；$PaCO_2$高于6.0 kPa(45 mmHg)，可认为呼吸功能不全。如PaO_2低于8.0 kPa(60 mmHg)，$PaCO_2$高于6.7 kPa(50 mmHg)，即可诊断呼吸衰竭。应指出这是成人和儿童的标准，婴幼儿PaO_2和$PaCO_2$均较年长儿低，诊断标准也应有所不同。在婴幼儿大致可以PaO_2小于6.7 kPa(50 mmHg)，$PaCO_2$大于6.0 kPa(45 mmHg)作为诊断呼吸衰竭的标准。在不同类型呼吸衰竭和不同具体情况也不能一概套用上述标准。如：低氧血症型呼吸衰竭$PaCO_2$可不增高，呼吸衰竭患儿吸氧后PaO_2可不减低。

小儿呼吸衰竭主要发生在婴幼儿，尤其是新生儿时期。它是新生儿和婴幼儿第一位死亡原因。由于对小儿呼吸生理的深入了解和医疗技术的进步，小儿呼吸衰竭的治疗效果已较过去明显提高，本节重点介绍新生儿和婴幼儿呼吸衰竭有关问题。

一、病因

呼吸衰竭的病因可分三大类，即呼吸道梗阻、肺实质性病变和呼吸泵异常。

（一）呼吸道梗阻

上呼吸道梗阻在婴幼儿多见。喉是上呼吸道的狭部，是发生梗阻的主要部位，可因感染、神经体液因素（喉痉挛）、异物、先天因素（喉软骨软化）引起。下呼吸道梗阻包括哮喘、毛细支气管炎等引起的梗阻。重症肺部感染时的分泌物、病毒性肺炎的坏死物，均可阻塞细支气管，造成下呼吸道梗阻。

(二)肺实质疾病

1.一般肺实质疾病

包括各种肺部感染如肺炎、毛细支气管炎、间质性肺疾病、肺水肿等。

2.新生儿呼吸窘迫综合征(RDS)

主要由于早产儿肺发育不成熟,肺表面活性物质缺乏引起广泛肺不张所致。

3.急性呼吸窘迫综合征(ARDS)

常在严重感染、外伤、大手术或其他严重疾病时出现,以严重肺损伤为特征。两肺间质和肺泡弥散的浸润和水肿为其病理特点。

(三)呼吸泵异常

呼吸泵异常包括从呼吸中枢、脊髓到呼吸肌和胸廓各部位的病变。共同特点是引起通气不足。各种原因引起的脑水肿和颅内高压均可影响呼吸中枢。神经系统的病变可以是软性麻痹,如急性感染性多发性神经根炎,也可以是强直性痉挛,如破伤风。呼吸泵异常还可导致排痰无力,造成呼吸道梗阻、肺不张和感染,使原有的呼吸衰竭加重。胸部手术后引起的呼吸衰竭也常属此类。

二、类型

(一)低氧血症型呼吸衰竭

低氧血症型呼吸衰竭又称Ⅰ型呼吸衰竭或换气障碍型呼吸衰竭。主要因肺实质病变引起。血气主要改变是动脉氧分压下降,这类患儿在疾病早期常伴有过度通气,故动脉 $PaCO_2$ 常降低或正常。若合并呼吸道梗阻因素,或疾病后期,$PaCO_2$ 也可增高。由于肺部病变,肺顺应性都下降,换气功能障碍是主要的病理生理改变,通气/血流比例失调是引起血氧下降的主要原因,也大多有不同程度的肺内分流增加。

(二)通气功能衰竭

通气功能衰竭又称Ⅱ型呼吸衰竭。动脉血气改变特点是 $PaCO_2$ 增高,同时 PaO_2 下降,可由肺内原因(呼吸道梗阻,生理无效腔增大)或肺外原因(呼吸中枢、呼吸肌或胸廓异常)引起。基本病理生理改变是肺泡通气量不足。这类病儿若无肺内病变,则主要问题是 CO_2 潴留及呼吸性酸中毒。单纯通气不足所致的低氧血症不会很重,而且治疗较易。因通气不足致动脉氧分压低到危险程度以前,$PaCO_2$ 的增高已足以致命。

三、临床表现

(一)呼吸的表现

因肺部疾病所致呼吸衰竭,常有不同程度呼吸困难、三凹征、鼻翼扇动等。呼吸次数多增快,到晚期可减慢。中枢性呼吸衰竭主要为呼吸节律的改变,严重者可有呼吸暂停。应特别指出,呼吸衰竭患儿呼吸方面表现可不明显,而类似呼吸困难的表现也可由非呼吸方面的原因引起,如严重代谢性酸中毒。单从临床表现难以对呼吸衰竭做出准确诊断。

(二)缺氧与二氧化碳潴留的影响

早期缺氧的重要表现是心率增快,缺氧开始时血压可升高,继则下降。此外,尚可有面色发青或苍白。急性严重缺氧开始时烦躁不安,进一步发展可出现神志不清、惊厥。当 $PaCO_2$ 在 5.3 kPa(40 mmHg)以下时,脑、心、肾等重要器官供氧不足,严重威胁生命。

二氧化碳潴留的常见症状有出汗、烦躁不安、意识障碍等。由于体表毛细血管扩张，可有皮肤潮红、嘴唇暗红，眼结膜充血。早期或轻症心率快，血压升高，严重时血压下降，年长儿可伴有肌肉震颤等，但小婴儿并不多见。二氧化碳潴留的确切诊断要靠血液气体检查。以上临床表现仅供参考，并不经常可见。一般认为 $PaCO_2$ 升高到 10.6 kPa(80 mmHg)左右，临床可有嗜睡或谵妄，重者出现昏迷，其影响意识的程度与 $PaCO_2$ 升高的速度有关。若 $PaCO_2$ 在数天内逐渐增加，则机体有一定的代偿和适应，血 pH 可只稍低或在正常范围，对病儿影响较小。若通气量锐减，$PaCO_2$ 突然增高，则血 pH 可明显下降，当降至7.20以下时，严重影响循环功能及细胞代谢，危险性极大。二氧化碳潴留的严重后果与动脉 pH 的下降有重要关系。缺氧和二氧化碳潴留往往同时存在，临床所见常是两者综合的影响。

(三)呼吸衰竭时其他系统的变化

1.神经系统

烦躁不安是缺氧的早期表现，年长儿可有头痛。动脉 pH 下降，CO_2 潴留和低氧血症严重者均可影响意识，甚至昏迷、抽搐，症状轻重与呼吸衰竭发生速度有关。因肺部疾病引起的呼吸衰竭可导致脑水肿，发生中枢性呼吸衰竭。

2.循环系统

早期缺氧心率加快，血压也可升高，严重者血压下降，也可有心律不齐。北医大报告婴幼儿肺炎极期肺动脉压增高，可能与缺氧所致血浆内皮素增加有关。唇和甲床明显发绀是低氧血症的体征，但贫血时可不明显。

3.消化系统

严重呼吸衰竭可出现肠麻痹，个别病例可有消化道溃疡、出血，甚至因肝功能受损，谷丙转氨酶增高。

4.水和电解质平衡

呼吸衰竭时血钾多偏高，血钠改变不大，部分病例可有低钠血症。呼吸衰竭时有些病例有水潴留倾向，有时发生水肿，呼吸衰竭持续数天者，为代偿呼吸性酸中毒，血浆氯多降低。长时间重度缺氧可影响肾功能，严重者少尿或无尿，甚至造成急性肾衰竭。

四、诊断

虽然血气分析是诊断呼吸衰竭的主要手段，但对患儿病情的全面诊断和评价，不能只靠血气，还要根据病史、临床表现和其他检查手段做出全面的诊断分析。

(一)病史

在有众多仪器检查手段的当前，仍应详细了解病史，对呼吸衰竭诊断的重要性在于它仍是其他诊断手段所不能代替的，不但有助于我们了解病情发生的基础，还便于有针对性地治疗。以下是需要注意询问了解的内容。

(1)目前患何种疾病，有无感染或大手术，这都是容易发生 ARDS 的高危因素；有无呼吸系统、循环系统、神经系统疾病，这些疾病有可能导致呼吸衰竭；有无代谢疾病，尿毒症或糖尿病酸中毒的呼吸表现可酷似呼吸衰竭，要注意鉴别。

(2)有无突然导致呼吸困难的意外情况，如呕吐误吸或异物吸入，这在婴幼儿尤易发生，是否误服了可抑制呼吸的药物。

(3)有无外伤史，颅脑外伤、胸部外伤均可影响呼吸，有无溺水或呼吸道烧伤。

(4)患儿曾接受何种治疗处理,是否用过抑制呼吸的药物,是否进行了气管插管或气管切开,有无因此导致气胸。

(5)有无发生呼吸困难的既往史,有无哮喘或呼吸道过敏史。

(6)新生儿要注意围生期病史,如母亲用药情况,分娩是否顺利,有无早产,是否有宫内窒息,有无引起呼吸窘迫的先天畸形(如横膈疝、食管闭锁)。

(二)可疑呼吸衰竭的临床表现

呼吸困难和气短的感觉、鼻翼翕动,呼吸费力和吸气时胸骨上、下与肋间凹陷都反映呼吸阻力增大,患儿在竭力维持通气量,但并不都表明已发生呼吸衰竭,而呼吸衰竭患儿也不一定都有上述表现。呼吸衰竭时呼吸频率改变不一,严重者减慢,但在肺炎和 ARDS 早期,可以呼吸增快。胸部起伏情况对判断通气量有参考价值,呼吸衰竭时呼吸多较浅,呼吸音减弱,有经验者从呼吸音大致能粗略估计进气量的多少。

(三)血气分析

婴幼儿时期 PaO_2、$PaCO_2$ 和剩余碱(BE)的数值均较儿童低,不同年龄患儿呼吸衰竭的诊断应根据该年龄组血气正常值判断;忽略婴幼儿与儿童的不同,应用同一标准诊断呼吸衰竭是不妥当的。

通常 $PaCO_2$ 反映通气功能,PaO_2 反映换气功能,若 PaO_2 下降而 $PaCO_2$ 不增高表示为单纯换气障碍;$PaCO_2$ 增高表示通气不足,同时可伴有一定程度 PaO_2 下降,但是否合并有换气障碍,应计算肺泡动脉氧分压差。比较简便的方法是计算 PaO_2 与 $PaCO_2$ 之和,此值小于 14.6 kPa (110 mmHg)(包括吸氧患儿),提示换气功能障碍。

对于通气不足引起的呼吸衰竭,要根据病史和临床区别为中枢性还是外周性。中枢性通气不足常表现呼吸节律改变,或呼吸减弱;外周通气不足,常有呼吸道阻塞,气体分布不均匀或呼吸幅度受限制等因素,大多有呼吸困难。对于换气障碍引起的呼吸衰竭,可根据吸入不同浓度氧后血氧分压的改变,判断换气障碍的性质和程度。吸入低浓度(30%)氧时,因弥散功能障碍引起的 PaO_2 下降可明显改善;因通气/血流比例失调引起者可有一定程度改善;因病理的肺内分流增加引起者,吸氧后 PaO_2 升高不明显。根据吸入高浓度(60%以上)氧后动脉 PaO_2 的改变,可从有关的图中查知肺内分流量的大小。

(四)对呼吸衰竭患儿病情的全面评价

除肺功能外,要结合循环情况和血红蛋白数值对氧运输做出评价。患儿是否缺氧,不能只看 PaO_2,而要看组织氧供应能否满足代谢需要。组织缺氧时乳酸堆积。根据北京儿童医院对肺炎患儿乳酸测定结果,Ⅱ型呼吸衰竭乳酸增高者在婴幼儿占 54.2%,新生儿占 64.2%。临床诊断可参考剩余碱(BE)的改变判断有无组织缺氧。

要在病情演变过程中根据动态观察做出诊断。对呼吸性酸中毒患儿要注意代偿情况,未代偿者血液 pH 下降,对患儿影响大。代偿能力受肾功能、循环情况和液体平衡各方面影响。急性呼吸衰竭的代偿需 5~7 天。因此,若患儿发病已数天,要注意患儿既往呼吸和血气改变,才能对目前病情做出准确判断。如发病 2 天未代偿的急性呼吸衰竭与发病 8 天已代偿的呼吸衰竭合并代谢性酸中毒可有同样的血气改变($PaCO_2$ 增高,BE 正常)。

五、呼吸衰竭病程及预后

急性呼吸衰竭的病程视原发病而定,严重者可于数小时内导致死亡,亦可持续数天到数周,演变成慢性呼吸衰竭。原发病能治愈或自行恢复，现代呼吸衰竭抢救技术能使大多数患儿获救，关键在于防止抢救过程中的一系列并发症和医源性损伤，尤其是呼吸道感染。患儿年龄可影响病程，婴儿呼吸衰竭常在短时间内即可恢复或导致死亡，年长儿通常不致发展到呼吸衰竭地步，一旦发生，则治疗较难，且所需时间常比婴儿长。开始抢救的时间对病程长短也有重要影响，并直接影响预后。错过时机的抢救，会造成被动局面，大大延长治疗时间，甚至造成脑、肾、心等重要生命器官的不可逆损害。

呼吸衰竭的预后与血气和酸碱平衡的改变有密切关系。有研究曾对 28 例血氧分压 <4.7 kPa(36 mmHg)和 202 例 pH<7.2 的危重患儿进行分析。结果表明：危重低氧血症多见于新生儿(52.6%)和婴儿(44.9%)，1 岁以上小儿仅占 2.5%。危重低氧血症的病死率高达 41%，危重低氧血症发生后 24 小时内死亡的病例占死亡总人数的 53%，可见其严重威胁患儿生命。

危重酸中毒的总病死率为 51%，其中单纯呼吸性酸中毒为 32%，危重呼吸衰竭患儿常有混合性酸中毒，其病死率高达 84%，危重酸中毒的严重性还表现在从发病到死亡的时间上，血液 pH 越低，病死率越高，存活时间也越短。如以死亡患儿测定 pH 后平均存活时间计，pH 7.100～7.199患儿平均为 31.7 小时，pH 7.0～7.099 者 21.4 小时，pH 6.90～6.999 者 18.5 小时，pH 在6.900以下仅 11.2 小时。虽然危重酸中毒有很高的病死率，但 pH 在 7.1 以下的 71 例患儿中仍有 21 例存活，其关键在于能否得到及时合理治疗。

六、治疗原则

呼吸衰竭治疗的目的在于改善呼吸功能，维持血液气体正常或近于正常，争取时间渡过危机，更好地对原发病进行治疗。近代呼吸衰竭的治疗是建立在对病理生理规律深刻了解的基础上，并利用一系列精密的监测和治疗器械，需要的专业知识涉及呼吸生理、麻醉科、耳鼻喉科、胸内科各方面，其发展日趋专业化，治疗效果也较过去有明显提高。处理急性呼吸衰竭，首先要对病情做出准确判断，根据原发病的病史及体检分析引起呼吸衰竭的原因及程度，对病情做出初步估计，看其主要是通气还是换气障碍(两者处理原则不同)，然后决定治疗步骤和方法。要对早期呼吸衰竭进行积极处理，这样常可预防发生严重呼衰，减少并发症。严重濒危者则需进行紧急抢救，不要因等待检查结果而耽误时间。呼吸衰竭的治疗只是原发病综合治疗中的一部分，因此要强调同时进行针对原发病的治疗，有时原发病虽无特效疗法，但可自行恢复，则呼吸衰竭的治疗对患儿预后起决定性作用。

改善血气的对症治疗有重要作用，呼吸功能障碍不同，侧重点也不同。呼吸道梗阻患者重点在改善通气，帮助 CO_2 排出；ARDS 患者重点在换气功能，须提高血氧水平；而对肺炎患儿则要兼顾两方面，根据不同病例特点区别对待。本节重点讨论呼吸衰竭的一般内科治疗，呼吸急救技术和呼吸衰竭治疗的新方法。

要重视一般内科治疗，包括呼吸管理，应用得当，可使多数早期呼吸功能不全患儿，不致发展到呼吸衰竭。一旦发生呼吸衰竭，须应用呼吸急救技术时，要尽量从各方面减少对患儿的损伤，尽可能选用无创方法，充分发挥患儿自身恢复的能力。通过气管插管应用呼吸机是现代呼吸急救的重要手段，但可带来一系列不良影响。应用呼吸机时为减少肺损伤，近年特别强调“肺保护通气”，值得重视。不同病情患儿，选用不同治疗呼吸衰竭的新方法，可解决一些过去不能解决的问题，减少或避免对患儿应用损伤更大的治疗，但临床上多数严重呼吸衰竭患儿，还是主要靠常规呼吸机治疗。

七、一般内科治疗

(一)呼吸管理

1.保持呼吸道通畅

呼吸道通畅对改善通气功能有重要作用。由积痰引起的呼吸道梗阻常是造成或加重呼吸衰竭的重要原因,因此在采用其他治疗方法前首先要清除呼吸道分泌物及其他可能引起呼吸道梗阻的因素,以保持呼吸道通畅。口、鼻、咽部的黏痰可用吸痰管吸出,气管深部黏痰常需配合湿化吸入,翻身拍背,甚至气管插管吸痰。昏迷患儿头部应尽量后仰,以免舌根后倒,阻碍呼吸。容易呕吐的患儿应侧卧,以免发生误吸和窒息。昏迷患儿为使舌根向前,唇齿张开,可用口咽通气道保持呼吸道通畅。要选择合适大小的通气道,以防管道太长堵塞会厌部,还要防止因管道刺激引起呕吐误吸。

2.给氧

(1)给氧对新生儿的作用:给氧可提高动脉氧分压,减少缺氧对机体的不良影响。此外,给氧对新生儿尚有下列作用。①吸入高浓度氧可使动脉导管关闭。②低氧血症时肺血管收缩导致肺动脉高压,给氧后肺动脉压下降,可减轻右心负担。③早产儿周期性呼吸和呼吸暂停可因给氧而减少或消失。④有利于肺表面活性物质的合成。⑤防止核黄疸。⑥防止体温不升。新生儿在32~34 ℃环境下氧消耗量最小,低于此温度,为了维持体温,氧消耗量增加,若同时合并氧供应不足,则氧消耗量难以增加,不能产生足够热量维持体温,因而体温下降,给氧后可避免发生此种改变。

(2)给氧的指征与方法:严重呼吸窘迫患儿决定给氧多无困难,中等严重程度患儿是否需要给氧最好进行血氧分压测定。发绀和呼吸困难都是给氧的临床指征。心率快和烦躁不安是早期缺氧的重要表现,在排除缺氧以外的其他原因后,可作为给氧的指征。由于医用氧含水分很少,不论任何方法给氧,都需对吸入氧进行充分湿化。常用给氧方法如下。①鼻导管给氧。氧流量儿童1~2 L/min,婴幼儿0.5~1 L/min,新生儿0.3~0.5 L/min,吸入氧浓度30%~40%。②开式口罩给氧。氧流量在儿童3.5 L/min,婴幼儿2~4 L/min,新生儿1~2 L/min,氧浓度45%~60%左右。③氧气头罩。氧浓度可根据需要调节,通常3~6 L/min,氧浓度40%~50%。

(3)持续气道正压给氧:经鼻持续气道正压(CPAP)是20世纪70年代初开始用于新生儿的一种给氧方法,其特点是设备简单,操作容易,通常对患儿无损伤,效果明显优于普通给氧方法。最初CPAP通过气管插管进行,由于新生儿安静时用鼻呼吸,这是在新生儿可用经鼻CPAP的基础。经验表明,婴幼儿用经鼻CPAP也可取得良好效果。近十年来国外在CPAP仪器的改进和临床应用方面都有不少新进展。国内许多单位正规应用CPAP都取得满意效果,但还不够普遍,远未发挥CPAP应有的作用。

基本原理和作用:①CAPA的主要作用。当肺实变、肺不张、肺泡内液体聚集时,肺泡不能进行气体交换,形成肺内分流。进行CPAP时,由于持续气流产生的气道正压,可使病变肺泡保持开放,使减少的功能残气增加,其增加量可达正常值的1/3~2/3,并减少肺泡内液体渗出,从而使肺内分流得到改善,血氧上升。②CPAP对血气的影响。CPAP的作用与单纯提高吸入氧浓度的普通给氧方法有本质的不同,它是通过改善换气功能而提高血氧的,而不必使用过高的吸入氧浓度。CPAP时PaO_2的增高与CPAP的压力值并非直线关系,而是与肺泡开放压有关,当

CPAP压力增加到一定程度，大量肺泡开放时，PaO_2 可有明显升高。应用CPAP对 $PaCO_2$ 影响与肺部病变性质和压力大小有关，有些气道梗阻患儿由于应用CPAP后气道扩张，$PaCO_2$ 可下降；若气道梗阻严重或CPAP压力过高，可影响呼气，使 $PaCO_2$ 增高。③CPAP对肺功能影响。应用CPAP时由于肺泡扩张，可使肺顺应性增加，呼吸省力，减少呼吸功，由于鼻塞增加气道阻力，也可使呼吸功增加。在正常新生儿0.1～0.5 kPa(1～5 cmH_2O)的CPAP可使声门上吸气和呼气阻力均减低，这是CPAP用于治疗上呼吸道梗阻所致呼吸暂停的基础。④近年研究还表明，CPAP有稳定胸壁活动、减少早产儿常见的胸腹呼吸活动不协调的作用，这有利于小婴儿呼吸衰竭的恢复。⑤早期应用CPAP的作用。CPAP早期应用，可及时稳定病情，避免气管插管带来不良影响，还可减少高浓度氧吸入的肺损伤，并减少呼吸机的应用，使感染、气胸等并发症减少。⑥CPAP还可作为撤离呼吸机时向自主呼吸过度的手段，使患儿较早脱离呼吸机。

应用CPAP的适应证：新生儿及婴幼儿肺部疾病、肺炎、肺不张、胎粪吸入综合征、肺水肿等所致低氧血症用普通给氧效果不好者，是应用CPAP最主要的适应证。新生儿呼吸窘迫综合征(RDS)是应用CPAP最合适的适应证。在20世纪70年代，由于CPAP的应用，使RDS病死率有较明显下降，但在危重RDS患儿，效果仍不理想，而需应用呼吸机。80年代后期以来肺表面活性物质气管内滴入是治疗RDS的一大进步，肺表面活性物质与经鼻CPAP联合早期应用，为在基层医院治疗中等病情的RDS提供了有效的新疗法。

仪器装置和用法：①装置：用简单的自制装置进行CPAP氧疗，虽然也可起一定作用，但效果较差。为取得良好效果，要应用专业的CPAP装置。CPAP氧疗器包括适用于新生儿到儿童的不同型号鼻塞、呼气阀、连接管道、水柱压差计、加温湿化器和支架等部分，应用时需要电源和瓶装氧气，该装置的主要不足是目前缺乏氧浓度控制。鼻塞由硅胶制成，外形乳头样，应用时选择适合鼻孔大小鼻塞，保证鼻孔密封不漏气。加温湿化器可向患儿提供温暖潮湿的吸入气，水柱压差计有利于监测气道压力，同时在压力过高时使气体逸出，起到安全阀作用。

(2)应用方法：CPAP的应用方法简易，但要在理解基本原理和仪器性能基础上再应用，以免发生误差。应用前将管道连接妥当，清除患儿鼻孔分泌物，开启氧气3～4 L/min，将鼻塞置于鼻孔内。开始时压力可保持在0.3～0.4 kPa(3～4 cmH_2O)，最大可达0.8 kPa(8 cmH_2O)。原则上用能保持血氧分压至8.0 kPa(60 mmHg)以上的最低压力。压力大小由氧流量(最大可达8～10 L/min)和呼气阀开口控制，也与患儿口腔和鼻塞密闭程度有关。

不良影响与并发症：正确应用CPAP对患儿大都没有不良影响，发生不良影响主要与持续气道正压有关，压力过大可导致气压伤、气胸，但在经鼻CPAP时，由于口腔经常开放，压力不至过高，故很少造成气压伤。由于大量气体进入胃内，在胃肠动力功能不良的小婴儿，易有腹胀(可通过胃管排气)，在先天性胃壁肌层不全患儿，曾有胃穿孔的个例报告。由于长期应用鼻塞，可造成鼻前庭溃疡。国外报告在病情危重的早产儿可损伤鼻翼和鼻小柱，严重者坏死，形成狭窄，日后需整形手术。鼻损伤发生率不高，其发生与鼻塞应用时间长短和护理有密切关系。CPAP可增加气道阻力，从而增加呼吸功，使患儿呼吸费力，可成为导致治疗失败的原因。

(4)氧中毒：长期应用氧气治疗，要注意氧中毒。新生儿尤其是早产儿对高浓度氧特别敏感，吸入氧浓度大于60%，超过24小时肺内即有渗出、充血、水肿等改变，更长时间吸入高浓度氧，用呼吸机进行正压呼吸的患儿，肺部含气量逐渐减少，可出现增生性改变，严重者表现为广泛的间质性纤维化和肺组织破坏，即所谓“支气管肺结构不良”，肺氧中毒直接受吸入氧浓度影响，而与动脉氧分压无直接关系。新生儿，特别是早产儿长时间吸入高浓度氧，导致高于正常的动脉氧分压，主要影响视网膜血管，开始为血管收缩，继则血管内皮损害，引起堵塞，日后发生增生性变化，血管进入玻璃体，引起出血、纤维化，即晶体后纤维增生症，约30%可致盲。早产儿视网膜疾病与用氧时间长短和出生体重密切相关，吸入氧浓度也是一个重要因素。在小婴儿应用CPAP时氧浓度不应超过60%，过高的吸入氧浓度不宜超过24小时。

3.雾化与湿化吸入

呼吸道干燥时，气管黏膜纤毛清除功能减弱。通过向呼吸道输送适当水分，保持呼吸道正常生理功能，已成为呼吸衰竭综合治疗中必不可少的内容。湿化的方式有加温和雾化两种。加温湿化是利用电热棒将水加热到60℃左右，使吸入气接近体温并含有将近饱和水蒸气的温热、潮湿气体。此法比较适合于生理要求，对患儿不良反应少。应用时要注意水温不可过高，以防呼吸道烧伤。雾化的方法是将水变为直径1～10 μm大小的雾粒，以利进入呼吸道深部。通常应用的是以高压气体为动力的喷射式雾化器，可在给氧同时应用。雾化器内还可加入药物，最常用的是支气管扩张剂，进行呼吸道局部治疗。但同时可能增加将感染带入呼吸道深部的机会，故必须注意雾化液的无菌和雾化器的消毒。以对呼吸道局部进行药物治疗为目的之雾化吸入只需短时间间断应用，以湿化呼吸道为目的时持续应用加湿器较好。超声波雾化器雾量大，有较好的促进排痰作用，由于治疗时水雾的刺激，发生咳喘机会较多，不宜长时间应用，每次应用0.5小时，每天数次即可。为了有效地引流黏痰，湿化吸入必须与翻身、拍背、鼓励咳嗽或吸痰密切配合，才能充分发挥作用。

胸部物理治疗包括体位引流，勤翻身，拍击胸背，吸痰等内容。翻身、拍背对防止肺不张，促进肺循环，改善肺功能有重要作用，方法简单而有效，但常被忽视。重症患儿活动少，尤应注意进行，通常3～4小时即应进行一次。湿化呼吸道只有与胸部物理治疗密切配合，才能确实起到保证呼吸道通畅的作用。

（二）控制感染

呼吸道感染常是引起呼吸衰竭的原发病或诱因，也是呼吸衰竭治疗过程中的重要并发症，其治疗成败是决定患儿预后的重要因素。应用呼吸机的患儿，呼吸道感染的病原以革兰氏阴性杆菌多见。抗生素治疗目前仍是控制呼吸道感染的主要手段。除抗生素治疗外，要采用各种方法增加机体免疫力。近年静脉输注丙种球蛋白取得较好效果。营养支持对机体战胜感染和组织修复都有极重要的作用。此外，还要尽量减少患儿重复受感染的机会，吸痰时工作人员的无菌操作和呼吸机管道的消毒（最好每天进行）必须认真做好，并在条件许可时尽早拔除气管插管。

（三）营养支持

营养支持对呼吸衰竭患儿的预后起重要作用。合理的营养支持有利于肺组织的修复，可增强机体免疫能力，减少呼吸肌疲劳。合理的营养成分还可减少排出CO_2的呼吸负担。首先要争取经口进食保证充足的营养，这对保持消化道正常功能有重要作用。呼吸衰竭患儿可因呼吸困难、腹胀、呕吐、消化功能减弱等原因，减少或不能经口进食，对此需通过静脉补充部分或全部营养。可通过外周静脉输入，必要时可经锁骨下静脉向中央静脉输入。

（四）药物治疗

1.呼吸兴奋剂

呼吸兴奋剂的主要作用是兴奋呼吸中枢，增加通气量，对呼吸中枢抑制引起的呼吸衰竭有一定效果，对呼吸道阻塞，肺实质病变或神经、肌肉病变引起的呼吸衰竭效果不大。在重症或晚期呼吸衰竭，呼吸兴奋剂是在没有进行机械呼吸条件时起辅助作用，因其疗效不确实，在急性呼吸衰竭的现代治疗中已不占重要地位。常用的呼吸兴奋剂有尼可刹米(可拉明)和山梗菜碱(洛贝林),二甲弗林也有较好兴奋呼吸中枢的效果,可以皮下、肌肉或静脉注射,应用时若无效则应停止,不可无限制地加大剂量。多沙普仑为较新的呼吸兴奋剂,大剂量时直接兴奋延髓呼吸中枢与血管运动中枢,安全范围宽,不良反应少,可取代尼可刹米。用于镇静,催眠药中毒,0.5～1.5 mg/kg,静脉滴注,不宜用于新生儿。

2.纠正酸中毒药物的应用

呼吸性酸中毒的纠正,主要应从改善通气功能入手,但当合并代谢性酸中毒,血液 pH 低于 7.20 时,应适当应用碱性液纠正酸中毒,常用 5%碳酸氢钠溶液,用量为每次 2～5 mL/kg,必要时可重复 1 次,通常稀释为 1.4%等渗溶液静脉滴注,只在少数情况下才直接应用。需注意碳酸氢钠只在有相当的通气功能时才能发挥其纠正酸中毒的作用,否则输入碳酸氢钠将使 $PaCO_2$ 更高。使用碱性液纠正代谢性酸中毒时计算药物剂量的公式如下:

所需碱性液(mmol)=0.3×BE(mmol)×体重(kg)

5%碳酸氢钠溶液 1.68 mL=1 mmol,要密切结合临床病情掌握用量,而不能完全照公式计算。最好在开始只用计划总量的 1/2 左右,在治疗过程中再根据血液酸碱平衡检查结果随时调整,以免治疗过度。

(五)呼吸肌疲劳的防治

目前儿科临床确诊呼吸肌疲劳还不易做到,难以进行针对性的特异治疗,但要在呼吸衰竭治疗的全程中把减少呼吸肌疲劳的发生和增强呼吸肌的能力作为一项重要工作,为此需注意:

(1)补充足够营养,以利呼吸肌组织的恢复和能源供应。

(2)注意呼吸肌的休息,也要适当锻炼。应用呼吸机也要尽可能发挥自主呼吸的作用。

(3)改善肺的力学特性(减少气道阻力,增加肺顺应性),减少呼吸功,减轻呼吸肌的负担。

(4)改善循环,让呼吸肌能有充足血液供应能源和养料。

(5)增加呼吸肌收缩能力,目前尚无理想药物能有效治疗呼吸肌疲劳,现有药物效果都不确切。氨茶碱和咖啡因类药物作用于骨骼肌细胞,抑制磷酸二酯酶,从而改变 cAMP 代谢,可使膈肌收缩力加强,预防和治疗膈肌疲劳。

八、呼吸急救技术

(一)建立人工呼吸道

当呼吸衰竭时,若一般内科处理难以维持呼吸道通畅时,就要建立人工呼吸道,这是保证正常气体交换的基本措施。根据病情和需要时间的长短,可有不同选择。共同的适应证如下:①解除上呼吸道梗阻;②引流下呼吸道分泌物;③咽麻痹或深昏迷时防止误吸;④应用呼吸机。常用的人工呼吸道是气管插管或气管切开;应用人工呼吸道时气管直接与外界交通,对患儿不良影响包括吸入气失去上呼吸道的生理保护作用,易于造成下呼吸道感染,不能有效咳嗽,不能讲话。

1.气管插管

气管插管操作简单,便于急救时应用,对患儿创伤较气管切开小。但因对咽喉刺激强,清醒患儿不易接受,且吸痰和管理不如气管切开方便。插管后要尽量避免碰到导管,减少对咽喉的刺激。导管管腔易被分泌物堵塞,须注意定时吸痰,保护管腔和呼吸道的通畅。要将气管插管和牙垫固定好,保持插管的正确位置,防止其滑入一侧总支气管(插管易滑入右侧总支气管,使左侧呼吸音减弱或消失)或自气管脱出。气管插管可经口或经鼻进行。经口插管操作较简单,但插管较易活动,进食不便。经鼻插管容易固定,脱管机会少,便于口腔护理,但是插管操作和吸痰不如经口插管方便,插管可压迫鼻腔造成损伤,并将鼻部感染带入下呼吸道。决定插管留置时间主要应考虑的是喉损伤,影响因素包括患者一般状况、插管操作是否轻柔、插管的活动及插管质量。应用刺激性小的聚氯乙烯插管可留置1周左右或更长时间。婴儿喉部软骨细胞成分多而间质少,较柔软,而年长儿则纤维性间质多,喉软骨较硬,故婴儿耐受气管插管时间较长。近年我们对新生儿和婴幼儿呼吸衰竭抢救都是进行气管插管,不做气管切开。年长儿呼吸衰竭的抢救,也可用气管插管代替气管切开,但长时间插管发生永久性喉损伤的严重性不容忽视。对于插管时间,由于病情不同和呼吸管理技术水平的差异,很难做出统一的、可允许的插管时限,在年长儿以不超过1～2周为宜。

呼吸衰竭病情危重、内科保守治疗无效且需进行呼吸机治疗者,气管插管是建立人工呼吸道的首选方法。气管插管材料常用聚氯乙烯(一次性制品),硅橡胶管则可重复应用,过去的橡胶制品因刺激性大已不再用。各年龄选用气管插管大小见表10-3。实际上,每个患儿用的号码可略有差别,总的原则是不要管径过大,以免压迫声门,但又不要太细,以防漏气太多。带气囊的气管插管多用于成人,小儿很少应用。经鼻气管插管比经口气管插管略长,其长度大致可按耳屏到鼻孔的2倍计算。为保证气管插管发挥作用和治疗成功,根据多年经验,必须认真、细致地做好日常护理工作,包括呼吸道湿化,吸痰操作轻柔,注意无菌,防止脱管、堵管、插管滑入右侧和喉损伤。

表10-3　不同年龄患儿气管插管的内径及长度

年龄	气管插管内经	最短长度
新生儿	3.0	110
6月	3.5	120
1岁半	4.0	130
3岁	4.5	140
5岁	5.0	150
6岁	5.5	160
8岁	6.0	180
12岁	6.5	200
16岁	7.0	210

注:法制号=3.14(Ⅱ)×气管内径

2.气管切开

由于成功应用气管插管,气管切开在呼吸急救中的应用较过去减少。与气管插管比较,切开可减少呼吸道解剖无效腔,便于吸痰,可长时间应用,不妨碍经口进食,但是手术创伤较大,肺部感染和气管损伤等并发症机会增多,更不能多次使用。气管切开适应证随年龄和病种不同而异。小婴儿气管切开并发症较多,且易使病程拖延,目前已很少应用。在儿童可望1～2周内病情有明显好转者,也大多用气管插管。若病情虽有好转,仍需继续用呼吸机治疗时,则应考虑气管切开。病情难以在短时间恢复的神经肌肉系统疾病病儿由于气管切开对保持呼吸道通畅和患儿安全有重要作用,切开不宜过迟,以免贻误治疗时机。严重呼吸衰竭患儿最好在气管插管和加压给氧下进行手术，气管切开后即应用呼吸机辅助呼吸，以确保安全。

目前国内大医院较多应用塑料气管切开套管，进口的塑料套管与套囊合而为一，没有内管，质地较柔软，对患儿较舒适，但要防止痰痂堵管。婴儿应用也有不带套囊的塑料套管。包括内、外管的银制套管已很少用。在年长儿机械通气应用时要外加套囊充气，以防漏气。气管切开的并发症较气管插管明显为多，包括感染、出血、气胸等，气管黏膜可因套管长期压迫而水肿、缺血、坏死。

(二)呼吸机的应用

1.应用机械通气指征

(1)频繁的呼吸暂停，严重呼吸困难，呼吸节律不整。

(2)严重高碳酸血症：$PaCO_2$＞9.3 kPa(70 mmHg)。

(3)严重低氧血症：在 CPAP 下吸入氧浓度≥60%，或压力≥0.78 kPa(8 cmH_2O)时，PaO_2＜6.67 kPa(50 mmHg)。

(4)有下述情况，尽早使用：①已诊断 RDS 的小早产儿(出生体重＜1 350 g)；②肺出血的进展期；③各种原因引起的心脏停搏、呼吸骤停经复苏后仍未建立规则的自主呼吸。

2.呼吸机治疗的准备及注意事项

(1)有条件应在上呼吸机前插好脐静脉导管，以便随时进行血气及其他检测。

(2)备好高压氧和高压空气气源，两者压力要相等，以避免压力型空氧混合器空气及氧的混合浓度不准确。也可用流量表式空氧混合器，每次调节吸入气氧浓度后，均需用氧浓度计核校，或连续监测。

(3)管道连接正确，接头牢固，防止漏气。

(4)湿化器宜加水适当，保持适宜温度，送入气必须加温湿化，一般接口温度在 34～35 ℃。应避免冷氧吸入，以防止增加氧耗和降低体温。

(5)呼吸机与患儿连接前调定好各种参数。

(6)气管插管深度适宜，防止滑动或脱管。

(7)定期气管冲洗、拍背，保持气道通畅。吸引器压力不可过高，一般早产儿 5.32～6.65 kPa，足月儿 6.65～10.64 kPa，以免引起气道损伤。

(8)注意保温以减少热能及氧的消耗。

(9)操作应轻柔、无菌，避免感染。

(10)加强监护，记录好呼吸机观察表格。

3.机械呼吸时的监护

(1)体温：置患儿于辐射热式抢救台上或暖箱内，同时监护体温。

(2)生命体征：应每 2 小时记录一次血压(收缩压、舒张压、平均动脉压)及心率值，应维持心率、血压在正常范围，必要时做 EKG 监护。

(3)临床体征：主要观察面色、皮肤颜色、自主呼吸、胸廓运动、呼吸音、肺啰音、心杂音、节律及肝大、水肿等心肺功能状态。

(4)出入水量：每天精确计算摄入量和尿量并测体重，上呼吸机患儿的经肺不显性失水减少或无，甚至吸收少量水分，对心衰、有水肿者应精确计算出入水量，确定前一天入液量是否合适。

(5)胸片：用呼吸机前及用后各摄胸片一张，有条件者应每天或隔天摄胸片一张。

(6)血气：用呼吸机前及后 0.5～1.0 小时各查 1 次血气。以后每隔 4～6 小时测 1 次。有条件可用经皮氧分压和经皮二氧化碳分压监护，也可用经皮脉搏血氧饱和度仪监护。

4.肌肉松弛剂的应用

当患儿躁动不安，自主呼吸与呼吸机对抗，PaO_2波动很大，常发生低碳酸血症，而且有发生肺气压伤危险。一般先用吗啡或其他镇静剂（苯巴比妥钠、地西泮等），常可使之减轻和改善氧合。如吗啡无效，需并用肌松剂，尤以 PIP 及呼吸频率较高者。

5.准备撤离呼吸机

当患儿病情好转，可逐渐减少呼吸机支持，直至撤离呼吸机。此过程可短于 24 小时或长达数天或数周（如 BPD）。根据病种、严重程度、恢复快慢、并发症、日龄和体重综合考虑。

（1）停用呼吸机的指征：①自主呼吸有力，呼吸机的支持已明显小于自主呼吸的作用。②$FiO_2 \leqslant 0.4$，PIP$\leqslant$1.96 kPa（20 cmH_2O），血气正常。③呼吸道分泌物不多，能耐受每 2 小时一次的吸痰操作，无全身情况恶化。④RDS 患儿日龄>3 天。

（2）撤机后的护理：需持续监测血气、呼吸运动、生命体征。在拔管后常常需要立即给予供氧。①供氧：氧供可由头罩或鼻导管供给，氧浓度要比患儿撤机时呼吸机给定的浓度高 5%。②经鼻 CPAP：在预防拔管后的肺不张而需重新气管插管方面尤为有用。③撤机后胸部物理治疗（每 3～4 小时）：有助于维持呼吸道通畅。叩背吸痰、体位引流应常规进行。支气管扩张剂气雾吸入治疗有助于保持呼吸道开放。④如果患儿对氧需要量增加或临床上病情恶化，在撤机 6 小时内应拍正侧位胸片以发现有无肺不张。

九、呼吸衰竭治疗新进展

（一）肺表面活性物质（PS）治疗

1.成分、作用、制剂

PS 是一个极为复杂的系统，它是肺脏本身维持其正常功能而产生的代谢产物，主要成分是饱和卵磷脂，还有少量蛋白，其主要作用是降低肺泡气液界面表面张力，但其作用远不止于此，其他方面的作用还包括防止肺水肿、保持气道通畅和防御感染等。

PS 的应用可以从力学结构改善肺功能，使因 PS 缺乏而萎陷的肺容易扩张，这比现有的方法用呼吸机使肺在正压下复张，更接近生理要求，从而减少或缩短呼吸机应用时间及并发症。肺表面活性物质治疗还可阻断因其缺乏引起的恶性循环，提供体内合成的原料，为 PS 缺乏引起的呼吸衰竭提供了全新的治疗途径。

2.临床应用

RDS 早期气管内滴入已成为西方先进国家治疗常规，它能改善氧合，缩短应用呼吸机时间，减少并发症，降低病死率。注入的 PS 能被肺组织吸收再利用，通常只需给药 1～2 次，最多 3 次。给药后由于肺泡扩张，换气功能改善，血氧分压迅速升高，肺的静态顺应性也有所改善，$PaCO_2$下降，胸片肺充气改善是普遍现象；应用呼吸机所需通气压力和吸入氧浓度也因肺部情况好转而下降，使肺损伤机会减少。

由于气道持续正压（CPAP）对 RDS 肯定的治疗作用，且所需设备简单，已有多篇报告肯定了 PS 和 CPAP 联合应用的治疗效果，它可成为减少或不用呼吸机治疗 RDS 的新方法，这对体重较大、中等病情早期患儿更适用。有对照的研究表明，PS+CPAP 与 PS+IMV 的治疗方法比较，气胸和颅内出血在前者均较少，需治疗时间也较短。

PS 在其他疾病所致呼吸衰竭患儿的应用效果不如 RDS。肺表面活性物质减少在 ARDS 或其他肺损伤时的改变是继发的，肺Ⅱ型细胞受损害影响PS的合成与分泌，肺内渗出成分（血浆蛋白、纤维蛋白原等）和炎性产物对PS的抑制也是一个重要原因。

（二）吸入一氧化氮（NO）

1.临床应用

通常与呼吸机联合应用，目前的趋势是应用偏低的浓度，为10～20 ppm。甚至1～5 ppm也有效果；治疗反应与吸入浓度是否平行，文献报告结果不一，重要的是根据具体患者的反应调整浓度。

在呼吸衰竭患儿吸入NO改善氧合的效果与患儿肺部情况和呼吸机的应用方法有关。通常在早期应用或致病因素较单一者，效果较好。ARDS致病因素复杂，低氧血症不是影响预后的唯一因素，其应用效果较差。但吸入NO是否有良好反应可作为判断患儿预后的参考指标。肺的通气情况影响治疗效果。在有病变的肺，用高频通气或肺表面活性剂使肺泡扩张，有利于NO的进入，能达到较好治疗效果。在有肺病变时，吸入NO可有改善通气作用。因NO使肺血管扩张，可改善有通气、无血流肺泡的呼吸功能，使无效腔减少。

2.吸入NO的不良影响

吸入NO的浓度必须严格控制，因为浓度过高会对患儿造成危害。

（1）高铁血红蛋白增加：NO吸入后，进入体循环与血红蛋白结合而失活，不再有扩张血管作用，同时形成没有携氧能力的高铁血红蛋白。因此，在NO吸入时要注意监测高铁血红蛋白的变化。临床应用的NO浓度20～40 ppm或更低，高铁血红蛋白的生成通常不会超过1%～2%。

（2）对肺的毒性：NO与O_2结合生成NO_2红色气体，对肺有明显刺激，可产生肺水肿。NO_2生成速度与吸入NO浓度、氧浓度及氧与NO接触时间有关，也受呼吸机类型的影响。根据美国职业安全和卫生管理局规定，工作环境中NO的安全浓度应小于6 ppm。

（3）其他毒副作用：进入体循环的NO与血红蛋白结合产生高铁血红蛋白，或NO与氧结合产生NO_2，对肺有损伤作用，由于应用技术的改进，目前已大都不成问题，但吸入NO可延长出血时间。新生儿肺动脉高压（PPHN）吸入40 ppm，NO15分钟，出血时间延长1倍（血小板计数与血小板聚集正常），停用NO后可于短时间内恢复。长时间吸入NO产生脂类过氧化反应及NO浓度过高对肺表面活性物质失活的影响值得重视。

十、并发症及其防治

呼吸衰竭的并发症包括呼吸衰竭时对机体各系统正常功能的影响及各种治疗措施（主要是呼吸机治疗）带来的危害，以下列举常见并发症：呼吸道感染、肺不张、呼吸肌与肺损伤、气管插管及气管切开的并发症、肺水肿与水潴留、循环系统并发症、肾脏和酸碱平衡。

十一、婴幼儿呼吸衰竭

本部分介绍发病最多，有代表性的是重症婴幼儿肺炎呼吸衰竭。肺炎是婴幼儿时期重要的常见病，也是住院患儿最重要的死因；主要死于感染不能控制而导致的呼吸衰竭及其并发症。对婴幼儿肺炎呼吸衰竭病理生理的深入认识和以此为基础的合理治疗，是儿科日常急救中的一项重要工作。

（一）通气功能障碍

肺炎病儿呼吸改变的特点首先是潮气量小，呼吸增快、表浅（与肺顺应性下降有关）。病情发展较重时，潮气量进一步减小。因用力加快呼吸，每分通气量虽高于正常，由于生理无效腔增大，实际肺泡通气量却无增加，仅保持在正常水平或略低；动脉血氧饱和度下降，二氧化碳分压稍有增高。病情危重时，病儿极度衰竭，无力呼吸，呼吸次数反减少，潮气量尚不及正常的1/2，生理无效腔更加增大，通气效果更加低下，结果肺泡通气量大幅度下降（仅为正常的1/4），以致严重缺氧，二氧化碳的排出也严重受阻，动脉血二氧化碳分压明显增高，呈非代偿性呼吸性酸中毒，pH降到危及生命的水平，平均在7.20以下。缺氧与呼吸性酸中毒是重症肺炎的主要死因。在危重肺炎的抢救中，关键是改善通气功能，纠正缺氧和呼吸性酸中毒。

（二）动脉血气检查

婴幼儿肺炎急性期动脉血氧下降程度依肺炎种类而不同，以毛细支气管炎最轻，有广泛实变的肺炎最重，4个月以下小婴儿肺炎由于代偿能力弱、气道狭窄等因素，PaO_2下降较明显。换气功能障碍是引起PaO_2下降最重要的原因，肺内分流引起的缺氧最严重，合并先天性心脏病则PaO_2下降更低。肺炎患儿动脉$PaCO_2$改变与PaO_2并不都一致，$PaCO_2$增加可有肺和中枢两方面原因。

（三）顺应性与肺表面活性物质

肺炎时肺顺应性大多有不同程度下降，病情越重，下降越明显，其原因是多方面的，炎症渗出、水肿、组织破坏均可使弹性阻力增加。另外，炎症破坏肺泡Ⅱ型细胞，使肺表面活性物质减少和其功能在炎性渗出物中的失活，均可使肺泡气液界面的表面张力增加，降低肺顺应性。我们观察到肺病变的轻重与顺应性及气管吸出物磷脂的改变是一致的，肺病变越重，饱和卵磷脂（肺表面活性物质主要成分）越低，顺应性也越差。顺应性下降是产生肺不张，引起换气障碍、血氧下降及肺扩张困难，通气量不足的一个基本原因。肺顺应性明显下降的肺炎患儿提示肺病变严重预后不良。上述改变为这类患儿用肺表面活性物质治疗提供了依据。

（四）两种不同类型的呼吸衰竭

1.呼吸道梗阻为主

这类患儿肺部病变并不一定严重，由于分泌物堵塞和炎症水肿造成细支气管广泛阻塞，呼吸费力导致呼吸肌疲劳，通气量不能满足机体需要。缺氧的同时都合并有较重的呼吸性酸中毒，引起脑水肿，较早就出现中枢性呼吸衰竭，主要表现为呼吸节律的改变或暂停，这种类型多见于小婴儿。

2.肺部广泛病变为主

此类患儿虽然也可能合并严重的呼吸道梗阻，但缺氧比二氧化碳潴留更为突出。因这类病儿肺内病变广泛、严重，一旦应用呼吸机，常需要较长时间维持。

以上是较典型的情况，临床常见的是混合型，难以确切区分，但不论何种类型，若得不到及时治疗，不能维持足够通气量将是最终导致死亡的共同原因。

（五）几个有关治疗的问题

1.针对病情特点的治疗原则

近年来重症肺炎患儿的呼吸衰竭，因广泛严重病变引起者已较少见，而主要是呼吸道梗阻、呼吸肌疲劳引起的通气功能障碍，如果及时恰当处理，大多能经一般内科保守治疗解决，少数需做气管插管进行机械呼吸。对后者应掌握“早插快拔”的原则，即气管插管时机的选择不要过于保守（要根据临床全面情况综合判断，而不能只靠血气分析），这样可及时纠正呼吸功能障碍，保存患儿体力，避免严重病情对患儿的进一步危害。由于通气和氧合有了保证，病情会很快好转，

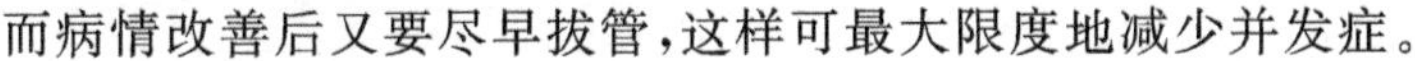

而病情改善后又要尽早拔管，这样可最大限度地减少并发症。

2.应用呼吸机特点

由于重症肺炎患儿肺顺应性差，气道阻力大，应用呼吸机的通气压力偏高，通常在 2.0～2.5 kPa(20～25 cmH_2O)，不宜超过 3.0 kPa(30 cmH_2O)。为避免肺损伤，潮气量不应过大，为避免气体分布不均匀，机械呼吸频率不宜太快，一般在 25～30 次/分。为发挥自主呼吸能力，开始即可应用间歇强制通气(IMV 或 SIMV)，并加用适当的 PEEP，吸入氧的浓度要根据血氧分压调节，以在30％～60％为好。由于呼吸机的应用保证了必要的通气量，不需再用呼吸兴奋剂，如患儿烦躁，自主呼吸与机械呼吸不协调，可适当应用镇静剂(安定、水合氯醛)，很少需用肌肉松弛剂。

3.肺水肿

肺炎患儿多数有肺水肿，轻者仅见于间质，难以临床诊断，重者液体渗出至肺泡。肺水肿与炎症和缺氧引起的肺毛细血管渗透性改变有关。肺水肿还可发生于输液过多、气胸复张后或支气管梗阻解除后；胸腔积液短时间大量引流也可发生严重肺水肿。应用快速利尿剂(呋塞米 1 mg/kg，肌内注射或静脉注射)，可明显减轻症状。严重肺水肿应及时应用呼吸机进行间歇正压呼吸，并加用 PEEP，以利肺泡内水分回吸收。为防止肺水肿，液体摄入量应偏少，尤其静脉入量不宜多，婴幼儿通常以每天总入量在60～80 mL/kg为好。

4.难治的肺炎

目前难治的肺炎主要是那些有严重并发症的肺炎，其治疗重点应针对病情有所不同。合并先天性心脏病的患儿由于肺血多，伴肺动脉高压，心功能差，感染反复不愈，应积极改善心功能，对肺动脉高压可应用酚妥拉明，必要时试用吸入一氧化氮，其根本问题的解决在于手术矫正畸形。合并营养不良的患儿，由于呼吸肌力弱，呼吸肌疲劳更易发生，同时免疫能力低下，影响机体战胜感染，应特别注意营养支持和增强免疫力。严重感染合并脓气胸者在成功的胸腔引流情况下，必要时仍可应用呼吸机，但压力宜偏低或应用高频通气，以利气胸愈合。强有力的抗生素和一般支持疗法必不可少。病变广泛严重，低氧血症难以纠正的可试用肺表面活性物质，也可试用吸入 NO，但这方面尚缺乏足够经验。

(张建春)

第五节　心力衰竭

心力衰竭(简称心衰)是由于多种病因所致的综合征。正常心脏不断收缩和舒张以维持血液循环的动态平衡，由于某些因素破坏了这种平衡，同时心脏负荷过重，超越了心脏代偿功能时，出现体循环、肺循环瘀血，心排血量降低，则产生一系列临床症状和体征，称之为心力衰竭。是儿科的急症之一，如不及时诊断和处理，可危及患儿的生命。

一、病因

引起心衰的原因很多，分类如下。

(一)心源性

各种先天性心脏病及后天的风湿性心脏病、心肌炎、心肌病、心包炎及各种心律失常等。

(二)肺源性

重症肺炎、毛细支气管炎、喘息性支气管炎、哮喘、支气管扩张等。

(三)肾源性

急性肾炎、慢性肾炎、肾血管畸形等所致的高血压。

(四)其他

大量输血、输液、电解质紊乱、维生素 B_1 缺乏症、严重贫血、甲状腺功能亢进、缺氧等皆可引起心衰。

二、病理生理

(1)心肌收缩力减低:在心肌有病变、缺血、肥厚、炎症等时,使心肌收缩力减低,则心室排血量减少。

(2)心脏前负荷过重:心腔前负荷过重又称容量负荷,是指心肌收缩前所承受的负荷,与心室开始收缩前的血容量有关。如房间隔缺损、动脉导管未闭等。

(3)心脏后负荷过重:心后负荷过重亦称压力负荷或阻力负荷,是指心室收缩时所遇到的阻力。如肺动脉瓣狭窄、主动脉缩窄、梗阻型心肌病、高血压、肺动脉高压等。

(4)心律失常:如心率加快如甲状腺功能亢进;过慢、节律不齐等。

(5)心脏顺应性减低(收缩期不协调)和心肌病

三、临床表现

由于发生心衰的部位不同,临床表现亦有差别,为便于叙述,常分为左心衰竭、右心衰竭。临床上婴幼儿全心衰竭多见,年长儿可左心、右心单独发生,但左心衰竭终将导致右心衰竭。

(一)左心衰竭

以肺循环瘀血为主而产生肺水肿。

1.咳嗽

先干咳后有泡沫样痰,年长儿可有血痰。

2.呼吸困难

表现为呼吸急促、短而快,每分钟可达 60 次以上,平卧时加重,直抱或俯肩上则好转。年长儿可有端坐呼吸及心源性喘息。

3.青紫

为肺水肿、氧交换量降低所致,有些先天性心脏病为右向左分流,属于中心性青紫。

4.体征

有哮鸣音,晚期可有各种湿啰音,以肺底明显。

5.其他

面色苍白、四肢发凉、血压下降等。

(二)右心衰竭

以体循环瘀血为主的表现。

1.肝大

短期内较前增大 1.5 cm 以上,边缘钝,常有触痛。

2.颈静脉怒张

婴幼儿颈短,皮下脂肪丰满,多不易见到,年长儿较易发现。

3.水肿

婴幼儿血管床容量大而分布均匀,皮下脂肪丰满,皮肤弹性好,常不易见到指凹性水肿。有时可见到面部、手背、足背部水肿。婴幼儿以体重迅速增加、尿量减少作为水肿的指标。年长儿可有下肢及骶尾部水肿,重症可有胸腔积液、腹水及心包积液。

4.青紫

因血流淤滞于末梢、组织摄氧量增加、还原血红蛋白增加所致,属周围性青紫。唇、指、趾、鼻尖等处明显。

(三)心脏体征

心界大、心率快、有奔马律、心音低钝及其他原发病的相应杂音或脉搏细弱、血压下降等。

(四)新生儿及小婴儿心衰特点

起病急、病情重、进展快,左、右心同时衰竭。有烦躁不安、面色苍白、面色发灰或青紫、呻吟、拒乳、多汗、呼吸急促、喘息、心率快、奔马律及肝大等。

四、辅助检查

(一)胸部X线

心影扩大,搏动弱,肺纹理增多及肺瘀血。

(二)心电图

可提示心房、心室有肥大劳损、心律的变化及洋地黄作用等。

(三)超声心动图

可见心室及心房的扩大,心室收缩时间延长,射血分数降低,另外对心衰的病因也有帮助。

五、诊断标准

(一)具备以下4项可考虑心衰

(1)呼吸急促:婴儿>60次/分,幼儿>50次/分,儿童>40次/分。

(2)心动过速:婴儿>180次/分,幼儿>160次/分,儿童>120次/分。

(3)心扩大(体检,X线或超声心动图)。

(4)烦躁、喂哺困难、体重增加、尿少、水肿、青紫、呛咳、阵发性呼吸困难(2项以上)。

(二)确诊心衰

具备以上4项加以下1项或具备以上2项加以下2项,即可确诊心衰。

(1)肝大:婴幼儿肋下≥3 cm,儿童>1 cm;进行性肝大或伴有触痛者更有意义。

(2)肺水肿。

(3)奔马律。

六、治疗

(一)一般治疗

1.休息

卧床休息可减轻心脏负担和减少心肌耗氧量,年长儿可取半卧位,小婴儿可抱起,使下肢下垂，减少静脉回流。

2.镇静

烦躁和哭闹的患儿可适当应用巴比妥类、氯丙嗪、地西泮等镇静剂。

3.吸氧

有气急和青紫者应给予吸氧，采用40%～50%氧气湿化后经鼻导管或面罩吸入。

4.饮食

应限制盐量，一般每天饮食中的钠量应减至0.5～1 g。给予容易消化及富于营养的食物，宜少量多餐。

5.限制液体入量

每天总液量不应超过60 mL/kg，以10%葡萄糖溶液为主，电解质入量应根据生理需要及血液电解质浓度而定。有酸中毒者，碱性药一般用常规计算量的一半。

(二)洋地黄类药物

洋地黄通过抑制心衰心肌细胞膜 Na^+-K^+-ATP 酶的活性，使心肌细胞内钠水平增高，促进 Na^+-Ca^{2+} 交换，使细胞内 Ca^{2+} 水平增高，发挥正性肌力作用。使心排血量增加，心室舒张末期压力下降，尿量增加，从而改善心排血量不足和静脉瘀血，同时副交感传入神经、Na^+，K^+-ATP 酶受抑制，使中枢神经下达的兴奋性减弱，使心率减慢。

1.剂型选择及用法

小儿时期以急性心力衰竭常见，应选用快速洋地黄制剂，使迅速洋地黄化。首选地高辛，急救用毛花苷C(西地兰)静脉注射，但毒毛花苷K更方便，适用于基层，用法简单，一次静脉注射即可达全效量。小儿常用剂量及用法(见表10-4)。

表10-4　洋地黄药物的临床应用

洋地黄类制剂	给药方法	洋地黄化总量(mg/kg)	每天维持剂量	显效时间(分)	效力最大时间	中毒作用消失时间	药力完全消失时间
地高辛	口服	<2岁 0.05～0.06； >2岁 0.03～0.05 (总量不超过1.5 mg)	1/5洋地黄化量	120	4～8小时	1～2天	4～7天
	静脉	口服量的1/2～2/3		10	1～2小时		
毛花苷C(西地兰)	静脉	<2岁 0.03～0.04； >2岁 0.02～0.03	1/4洋地黄化量	10～30	1～2小时	1天	2～4天
毒毛旋苷K	静脉	0.007～0.01					

用药的基本原则是首先达到洋地黄化量，然后根据病情需要继续用维持量。小儿心力衰竭大多急而重，故一般采用快速饱和量法，即首次给予洋地黄化量的1/2，余量分成两次，每隔4～6小时一次，多数患儿可于8～12小时内达到洋地黄化。通常从首次给药24小时后(或洋地黄化后12小时)给予维持量，维持量为饱和量的1/4～1/5。对轻度或慢性心力衰竭患儿，也可开始就采用地高辛每天维持量法，经5～7天以后缓慢洋地黄化。

2.心力衰竭获得基本控制的临床表现

(1)心率、呼吸减慢。

(2)肝脏缩小,边缘变锐。

(3)尿量增加,水肿消退或体重减轻。

(4)食欲、精神好转。

3.使用洋地黄的注意事项

(1)了解患儿在 2～3 周内洋地黄使用情况,所有剂型、用量及用法等,以防药物过量中毒。

(2)各种病因引起的心肌炎患儿对洋地黄耐受性差,一般按常规剂量减去 1/3,且饱和时间不宜过快。

(3)未成熟儿及＜2 周的新生儿,因肝肾功能发育尚未完全,洋地黄剂量应减小,可按婴儿量的1/2～1/3计算。

(4)钙剂对洋地黄有协同作用,故在用药过程中不应与钙剂同时应用。

(5)低血钾可促使洋地黄中毒,应予注意。

4.洋地黄的毒性反应如下

(1)心律失常:心率过缓、节律不齐、传导阻滞、二联律等。

(2)胃肠道反应:恶心、呕吐及腹泻。

(3)神经系统症状:嗜睡、头晕、色视等。发现洋地黄中毒时应立即停用洋地黄及利尿剂,同时补充钾盐,小剂量的钾盐能控制洋地黄引起的多种快速型心律失常。但肾功能不全及传导阻滞禁用静脉补钾。

(三)利尿剂

水钠潴留为心力衰竭的一个重要病理生理改变,合理应用利尿剂为治疗心力衰竭的一项重要措施。在应用一般治疗及洋地黄类药物后心力衰竭仍未控制时,或对严重水肿、急性肺水肿的病例,应在使用洋地黄类药物的同时兼用快速利尿剂如呋塞米或依他尼酸,其作用快而强,可排除较多的 Na^+,而 K^+ 的损失相对较少。

(四)血管扩张剂

其机制是扩张小动脉,使外周阻力下降,以减轻心脏后负荷,增加心排血量;同时扩张小静脉使回心血量减少,以减轻心脏的前负荷,从而达到改善心功能,治疗心力衰竭的目的。目前较常用的有酚妥拉明、哌唑嗪、硝普钠、卡托普利等,均有一定疗效。与正性心肌收缩力作用药物配伍如多巴胺、间羟胺等能提高疗效。目前认为血管扩张药物无正性心肌收缩力作用,所以单用血管扩张药物不能代替洋地黄类药物对心衰的治疗。

(五)β受体激动剂

此类药物通过作用于β交感神经受体而产生强烈正性肌力作用,使心肌收缩力加强,心排血量增加。多用于紧急情况,尤其是心力衰竭伴有低血压时。常用药物有多巴胺,5～10 μg/(kg・min)。必要时剂量可适量增加,一般不超过每分钟 30 μg/kg。

(六)其他

能量合剂及极化液、激素、大剂量维生素 C 等,可改善心肌代谢,可作为辅助治疗。近年应用辅酶 Q_{10} 治疗充血性心力衰竭有一定效果。

(七)病因治疗

心衰为急症,首先是治疗,同时要查出心衰的原因和诱因,如治疗肺炎、风湿热、心肌炎等。有些先天性心脏病心衰好转后应做外科手术解除病因,否则难以避免心衰再发。

(陈 娟)

第六节 急性肾衰竭

急性肾衰竭(ARF)是一个由肾脏自身和(或)肾外多种病因引起的肾小球滤过率(GFR)在短期内(数小时或数周内)急剧下降及代谢产物排泄障碍,出现潴留为特征的临床综合征。表现为肾功能急剧转坏,体内代谢产物潴留,水、电解质及酸碱平衡紊乱。1992 年我国肾病学界讨论规定,ARF 时血清肌酐(Scr)值应每天上升 44~88 μmol/L(0.5~1.0 mg/dL)。

一、病因及分类

急性肾衰竭常见的病因可分为肾前性、肾实质性和肾后性 3 类。

(一)肾前性肾衰竭

肾前性肾衰竭系指任何原因引起有效血液循环量急剧降低,致使肾血流量不足、肾小球滤过率(GFR)显著降低所导致的急性肾衰竭,此时肾组织尚未发生器质性损害。

常见的原因包括:呕吐、腹泻和胃肠减压等胃肠道液体的大量丢失致脱水;大面积烧伤、大手术或创伤、大出血等引起的绝对血容量不足;感染性休克、严重低蛋白血症、心源性休克、严重心律失常、心包填塞和充血性心力衰竭等引起的相对血容量不足。

(二)肾实质性肾衰竭

肾实质性肾衰竭亦称为肾性肾衰竭,系指各种肾实质病变所导致的肾衰竭,或由于肾前性肾衰竭未能及时去除病因、病情进一步发展所致。按主要病变部位又可分为 6 种:肾小管性 ARF(如急性肾小管坏死)、肾间质性 ARF(如急性间质性肾炎、药物性肾炎)、肾小球性 ARF(如急进性肾炎、重症急性肾炎或慢性肾炎急性发作)、肾血管性 ARF(包括肾脏小血管炎,如显微镜下多血管炎及韦格纳肉芽肿,血管栓塞和弥散性血管内凝血,及肾脏微血管病如溶血性尿毒症综合征等),此 4 种 ARF 较常见。此外还有急性肾皮质坏死及急性肾乳头坏死引起的 ARF,但较少见。

(三)肾后性肾衰竭

各种原因所致的泌尿道梗阻引起的急性肾衰竭,称为肾后性肾衰竭。

二、发病机制

急性肾衰竭的发病机制十分复杂,目前仍不清楚,本章着重讨论 ATN 的主要发病机制。

(一)肾小管损伤

肾缺氧、缺血或肾中毒时,或代谢异常时所引起的肾小管急性严重损伤,小管上皮细胞变性、坏死和脱落,肾小管基膜断裂。一方面脱落的上皮细胞引起肾小管堵塞,造成管内压升高和小管扩张,致使肾小球有效滤过压降低和少尿;另一方面肾小管上皮细胞受损引起肾小管液回漏,导致肾间质水肿。

(二)肾血流动力学改变

当肾脏处于缺血状态或接触大量肾毒性物质时,肾素、血管紧张素系统活化,肾素和血管紧张素Ⅱ分泌增多、儿茶酚胺大量释放、TXA_2/PGI_2 比例增加及内皮素水平升高,均可导致肾血管持续收缩和肾小球入球动脉痉挛,引起肾缺血缺氧、肾小球毛细血管内皮细胞肿胀致使毛细血管腔变窄,肾血流量减少,肾小球滤过率(GFR)随同肾血流量减少而下降,从而导致急性肾衰竭。可能因肾动脉血压来不及自动调控或受包括内皮素、腺苷及血管紧张素等缩血管因子作用,肾血管阻力增加所致。新近研究表明,肾小球内阻力增加尚与分布在毛细血管襻中毛细血管间的系膜收缩有关,后者并可受上述因子作用使肾小球的滤过率进一步减少。

(三)缺血-再灌注肾损伤

肾缺血再灌注时,细胞内钙通道开放,钙离子内流造成细胞内钙超负荷;同时滞留组织中的次黄嘌呤经黄嘌呤氧化酶作用形成黄嘌呤,其时可生成羟基底物及阴离子化超氧化物等。再者,于横纹肌溶解时,由肌红蛋白降解所释出的铁也有助于上述物质的形成,局部产生大量的氧自由基。氧自由基不仅直接损害细胞,而且能增强源于内皮中氧化氮的降解过程,间接促进肾血管收缩,可使肾小管细胞的损伤发展为不可逆性损伤。

(四)非少尿型 ATN 的发病机制

非少尿型 ATN 的发生主要是由于肾单位受损轻重不一所致。另外,非少尿型 ATN 不同的肾单位肾血流灌注相差很大,部分肾单位血液灌注量几乎正常,无明显的血管收缩,血管阻力亦不高,而一些肾单位灌注量明显减少,血管收缩和阻力增大。

三、病理

ATN 肾脏病理改变:①肉眼检查肾脏体积增大、苍白色,剖面皮质肿胀、髓质呈暗红色。②光镜检查主要部位在近端小管直段,早期小管上皮细胞肿胀,脂肪变性和空泡变性;晚期小管上皮细胞可呈融合样坏死,细胞核浓缩,细胞破裂或溶解,形成裂隙和剥脱区基膜暴露或断裂,间质充血、水肿和炎性细胞浸润,有时可见肾小管上皮细胞再生,肾小球和肾小动脉则多无显著变化。近端肾小管刷状缘弥漫性消失、变薄和远端肾单位节段性管腔内管型形成是缺血型 ATN 常见的特征性病理改变。近端肾小管及远端肾单位节段散在局灶斑块坏死和细胞脱落是中毒型 ATN 的病理特征。

四、临床表现

根据尿量减少与否,急性肾衰竭可分为少尿型和非少尿型。急性肾衰竭伴少尿或无尿表现者称为少尿型。非少尿型系指血尿素氮、血肌酐迅速升高,肌酐清除率迅速降低,而不伴有少尿表现。临床常见少尿型急性肾衰竭,临床过程分为 3 期。

(一)少尿期

少尿期一般持续 3～14 天或更长,长者可达 4～6 周,持续时间越长,肾损害越重。持续少尿大于15 天,或无尿大于 10 天者,预后不良。少尿期患儿除有尿量显著减少的表现外,系统症状如下。

1.水钠潴留

患儿可表现为全身水肿、高血压、肺水肿、脑水肿和心力衰竭,有时因水潴留可出现稀释性低钠血症。

2.电解质紊乱

常见高钾、低钠、低钙、高镁、高磷和低氯血症。①高血钾症:心率慢、心律失常、心音低钝甚至停搏;心电图呈 T 波高尖、QRS 波增宽、P 波平宽;血钾若大于 7.0 mmol/L,可危及生命。②低钠血症:主要为稀释性低血钠,表现为表情淡漠、倦怠、乏力、肌痉挛甚至惊厥。③低钙血症:可有惊厥出现。

3.代谢性酸中毒

表现为恶心、呕吐、疲乏、嗜睡、呼吸深快、食欲缺乏甚至昏迷,血 pH 降低。

4.尿毒症

因肾排泄障碍使各种毒性物质在体内积聚所致,可出现全身各系统中毒症状,其严重程度与血中尿素氮及肌酐增高的浓度相一致。

(1)消化系统:表现为食欲缺乏、恶心、呕吐和腹泻等,严重者出现消化道出血或黄疸,而消化道出血可加重氮质血症。

(2)心血管系统:主要因水钠潴留所致,表现为高血压和心力衰竭,还可发生心律失常、心包炎等。

(3)神经系统症状:可有嗜睡、神志混乱、焦虑不安、抽搐、昏迷和自主神经功能紊乱如多汗或皮肤干燥,还可表现为意识、行为、记忆、感觉、情感等多种功能障碍。

(4)血液系统:ARF 常伴有正细胞正色素性贫血,贫血随肾功能恶化而加重,系由于红细胞生成减少、血管外溶血、血液稀释和消化道出血等原因所致。出血倾向(牙龈出血、鼻出血、皮肤淤点及消化道出血)多因血小板减少、血小板功能异常和 DIC 引起。急性肾衰早期白细胞总数常增高,中性粒细胞比例也增高。

5.感染

感染是 ARF 最为常见的并发症,以呼吸道和尿路感染多见,致病菌以金黄色葡萄球菌和革兰氏阴性杆菌最多见。

(二)利尿期(多尿期)

当 ARF 患儿尿量逐渐增多,全身水肿减轻,24 小时尿量达250 mL/m^{2}以上时,即为利尿期。一般持续1～2 周(长者可达 1 个月),此期由于大量排尿,可出现脱水、低钠和低钾血症。早期氮质血症持续甚至加重,后期肾功能逐渐恢复。

(1)多尿于少尿期第一周末或第二周开始,在不用利尿剂的情况下,每天尿量超过 2 500 mL/m^2。

(2)短期内排出大量水分和电解质可迅速出现脱水及低钾血症、低钠血症。

(3)多尿 5～7 天后尿量逐渐恢复正常,但肾浓缩功能差。

(4)尿素氮(BUN)或 NPN 缓慢下降。

(5)尿常规可见多数管型及白细胞、少数红细胞及少量蛋白。

(三)恢复期

利尿期后,肾功能改善,尿量恢复正常,血尿素氮和肌酐逐渐恢复正常,而肾浓缩功能需要数月才能恢复正常,少数患者遗留不可逆性的肾功能损害。此期患儿可表现为虚弱无力、消瘦、营养不良、贫血和免疫功能低下。

药物所致的 ATN 多为非少尿型急性肾衰竭,临床表现较少尿型急性肾衰症状轻、并发症少、病死率低。

五、实验室检查

(一)尿液检查

尿液检查有助于鉴别肾前性 ARF 和肾实质性 ARF，详见表 10-5。

表 10-5　肾前性和肾实质性 ARF 的鉴别

指标	肾前性	肾实质性 ARF
尿沉渣	偶见透明管型、细颗粒管型	粗颗粒管型和红细胞管型
尿比重	常>1.020	常<1.010
尿渗透压	>500 mOsm/L	<350 mOsm/L
尿肌酐/血肌酐	>40	<20(常≤5)
肾衰指数 *	<1	>1
尿钠	<20 mmol/L	>40 mmol/L
滤过钠排泄分数 * *	<1%	>1%
中心静脉压	<50 mmH_2O	正常或增高
补液试验 *	尿量增多	无变化

* 肾衰指数(RFI)＝尿钠(mmol/L)X 血浆肌酐(mg/dL)/尿肌酐(mg/dL)

* * 滤过钠排泄分数＝[尿钠(mmol/L)×血浆肌酐(μmol/L)×100%]÷[血清钠(mmol/L)×尿肌酐(μmol/L)]

＋补液试验：用 0.9%氯化钠液 20 mL/kg，1 小时内静脉注入

(二)血生化检查

应注意监测电解质浓度变化及血肌酐和尿素氮。

(三)肾影像学检查

多采用腹平片、超声波、CT、磁共振等检查有助于了解肾脏的大小、形态、血管及输尿管、膀胱有无梗阻，也可了解肾血流量、肾小球和肾小管的功能。虽然各种影像学检查均能检测肾脏大小，但是临床较常用 B 型超声检查。ARF 时肾脏常明显充血、水肿，双肾体积常增大；而 CRF 时肾小球硬化、小管萎缩及间质纤维化，双肾体积常缩小。为此，双肾体积增大者多为 ARF(肾淀粉样病变或糖尿病肾病所致 CRF 早期，有时双肾体积亦大，应予鉴别)，而双肾体积缩小者均为 CRF。但是，必须注意有时 ARF 及 CRF 早期，患者肾脏体积并无增大或缩小，此时影像学检查对急、慢性肾衰竭鉴别则无帮助，而必须依赖其他检查。使用造影剂可能加重肾损害，须慎用。

(四)肾活检

对原因不明的 ARF，肾活检是可靠的诊断手段，可帮助诊断和评估预后。

六、诊断和鉴别诊断

当患儿尿量急剧减少、肾功能急剧恶化时，均应考虑 ARF 的可能，而 ARF 诊断一旦确定，须进一步鉴别是肾前性、肾性还是肾后性 ARF。

(一)诊断依据

(1)尿量显著减少：出现少尿(每天尿量<250 mL/m^2)或无尿(每天尿量<50 mL/m^2)。

(2)氮质血症：血清肌酐≥176 μmol/L，血尿素氮≥15 mmol/L，或每天血肌酐增加≥44 μmol/L，或血尿素氮增加≥3.57 mmol/L，有条件者检测肾小球滤过率(如内生肌酐清除

率)常不超过 30 mL/(1.73 m^2 · min)。

(3)有酸中毒、水电解质紊乱等表现。无尿量减少为非少尿型 ARF。

(二)临床分期

如前所述。

(三)病因诊断

(1)肾前性和肾实质性 ARF 的鉴别(表 10-5)。

(2)肾性 ARF 的病因诊断:在临床表现上,肾小管性及肾间质性 ARF 有很多相似处,而肾小球性及肾血管性 ARF 也十分相似(表 10-6)。

表 10-6 肾性 ARF 的病因鉴别

鉴别要点	肾小管及肾间质性 ARF	肾小管及肾血管性 ARF
基础肾脏病病因	常有明确病因	多难找到明确病因
肾衰竭发生速度	数小时至数天	数周
肾小管功能损害	出现肾性尿糖	几天肾性尿糖出现
尿蛋白排泄量	轻至中度	常较多
急性肾炎综合征表现	无	有

(3)肾后性 ARF:泌尿系统影像学检查有助于发现导致尿路梗阻的病因。常见双侧肾盂积水,及双输尿管上段扩张。若为下尿路梗阻,还可见膀胱尿潴留。但是又必须强调,若尿路梗阻发生非常迅速(如双肾出血血块梗阻输尿管,或双肾结石碎石后碎块堵塞输尿管等),肾小囊压迅速增高,滤过压迅速减少,患者立即无尿,此时则见不到肾盂积水及输尿管上段扩张,对这一特殊情况要有所认识。

七、治疗

治疗原则是去除病因,积极治疗原发病,减轻症状,改善肾功能,防止并发症的发生。

(一)少尿期的治疗

1.去除病因和治疗原发病

肾前性 ARF 应注意及时纠正全身循环血流动力学障碍,包括补液、输注血浆和白蛋白、控制感染等。避免接触肾毒性物质,严格掌握。肾毒性抗生素的用药指征,并根据肾功能调节用药剂量,密切监测尿量和肾功能变化。

2.饮食和营养

应选择高糖、高脂肪、低蛋白、富含维生素的食物,尽可能供给患者足够的能量。供给热量 210～250 J/(kg · d),蛋白质 0.5 g/(kg · d),应选择优质动物蛋白质,脂肪占总热量 30%～40%。避免食用橘子、香蕉、海带、紫菜、土豆、豆制品、花生等含钾高的食物。

3.控制水和钠摄入

坚持"量出为入"的原则,严格限制水、钠摄入,有透析支持则可适当放宽液体入量。每天测尿量、体重是:以每天体重减少 0.5%～1%为液体控制良好的主要指标;每天液体量控制在:尿量+显性失水(呕吐、大便、引流量)+不显性失水-内生水。无发热患儿每天不显性失水为 300 mL/m^2,体温每升高 1 ℃,不显性失水增加 75 mL/m^2;内生水在非高分解代谢状态为 250～350 mL/m^2。所用液体均为非电解质溶液。髓襻利尿剂(呋塞米)对少尿型 ARF 可短期试用,常规用量为 1～2 mg/(kg・次),如果无效可以加倍应用,但是一般不超过 8 mg/(kg・次)。

4.纠正代谢性酸中毒

轻、中度代谢性酸中毒一般无须处理。当血浆 HCO_3^-<12 mmol/L或动脉血 pH<7.2,可补充 5%碳酸氢钠 5 mL/kg,提高 CO_2-CP 5 mmol/L。

5.纠正电解质紊乱

纠正电解质紊乱包括高钾血症、低钠血症、低钙血症和高磷血症的处理。高血钾的治疗特别重要,可用高糖加胰岛素静脉滴注、静脉注射葡萄糖酸钙、高渗性碳酸氢钠、阳离子交换树脂等治疗。纠正酸中毒时宜注意防治低钙性抽搐。

6.透析治疗

凡上述保守治疗无效者,均应尽早进行透析。透析的指征:①严重水潴留,有肺水肿、脑水肿的倾向。②血钾≥6.5 mmol/L。③血浆尿素氮>28.6 mmol/L,或血浆肌酐>707.2 μmol/L。④严重酸中毒,血浆 HCO_3^-<12 mmol/L 或动脉血 pH<7.2。⑤药物或毒物中毒,该物质又能被透析去除。透析的方法包括腹膜透析、血液透析和连续动静脉血液滤过 3 种技术,儿童尤其是婴幼儿以腹膜透析(PD)为常用。PD 治疗是利用腹膜这个人体内最大的天然半透膜,体液和透析液成分依据浓度梯度通过渗透和扩散作用相互交换,而达到透析目的。因而 PD 治疗对血流动力学无明显影响,不需要动静脉插管;不需要全身应用肝素或低分子肝素钙抗凝;可在床旁进行,操作简便,并发症少,是一种经济、安全、有效的方法。有人报道用气管导管做腹膜透析管治疗儿童急性肾衰竭也很适用。

7.抗感染治疗

感染是急性肾小管坏死的常见病因和主要死因,发生肾小管坏死后更易合并感染,因此控制感染极为重要。应使用抗菌效果强、肾毒性低的药物,根据肾功能情况调整药物剂量和用药间期;许多药物可经透析排除,透析后应补充经透析丢失的剂量;许多药物与血浆蛋白结合率高,不能经透析排除,应更加注意药物浓度调整剂量,以免发生毒性反应。

(二)利尿期的治疗

利尿早期,肾小管功能和 GFR 尚未恢复,血肌酐、尿素氮、血钾和酸中毒仍继续升高,伴随着多尿,还可出现低钾和低钠血症等电解质紊乱,故应注意监测尿量、电解质和血压变化,及时纠正水、电解质紊乱,当血浆肌酐接近正常水平时,应增加饮食中蛋白质摄入量。此时防治感染也非常重要。

(三)恢复期的治疗

此期肾功能日趋恢复正常,但可遗留营养不良、贫血和免疫力低下,少数患者遗留不可逆性肾功能损害,应注意休息和加强营养,防止感染。

八、预后

随着透析的广泛开展,ARF 的病死率已有明显降低。ARF 的预后与原发病性质、肾脏损害程度、少尿持续时间长短、早期诊断和早期治疗与否、透析与否、有无并发症等有直接关系。

(陈　娟)

参考文献

[1] 支立娟，陈圣洁，巩文艺.儿科用药指导手册[M].北京：中国医药科技出版社，2017.
[2] 中华医学会儿科学分会.儿科心血管系统疾病诊疗规范[M].北京：人民卫生出版社，2015.
[3] 毛定安，易著文.儿科诊疗精粹[M].北京：人民卫生出版社，2015.
[4] 文飞球，王天有.儿科临床诊疗误区[M].长沙：湖南科学技术出版社，2015.
[5] 甘卫华，于宝生，焦泽霖.儿科临床处方手册[M].江苏凤凰科学技术出版社，2017.
[6] 达志海，梁殿哲，达志河，等.最新儿科疾病诊疗指南[M].兰州：甘肃文化出版社，2017.
[7] 刘凤爱.实用临床儿科疾病理论与实践[M].北京：科学技术文献出版社，2018.
[8] 刘秀香，赵国英.儿科诊疗常见问题解答[M].北京：化学工业出版社，2015.
[9] 孙钰玮.儿科学[M].北京：中国医药科技出版社，2017.
[10] 李秋.儿科临床手册[M].北京：人民卫生出版社，2014.
[11] 李振芳.实用儿科药物剂量速查手册[M].北京：中国医药科技出版社，2018.
[12] 李桂梅.实用儿科内分泌与遗传代谢病[M].济南：山东科学技术出版社，2015.
[13] 李德爱，陈志红，傅平.儿科治疗药物的安全应用[M].北京：人民卫生出版社，2015.
[14] 张贤锋.实用儿科疾病诊断与治疗[M].延吉：延边大学出版社，2017.
[15] 陈忠英.儿科疾病防治[M].西安：第四军医大学出版社，2015.
[16] 罗小平，刘铜林.儿科疾病诊疗指南[M].北京：科学出版社，2014.
[17] 赵春，孙正芸.临床儿科重症疾病诊断与治疗[M].北京：北京大学医学出版社，2015.
[18] 赵祥文，肖政辉.儿科急诊医学手册[M].北京：人民卫生出版社，2015.
[19] 高兰平.儿科疾病临床诊治难点评述[M].苏州：苏州大学出版社，2016.
[20] 高宝勤，史学，王雅洁，等.儿科疾病学[M].北京：高等教育出版社，2014.
[21] 黄力毅，李卓.儿科疾病防治[M].北京：人民卫生出版社，2015.
[22] 谭金童，王俊超，杨圣春.现代儿科临床诊疗学[M].武汉：湖北科学技术出版社，2017.
[23] 暴瑞丽，陈敏，薛贝.儿科疾病临床诊疗技术[M].北京：中国医药科技出版社，2016.
[24] 高玉.临床儿科疾病诊治[M].北京：科学技术文献出版社，2019.
[25] 李斌.儿科疾病临床诊疗实践[M].开封：河南大学出版社，2020.
[26] 冯仕品.儿科常见病诊断与治疗[M].济南：山东大学出版社，2021.

[27] 吴超.现代临床儿科疾病诊疗学[M].开封:河南大学出版社,2021.

[28] 李晓捷.儿童康复[M].北京:人民卫生出版社,2020.

[29] 赵静.现代儿科疾病治疗与预防[M].开封:河南大学出版社,2020.

[30] 周春清.儿科疾病救治与保健[M].南昌:江西科学技术出版社,2020.

[31] 孙荣荣.临床儿科诊疗进展[M].青岛:中国海洋大学出版社,2019.

[32] 王立香.儿科学理论与实践[M].长春:吉林科学技术出版社,2020.

[33] 王禹.现代儿科疾病诊疗与临床实践[M].北京:科学技术文献出版社,2018.

[34] 骆丽华.实用儿科学与儿童保健[M].上海:上海交通大学出版社,2019.

[35] 李霞.实用儿科学与儿童保健[M].北京:科学技术文献出版社,2020.

[36] 任为.临床儿科诊疗与儿童保健[M].上海:上海交通大学出版社,2018.

[37] 张保珍.联合检测血清降钙素原、高敏C反应蛋白和全血白细胞在鉴别小儿细菌性和病毒性脑膜炎病中的重大意义[J].中国医药指南,2016,14(2):21-22.

[38] 许巍.婴儿急性毛细支气管炎的严重程度与9个月后的生活质量相关[J].国际儿科学杂志,2016,43(7):522.

[39] 王勇,陈伟.阿昔洛韦联合醒脑静注射液治疗病毒性脑膜炎患儿的疗效及对血清VEGF、MMP-2、CGRP的影响[J].中国妇幼保健,2018,33(11):2486-2488.

[40] 陈锐,贾建,张伟龙.乌司他丁对病毒性心肌炎心肌酶的影响[J].河南医学研究,2016,25(2):274-275.

[41] 黄云峰,黄致敬,罗燕飞,等.几种常见儿科神经系统疾病的临床表现及治疗[J].中国急救医学,2018(S02):129.

[42] 韩亚楠,方莹,周平红.隧道内镜技术在儿科消化系统疾病诊治中的应用[J].中国实用儿科杂志,2018,33(11):836-840.

[43] 许津莉,郭华贤,袁二伟,等.儿童保健干预对婴幼儿早期生长、智力及运动发育的影响[J].基因组学与应用生物学,2019,38(8):3736-3740.

[44] 张太花,孟生华,曹秀英.儿童保健对早产儿生长和智力发育的影响及相关性研究[J].基因组学与应用生物学,2019,38(7):3253-3257.